康复技术规范化培训系列教材

假肢矫形技术
操作规范

总主编　何成奇
主　编　公维军
副主编　解　益　吴　文　徐　静　刘　敏

编委（按姓氏笔画排序）

马鑫鑫　首都医科大学附属北京康复医院　　　李腾霖　郑州大学第五附属医院
王艳洋　四川大学华西医院　　　　　　　　　吴　文　南方医科大学珠江医院
牛传欣　上海交通大学医学院附属瑞金医院　　吴典点　四川大学华西医院
公维军　首都医科大学附属北京康复医院　　　张艳艳　广西壮族自治区江滨医院
艾旺宪　广东省工伤康复中心　　　　　　　　陈　欢　南方医科大学珠江医院
吕建军　大庆油田总医院　　　　　　　　　　罗长良　昆明医科大学
刘　敏　四川大学华西医院　　　　　　　　　袁志垚　新乡医学院三全学院
刘小梅　四川大学华西医院　　　　　　　　　柴晓珂　首都医科大学附属北京天坛医院
李　雨　新乡医学院三全学院　　　　　　　　徐　静　北京社会管理职业学院
李　竞　郑州大学第五附属医院　　　　　　　高　峰　湖北医药学院附属医院
李　磊　陆军军医大学第一附属医院　　　　　曹建刚　徐州市中心医院
李梦瑶　郑州大学第五附属医院　　　　　　　解　益　郑州大学第五附属医院

编写秘书

刁子龙　首都医科大学附属北京康复医院

人民卫生出版社
·北京·

版权所有，侵权必究！

图书在版编目（CIP）数据

假肢矫形技术操作规范 / 公维军主编 . -- 北京：
人民卫生出版社，2024.12
ISBN 978-7-117-36148-4

Ⅰ. ①假… Ⅱ. ①公… Ⅲ. ①假肢－矫形外科学－技术
操作规程－技术培训－教材 Ⅳ. ①R318.17-65
②R687-65

中国国家版本馆 CIP 数据核字（2024）第 062883 号

人卫智网	www.ipmph.com	医学教育、学术、考试、健康，购书智慧智能综合服务平台
人卫官网	www.pmph.com	人卫官方资讯发布平台

假肢矫形技术操作规范

Jiazhi Jiaoxing Jishu Caozuo Guifan

主　　编：公维军
出版发行：人民卫生出版社（中继线 010-59780011）
地　　址：北京市朝阳区潘家园南里 19 号
邮　　编：100021
E - mail：pmph @ pmph.com
购书热线：010-59787592　010-59787584　010-65264830
印　　刷：北京市艺辉印刷有限公司
经　　销：新华书店
开　　本：787×1092　1/16　　印张：23
字　　数：589 千字
版　　次：2024 年 12 月第 1 版
印　　次：2025 年 1 月第 1 次印刷
标准书号：ISBN 978-7-117-36148-4
定　　价：98.00 元

打击盗版举报电话：**010-59787491**　E-mail：**WQ @ pmph.com**
质量问题联系电话：010-59787234　E-mail：**zhiliang @ pmph.com**
数字融合服务电话：4001118166　E-mail：**zengzhi @ pmph.com**

序

2021年6月4日《国务院办公厅关于推动公立医院高质量发展的意见》明确要求力争通过5年努力,公立医院资源配置从注重物质要素转向更加注重人才技术要素;同年6月8日,国家卫生健康委等八部门发布《关于加快推进康复医疗工作发展的意见》,要求推进康复医疗领域改革创新,推动康复医疗服务高质量发展;随之,2022年2月国务院医改领导小组秘书处印发《关于抓好推动公立医院高质量发展意见落实的通知》。面对医学发展的重大转变与需求,康复医学如何高质量发展成为康复人必须面对的重要课题。

如何实现高质量康复? 高质量康复的基础是规范。没有规范就没有发展,没有规范就没有高质量。目前康复技术不规范普遍存在于康复医疗、评定、治疗、护理及康复临床路径等诸多方面。同一个行政区域的不同医院对同一个患者所采用的康复医疗、评定、治疗、护理及临床路径都不一致;甚至同一个医院的不同医师、治疗师对同一位患者采取的诊治措施也不统一。所以,必须首先开展规范康复技术的相关工作。

康复技术如何规范? 康复技术主要包括康复医疗技术(主要关联康复医师)、康复评定技术(关联康复医师与治疗师)与康复治疗技术(主要关联康复治疗师)。要规范康复技术就必须对康复各亚专业从业人员进行规范化培训,而实施规范化培训就必须有规范化培训教材。目前,康复亚专业主要包括神经康复、肌骨康复、呼吸康复、心脏康复、重症康复、儿科康复、盆底康复、物理治疗、作业治疗、语言治疗、假肢矫形技术及肌电图技术等,我们在全国范围内组织各亚专业的优秀专家学者编写本套规范化培训教材。教材读者对象为康复专业的应届毕业生或已工作的康复从业人员。"正其末者端其本,善其后者慎其先"。本套教材重点突出康复医疗技术、评定技术及治疗技术的规范化操作,旨在强化、培训与促进康复从业人员康复技术的规范化与同质化,相信必将在中国康复规范化与高质量发展的进程中发挥积极作用。

自本套教材启动编写以来,康复医学界300余位专家学者共同努力,各分册得以陆续完成。在此,特别感谢中华医学会物理医学与康复学分会第十二届委员会的全体专家及所有参与教材编写的专家和工作人员。

对于教材的错漏与不当之处,敬请各位专家、同道及读者不吝赐教,提出宝贵意见,不胜感激!

何成奇

2023年12月

前　言

　　假肢矫形技术是康复工程的重要组成部分,在各种疾病和功能障碍的康复治疗中发挥着重要作用。随着现代社会的不断发展,我国老龄化、慢性疾病及功能障碍人群日益增多,需要假肢矫形器等辅助器具的人群数量不断增加,但我国相关服务体系的建设还处于起步阶段,存在与新形势、新需求不匹配的问题。近年来,假肢矫形器的应用与服务在我国得到迅速的推广和发展,有关部门相继出台了加快康复辅助器具发展的相关政策,各高等院校也开办了不同层次的专业教育,相关工作者急需学习和了解相关功能障碍及假肢矫形的康复理念、理论和技术知识。

　　本书是"康复技术规范化培训系列教材"的一个分册,同时也是假肢矫形操作技术的工具书,主要面向参加康复专业规范化培训的治疗师、康复专业毕业的治疗师、假肢矫形技师等学习使用。

　　本书共四篇,十七章,第一篇为总论,第二篇为假肢学与矫形器学基础知识,第三篇为假肢学,第四篇为矫形器学。编写内容贴近康复治疗和假肢矫形的工作特点,尽力做到"一典""两全""三性",即康复治疗师规范化培训经典教材、全面包括适配与应用技术及强调科学性、规范性、先进性,旨在为从事假肢矫形相关工作的专业人员提供一套高质量的教材。

　　本书是多家国内相关医院、院校编者合作的结晶,在此,向所有关心和支持本书编写和出版的同仁表示感谢。但由于时间和编者水平所限,书中内容难免存在不足、不妥之处,还望广大读者批评指正。

本书编者

2024 年 3 月

目　录

第四篇 矫形器学

第一篇 总 论

一、我国假肢矫形器行业发展简史

我国假肢矫形器行业发展始于中华人民共和国成立后，党和政府及骨科老前辈们对假肢矫形器行业的发展给予了很大的关注，几乎在每个省的省会都建立了假肢工厂，1962 年公布了国家假肢矫形器质量标准。1964 年在多位骨科老前辈的建议下，系统考察了苏联社会保障部的假肢矫形器科研、生产、装配服务体系后，建立了中国第一个假肢研究所，制定并开始执行假肢矫形器专用设备、部件、材料研发、生产、装配服务的系统规划。改革开放后，随着国家经济水平的提高，我国的假肢矫形器服务有了新的发展，但也存在两个最主要的问题：一是服务的覆盖面过小，都集中在大城市，20 世纪 80 年代全国仅有 40 个装配假肢矫形器的工厂和车间；二是假肢矫形器服务与手术、医疗服务之间缺乏密切结合。

近 30 年来，在党和政府及社会各界的关心和支持下，假肢矫形器行业取得了快速发展。1979 年成立民政部假肢科学研究所，进行"假肢接受腔辅助设计与制造系统""假肢激光对线仪""足部矫形器的计算机辅助设计 - 辅助制作系统"的科研和开发工作。1994 年我国与德国共建了中国假肢矫形器技术学校，后并入北京社会管理职业学院康复工程学院，截至本书成稿共培养约 1 200 名假肢矫形工程专业学生。1996 年民政部牵头成立假肢矫形器协会，组织全国假肢矫形器技术人员、矫形外科医生、康复医生、康复工程专业人员及相关领域的社会工作者开展学术交流，对推动和促进我国假肢矫形器技术进步和学术水平的提高起到了桥梁作用。2004 年我国国家质量监督检验检疫总局颁布了残疾人技术辅助用具分类和假肢矫形器技术词汇标准，促进了骨科医生、康复医生、物理治疗师、作业治疗师与假肢矫形器技术人员之间的沟通和合作。随着与国际组织的合作，我国假肢矫形器技术得到了国际假肢矫形学会（International Society for Prosthetics and Orthotics，ISPO）的大力支持，随后我国引进了大量先进的假肢矫形器技术和产品，同时我国的技术人员也在不断地研发适合我国国情的产品，这些都促进了我国假肢矫形器工作的快速发展。

随着残疾人及其康复需求的日益增长，社会对假肢矫形工程师的需求也在上升。国内高校和研究机构开始重视与国际标准接轨，提高假肢矫形工程专业人才教育和服务的水平。ISPO 假肢矫形工程专业认证是一个国际性的认证体系，旨在确保假肢和矫形（辅助器具）领域的教育和服务质量符合全球认可的标准。目前国内的首都医科大学、四川大学、昆明医科大学、滨州医学院的假肢矫形工程专业本科教育已经通过 ISPO 教育国际一级认证，人才培养质量达到国际标准；2023 年北京社会管理职业学院获得 ISPO 教育国际二级认证，该校毕业生可获得民政部职业技能鉴定指导中心颁发的国家四级（中级）假肢装配工或矫形器装配工职业资格证书，以及 ISPO 颁发的国际二级假肢师或矫形器师资格证书。

在职业认定方面，目前已经将假肢师、矫形器师、假肢装配工矫形器装配工纳入《中华人民共和国职业分类大典》（2022 版）。

为规范从业者的从业行为，引导职业教育培训的方向，为职业技术鉴定提供依据，人力资源和社会保障部联合民政部组织专家制定了《矫形器装配工国家职业技能标准（2019 年版）》

《假肢装配工国家职业技能标准(2019 年版)》。

二、我国假肢矫形器行业的发展现状

自改革开放以来,我国的康复辅助器具研究与应用主要从轮椅车、假肢及矫形器具开始,迄今为止在相关领域已经制定了不少国家标准与行业标准,基于此的产业规模逐渐扩大。而假肢矫形器在经历了从低级到高级的发展后,国内也结合所引入的先进技术自主研发了更多新型器具设备,确保了假肢矫形器技术与临床的紧密结合。

1. 与临床结合更加紧密 过去,假肢矫形器的制作主要由民政系统负责。临床医生对假肢矫形器的知识了解得比较少,造成了患者临床治疗手段和假肢矫形器的治疗相互脱离,达不到理想的康复效果。目前,我国各地构建了临床医生和假肢矫形器技术人员沟通交流的有效平台,极大地普及了假肢矫形器治疗的相关知识和内容,也进一步推动了患者手术治疗与假肢矫形器治疗的一体化,为患者全面康复提供了更好的保障。另外,目前中国康复辅助器具协会成立的临床假肢矫形器学组有利于更好地推进厂家和医疗机构的联系和沟通,推动假肢矫形器工作室在医疗机构的建立,为个性化假肢矫形器的制作和装配提供了极大的可能和便利。目前在国内的多级医院都已经建立了专门的假肢矫形器工作室,其发展水平已接近发达国家水平,实现了技术层面上的国际性接轨。

2. 假肢矫形器市场竞争激烈

(1)国企单位不断进行改进和创新:国家康复辅具研究中心(原民政部假肢科学研究所)在引进国外先进技术的基础上,不断改进技术工艺。国内外生产假肢矫形器的企业越来越多,竞争也更加激烈。

(2)外资企业在假肢矫形器制作方面的势头更加猛烈:冰岛奥索、德国奥托博克及法国宝泰欧等企业纷纷开拓了业务领域,已进入我国的假肢矫形器领域。

(3)民营企业不断壮大:民营企业逐渐在假肢矫形器领域占据越来越重要的地位,完全覆盖了假肢上下肢零部件、轮椅车及辅助器具等康复专用的设备等。

3. 假肢矫形器技术发展趋势

(1)智能化:假肢矫形器技术中传统的产品结合计算机技术,形成具有人工智能特点及机电一体化特点的智能化产品。例如,智能膝关节配有相应的传感器、控制器及微机处理系统,假肢可根据患者行进的速度等参数来调节关节力矩,在提高安全性的同时可更高质量地改善步态。

(2)仿生控制:随着机械、电子、信息等技术的飞速发展,能够主动伸膝的动力膝关节、运动灵活精巧的多指、多自由度假手等高性能仿生智能假肢不断推向市场。如智能仿生手,将科技与人类对手的需求结合在一起,无论操作开合,还是动作转换,无论抓握夹捏,还是握手旋腕,肌电控制都可以轻松实现。

(3)3D 打印技术:近年来 3D 打印技术的发展在医疗领域也得到了发展,运用计算机控制的 3D 打印技术对假肢接受腔的制作也有很大的帮助,能够解决人工操作产生的误差。

(马鑫鑫 吕建军)

第二篇 假肢学与矫形器学基础知识

第一章

假肢矫形器基础知识

第一节 人体解剖学基础知识

一、解剖学术语

解剖学基本术语是国际上统一认可的标准术语,是正确描述人体器官位置关系和形态结构的依据。

（一）解剖学姿势

解剖学姿势（anatomical position）又称标准姿势（standard position），为身体直立,两眼向前平视,两腿并拢,足尖向前,上肢下垂于躯干两侧,掌心向前。无论人体处于何位,如直立位、仰卧位、俯卧位、侧卧位或倒立位,均应按解剖学姿势描述方位。

（二）方位术语

1. 上和下　近头者为上或颅侧,近足者为下或尾侧。

2. 前和后　近腹侧者为前或腹侧,近背侧者为后或背侧。

3. 内侧和外侧　近正中矢状面者为内侧,远者为外侧。

4. 内和外　凡为空腔的器官,近内腔者为内,远者为外。

5. 浅和深　以体表为准,近体表者为浅,远者为深。

对四肢的描述也常采用如下术语。

1. 近侧和远侧　近躯干者为近侧（相当于上）,远者为远侧（相当于下）。

2. 尺侧和桡侧及胫侧和腓侧　相当于内侧和外侧。

3. 掌侧和背侧　手的前面为掌侧,手的后面为背侧。

4. 跖侧和背侧　足的下面为跖侧,足的上面为背侧。

（三）轴和面

依据解剖学姿势,人体任何部位均可设置为3个互相垂直的轴和面。

1. 轴

（1）垂直轴：为上下方向垂直于地平面的轴。

（2）矢状轴：为前后方向垂直于垂直轴的轴。

（3）冠状轴：又称额状轴,为左、右方向垂直于上述两轴的轴。

2. 面

（1）矢状面：为按前后方向将人体纵切为左、右两部分的断面。其中正中矢状面将人体分为左、右对等的两半。

（2）冠状面：为左、右方向将人体纵切为前后两部分的断面。

（3）水平面：又称横切面，为与垂直轴垂直将人体分为上、下两部分的断面。

（四）胸部标志线和腹部分区

为了正确描述胸、腹腔脏器的位置及其体表投影，通常在胸、腹部体表确定若干标志线和分区。

1. 胸部标志线

（1）前正中线：为沿身体前面正中线所作的垂直线。

（2）胸骨线：为沿胸骨外侧缘最宽处所作的垂直线。

（3）锁骨中线：为经锁骨中点所作的垂直线。

（4）胸骨旁线：为经胸骨线与锁骨中线之间连线的中点所作的垂直线。

（5）腋前线：为经腋前襞所作的垂直线。

（6）腋后线：为经腋后襞所作的垂直线。

（7）腋中线：为经腋前、后线之间连线的中点所作的垂直线。

（8）肩胛线：为经肩胛骨下角所作的垂直线。

（9）后正中线：为经身体后正中所作的垂直线（相当于各棘突间的连线）。

2. 腹部分区　通常用2条水平线和2条垂直线将腹部划分为九区。上水平线为经两侧肋骨最低点（第十肋骨最低点）的连线，下水平线为经两侧髂结节的连线，由此将腹部分为上腹部、中腹部和下腹部。2条垂直线为经左、右两侧腹股沟韧带中点所作的垂直线。这样，腹部九区包括上腹部的腹上区和左、右季肋区，中腹部的脐区和左、右腰区，下腹部的腹下区和左、右髂区。在临床上也常采用"四分法"，即通过脐的垂直线和水平线将腹部分为左上腹、右上腹、左下腹和右下腹。

二、人体神经系统概述

（一）中枢神经系统

中枢神经系统（central nervous system，CNS）是人体神经系统的中枢部分，包括位于颅腔内的脑和位于椎管内的脊髓，其主要功能是传递、储存和加工信息，产生各种心理活动，支配与控制人的全部行为。

1. 脑　分为端脑、间脑、中脑、脑桥、延髓和小脑六个部分。通常把中脑、脑桥、延髓合称为脑干，延髓向下经枕骨大孔延续为脊髓。端脑包括左、右大脑半球，每个半球表层灰质称为大脑皮质。左、右大脑半球通过胼胝体连接，每个半球又可分为额叶、颞叶、顶叶、枕叶、岛叶、边缘叶，左、右两侧的中央沟分割额叶与顶叶，外侧沟的下端是颞叶，而顶叶与颞叶交合处的后端是枕叶（图1-1-1、图1-1-2）。

2. 脑干　位于大脑和脊髓之间，呈不规则柱状，自上而下由中脑、脑桥、延髓三部分组成。中脑介于间脑与脑桥之间，是视觉、听觉的高级中枢，也是产生视、听反射和运动、姿势等反射的皮层下中枢。脑桥位于中脑和延髓之间、小脑的前面。延髓是脑干最下方的结构，位于小脑正前方（图1-1-3）。

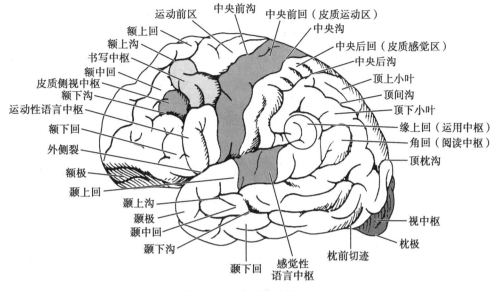

图 1-1-1 大脑半球外侧面

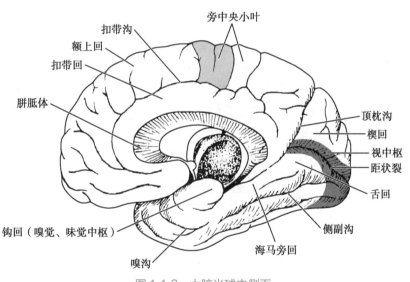

图 1-1-2 大脑半球内侧面

3. 小脑 位于大脑半球后方,覆盖在脑桥及延髓之上,横跨在中脑和延髓之间,通过与大脑、脑干和脊髓之间丰富的传入和传出联系,参与躯体平衡和肌肉的张力(肌紧张)调节,以及随意运动的协调。小脑按形态结构和进化程度可分为绒球小结叶、小脑前叶和小脑后叶。按功能可分为前庭小脑、脊髓小脑和大脑小脑。前庭小脑调整肌紧张,维持身体平衡,病变后引起平衡障碍;脊髓小脑控制肌肉的张力和协调,病变后引起共济失调;大脑和小脑影响运动的起始、计划和协调,包括确定运动的力量、方向和范围(图 1-1-4~图 1-1-6)。

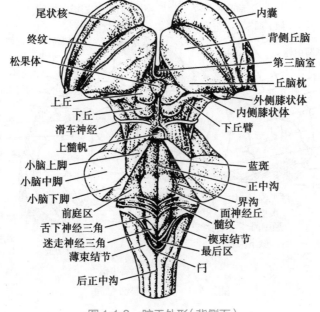

图 1-1-3 脑干外形（背侧面）

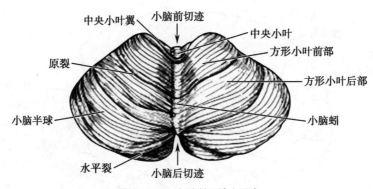

图 1-1-4 小脑外形（上面）

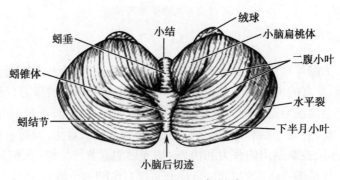

图 1-1-5 小脑外形（下面）

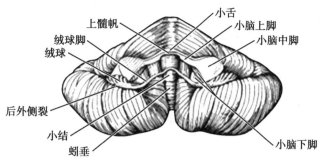

图 1-1-6 小脑外形(前面)

4. 脊髓 呈前后扁的圆柱体,位于椎管内,上端在平齐枕骨大孔处与延髓相续,下端终于第 1 腰椎下缘水平。脊髓前、后面的两侧发出许多条细的神经纤维束,一定范围的根丝向外方集中成束,形成脊神经的前根和后根。前根和后根在椎间孔处合并形成脊神经。脊髓以每对脊神经根的出入范围划分为 31 个节段,即颈髓 8 节,胸髓 12 节,腰髓 5 节,骶髓 5 节,尾髓 1 节。脊髓的内部有一个 H 形(蝴蝶型)灰质区,主要由神经细胞组成,在灰质区周围为白质区,主要由有髓神经纤维组成。脊髓是许多简单反射的中枢,如牵张反射、膀胱和肛门反射等(图 1-1-7、图 1-1-8)。

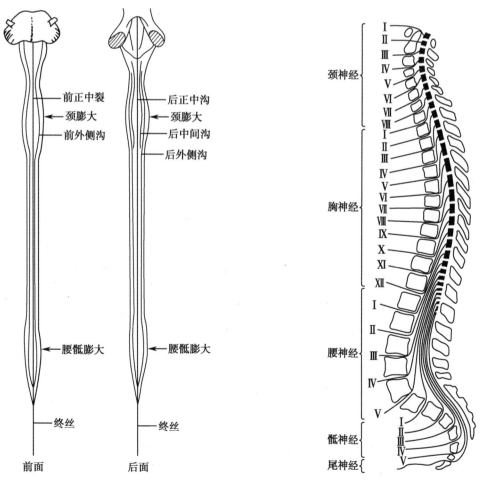

图 1-1-7 脊髓外形(简图)

图 1-1-8 脊髓节段与椎骨序数的关系模式图

（二）周围神经系统

周围神经系统（peripheral nervous system，PNS）是指脑和脊髓以外的所有神经结构，包括神经节、神经干、神经丛及神经终末装置。周围神经系统包括与脑相连的脑神经和与脊髓相连的脊神经。周围神经的主要成分是神经纤维，将来自外界或体内的各种刺激转变为神经信号，向中枢传递的纤维称为传入神经纤维，由这类纤维所构成的神经称为传入神经或感觉神经；将中枢的神经冲动传导至周围靶组织的神经纤维称为传出神经纤维，由这类神经纤维所构成的神经称为传出神经或运动神经。

脑神经共 12 对，其排列顺序通常用罗马顺序表示，按头尾顺序依次为嗅神经（Ⅰ）、视神经（Ⅱ）、动眼神经（Ⅲ）、滑车神经（Ⅳ）、三叉神经（Ⅴ）、展神经（Ⅵ）、面神经（Ⅶ）、前庭蜗神经（Ⅷ）、舌咽神经（Ⅸ）、迷走神经（Ⅹ）、副神经（Ⅺ）和舌下神经（Ⅻ）。其中第Ⅰ、Ⅱ、Ⅷ对为感觉神经，第Ⅲ、Ⅳ、Ⅵ、Ⅺ、Ⅻ对为运动神经；第Ⅴ、Ⅶ、Ⅸ、Ⅹ对为混合神经。脊髓发出的脊神经共 31 对，其中颈神经 8 对、胸神经 12 对、腰神经 5 对、骶神经 5 对、尾神经 1 对。脊神经出椎间孔后即分为前、后两支，其中含有感觉和运动神经纤维，后支分布于背部皮肤、肌肉。第 2～12 对胸神经前支按肋骨与胸椎的节段分布，称为肋间神经（其中第 12 胸神经前支称肋下神经）。其余脊神经的前支相互联系构成四个神经丛，分别为颈丛、臂丛（主要分支有正中神经、桡神经、尺神经，分布到上肢）、腰丛、骶丛。坐骨神经是腰骶丛分布到下肢的最大分支。

（马鑫鑫 吕建军）

第二节 人体运动学与生物力学基础知识

一、人体运动学概述

（一）人体运动学概念

运动学（kinematics）是理论力学的一个分支学科，它是运用几何学的方法来研究物体的运动，主要研究质点和刚体的运动规律。人体运动学是研究人体活动科学的学科，是通过位置、速度、加速度等物理量来描述和研究人体和器械的位置随时间变化的规律，或是在运动过程中所经过的轨迹，而不考虑人体和器械运动状态改变的原因。人体运动学在研究人体运动时，是以牛顿力学理论为基础，将人体简化为质点、质点系、刚体和多刚体系等的力学模型，从而使研究的问题大大简化。

（二）研究人体运动学的意义

学习人体运动学，有助于更深入地了解运动系统在运动过程中的力学关系，理解导致运动功能障碍的力学机制，从而为制定治疗方案、定制假肢矫形器处方、选择辅助器等医学诊疗提供理论依据。

（三）人体运动的基本形式

1. 人体的运动形式 人体运动的形式多种多样，当把人体简化成质点时，其运动轨迹可分为直线运动和曲线运动；而当把人体简化成刚体时，其运动形式则分为平动、转动和复合运动。

2. 关节的运动形式 关节的运动主要包括矢状面、冠状面和水平面上的运动。

（1）矢状面：关节在矢状面上的运动主要是以冠状轴为中心，包括屈曲和伸展。

（2）冠状面：关节在冠状面上的运动主要是以矢状轴为中心，包括内收和外展。

（3）水平面：关节在水平面上的运动主要是以纵轴为中心，包括内旋和外旋。

除此之外，有些部位还会存在其他方向的运动，如前臂和小腿还会有旋前和旋后运动；踝关节还会有内翻和外翻运动等。

3. 肢体的运动形式　运动生物力学将人体看作是由上肢、头、躯干和下肢组成的多环节链状形式，它的基本运动形式如下。

（1）上肢的基本运动形式

1）推：在克服阻力时，上肢由屈曲态变为伸展态的动作过程，如胸前传球。

2）拉：在克服阻力时，上肢由伸展态变为屈曲态的动作过程，如游泳。

3）鞭打：在克服阻力或自体位移时，上肢各环节依次加速、制动，使末端环节产生极大速度的动作形式，如投掷。

（2）下肢的基本运动形式

1）缓冲：在克服阻力时，下肢由伸展态转为较为屈曲态的动作过程。

2）蹬伸：在克服阻力时，下肢由屈曲状态进行积极伸展的动作过程。

3）鞭打：在完成自由泳的两腿打水动作时，下肢有类似上船的鞭打动作。

（3）全身基本运动形式

1）摆动：身体某一部分完成主要动作时，另一部分配合主要动作进行加速摆动的动作形式。

2）躯干扭转：在身体各部位完成动作时，躯干上下肢同时绕身体纵轴的反向转动的运动形式。

3）相向运动：身体两部分相互接近或远离的运动形式。

二、上肢运动学与生物力学

（一）肩关节运动学与生物力学

1. 肩关节解剖　肩关节（shoulder joint）是将上肢连接到胸的一组结构，由胸锁关节、锁骨、肩锁关节、肩胛骨、盂肱关节、肱骨近端及肩胛胸壁关节共同组成，这些结构通过肌肉和韧带相连，使得肩成为人体中运动范围最大、最灵活的关节（图1-2-1）。

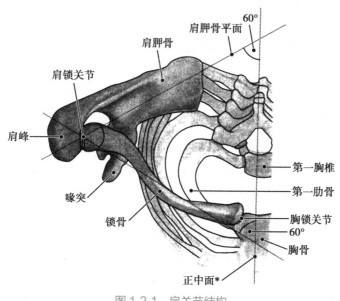

图 1-2-1　肩关节结构

2. 肩关节运动学 肩关节是一个典型的球窝关节,能绕三个基本运动轴运动,绕额状轴可做屈伸运动,绕矢状轴可做外展、内收运动,绕纵轴可做内旋、外旋运动,此外尚可做水平屈伸和环转运动。

(1)胸锁关节:胸锁关节围绕水平轴、垂直轴及前后轴形成六个方向的运动,分别为向前的旋转、向后的旋转、前伸、后伸、上举及下压,其中上举可达 35°,前、后伸 35°,沿锁骨长轴的轴向旋转可达 45°~50°(图 1-2-2)。

(2)肩锁关节:肩锁关节的运动可包括锁骨相对于肩胛骨在三个方向上的运动,即前后运动、上下运动和轴向旋转运动,其中前后向的运动范围最大,约为上下方向运动范围的 3 倍。

(3)锁骨的运动:锁骨潜在可达到的运动范围超过在实际活动中所达到的运动范围。在上肢上举的过程中,锁骨的上举最大可达 30°,发生在上肢上举至 130°左右时。在上肢上举的前 40°时锁骨相对肩峰前伸 10°,直至上肢上举到 130°前,锁骨并没有进一步的前伸,而若此后上肢继续上举至极限,锁骨会有 15°~20°的前伸。

(4)盂肱关节运动:盂肱关节是人体运动范围最大而又最灵活的关节,盂肱关节为球窝关节,有 3 个自由度,它可做前屈、后伸、内收、外展、内旋、外旋运动,结构上的特点虽然保证了它的灵活性,但它的牢固稳定性都较其他关节差。盂肱关节任何运动都必须伴有肩锁关节和胸锁关节的运动。

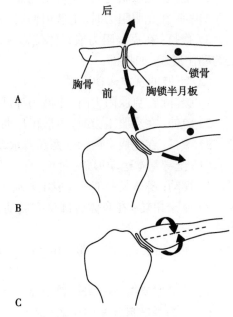

图 1-2-2 胸锁关节的运动
A. 前伸 - 后缩;B. 上提 - 下沉;C. 旋转。

外展与内收:为盂肱关节绕矢状轴在冠状面的运动。在完整的肩关节外展动作中需要肩胛胸廓关节的配合,在外展 180°动作中,肩胛骨需要向上旋转 60°。外展运动过程中肱骨头在关节盂上向上滚动,同时向下滑动。

屈曲与伸展:为盂肱关节围绕冠状轴在矢状面的运动。肩关节前屈 180°的过程中,包含盂肱关节前屈 120°与肩胛骨上回旋 60°。前屈运动过程中肱骨头沿着关节盂向前向上滚动,同时会产生向后向下的滑动。

内旋与外旋:为盂肱关节围绕垂直轴在水平面的运动。外旋时肱骨头在关节盂内向后滚动,同时向前滑动;内旋时肱骨头在关节盂内向前滚动,同时向后滑动。

3. 肩关节生物力学

(1)静态稳定结构:主要包括软组织、喙肩韧带、盂肱韧带、盂唇、关节囊及关节面的相互接触,肩胛骨的倾斜和关节内压力。肩关节囊及韧带组织是肩关节周围的重要静态稳定结构。盂肱下韧带又是其中最重要的部分。整个关节囊韧带复合体作为一个整体,通过协同作用来保持肩关节的稳定性。

(2)动态稳定结构:主要包括肩袖、肱二头肌及三角肌。肩关节周围的肌肉在运动过程中收缩产生动态稳定作用,其作用机制体现在四个方面:①肌肉本身的体积及张力;②肌肉收缩导致关节面之间压力增高;③关节的运动可以间接使周围静态稳定结构拉紧;④收缩的肌肉本身有屏障作用。

1）肩袖：由于肩袖肌肉本身的肌容积及张力，对保持肩关节的稳定性有重要的作用。肩袖中的肩胛下肌是肩关节前方重要的屏障，可防止肱骨头发生向前方的脱位，而冈上肌、冈下肌及小圆肌对于维持肩关节后方的稳定性亦有很重要的作用。

2）肱二头肌：肱二头肌长头腱被认为是可使肱骨头下压的重要结构。在上臂外旋时，肱二头肌长头腱对肩关节的稳定作用最为明显，而内旋时其稳定作用最不明显。

3）三角肌：目前关于三角肌对肩关节稳定性的作用研究较少。

静态稳定结构和动态稳定结构互相之间紧密相关，盂肱关节之所以有非常大的活动度得益于关节、关节囊、韧带组织和动态稳定结构之间复杂的相互作用。这些不同的稳定机制之间通过本体感觉系统相互联系、共同作用，以提高肩关节稳定性。

（二）肘关节运动学与生物力学

1. 肘关节解剖 肘关节是连接上臂和前臂的关节，是一个复合关节，由三个单关节（肱尺关节、肱桡关节、桡尺近侧关节）共同在一个关节囊内组成（图1-2-3）。

2. 肘关节运动学 肘关节的关节面属于滑车、球窝、圆柱关节。从肘关节整体来看，只有冠状轴和垂直轴两个运动轴。冠状轴为肱尺部和肱桡部所共有，上臂和前臂都可绕此轴做屈伸运动；垂直轴为肱桡部和桡尺部共有，前臂可绕此轴做内旋、外旋运动。

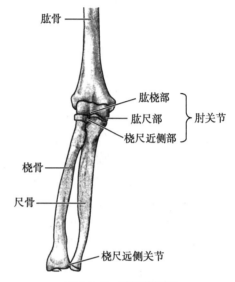

图 1-2-3 肘关节组成

肘关节最主要的活动包括屈伸和轴向旋转，即前臂旋前与旋后活动。屈伸活动范围在0°～140°，旋前与旋后活动范围在160°，即旋前0°～80°，旋后0°～80°。在日常生活中，如提物、开门关门、拿水杯、打电话、用筷子吃饭、搬椅子等，肘关节的旋转活动范围在30°～130°，旋前、旋后各有50°活动范围即可满足日常要求（图1-2-4）。

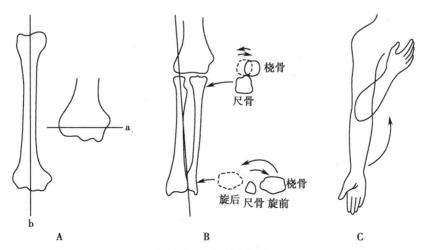

图 1-2-4 肘关节运动

A. 肘关节顺时针转动中心在尺骨滑车外侧突出曲面中心与肱骨小头之间：a为肘关节屈曲横轴，b为纵轴，在滑车外侧凸；B. 前臂桡骨绕尺骨转动；C. 肘伸直时肘外翻为提携角，肘屈曲时提携角消失，并内翻。

3. 肘关节生物力学 肘关节的主要活动是屈伸和前臂旋转，肘关节周围肌肉的力臂较短，这些肌肉的微小运动幅度可以引起手的大幅度运动。附着在关节转动轴附近的近端肌肉，如旋前圆肌、肘后肌等，能以较小的运动引起上肢的快速运动，如做投掷动作等。而提举或推动重物的活动需要较大的肌肉如肱二头肌、肱肌、肱桡肌、肱三头肌等用力才能产生较大的屈伸力，肘关节屈曲到90°～100°时肌肉力量最小，最大屈肘力是在前臂旋后位上取得的，旋前位时屈伸力弱于旋后位。

肘关节屈曲扭矩的大小与年龄、性别、肌肉收缩速度及关节在上肢所处的位置有关。Gallagher等研究发现，在优势位置上产生的屈曲扭矩、所做的功、能量等比劣势位置大。前臂处于旋后位时，肘屈肌产生的力矩比前臂完全旋前位时大20%～25%。根据生物力学数据，肘屈曲90°时，所有的屈肌肌肉出现最大力矩；屈曲80°左右屈肌出现最大力；屈曲100°左右屈肌出现平均最大力臂值，此角度下，肱二头肌肌腱以90°垂直角止于桡骨。

肘关节屈肌群的等长收缩力量比伸肌群的力量大40%，当肘关节伸直或屈曲30°时，可产生最大上举力，为人体重量的1/3～1/2，此时肘关节内所受到的压力大约是人体重量的3倍。肘关节在伸展位承受轴向负载时，如上举重物或倒立，肌肉力量向尺骨和桡骨传递，肱尺关节负担40%，肱桡关节负担60%，肘关节的较大伸展力在60°～140°时出现，最大等长伸展力在肘屈90°时出现，旋前、旋后力量差别不大，最大旋后是在前臂旋前位上出现，反之亦然。

高速同心或离心运动可产生较大的动态伸展力矩（如快速推门），从生物力学角度考虑，肩部屈曲和肘部伸展的结合最大程度减小了肱三头肌完全伸展肘部所需要的缩短速度和幅度。肘伸肌和屈肌都在90°产生峰值最大力矩，但出现最大内力臂的关节角度相差却很大。肘屈曲最大内力臂为90°，而肘伸展的最大内力臂为完全伸展位。

（三）腕关节运动学与生物力学

1. 腕关节功能解剖 腕关节由桡腕关节、腕骨间关节、腕掌关节组成，在功能上前两个关节构成一个联合关节（图1-2-5）。

2. 腕关节运动学

（1）腕关节运动范围：腕关节的解剖学特点允许其在两个平面内运动：矢状面内的屈-伸（掌屈和背伸）和冠状面内的桡-尺偏移（外展和内收）。

（2）腕掌关节运动范围

1）拇指腕掌关节：因为关节囊厚而松弛，掌骨从大多角骨牵开可达3mm，还允许有15°～20°的旋转。该关节可做屈、伸、收、展、环转和对掌运动。

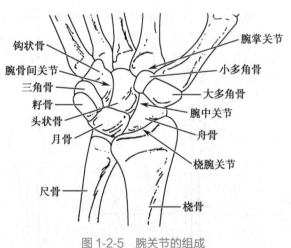

图1-2-5 腕关节的组成

2）其他腕掌关节：第2～3腕掌关节的运动为1°～2°或更小。第4腕掌关节的掌指运动为10°～15°，第5腕掌关节更灵活，运动范围为25°～30°。

3. 腕关节生物力学

（1）腕关节稳定性

1）腕关节中近侧关节和腕中关节的存在形成了双铰链系统，能够提供其固有的稳定性。

2）复杂的韧带限制和精确的多关节面使关节相对更稳定。

3）稳定性仅集中在一个方向。

4）手舟骨和月骨倾向于延长位,稳定力必须主要指向屈曲;手舟骨抵消了月骨的伸展趋势,这样增加了屈伸过程中双关节面腕骨联合体的稳定性。

5）腕关节联合体在手指肌肉活动中的动力稳定性要求外力和内力有一个好的平衡。手指和腕周围伸肌和屈肌系统的排列有利于原动肌的对抗肌群。

（2）腕关节力学特点:腕关节的骨性结构包括尺骨头、桡骨茎突和八块腕骨,八块腕骨中远侧列的四块骨(大多角骨、小多角骨、头状骨和钩骨)组成了一个相对稳定的横截面;近侧列的为手舟骨、月骨、三角骨;第八块腕骨是豌豆骨,作为一个籽骨行使功能,用以加强腕骨最有力的原动肌——屈腕肌的力学优势,它与三角骨形成自己的小关节。

腕关节屈伸运动时,舟骨屈伸角度最大,三角骨次之,月骨角度最小。远侧列腕骨的运动角度很相近。各腕骨屈伸运动有轻度的旋转和尺桡偏运动。腕关节做尺桡偏运动时,舟骨和月骨运动相近,而三角骨的尺桡偏最大。近侧列腕骨与桡骨融合对腕关节屈伸影响最大,远近列腕骨融合对尺桡偏影响最大。同列腕骨间融合对腕关节运动影响较小。腕关节韧带掌侧较强韧,同时数量也多。

屈腕肌肉主要有桡侧腕屈肌、掌长肌、尺侧腕屈肌,指浅屈肌和指深屈肌辅助屈腕;伸腕肌肉有桡侧腕长伸肌、桡侧腕短伸肌、尺侧腕伸肌,指伸肌和示指伸肌辅助伸腕。而位于腕关节矢状轴外侧屈腕、伸腕的肌肉(即桡侧腕屈肌、桡侧腕长伸肌、桡侧腕短伸肌和示指伸肌等)具有使腕关节桡偏的功能。位于腕关节矢状轴内侧的屈腕、伸腕肌肉(即尺侧腕屈肌和尺侧腕伸肌等)具有使腕关节尺偏的功能。

腕关节还被 10 个腕肌肌腱包绕,每个腕肌肌腱都有一个实际的偏移范围。桡侧腕短伸肌和桡侧腕长伸肌最大偏移分别约 37mm。桡侧腕屈肌偏移约 40mm,尺侧腕屈肌偏移约 33mm,旋前圆肌偏移约 50mm。由于损伤和手术后的粘连导致任何肌腱偏移的损伤,都能严重限制腕关节的运动。

（四）指关节运动学与生物力学

1.指关节的功能解剖 指关节共 9 个。第 2～5 指,每指都有 2 个指骨间关节(图 1-2-6),分别称近侧和远侧指骨间关节。拇指仅有两节指骨,所以只有一个指骨间关节。指关节由各指相邻两节指骨的底和滑车构成。

2.指关节的运动学 指关节是典型的滑车关节。关节面近似球窝状关节,关节囊松弛,没有回旋活动的肌肉。加之受两侧韧带的限制,故不能做回旋运动。只能做屈伸、内收外展和环转运动。

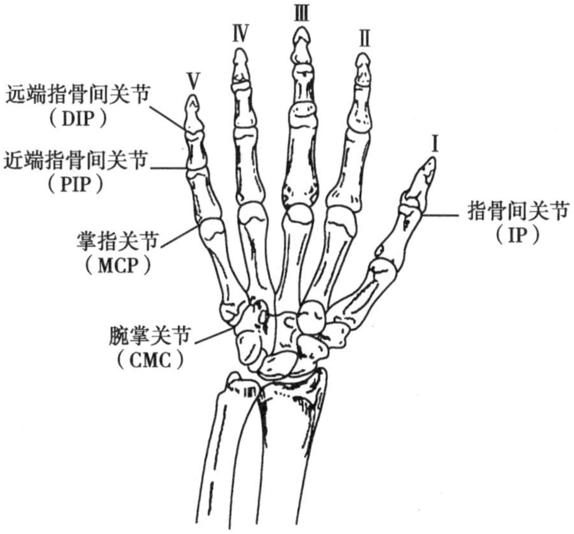

远端指骨间关节
（DIP）

近端指骨间关节
（PIP）

掌指关节
（MCP）

腕掌关节
（CMC）

指骨间关节
（IP）

图 1-2-6 指关节的组成

三、下肢运动学与生物力学

（一）髋关节运动学与生物力学

1.髋关节功能解剖 髋关节是连接躯干与下肢的重要关节,也是全身负荷体重最大、受力最重的关节。髋关节是多轴性球窝状关节,由股骨的股骨头和髋骨的髋臼两部分组成,其中心位于腹股沟韧带中 1/3 稍下,关节面相互成曲面状,但大小不等,也不完全适应,只在完全伸展并轻度外展及内旋时紧密对合,年幼时其表面更似卵圆形,随年龄增长而变为球形。

2. 髋关节运动学 髋关节属球窝关节,可绕三个基本轴运动,即屈伸、内收和外展、旋内和旋外。

(1)屈伸运动:髋关节在矢状面围绕横轴前后运动,向前为屈,向后为伸。髋关节屈曲范围为 0°~120°,伸展范围为 0°~30°。但膝关节位置可以明显影响其活动范围,被动活动和主动活动也影响关节的活动度,如屈膝时,屈髋可达 114°;伸膝时屈髋只能达 80°~90°。

(2)内收和外展:是髋关节在冠状面绕矢状轴的运动。下肢向躯干正中线靠拢为内收,远离躯干正中线为外展。髋关节内收范围为 0°~35°,外展范围为 0°~40°,屈髋时,运动范围可增加。此外,经过训练可以明显增加外展极点,如劈叉时髋关节外展可达到 180°。

(3)内旋和外旋:是髋关节在水平面内绕纵轴旋转。髋关节内旋、外旋范围为 0°~45°,但外旋运动大于内旋运动。在膝伸直位情况下仅表现为趾尖向外或向内。

3. 髋关节生物力学

(1)髋关节负重静力学:髋关节是躯干与下肢的重要连接装置及承重结构。股骨颈的长轴线与股骨干纵轴线之间形成颈干角(图 1-2-7),多数成人此角度为 110°~140°,平均约 127°。儿童的颈干角大于成人。此角可以增加下肢的运动范围,并使躯干的力量传递至较宽的基底部。股骨干偏斜所致的髋外翻(≥140°)和髋内翻(≤110°)都将改变与髋关节有关的力。股骨颈长轴与股骨远端两髁横轴之间的夹角为股骨颈前倾角(图 1-2-8),通常为 12°~15°,儿童的前倾角较成人稍大。在正常状态下,髋关节各个方向的力保持平衡。双足对称站立时,体重平均分布到双下肢,每髋承担除下肢重量之外体重的 1/2。

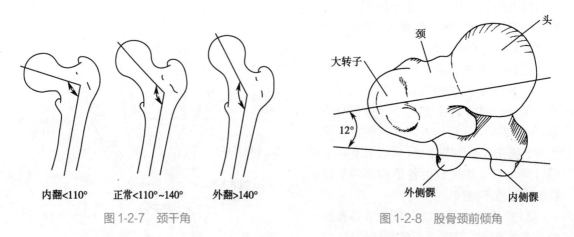

内翻<110°　　　正常<110°~140°　　　外翻>140°

图 1-2-7 颈干角

头
颈
大转子
12°
外侧髁　　　内侧髁

图 1-2-8 股骨颈前倾角

(2)作用于髋关节的力及其生物力学特征:髋关节在不同位置时受力情况不同,站立时同时受重力及外展肌的拉力;单足站立和行走时,由于人体重心在两侧股骨头连线之后,重力对关节产生扭矩作用,此时外展肌产生反向力矩以维持平衡,股骨近段不仅受到压应力和张应力,还接受横向环行应力和剪切应力。

正常行走时髋关节的动作平衡且有节奏,耗能最低。双髋轮流负重,重心左右移动 4.0~4.5cm。髋关节在步态周期过程中会有两个受力波峰,分别在足后跟着地及趾尖离地时。缓慢行走时,惯性力作用可不计,可视为与静力学相同。但在快速运动时,髋关节受加速和减速的作用,受力会增加。合力等于体重加惯性力,包括地面反冲力、重力、加速度、肌力等,一般认为是体重的 3.9～6.0 倍。在行走时(速度为 1.5m/s),髋关节最大受力约为 2.5 倍体重;在跑步时(速度为 3.5m/s),髋关节最大受力为 5～6 倍体重。

髋关节通过股骨头、髋臼软骨面相互接触传导重力,负重面为以负重中心为极点的股骨头上半球与半球形髋臼的重叠部分。具有弹性的关节软骨将应力分散传递到各作用点。

（二）膝关节运动学与生物力学

1. 膝关节功能解剖

（1）骨性结构:膝关节由股骨远端、胫骨近端和髌骨共同组成,其中髌骨与股骨滑车组成髌股关节,股骨内、外髁与胫骨内、外髁分别组成内、外侧胫股关节。

髌骨是人体内最大的籽骨,它与股四头肌、髌腱共同组成伸肌装置。髌骨厚度 2～3cm,其中关节软骨最厚处可达 5mm。髌骨后表面的上 3/4 为关节面,由纵向的中央嵴、内侧嵴分为外侧关节面、内侧关节面和奇面或称第 3 面;内、外侧关节面又被两条横嵴划分为上、中、下三部分,故共计有七个关节面。髌骨后表面的下 1/4 位于关节外,是髌腱的附着点。髌骨的功能不仅仅是作为籽骨为股四头肌腱和髌韧带提供附着,重要的是通过延长伸膝装置的力臂而增强伸膝肌力量,同时髌骨也能帮助分布伸膝装置与股骨髁远端之间的接触应力。

正常情况下,人体下肢力线通过股骨头中心、胫骨平台中心和踝关节中心,此力线为下肢的机械轴(图 1-2-9);股骨的纵轴和胫骨的纵轴为下肢的解剖轴,股骨解剖轴相对机械轴一般有 5°～9° 的外翻,身高矮的人此角度会偏大。

（2）半月板解剖:半月板是关节内唯一没有滑膜覆盖的组织,其冠状面呈三角形结构,可概括为"三面一缘":与股骨髁相关的上表面,与胫骨平台相关的下表面,借冠状韧带与关节囊、胫骨平台相连的周围面(又称半月板壁或半月板边缘),以及关节腔内凹形的游离缘。外侧半月板为 2/3 环形,内侧半月板呈半月形。

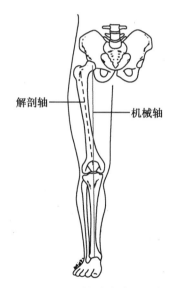

解剖轴

机械轴

图 1-2-9　下肢解剖轴与机械轴

（3）交叉韧带解剖:在膝关节中心,股骨内外髁与胫骨之间的前、后交叉韧带是维持膝关节稳定最重要和最坚强的韧带结构。前交叉韧带在膝关节完全伸直时紧张而于关节屈曲时松弛,其作用在于防止股骨向后脱位、胫骨向前脱位及膝关节的过度伸直和过度旋转。后交叉韧带则随着膝关节的屈曲而逐渐紧张,它有利于防止股骨向前脱位、胫骨向后脱位和膝关节的过度屈曲。

（4）侧副韧带解剖:膝关节的内侧、外侧分别有内侧副韧带和外侧副韧带,又称胫侧副韧带和腓侧副韧带。内侧副韧带分为浅深两层,浅层由前部的平行纤维和后部的斜行纤维组成,上起股骨内上髁,向下向前止于胫骨内侧,向后与半膜肌直头交织延伸为内侧副韧带浅层的斜行纤维;内侧副韧带的作用还在于能控制胫骨在股骨上的外旋。外侧副韧带位于膝关节外侧的后 1/3,可分为长、短两头,长头起自股骨外上髁,短头起自豌豆骨,且共同止于腓骨小头。

（5）髌周支持带及脂肪垫:髌股内侧韧带撕裂和髌股外侧支持带的挛缩对髌骨不稳的产生和治疗有重要意义,因内侧髌股韧带有防止髌骨外移的作用。脂肪垫即髌下脂肪垫,是局限于髌骨下方、髌韧带后方、胫骨平台前部之间的脂肪组织,其表面被滑膜覆盖而与关节腔隔离。

正常髌下脂肪垫在膝关节伸直时随股四头肌牵拉而向上升移；屈膝时也随之下降并挤夹在股骨髁（包括髁间窝）与髌骨之间。其作用为在膝关节活动中衬垫、润滑和缓冲关节软骨面的摩擦。

（6）关节囊：附着在关节面周围骨膜或软骨膜上，密闭关节腔，分内层和外层。纤维膜是关节囊的外层结构，主要起限制关节过度活动以稳定关节的作用。滑膜、滑膜皱襞与滑膜囊为关节囊内层结构，由光滑、薄而柔润的疏松结缔组织构成。

2. 膝关节运动学　膝关节由三块骨（股骨、胫骨和髌骨）、三个关节面组成（图 1-2-10）。膝关节的运动幅度在矢状面最大，正常活动范围为 0°～135°（图 1-2-11）。

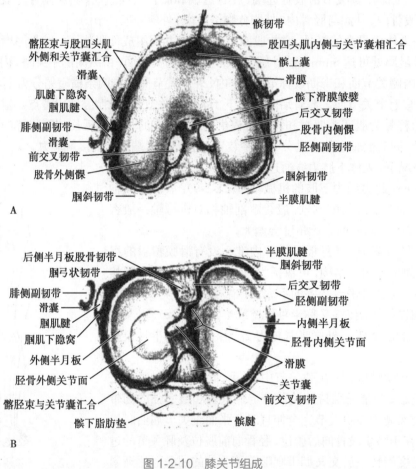

图 1-2-10　膝关节组成
A. 下面观；B. 上面观。

膝关节屈曲的范围依髋关节的位置而异，同时还取决于是被动运动还是主动运动。在髋关节屈位下，膝关节主动屈曲可以达 140°；在髋伸直位时，只能屈曲 120°，其原因主要是腘绳肌在髋伸展时丧失了一部分效率。膝关节的被动屈曲可以达 160°，可促使足跟与臀部相接。

膝关节属于椭圆滑车状关节，或称屈戍关节，包括四个轴方向的运动。①水平轴：屈伸活动；②垂直

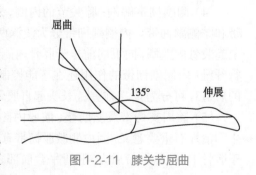

图 1-2-11　膝关节屈曲

轴:内外旋活动;③矢状轴:内收外展活动;④前后位:水平移动。

3.膝关节生物力学

(1)膝关节负荷:该负荷随人体的运动和步态方式有很大的变化,膝关节站立位的静态受力(双足着地)为体重的 0.43 倍,而行走时可达体重的 3.02 倍,上楼时则可达体重的 4.25 倍。正常膝关节作用力的传递借助半月板和关节软骨的蠕变使胫股之间的接触面增大,以减少单位面积的力负荷。

(2)膝关节力学稳定性:由于膝关节的骨性结构、半月板、关节囊及附属韧带结构的共同作用,膝关节可以保持静态与动态的稳定性。膝关节在完全伸直位时,关节将发生扣锁,获得最大的关节稳定性。关节的稳定更多地依赖于关节周围结构的正常,尤其是侧副韧带的平衡。膝关节前方稳定性有赖于伸膝装置的稳定,尤其是股四头肌的力量。

(三)踝足部运动学与生物力学

1.踝足部功能解剖 踝关节是下肢运动链三大关节中最远端的关节。在站立、行走、跑、跳等动作中,踝关节的稳定性和灵活性起着十分重要的作用。踝关节即距骨小腿关节,又称距上关节或胫距关节,由胫、腓骨远端关节面和距骨关节面组成(图 1-2-12)。

足是由 26 块骨及关节、肌肉、韧带、神经、血管等构成的一个整体,其结构复杂、功能多样,是人类日常生活与活动中不可或缺的部分(图 1-2-13)。

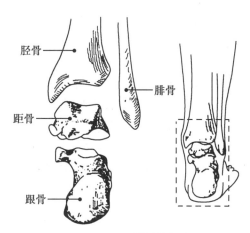

图 1-2-12 踝关节的组成

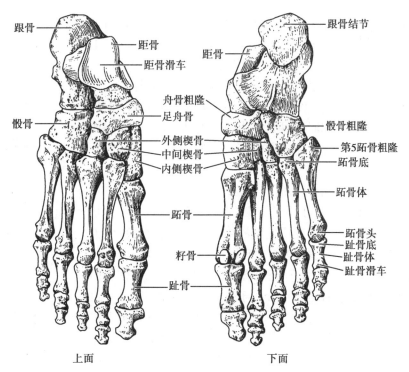

图 1-2-13 足的组成

2. 踝足部关节活动学

（1）踝关节运动学：踝关节包括胫距、胫腓、腓距三个关节面，活动包括矢状面、冠状面和横断面三部分。矢状面活动，即跖屈和背伸是踝关节最重要的功能。踝关节平均背屈 0°～20°，跖屈 0°～50°，内翻 0°～35°，外翻 0°～20°。

（2）足运动学：足主要有背伸、跖屈、外展、内收、内翻（旋后）、外翻（旋前）等运动。实际上，背伸、跖屈运动发生在踝关节，足的内翻、外翻则在距下关节发生，前足内翻、外翻时，必伴随有内旋、外旋。

3. 踝足生物力学　踝关节是人体接触地面的第一个负重大关节，维系着人体的各种运动与平衡，其生物力学特征是"稳定中的灵活"。踝关节活动范围较小，在人体所有的大关节中最为稳定，但也绝不仅仅是下肢连接足部的两个"铰链"。踝关节在冠状面上有约 3° 的外翻，在矢状面上有约 10° 的前倾，这使其在背伸运动时伴足部外翻，跖屈运动时伴足部内翻。踝关节在背伸时踝穴更为稳定，适应步行对于足部刚硬度的需要；在跖屈时更为灵活，使足部在步态摆动期适应不同地形柔韧性的需要。

踝关节（胫距关节、下胫腓关节）及后足三关节（距下关节、距舟关节、跟骰关节）统称为踝足四关节，其不仅是现代人类直立行走时杠杆推进的中心，更是完成复杂运动的核心结构。跟骨与距骨形成距下关节，在矢状面上前倾 41°，水平面上内倾 23°，距下关节将小腿的内旋、外旋转运动转变为后足的内翻、外翻运动，再通过跗中（距舟关节与跟骰关节复合体）将后足运动转变为前足的旋前与旋后。这样踝关节、距下关节、跗中联动实现小腿到后足到中足再到前足的扭力转换，使足部在步态推进与摆动之间实现刚度与灵活的转换。踝足四关节是全身最复杂的关节复合体。

四、脊柱运动学与生物力学

脊柱位于人体躯干背部的正中线上，是人体运动的主轴，由形态特殊的椎骨和椎间盘连接而成，是身体的支柱，位于背部正中，上端接颅骨，中部与肋骨相连，下端和髋骨组成骨盆。自上而下可分为颈、胸、腰、骶、尾五段（图 1-2-14）。脊柱的椎骨借助椎间关节、周围的韧带和肌肉紧密相连，具有强大的支撑力，有支持体重、保护脊髓和内脏的重要功能；同时脊柱也具有一定的活动度，可以完成前屈 / 后伸、左 / 右侧弯和左 / 右旋转的三维运动。

（一）脊柱解剖特征

1. 椎管　椎骨构成一个可褶曲的有效管腔以容纳延髓和脊髓。

2. 椎骨　由椎体、椎弓、上下关节突、棘突、横突构成。椎体是椭圆形短扁骨，一圈致密的骨皮质包围海绵状髓质（松质骨），上下骨皮质中有较厚的软骨板衬垫，边缘由较厚的环形衬板构成。椎体的骨小梁除按应力线斜行交叉外，还可看到一组骨小梁从椎体上面向后延伸，至椎弓根水平时呈扇形分布于下关节突与棘突，另一组骨小梁则从椎体下面向后延伸到椎弓根水平时呈扇形分布于下关节突与棘突。椎体前缘最薄弱，易发生压缩性骨折。横突和棘突作为脊柱肌肉的附着点，是脊柱动态稳定性的基础之一。

3. 椎间盘　内部为髓核，外部为纤维环。髓核为半液态，由富

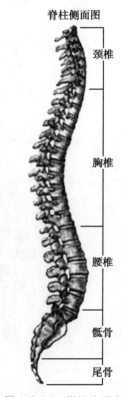

脊柱侧面图

颈椎

胸椎

腰椎

骶骨

尾骨

图 1-2-14　脊柱生理弯曲

亲水性的葡萄糖胺酸聚糖的胶状凝胶所组成。纤维环为多层致密的结缔组织彼此斜行交织而成，自边缘向心分布，致密的纤维环开始是垂直的，越接近中心越倾斜，到中心接触髓核时，几乎近水平走向，并围绕髓核成椭圆形。

4．关节突关节　又称椎间关节或小关节，由相邻椎骨的上下关节突构成，属滑膜关节，外覆关节囊及韧带；关节突的朝向在很大程度上决定了椎体的运动。

5．脊柱韧带　包括前纵韧带、后纵韧带、棘间韧带、棘上韧带和黄韧带。韧带主要作用为维持脊柱的静态稳定性，大多数脊柱韧带由延伸度较小的胶原纤维构成。韧带还有助于拉伸载荷在椎体间的传递，使脊柱在生理范围内以最小的阻力进行平稳运动。

6．脊柱的运动节段　由两个相邻的椎体、椎间盘和纵韧带形成节段的前部，相应的椎弓、椎间关节、横突和棘突及韧带组成节段的后部（图1-2-15）。椎弓和椎体形成椎管以保护脊髓。

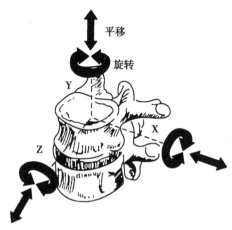

图1-2-15　脊柱节段运动

（二）脊柱运动学

1．脊柱节段运动　脊柱单个运动节段的运动范围在不同的研究中有差异。上胸椎节段的屈伸范围参考值为4°，下胸椎为12°。腰椎运动节段通过增加髋关节和骨盆的倾斜活动使屈伸范围逐渐增大，在腰骶部可达到20°。侧弯范围颈段脊柱最大，为8°～9°，上胸段和腰节段均为6°，而腰骶部只有3°。胸椎上端的旋转最大，运动范围为9°，向尾部逐渐减小，在下腰节段为2°，但在腰骶段再增加到5°。

2．脊柱功能运动　脊柱各运动节段的运动幅度虽然有限，但各节段的联合运动使整个脊柱的运动范围明显增大。颈部的旋转运动主要发生在上颈椎，脊柱屈曲的前50°～60°主要来自腰椎，胸椎前后屈曲的活动范围较小，但其左右旋转活动范围则较大。

（三）脊柱生物力学

头、颈和躯干肌在中线两侧成对排列，两侧肌肉收缩产生矢状面上的前屈和后伸运动。一侧肌肉收缩则在额状面或横断面产生侧屈或旋转运动。承受重力、附肢肌肉收缩及地面的反作用力时，颈肌和躯干肌协同收缩稳定椎骨。

（1）头部和脊柱平衡：相关肌肉包括前方的枕下肌、头长肌、颈长肌、斜角肌、胸锁乳突肌、腹直肌、腹内斜肌、腹外斜肌和腰大肌；后方的枕下肌、横突棘肌和竖脊肌；两侧的斜角肌、胸锁乳突肌、腰方肌、腰大肌、腹内斜肌和肋间肌。放松时的坐位或直立位时，这些肌肉仅有与姿势摆动有关的小量周期性活动。头部或头、躯干、上肢的重心移动或推拉躯干可直接激活肌收缩使躯干恢复平衡。

（2）躯干运动和脊柱稳定：横突棘肌和竖脊肌的主要功能是脊柱后伸时协同稳定脊柱。闭链运动中腰大肌是主要动作肌和躯干固定肌。躯干肌的重要功能是固定胸廓、骨盆和脊柱，使肢体运动时可稳定颈部、肩部和髋部肌肉的起点。

（3）前屈和抬高（膝伸直）：当站立屈髋触脚趾时，发生伸髋肌（主要是腘绳肌）和竖脊肌的离心收缩来控制屈髋和脊柱的向前弯曲。这些肌肉的向心收缩，使躯干恢复直立位。当躯干前屈全程的2/3时，肌电图可见竖脊肌突然抑制现象，一直持续到躯干恢复直立位的1/3，称为"临界点"，其平均值为躯干前屈81°。

（4）蹲起和蹲下：从地面上提起物体的一种方法是屈膝、屈髋及背屈踝关节。蹲起可用到两种骨盆和脊柱的位置：①腰部脊柱前凸位的骨盆前倾；②腰部脊柱后凸位的骨盆后倾。根据躯干的位置，在提物时竖脊肌的肌电活动是不同的。当躯干在脊柱前凸位时，肌电活动大于屈曲位，最大肌电活动在提物开始时。蹲下则需要小腿三头肌、股四头肌和伸髋肌的离心收缩，当脊柱前凸位时还伴有竖脊肌的等长收缩；当脊柱在后突位膝伸直屈髋时，竖脊肌的肌电活动减弱和抑制。

（四）脊柱负荷

1. 脊柱站立位时的负荷　腰椎是脊柱的主要承重部位。人体直立时，保持躯干姿势的肌肉处于持续活跃状态，躯干的重力线通过第四腰椎中心的腹侧，因此脊柱承受向前的屈曲力矩，竖脊肌的收缩和韧带的牵拉常拮抗这一运动。重力线位置的任何变化均可导致脊柱运动方向和运动幅度的变化。躯干如要恢复原有的平衡状态，就需要增加肌肉收缩力来拮抗弯曲力矩导致的躯干晃动，除竖脊肌外，腹肌也通过间歇性的收缩参与维持姿势的中立位并使躯干稳定。站立位时骨盆的位置也可影响肌肉收缩施加在脊柱上的负荷，骶骨的倾斜度增大时，腰椎前凸和胸椎后凸的角度增大，为调节身体平衡，腰背肌和腹肌的活动增强。

人体处于放松状态下的直立位时，椎间盘压力来自椎间盘内压、被测部位以上的体重和作用在该运动节段的肌肉应力。体重为 70kg 的男性，第三腰椎椎间盘的载荷为 70kg，几乎为被测部位以上体重的 2 倍（被测部位以上的体重约为 40kg，为总体的 60%）。在躯干屈曲和旋转时，椎间盘的压应力和拉应力均增加。

2. 身体姿势对脊柱负荷的影响　脊柱的载荷与体位有关，如在放松状态下坐位时由于腰背部肌肉松弛，腰椎载荷高于放松状态下直立位，有支撑坐位时，由于上部身体的重量有一部分靠背部支持，故腰椎载荷小于无支撑坐位时。仰卧位时因没有体重产生的载荷，脊柱承载最小。仰卧位膝伸直时，腰肌对脊柱的拉力可以在腰椎上产生载荷。髋和膝关节有支撑屈曲时，由于腰肌放松使腰椎前凸变直，载荷减小；附加牵引时载荷可以进一步减小。在患者仰卧、髋和膝关节支撑下屈曲、脊柱前凸变平时，牵引力可更为均匀地分布到整个脊柱。携带重物时，物体重心与脊柱运动中心之间的距离越短，阻力臂越短，脊柱载荷越小。身体前屈位拿起重物时，除物体重力外，上身重量也产生脊柱剪力，增加脊柱载荷。为此弯腰提起重物时先下蹲，然后将重物尽量贴近身体再起立，可以减少腰部肌肉和椎间盘的负荷。腰肌锻炼时要充分考虑到肌肉活动对脊柱承载和椎间盘应力的影响。

3. 运动对脊柱负荷的影响　所有运动都会增加脊柱载荷。在运动期间，脊柱不仅要承受上位体重及肌肉活动所产生的负荷，还要承受作用于人体额外的负荷。因此，脊柱受力比体重所产生的负荷大得多。长时间承受巨大的压力，会造成脊柱生理功能下降，还可能导致脊柱的各种损伤，如脊柱退变、骨折和椎间盘突出等。

腹肌和竖脊肌的力量锻炼能使脊柱所受负荷增加，因此在强化肌肉力量训练的同时应适度调整对脊柱负荷的影响。进行竖脊肌力量训练时，常采用俯卧位背部弓起的方法，此时由于竖脊肌强力收缩，脊柱极度伸展使椎间盘的压力和棘突部位的应力显著增加，因此推荐采用腹部垫枕的方法，以减少竖脊肌收缩时背部的后伸角度，从而降低椎间盘的负荷，防止肌肉收缩对脊柱的损伤。

（五）脊柱稳定系统与脊柱不稳定性

1. 脊柱稳定系统　由内源性稳定系统、外源性稳定系统和神经系统三部分组成。内源性稳定系统又称被动子系统，主要包括椎骨、椎间盘和脊柱韧带；外源性稳定系统又称主动子系统,主要由脊柱周围的肌肉、肌腱和内压组成;内源性稳定系统和外源性稳定系统由神经系统控制,可使两个系统功能协调,以实现脊柱稳定。

2. 脊柱不稳定性 脊柱稳定系统受损可导致脊柱不稳定,脊柱不稳定意味着脊柱受到很小载荷时椎体就会出现显著位移,并可能产生不良的后果。

脊柱的不稳定性表现主要如下。

(1)平衡功能降低:从平衡力学来看,脊柱不稳定是"结构刚度减小"的结果。可以从以尖端平衡的网锥体的角度看待这种平衡的稳定性或不稳定性,也许只需采用很小的力,就可导致圆锥体的显著位移。

(2)脊柱负载能力降低:就损伤而言,损伤后即刻出现的早期不稳定,损伤后逐渐发展的后期不稳定,均可出现脊柱负载能力的降低。

五、骨盆运动学

骨盆由骶骨、尾骨和左右髋骨组成,可保护盆腔脏器和传递来自头、臂、躯干的力到达下肢。骨盆的连接有 7 个关节,分别为腰骶关节、骶髂关节(2 个)、骶尾关节、耻骨联合和髋关节(2 个)(图 1-2-16)。髋关节是连接躯干与下肢的重要关节,也是全身负荷体重最大、受力最重、结构最稳定、可动的单一关节。髋关节在完成站立和负荷体重的同时,还在走、跑、坐、蹲等大范围运动中起关键作用,因而为人体最稳定又具有很大活动度的关节,并有精确的对合装置和控制系统。

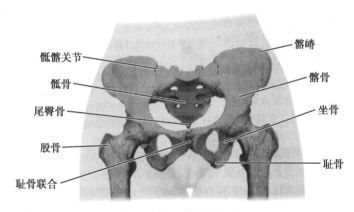

图 1-2-16 骨盆的构成

小骨盆有上、下两口,上口又称为入口,由界线围线;下口又称为出口,高低不平,呈菱形,其周界由后向前为尾骨尖、骶结节韧带、坐骨结节、坐骨下支、耻骨下支、耻骨联合下缘。两侧耻骨下支在耻骨联合下缘所形成的夹角为耻骨角,男性为 70°～75°,女性角度较大,为 90°～100°。

(马鑫鑫　吕建军)

第三节　康复评定基础知识

康复评定(assessment)是收集患者的有关资料,检查与测量并对结果进行比较、分析、解释,并进行功能障碍诊断的过程。根据不同时期及评价目的的不同,将评定分为初期评定、中期评定、末期评定及随访评定。

评定目的可以归纳为：①确定障碍的性质、范围和程度；②确定影响患者康复的外界因素；③确定是否需要运动疗法或作业疗法治疗；④指导制定康复治疗计划；⑤判定康复疗效；⑥判断预后；⑦为残疾等级的划分提出标准。

一、一般体格检查

（一）上肢长度测量

测量体位：患者坐位或立位，上肢在体侧自然下垂，肘关节伸展，前臂旋后，腕关节中立位。

1. 上肢长度　肩峰外侧端到桡骨茎突的距离。

2. 上臂长度　肩峰外侧端到肱骨外上髁的距离。

3. 前臂长度　肱骨外上髁到桡骨茎突或尺骨鹰嘴到尺骨茎突的距离。

4. 手长　桡骨茎突与尺骨茎突的连线中点到中指指尖的距离。

（二）下肢长度测量

测量体位：患者仰卧位，骨盆水平，下肢伸展，髋关节置于中立位。

1. 下肢长　髂前上棘到内踝的最短距离或股骨大转子到外踝的距离。

2. 大腿长　股骨大转子到膝关节外侧关节间隙的距离或坐骨结节到股骨外上髁的距离。

3. 小腿长　膝关节外侧间隙到外踝的距离或股骨外上髁到外踝的距离。

4. 足长　足跟末端到第二趾末端的距离。

（三）残肢长度测量

1. 上臂残肢长度　腋窝前缘到残肢末端的距离。

2. 前臂残肢长度　尺骨鹰嘴沿尺骨到残肢末端的距离。

3. 大腿残肢长度　坐骨结节沿大腿后面到残肢末端的距离。

4. 小腿残肢长度　膝关节外侧关节间隙到残肢末端的距离。

（四）肢体围度测量

测量工具：皮尺。

1. 上臂围度　患者分别取肘关节用力屈曲和肘关节伸展两种体位，测量上臂中部、肱二头肌最大膨隆处的围度。

2. 前臂围度　患者将前臂放在体侧自然下垂，测量前臂近端最大膨隆处和前臂远端最细处的围度。

3. 大腿围度　患者体位为下肢稍外展，膝关节伸展。测量髌骨上方10cm、15cm处或从髌骨上缘起向大腿中段取6cm、8cm、10cm、12cm处的围度，记录测量结果时应注明测量部位。

4. 小腿围度　患者体位为下肢稍外展、膝关节伸展位。测量小腿最粗处和内、外踝上方最细处的围度。

（五）残肢围度测量

残肢断端的测量是为了判断残肢的水肿状态，判定与假肢接受腔的合适程度。尽量做到每周测量一次。

1. 上臂残肢围度　从腋窝到断端末端，每隔2.5cm测量一次围度。

2. 前臂残肢围度　从尺骨鹰嘴到断端末端，每隔2.5cm测量一次围度。

3. 大腿残肢围度　从坐骨结节到断端末端，每隔5cm测量一次围度。

4. 小腿残肢围度　从膝关节外侧关节间隙起到断端末端，每隔5cm测量一次围度。

二、肌力评定概述

肌力是指肌肉收缩时产生的最大力量。常用的肌力测定方法有徒手肌力检查（manual muscle test，MMT）、等长肌力测试（isometric muscle test，IMMT）、等张肌力测试（isotonic muscle test，ITMT）、等速肌力测试（isokinetic muscle test，IKMT）。

1. 徒手肌力检查　检查时根据受检肌肉或肌群的功能，让患者处于不同的受检位置，然后嘱患者在减重、抗重力或抗阻力的状态下做一定的动作，并使动作达到最大的活动范围。按动作的活动范围和抗重力或抗阻力的情况进行分级。徒手肌力分级通常采用6级分级法。

2. 等长肌力测试　是测定肌肉等长收缩的能力。适用于3级以上的肌力检查，可采用较为精确的定量评定。通常采用专门的器械进行测试，常用的方法有握力测试、捏力测试、背肌力测试。

3. 等张肌力测试　是测定肌肉克服阻力收缩做功的能力。测试时，被测肌肉收缩，完成全关节活动范围的运动，所克服的阻力值不变。测出一次全关节活动度运动过程中所抵抗的最大阻力值称为被测者该关节运动的最大负荷量（one-repetition maximum，1 RM）。

4. 等速肌力测试　等速运动是在整个运动过程中运动速度（角速度）保持不变的一种肌肉收缩方式。等速肌力测试需要借助特定的等速测试仪来完成，如Cybex、Biodex、Kin-Com、Lido、Ariel等型号。

三、肌张力评定

肌张力是指肌肉组织在松弛状态下的紧张度，这种紧张度来自肌肉组织静息状态下非随意、持续、微小的收缩。

（一）异常肌张力

1. 肌张力增高　是指肌张力高于正常静息水平。肌张力增高的状态有痉挛和强直。

2. 肌张力低下　是指肌张力低于正常静息水平，对关节进行被动运动时感觉阻力消失的状态。

3. 肌张力障碍　是一种以张力损害、持续的和扭曲的不自主运动为特征的运动功能亢进型障碍。

（二）肌张力检查方法

1. 手法评定

（1）正常肌张力：肌肉外观应具有特定的形态，具有中等硬度和一定的弹性，具有完成抗肢体重力及外界阻力的运动能力。将肢体被动地放在空间某一位置上，突然松手时，肢体有保持肢位不变的能力。

（2）肌张力降低：肌肉外观平坦，失去原来肌肉特定的外形，从表面上看类似肌萎缩，而肌容量测量值无改变。在放松、静止的情况下检查肌肉的张力状态，肌张力降低时表现为肌肉松弛柔软，不能保持正常时的弹力，肌腹移动程度增大。

（3）痉挛：肌肉隆起，外形较正常状态更为突出，甚至肌腱的形态显现，肌肉硬度增高，肢体被动运动时出现抵抗感，这种抵抗感随着运动速度加快而增强。痉挛多伴有腱反射亢进。

2. 量表评定　痉挛的评定通常采用改良的Ashworth痉挛评定量表；肌张力弛缓的评价通常采用迟缓性肌张力分级。

3. 仪器评定　仪器评定肌张力或痉挛的技术包括生物力学技术和电生理技术。前者包括

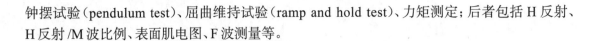

钟摆试验(pendulum test)、屈曲维持试验(ramp and hold test)、力矩测定;后者包括 H 反射、H 反射/M 波比例、表面肌电图、F 波测量等。

四、关节活动度评定

关节活动范围(range of motion,ROM)又称关节活动度,是指关节运动时所通过的最大运动弧,常以度(°)表示。

关节活动范围按关节运动的动力来源,分为主动关节活动范围(active range of motion,AROM)、被动关节活动范围(passive range of motion,PROM)和主动助力关节活动范围(active assist range of motion,AAROM)三种。

1. 关节活动度的测量工具　测量关节活动范围的常用工具是量角器。

2. 主要关节的正常活动度　见表1-3-1。

表1-3-1　主要关节的正常活动度

关节	活动方向	活动度/(°)	关节	活动方向	活动度/(°)
颈椎	前屈	0~45	腕	掌屈	0~80
	后伸	0~45		背伸	0~70
	左右侧屈	0~45		尺偏	0~30
	左右旋转	0~60		旋转	0~45
肩	屈曲	0~170	髋	屈曲	0~120
	后伸	0~60		伸展	0~15
	外展	0~170		内收	0~35
	内旋	0~70		外展	0~40
	外旋	0~90		内旋	0~45
	水平外展	0~40		外旋	0~45
	水平内收	0~130	膝	屈曲	0~135
肘	屈曲	0~140	踝	背屈	0~20
前臂	旋前	0~80		跖屈	0~50
	旋后	0~80		内翻	0~35
				外翻	0~20

五、姿势评定

姿势(posture)是指身体各部位在空间的相对位置,反映了人体骨骼、肌肉、内脏器官、神经系统等各组织间的力学关系。

(一)正常姿势

正确的身体姿势应具备如下条件:具有能使机体处于稳定状态的力学条件;肌肉为维持正常姿势所承受的负荷不大;不妨碍内脏器官功能;表现出人体的美感和良好的精神面貌。

评定人体姿势时,通常采用铅垂线进行观察或测量。所谓铅垂线,是将铅垂或其他重物悬挂于细线上,使它自然下垂,沿下垂方向的直线被称为铅垂线,它与水平面相垂直。姿势正常时，铅垂线与一系列或若干个标志点在同一条直线上。

1. 后面观　正常人跟骨底与跟腱在同一条与地面垂直的线上，双侧内踝在同一高度，胫骨无弯曲，双侧腘窝在同一水平线上，大粗隆和臀纹同高，双侧骨盆同高，脊柱无侧弯，双侧肩峰、肩胛下角平行，头颈无侧倾或旋转。

2. 正面观　双足内侧弓对称。髌骨位于正前面，双侧腓骨头、髂前上棘在同一高度。肋弓对称，肩峰等高，斜方肌发育对称，肩锁关节、锁骨和胸锁关节等高并对称。头颈直立，咬合正常。

3. 侧面观　足纵弓正常。膝关节 0°～5° 屈曲，髋关节屈曲 0°，骨盆无旋转。正常人脊柱从侧面观察有四个弯曲，称为生理性弯曲，即颈椎前凸，胸椎后凸，腰椎有较明显的前凸，骶椎有较大幅度的后凸。头、耳和肩峰在同一条与地面垂直的线上。

（二）常见异常姿势及其评定

1. 侧面观

（1）头向前倾斜：因为下颈段和上胸段屈曲增加，上颈段的伸展增加，导致颈椎的椎体位于中心线的前面，颈部的屈肌放松，伸肌紧张。常见于颈部长期前屈姿势的职业。评定时嘱患者保持身体直立，发现患者的头、耳向身体前面倾斜，超出正常人体侧面经过肩峰的垂直于地面的垂线。

（2）胸脊柱后凸：又称驼背，是胸椎体后凸增加的表现。检查时发现身体的重心位于椎体前方，颈屈代偿深度超过 5cm。常见于脊柱结核、长期前倾疲劳、脊柱退行性变等。

（3）平背：又称直背，是脊柱胸段和腰段的生理弯曲弧度变小的表现。检查时发现胸腔前后径 / 横径 <0.33 或胸椎曲度弧高 <0.5cm，使背部相应呈现扁平状，常伴有骨盆后倾的表现。

（4）腰段脊柱前凸：腰段脊柱过度前凸表现为鞍背。检查时发现腰段脊柱前凸程度明显增大，曲度大于 5cm，使腹部向前突出；为维持身体直立平衡，头颈或上部躯干重心落于标准姿势铅垂线的后方。腰段脊柱前凸多与妊娠、肥胖、不良站立习惯有关。

（5）胸部畸形：包括扁平胸，表现为胸部扁平，横径明显大于前后径；圆柱胸，表现为前后径与横径之比近似 1:1；鸡胸，表现为胸骨处明显隆突，胸廓前后径大于横径；漏斗胸，表现为胸前部呈凹陷状；不对称胸，表现为胸廓左右歪斜，大小高低不一。

（6）骨盆前倾、后倾：检查时嘱患者取直立位，耻骨联合位于髂前上棘连线后，称为骨盆前倾；耻骨联合位于髂前上棘连线前，称为骨盆后倾。

（7）膝过伸、过屈：检查时侧面观，膝关节位于身体侧面重心线的后方，称为膝过伸；膝关节位于身体侧面重心线的前方，称为膝过屈。

2. 后面观

（1）头部倾斜：头部在冠状面上向一侧倾斜，检查时发现头顶与枕骨粗隆连线偏离身体后面正中纵垂线。与同侧椎体受压或同侧颈部屈肌紧张有关，有时与长期优势上肢的运动有关。

（2）肩下垂：两肩在冠状面上不处于同一水平，一侧肩胛骨下垂，另一侧肩胛骨可以抬高和内收。检查时发现两肩峰连线与身体后面正中纵垂线不垂直。

（3）肩内旋、外旋：肩内旋与肩关节屈曲、外旋受限有关，常见于长期使用腋杖的患者。肩外旋少见。

（4）脊柱侧凸：是指脊柱的一个或数个节段在冠状面上偏离身体中线向侧方弯曲，形成一个带有弧度的脊柱畸形，通常还伴有脊柱的旋转和矢状面上后凸或前凸的增加或减少，同时还有肋骨、骨盆的旋转倾斜畸形和椎旁的韧带和肌肉异常。

国际上通常采用 Cobb 法（图 1-3-1）测量脊柱侧凸。Cobb 法：首先在 X 线站立位正位片上确定主弯的上端椎体和下端椎体，在上端椎体的上缘划一条平行线，同样在下端椎体的下缘也划一条平行线，对两横线各划一条垂直线，这两个垂直线的交角就是 Cobb 角，可以用量角器精确测定其度数，作为脊柱侧凸的严重程度标准。

（5）骨盆侧向倾斜、旋转：骨盆在冠状面向一侧侧方倾斜，伴有同侧髋关节外展和对侧髋关节内收。测量时发现两髂嵴连线与身体后正中垂线不互相垂直，出现偏斜。骨盆旋转患者的重心线落在臀裂的一侧，检查时发现臀裂与身体后正中铅垂线不重叠，臀裂落在铅垂线的左侧，则提示骨盆右旋转，反之提示骨盆左旋转，常见于偏瘫患者。

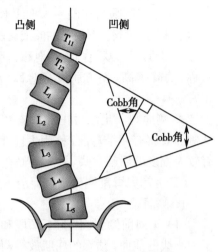

图 1-3-1 Cobb 角测量

（6）扁平足：又称平足，足内侧纵弓变低，距骨向前、内和下方移位，跟骨向下和旋前，舟骨粗隆凹陷，腓骨长肌、腓骨短肌和伸趾肌短缩，胫后肌和趾长屈肌拉长。

（7）高弓足：又称空凹足，内侧纵弓异常增高，跟骨后旋，胫前肌、胫后肌短缩，腓骨长肌、腓骨短肌和外侧韧带拉长。

3．前面观

（1）髋内旋、外旋：髋内旋时髌骨转向腿内侧，即测量时髌骨中点落在该侧下肢前正中线的内侧；髋外旋时髌骨转向腿外侧，测量时髌骨中点落在该侧下肢前正中线的外侧。

（2）膝内翻、外翻：膝内翻时，膝关节的中心在大腿和小腿中线的外侧，两腿呈 O 形；膝外翻时，膝关节的中心在大腿和小腿中线的内侧，两腿呈 X 形。可以是单侧或双侧。评定时嘱患者双下肢并拢直立，如果两足跟并拢后，两膝内侧不能并拢，并且两膝内侧间距大于 1.5cm，则为膝内翻；如果两膝内侧可以并拢，但两足跟不能并拢，并且两足跟内侧间距大于 1.5cm，则为膝外翻。

（3）胫骨内旋、外旋：检查时使髌骨向正前方，如果足趾偏向前正中线内侧成角，则判为胫骨内旋。胫骨外旋检查时同内旋，如果足趾偏向前正中线外侧成角，则判为胫骨外旋。

（4）足外翻、足内翻：足外翻是指足跟轴向外偏斜，是由于足部肌腱发育异常导致的一种足部畸形，同时伴有扁平足和舟骨塌陷。评定方法：沿小腿中点和跟骨中心划一条直线，跟腱中心在此直线的内侧，则为足外翻。足内翻是足跟轴向内偏斜，由于足的肌腱和韧带发育异常或胫后肌痉挛等引起的踝关节畸形。评定同足外翻，如跟腱的中心在小腿中点与跟骨中心连线的外侧，则为足内翻。

（5）踇外翻：第一足趾的跖趾关节向外侧偏斜，常见于跖骨头内侧过度生长、跖趾关节脱位、踇趾滑膜囊肿。评定方法：正常成人第一跖骨与第一趾骨在一条直线上，如果测量发现第一跖骨与第一趾骨成角，且大于 15°，则可判为踇外翻。

（6）槌形趾：表现为跖趾关节过伸，与近侧趾间关节屈曲，趾长伸肌紧张、短缩有关。

六、平衡与协调评定

平衡（balance）是指人体所处的一种姿势或稳定状态，以及不论处在何种位置，当运动或受到外力作用时，能自动调整并维持所需姿势的过程。平衡功能是指当人体重心垂线偏离了稳定的支撑面时，能立即通过自主的或反射性活动，使重心垂线返回到稳定的支撑面内的能力。

（一）平衡功能评定

1.平衡种类　平衡一般可以分为静态平衡和动态平衡两类。静态平衡是人体在没有外力作用下维持某种固定姿势的能力。静态平衡主要依赖肌肉的等长收缩和关节周围肌肉的协同收缩来实现。动态平衡指人体在外力作用下或克服重力作用时，需要不断调整自己的姿势来维持新平衡的能力。

2.临床常用平衡评定

（1）静态平衡功能评价：可以在坐位或站立位进行，包括双腿站、单腿站、足跟对足尖站立、睁眼及闭眼站立。结果的判定包括站立平衡维持的时间长短和身体重心发生摆动或偏移的程度。

（2）动态平衡功能评价：包括稳定极限和重心主动转移能力的测定。稳定极限（limit of stability）指正常人站立时身体倾斜的最大角度，是判断平衡功能的重要指标之一。

（3）常用的评价量表：临床上常用一些综合性功能评价量表对患者动态和静态平衡进行全面检查。如 Berg 平衡量表、Fugl-Meyer 平衡量表。

（二）协调功能评定

协调（coordination）是指在准确完成一个动作的过程中多组肌群共同参与并相互配合、相互和谐的性质。

1.协调功能障碍的表现　当参与协调运动的各系统结构发生病变时，协调动作就会出现障碍，称为共济失调。不同种类的共济失调临床表现各不相同。

（1）感觉性共济失调：共济失调在睁眼时减轻，闭目时加剧，伴有位置觉、震动觉减低或消失。

（2）小脑性共济失调：特点是既有躯干的平衡障碍而致站立不稳，也有肢体的共济失调而致辨距不良、轮替运动障碍、协调不能、运动起始及终止延迟或连续性障碍。

（3）前庭性共济失调：因前庭系统损害引起，以平衡障碍为主。特征为静止与运动时均出现平衡障碍。

（4）遗传性共济失调：为中枢神经系统慢性疾病，病因不明，大多有家族史，常染色体隐性或显性遗传。临床以共济失调、辨距不良为主要表现。

2.协调功能评定方法　包括指鼻试验、指指试验、交替指鼻、手指和对指试验、轮替动作、反弹试验、跟 - 膝 - 胫试验、足趾触检查者的手指、闭目难立征（Romberg 征）、站立后仰试验、观察日常生活动作等方法。

七、步态分析

步态分析（gait analysis，GA）是利用力学原理和人体解剖学、生理学知识对人体行走状态进行对比和分析的一种研究方法，包括定性分析和定量分析。

（一）正常步态的基本构成

1.步长　指行走时一侧足跟着地到紧接着的对侧足跟着地所行进的距离，以厘米（cm）为单位，正常人为 50～80cm。

2.步幅　也称跨步长或复步长，是指行走时一侧足跟着地到该侧足跟再次着地所行进的距离，正常人为 100～160cm。

3.步宽　指左右两足间的横向距离，通常以足跟中点为测量点，正常值约为（8±3.5）cm。

4. **足角**　也称足偏角，指在行进过程中人体前进的方向与足的长轴所形成的夹角，通常用度（°）表示，正常值约为 6.75°。

5. **步频**　指单位时间内行走的步数，以步数 /min 为单位。正常人平均自然步频为 95～125 步 /min。

6. **步速**　指单位时间内行走的距离，以 m/s 为单位。正常人平均自然步速为 1.2m/s。

（二）步行周期

一个步态周期定义为自一侧足跟着地起到同一足跟再次着地之间的过程。

一个步态周期可进一步划分为支撑相和摆动相。支撑相约占整个步态周期的 62%，摆动相占 38%。步态周期见图 1-3-2。

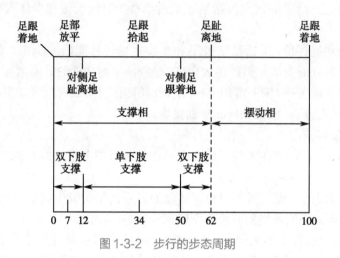

图 1-3-2　步行的步态周期

（三）定量分析

定量分析是借助于专用设备对步态进行运动学和动力学的分析。步态的定量分析能够为制定治疗计划和评定治疗结果、检查医疗质量提供客观数据。

1. **步态分析系统**　通常由摄像系统、测力台、肌电遥测系统、计算机处理系统四个部分组成。这种三维步态分析系统可以提供多方面的参数和图形，便于进行深入细致地分析，得出全面的结论，特别适合科研工作。

2. **足底压力系统**　足底压力步态分析仪是计算机化测量站立或行走中足底接触面压力分布的系统。它以直观、形象的二维、三维彩色图像实时显示压力分布的轮廓和各种数据。

3. **动态肌电图**　通过贴在皮肤上的表面电极测量肌肉的活动。表面肌电图使用可处理的胶粘电极记录来自表面电极或针电极放大前的肌电图信号，并由电缆或无线遥控器传送到与计算机系统相连的接收器上。

4. **电子测角器**　是装有电子计算机的简单测角装置，临床通常用于测量 ROM。

（四）常见异常步态模式

引起病理步态的原因包括疼痛、肌力减弱、畸形、感觉障碍、与中枢神经系统损伤有关的肌肉活动增加和运动障碍等。

1. **疼痛**　髋关节疼痛的患者行走时，为减轻负重期疼痛，患侧站立相时间缩短。站立相时，患侧肩关节下降、对侧肩关节抬高、躯干向患侧过度倾斜等代偿动作使身体重心越过疼痛关节以减少对关节面的机械性压力。迈步相过程中，疼痛的髋关节轻度屈曲、外展、外旋，使关节囊和韧带松弛，以减少关节压力。

膝关节疼痛时，患者在整个行走周期中以轻度屈曲膝关节为特征，同时，患者回避患侧足跟着地而以足趾着地代替。

踝足疼痛患者通常会限制疼痛部位负重，患侧跨步长明显短缩，正常的足跟 - 足趾运动模式消失。疼痛位于足前部时，跖屈踝关节和足趾离地的动作消失。如果疼痛限于踝关节或足后部，则首次着地时足跟着地动作消失而以患侧足趾步态取代。

2. 肌无力

（1）臀大肌无力：行走时，由于臀大肌无力，表现为挺胸、凸腹，躯干后仰，过度伸髋，膝绷直或微屈，重力线落在髋后。

（2）臀中肌无力：又称为特伦德伦斯堡步态（Trendelenburg gait）。行走时，由于臀中肌无力，使骨盆控制能力下降，支撑相受累侧的躯干和骨盆过度倾斜，摆动相身体向两侧摇摆。

（3）股四头肌无力：行走时，由于股四头肌无力，不能维持膝关节的稳定性，膝将倾向于"屈服"，支撑相膝后伸，躯干前倾，重力线落在膝前。

（4）胫前肌无力：腓深神经损伤时，足背屈、内翻受限，特征性的临床表现是早期足跟着地后不久"拍地"，是由于在正常足跟着地之后，踝背屈肌不能进行有效的离心性收缩控制踝跖屈的速率，行走时，由于胫前肌无力使足下垂，摆动相足不能背屈，通过过度屈髋、屈膝，提起患腿，完成摆动。

（5）腓肠肌无力：胫神经损伤时，屈膝关节、踝跖屈受限。行走时，由于腓肠肌无力，支撑相足跟着地后，身体稍微向患侧倾斜，蹬地无力。行走过程中重心在水平面左右方向的位移大于在垂直面内的移位。行走速度和稳定性都受影响。

3. 畸形　正常站立姿势要求髋关节、膝关节充分伸展，踝关节背屈 5°～10°。身体重心此时位于髋关节后、膝关节前。当膝关节屈曲挛缩 30° 时，将无法进行功能性移动。当踝关节跖屈挛缩 15° 时，患者或用尖足行走，或足底触地而采取代偿姿势，即身体对线位于足后，为避免向后倒，患者躯干必须前倾。踝关节跖屈挛缩也可以引起迈步相拖步，患者常踮起对侧足尖来帮助患侧完成足廓清动作。

4. 感觉障碍　运动对环境的反应依赖于大量的感觉输入，本体感觉在关节活动中提供关节的位置和运动信息，并在肌张力调节、肌肉控制方面具有重要作用。位置觉丧失的常见表现为足趾拖拽、站立相时内外踝不稳定或在迈步相时髋关节过度屈曲。

5. 中枢神经损伤

（1）偏瘫步态：典型的偏瘫步态表现为偏瘫侧上肢摆动时肩、肘、腕及手指屈曲、内收；偏瘫下肢伸肌共同运动，髋关节伸展、内收并内旋，膝关节伸展，踝关节跖屈、内翻。偏瘫患者步行速度减慢，健侧步幅缩短，由于踝关节跖屈，首次着地时足跟着地方式消失、膝反张。患侧站立相时间较健侧缩短，摆动相时由于股四头肌痉挛而使膝关节屈曲角度显著减少甚至消失。为了使偏瘫侧下肢向前迈步，迈步相时患侧肩关节下降，骨盆代偿性抬高，髋关节外展、外旋，偏瘫下肢经外侧画一个半圆弧代替正常的足趾廓清动作，故又称画圈步态。

（2）剪刀步态：脑瘫患者由于髋内收肌张力过高，双膝内侧常呈并拢状，行走时，双足尖（相对或分开）点地，交叉前行，呈剪刀状。摆动相缺乏屈膝、屈髋动作，支撑相足尖着地，支撑面小，行走时能量消耗大，稳定性差。

（3）帕金森病步态：表现为步行启动困难、双支撑期时间延长、行走时躯干前倾、髋膝轻度屈曲、关节活动范围减小，踝关节于迈步相时无背屈，双下肢交替迈步动作消失呈足擦地而行，步伐变小。由于躯干前倾，致使身体重心前移。为了保持平衡，患者以小步幅快速向前行走，患者行走虽启动困难，但一旦启动却又难以止步，不能随意骤停或转向，呈现出向前冲或慌张步态。患者行走时上肢摆动几乎消失。

（4）共济失调步态：典型特征为行走时双上肢外展以保持身体平衡，两足间距加宽，高抬腿，足落地沉重；不能走直线，而呈曲线或呈"Z"字形前进；因重心不易控制，故步行摇晃不稳，状如醉汉，故又称酩酊步态或醉汉步态。

八、日常生活能力评定

日常生活活动（activities of daily living，ADL）是指人们为了维持生存及适应生存环境而每天必须反复进行的、最基本的、最具有共性的身体动作群，即进行衣、食、住、行、保持个人卫生整洁和进行独立社区活动等的基本动作和技巧。

（一）日常生活活动的内容和范围

1. 运动方面　包括床上运动、轮椅上运动和转移、室内或室外行走、公共或私人交通工具的使用。

2. 自理方面　包括盥洗、修饰（梳头、刮脸、化妆）、更衣、进食、如厕等。

3. 交流方面　包括打电话、阅读、书写、使用电脑、识别环境标志等。

4. 家务劳动方面　包括购物、备餐、清洗晾晒、安全使用家具、安全使用家用电器及环境控制器（电源开关、水龙头、钥匙）等。

5. 娱乐活动方面　包括下棋、打牌、摄影、旅游、社交活动等。

（二）日常生活活动的分类

日常生活可分为基本日常生活活动（basic ADL，BADL）和工具性日常生活活动（instrumental ADL，IADL）。其中 BADL 也称为躯体日常生活活动（physical ADL，PADL），BADL 或 PADL 是指患者在家中或医院每日所需的基本运动（坐、站、行走等）和自理活动（穿衣、进食、保持个人卫生等），评定结果反映个体较粗大的运动功能。IADL 是指人们在社区独立生活所需的关键性较高级技能，如家务杂事、炊事、采购、骑车或驾车、处理个人事务等，大多需借助工具进行，其评定结果反映了较精细的运动功能。

（三）日常生活活动能力评定的方法

常用的标准化的 BADL 评定方法有 Barthel 指数、PULSES 评定量表、Katz 指数、修订的 Kenny 自护量表和功能独立性评定等。常用的 IADL 评定有功能活动问卷、快速残疾评定量表等。

（马鑫鑫　吕建军）

第二章

假肢矫形器适配材料

在 20 世纪初，假肢的主要组成部分为皮革和木材，金属仅为辅助部分，矫形器主要由传统金属、皮革组成。现阶段，随着材料学的发展进步，新型材料已在假肢矫形器领域发挥重要作用，并对假肢矫形器的设计、制造与使用产生了较大影响。本章对此进行概述，以期相关人员在设计假肢或矫形器期间能够对材料的使用有基本了解。

第一节　材料的基本性能

一、材料的力学性能

任何种类的材料零部件在使用时都会受到外载荷作用，而在这些外载荷作用下，材料所表现出来的一系列特性和抵抗的能力称为力学性能。按作用形式不同，载荷通常分为静载荷、冲击载荷和交变载荷等。材料的力学性能指标包括强度、塑性、硬度、冲击韧度和疲劳强度等。

（一）强度

强度是指材料在外载荷作用下抵抗永久变形和断裂的能力。强度通常用应力表示，其符号为 σ，单位为 MPa。

强度指标一般是将标准试样固定在万能试验机上进行拉伸试验所得。拉伸试验采用的标准试样可以分为长试样和短试样两种，长试样 $l_0 = 10d_0$，短试样 $l_0 = 5d_0$，其中 l_0 为试样的标距长度，d_0 为试样截面的直径（图 2-1-1）。所谓的拉伸试验是指用静拉伸力对标准拉伸试样进行缓慢轴向拉伸，直至拉断的一种方法。

将标准试样装夹在万能拉伸试验机上，缓慢增加试验力，试验的 l_0 将明显增加，直至拉断。将标距范围内的伸长 Δl 与试件拉力（F）之间的关系绘制成曲线，即得到拉伸曲线（图 2-1-2）。

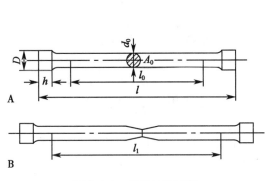

图 2-1-1　标准拉伸试样

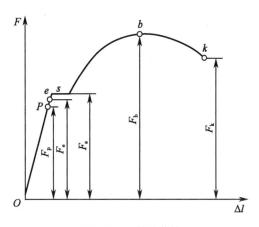

图 2-1-2　拉伸曲线

31

由图 2-1-2 可知,试样在拉伸过程中分为以下四个阶段。

(1)弹性阶段:在开始的 Oe 阶段,试样在拉力作用下均匀伸长,伸长量与拉力保持正比关系。这时若去掉拉力,试样将恢复原状,此时材料处于弹性变形阶段,弹性变形在 e 点处达到最大极限。因此,在 e 点处试样所承受的拉力与试样横截面积之比称为弹性极限,用 σ_e 表示。精密的测量结果表明,当试验在弹性阶段内工作时,只有当应力不超过比例极限(σ_p)时,应力与应变才能呈线性关系,即材料服从胡克定律,存在 $\sigma = E\varepsilon$,其中 E 为弹性模量,单位为 MPa。σ_e 与 σ_p 虽然意义不同,但二者的数值非常接近,工程上通常不加以区别。

(2)屈服阶段:当应力超过弹性极限后,材料便开始产生不能恢复的塑性变形,随后可在拉伸曲线上出现一条基本为水平状的锯齿形状线,即应力几乎保持不变,而应变却大幅增大,此时标志着材料暂时失去了对变形的抵抗能力,这种现象称为屈服。在屈服阶段,应力(σ)有小幅的波动,称最高点为上屈服点,最低点为下屈服点。试验指出,上屈服值受加载速度等多方面的影响,下屈服值较为稳定,所以将下屈服点所对应的应力(σ_s)称为屈服极限或屈服强度。

(3)强化阶段:试样经过屈服阶段后,即在晶粒滑移结束后,试样的内部结构会重新进行调整。在此过程中试样内部会进行不断地强化,在拉力不断增加时,材料会恢复抵抗变形的能力,表现为自 s 点后,拉伸曲线会继续上升,直至最高点 b,这一阶段称为强化阶段。在强化阶段,最高点所对应的应力称为强度极限(σ_b)。

如果在强化阶段某一点停止加载,并逐渐卸载,变形将会倒退至起点。此时,如果重新加载,变形将重新继续增加,直到拉断。当材料经过这一过程后,试样的比例极限与屈服极限将得到大幅度提高,并且拉断时的塑形变形将变小。这种通过预拉卸载的方式使材料的性质获得改变的方法称为冷作硬化。可将冷作硬化应用于钢筋和钢缆绳等在弹性范围内承受的最大荷载。

(4)缩颈阶段:试样从开始变形到变形最高点,在工作长度范围内沿横向和纵向的变形是均匀的,但从最高点到试样断裂前,试样的变形将集中在试样的某一薄弱区域,通过试验可观察到,该处的横截面面积急剧缩小,产生"缩颈"现象。在此阶段试样对变形的抵抗力会减小,其应力也随之减小。当缩颈到达一定程度后,试样便会发生断裂。

目前,常用来衡量材料强度的指标有屈服极限(σ_s)和强度极限(σ_b)等,并且为一般零件设计、选材提供参考依据。

(二)塑性

塑性是指金属材料在外力作用下产生塑性变形而不破坏的能力。衡量金属材料塑性的指标有断后伸长率(δ)和断面收缩率(ψ),二者数值越大,表明材料的塑性越好。

断后伸长率是指试样拉断后标距长度的伸长量与标距原始长度的比值,用百分率表示。$\delta = [(l_1 - l_0)/l_0] \times 100\%$,式中 l_1 为试样拉断后标距长度(mm);l_0 为试样原始标距长度(mm)。

断面收缩率是指试样拉断后断面面积的收缩量与试样原始截面积的比值,用百分率表示。$\psi = [(A_0 - A_1)/A_0] \times 100\%$,式中 A_0 为试样原始截面积(mm^2);A_1 为拉断后试样断口截面积(mm^2)。

塑性是金属材料力学性能的一个重要指标,会影响零件的加工方法,如塑性良好的低碳钢材料,可进行压力加工;铸铁作为脆性材料,塑性较差,就不能采用压力加工方法。

(三)硬度

硬度是指金属材料抵抗硬物压入其表面的能力,也是材料力学性能的重要指标之一。常用的硬度指标有布氏硬度(HBS)和洛氏硬度(HRC)等。

1. 布氏硬度 布氏硬度试验原理是采用一定直径的淬火钢球(硬质合金球)压头,在施加一个规定的压力下，使钢球压入被测金属表面并留下压痕，载荷（F）与压痕表面积（A）之比称布氏硬度，用 HBS（W）表示。$HBS(W)=0.102F/A$，式中 F 为试验的载荷（N）；A 为压痕面积（mm^2）。

由于布氏硬度测得的压痕面积较大，故准确度较高。采用布氏硬度时，被测材料的硬度不能大于 450HBS。布氏硬度常用来测量退火、正火后的钢制零件及铸铁和非铁金属零件等。

2. 洛氏硬度　　洛氏硬度试验是用一个顶角为 120° 的金刚石圆锥压头，在一定载荷下压入被测零件表面，以压入深度来确定硬度值。压痕越深，硬度越低；反之，硬度越高。实际测定时，金属材料的硬度值可直接从洛氏硬度计的刻度盘上读出。

由于洛氏硬度的测量方法简便、迅速、经济，同时又能间接反映强度的大小，所以在零件的技术要求中常标注洛氏硬度要求。洛氏硬度常用来测定淬火钢和工具、模具等零件。

布氏硬度与洛氏硬度是可以换算的。在常用范围内，布氏硬度值近似等于洛氏硬度值的 10 倍。

（四）冲击韧度

有些金属组件和工具在工作时要受到冲击作用，如蒸汽锤的锤杆、柴油机的曲轴、冲床的冲头等。由于瞬时的外力冲击作用所引起的变形和应力比静载荷时大得多，因此，凡承受冲击载荷的零件，要求材料应具有抵抗冲击载荷而不破坏的能力，这就是冲击韧度。

冲击韧度（α_k）是衡量金属韧性的常用指标之一。α_k 值大，表示韧性好；α_k 值小，表示脆性大。

（五）疲劳强度

机器中的许多零件，如拖拉机曲轴、齿轮、弹簧等，是在交变载荷作用下工作的。在这种受力状态下工作的零件，断裂时的应力远低于该材料的抗拉强度，甚至低于屈服强度，该现象称为金属的疲劳。机器零件在使用过程中不允许金属产生疲劳破坏，因此在交变载荷作用下工作的零件，必须保证在无数次交变载荷（钢常以 10^7 为基数）作用下仍不会断裂，此时的最大应力值称疲劳强度，用 σ_{-1} 表示。一般常用粗略的近似关系 $\sigma_{-1} \approx (0.4 \sim 0.6)\sigma_b$ 计算材料的疲劳强度。

提高材料的疲劳强度可通过改善零件的结构形状、避免应力集中或进行表面热处理等措施来实现。

许多机械零件和工程构件是承受交变载荷工作的。在交变载荷的作用下，虽然应力水平低于材料的屈服极限，但经过长时间的应力反复循环作用后也会发生突然脆性断裂，这种现象称金属材料疲劳。

金属材料疲劳断裂的特点是：①载荷应力是交变的；②载荷的作用时间较长；③断裂是瞬时发生的；④无论是塑性材料还是脆性材料，在疲劳断裂区都是脆性的。

所以，疲劳断裂是工程上最常见、最危险的断裂形式。

二、材料的物理、化学和工艺性能

（一）物理性能

金属材料的物理性能包括密度、熔点、热膨胀性、导热性和导电性等。由于机器零件的用途不同，对于其物理性能的要求也有所不同，如飞机零件要选用密度小的铝合金来制造；在制造电器零件时，常要考虑金属材料的导电性等。

金属材料的一些物理性能对工艺性能有一定的影响。如高速钢的导热性较差，在锻造时应用很低的速度进行加热，否则会产生裂纹；车削铜棒时，测量其长度时要适当放长，因切削热使铜棒受热而伸长。

（二）化学性能

金属材料的化学性能是指金属材料在化学作用下所表现的性能，包括耐腐蚀性和抗氧化性。

耐腐蚀性是指金属材料在常温下抵抗周围介质（如大气、燃气、油、水、酸、碱、盐等）腐蚀的能力。

抗氧化性是指金属在高温下对氧化的抵抗能力。工业用的锅炉、加热设备、汽轮机等，有许多零件在高温下工作，制造这些零件的材料要求具有良好的抗氧化性。

（三）工艺性能

工艺性能是指金属材料是否易于加工成型的性能，包括铸造性、可锻性、焊接性、切削加工性等。

铸造性是指能否将金属材料用铸造方法制成优良铸件的性能，包括金属材料的液态流动性、冷却时的收缩性和偏析倾向等。

可锻性是指能否用锻压的方法将金属材料加工成优良工件的性能。可锻性一般与材料的塑性及塑性变形抗力有关。

焊接性是指能否将金属用一定的焊接方法焊成优良接头的性能。焊接性好的金属材料能获得没有裂缝、气孔等缺陷的焊缝，并且焊接接头具有一定的力学性能。

切削加工性是指能否将金属材料用刀具切削成具有一定的精度和表面粗糙度的零件的性能。切削加工性能好的金属材料对使用的刀具磨损最小，切削用量大，加工的表面粗糙度值也比较小。

（李　雨）

第二节　假肢矫形器适配常用材料介绍

目前主要用于假肢和矫形器结构的连接件有金属和非金属两大类，并以金属类的应用最为广泛。金属材料包括有色金属和黑色金属，黑色金属主要指铁及其合金，如钢、铸铁等。黑色金属以外的金属称为有色金属，如铝及铝合金、铜及铜合金等。

一、钢和铁

（一）钢

钢作为生产实践中用途最为广泛的一种材料，其具有种类多、性能好等特点。根据化学成分的不同，钢可以分为碳素钢和合金钢。

1. 碳素钢　碳素钢是含碳量小于 2% 的铁碳合金。碳素钢除含碳外，一般还含有少量的硅、锰、硫、磷元素。通常情况下，含碳量低时，碳素钢的一般组织由铁素体和珠光体组成，淬火后多为板条马氏体；低碳钢韧性大，硬度低，耐磨性差。含碳量高时，碳素钢的组织一般由渗碳体和珠光体组成，淬火后多为片状马氏体；高碳钢脆性大，硬度高，耐磨性好。碳的含量越高，硬度越高，强度越高，韧性越低。

按用途可以把碳素钢分为碳素结构钢、碳素工具钢和易切削结构钢三类；按含碳量可以把碳素钢分为低碳钢（碳的质量分数 <0.25%）、中碳钢（碳的质量分数在 0.25%～0.6%）和高碳钢

（碳的质量分数＞0.6%）；按磷、硫含量可以把碳素钢分为普通碳素钢（含磷、硫较高）、优质碳素钢（含磷、硫较低）和高级优质钢（含磷、硫更低）。

（1）碳素结构钢：这类钢主要保证力学性能，故其牌号体现其力学性能，用"Q＋数字"表示，其中"Q"为屈服极限"屈"字的汉语拼音声母，数字表示屈服极限数值，如 Q275 表示屈服极限为 275MPa。若牌号后面标注字母 A、B、C、D，则表示钢材质量等级不同，硫、磷的含量依次降低，钢材质量依次提高。若在牌号后面标注字母"F"则为沸腾钢，标注"b"为半镇静钢，不标注"F"或"b"者为镇静钢。如 Q235-A·F 表示屈服极限为 235MPa 的 A 级沸腾钢，Q235-C 表示屈服极限为 235MPa 的 C 级镇静钢。

碳素结构钢一般情况下都不经热处理，而在供应状态下直接使用。通常 Q195、Q215、Q235 钢，其中碳的质量分数低，焊接性能好，塑性、韧性好，有一定强度，常轧制成薄板、钢筋、焊接钢管等，用于桥梁、建筑等结构和制造普通铆钉、螺钉、螺母等零件。Q255 和 Q275 钢，碳的质量分数稍高，强度较高，塑性、韧性较好，可进行焊接，通常轧制成型钢、条钢和钢板作结构件及制造简单机械的连杆、齿轮、联轴节、销等零件。

（2）优质碳素结构钢：此类钢材必须同时保证化学成分和力学性能。其牌号是采用两位数字表示钢中平均碳的质量分数的万分数。如 45 钢表示钢中平均碳的质量分数为 0.45%；08 钢表示钢中平均碳的质量分数为 0.08%。

优质碳素结构钢主要用于制造机器零件。一般都要经过热处理以提高力学性能。根据碳的质量分数不同，有不同的用途。08、08F、10、10F 钢，塑性、韧性高，具有优良的冷成型性能和焊接性能，常冷轧成薄板，用于制作仪表外壳、汽车和拖拉机上的冷冲压件，如汽车车身、拖拉机驾驶室等；15、20、25 钢用于制作尺寸较小、负荷较轻、表面要求耐磨、芯部强度要求不高的渗碳零件，如活塞销、样板等；30、35、40、45、50 钢经热处理（淬火＋高温回火）后具有良好的综合力学性能，即具有较高的强度和较高的塑性、韧性，用于制作轴类零件，如 40、45 钢常用于制造汽车、拖拉机的曲轴、连杆、一般机床主轴、机床齿轮和其他受力不大的轴类零件；55、60、65 钢热处理（淬火＋中温回火）后具有高的弹性极限，常用于制作负荷不大、尺寸较小（截面尺寸＜12～15mm）的弹簧，如调压和调速弹簧、柱塞弹簧、冷卷弹簧等。

（3）碳素工具钢：碳素工具钢是一种基本上不含合金元素的高碳钢，含碳量在 0.65%～1.35%，其生产成本低，原料来源易取得，切削加工性良好，处理后硬度和耐磨性均提高，所以是被广泛采用的钢种，用来制造各种刃具、模具、量具，但这类钢材的红硬性差，即当工作温度＞250℃时，钢的硬度和耐磨性就会急剧下降而失去工作能力。另外，碳素工具钢如制成较大的零件则不易淬硬，而且容易变形和产生裂纹。

2. 合金钢　在钢中除含有铁、碳和少量不可避免的硅、锰、磷、硫元素以外，还含有一定量的合金元素，钢中的合金元素有硅、锰、钼、镍、铬、钒、钛、铌、硼、铅、稀土等中的一种或几种，这种钢称合金钢。不同的合金元素对合金钢的性能有不同的影响。

硅是铁素体形成元素。它既提高 A_1 温度又提高 A_3 温度。由于硅有石墨化的作用，所以一般它在钢中与锰结合作为碳化物的稳定剂，为常用的脱氧剂。硅的主要作用：在电工薄板钢中，提高磁导率和电阻率并允许获得非常低的磁滞损失，硅在这些钢中的含量是 0.5%～4.5%；硅使一些耐高温钢抗氧化；硅与锰结合可提高淬透性、强度和冲击韧性；特别是经淬火、回火后能提高钢的屈服极限和弹性极限；含硅量高的钢，磁性和电阻均明显提高，但硅有促进石墨化倾向，当钢中含碳量高的时候，影响更大；硅对钢还有脱碳和存在第二类回火脆性倾向。硅元素在钢筋、弹簧钢和电工钢中应用较多。硅含量较高时，对钢的焊接性不利，焊接时喷溅较严重,有损焊缝质量,并导致冷脆;对高、中碳钢易产生石墨化。

锰广泛用于熔态钢的脱氧和脱硫。它在钢中的含量小于1%。当锰在钢中的含量超过1%时,锰就是有意加入的合金元素。锰的主要作用:提高钢的抗拉强度;适度提高钢的淬透性,并且既提高韧性又提高加工性能;在含硫的钢中,锰使硫造成的热脆性和冷脆性减到最小;锰含量高的钢,经冷加工或冲击后具有高的耐磨性,但有促使钢的晶粒长大和增加第二类回火脆性的倾向。锰元素在结构钢、钢筋钢、弹簧钢中应用较多。

现阶段,各国的合金钢系统随各自的资源情况、生产和使用条件不同而不同,国外以往曾发展镍、铬钢系统,我国则发展以硅、锰、钒、钛、铌、硼、稀土为主的合金钢系统。合金钢在钢的总产量中约占百分之十几,一般在电炉中冶炼。

(二)铸铁

钢与铸铁均为铁碳合金,当碳的质量分数≤2%时为铸铁。铸铁作为脆性材料,其抗压强度是抗拉强度的4~5倍,通常用来作为受压零件。另外,铸铁具有液态流动性,可用来铸造各种形状复杂的零件。生产实践中,常用的铸铁材料包括灰铸铁和球墨铸铁。

1. 灰铸铁　灰铸铁中碳的存在形式为片状石墨,通过观察可发现,其断口处呈现灰色,因此得名。灰铸铁的主要成分是铁、碳、硅、锰等,目前是应用最广的铸铁,其产量占铸铁总产量80%以上。灰铸铁具有较好的切削性能,但不宜承受冲击载荷,常用于制作机器底座、机架等零件。灰铸铁的牌号表示方法为"HT+数字",其中数字表示的是抗拉强度,如HT200,代表抗拉强度最低值为200MPa。

2. 球墨铸铁　球墨铸铁中碳的存在形式为球状石墨,其力学性能较灰铸铁显著提高,且与钢基本接近,但是球墨铸铁的铸造工艺性能要求相对高,品质控制难度大,常用来制造曲轴、齿轮等。球墨铸铁的牌号表示方法为"QT+数字",其中数字分别表示抗拉强度和伸长率,如QT400-15,代表抗拉强度最低值为400MPa,伸长率最低值为15%。

二、铝和铝合金

1. 纯铝　纯铝是一种银白色的金属,无磁性、导电性和导热性好、强度低,同时有以下优良的综合性能。

(1)密度小:铝的密度为$2.699g/cm^3$,约为钢的密度的1/3。铝与镁、铍、钛统称为常用轻金属。

(2)可强化性:纯铝的抗拉强度虽然不高,但可以通过固溶强化、沉淀强化、应变强化等手段,使铝合金的强度提高到适合的预定目标。

(3)易加工性:铝及其合金可用任何一种铸造方法铸造;塑性好,可压制成板材和箔材;拉拔成线材和丝材,挤压成管材、棒材及复杂断面的型材;可以通过很高速度进行车、铣、刨等机械加工。

(4)耐腐蚀性:虽然在热力学上铝是活泼的金属之一,但铝及其合金的表面极易形成薄层致密、牢固的Al_2O_3保护膜,这层保护膜只有在卤素离子或碱离子的激烈作用下才会被破坏,这层保护膜使铝在大气、氧化性介质、弱酸性介质、pH介于4.5~8.5的水溶液中保持稳定,属于耐腐蚀性能良好的金属材料。

铝的上述特性是由它的物理、化学性质所决定的。虽然纯铝具有诸多优良性质,但在实际应用中其各种性能仍需强化,于是有了铝合金的发展。

2. 铝合金　铝合金是常见的金属材料,是具有代表性的轻金属。铝合金比纯铝具有更好的物理和机械性能，强度、塑性和硬度高，抗腐蚀、耐久性好，还具有优良的工艺性能，易于加工并具有高比强度。因此，铝合金广泛地应用于航天军工、汽车、能源等领域，经半凝固态新铸造工艺获得的铝合金的强度接近钢的强度。制造飞机用的高强度铝合金的特点是可以锻造加工，具有价格低、加工性能好、强度大、比重轻、有光泽、塑性好、耐腐蚀等特点，使其成为制作假肢的常用材料。如果以重量轻为首选条件装配假肢，铝合金是比较理想的材料。一般用于制作儿童、妇女、老年人或体重比较轻且活动度不高的患者的假肢。

在假肢中铝合金常用于组件式大腿假肢的支撑管、关节体和连接件等。同时，由于铝合金具有较高的强重比和耐腐蚀性，使其成为制作矫形器的常用材料，在材料性能方面，铝合金可以分为不能热处理强化和能热处理强化两类。后者用于制作矫形器，如LY12铝合金具有较高的抗拉强度和屈服强度，可进行锻打加工，适用于制作上肢、下肢或脊柱矫形器的支条。如果以重量轻为首先考虑条件装配矫形器，则铝合金为比较理想的材料。虽然在静态条件下铝合金能承受较高载荷，但是对于重复的动态载荷的耐受力不如钢材。因此，对于载荷量大、活动频繁的成年人，在安装大腿矫形器时，仍应选择钢材。

三、铜和铜合金

1. 纯铜　纯铜是玫瑰红色金属，表面形成氧化铜膜后，外观呈紫红色，故常称为紫铜。纯铜主要用于制作电工导体及配制各种铜合金。

工业纯铜中含有锡、铋、氧、硫、磷等杂质，使铜的导电能力下降。铅和铋能与铜形成熔点很低的共晶体（Cu＋Pb）和（Cu＋Bi），共晶温度分别为326℃和270℃，分布在铜的晶界上。进行热加工时（温度为820~860℃），因共晶体熔化，破坏晶界的结合，使铜发生脆性断裂（热裂）。硫、氧与铜也形成共晶体（Cu＋Cu_2S）和（Cu＋Cu_2O），共晶温度分别为1 067℃和1 065℃，因共晶温度高，它们不引起热脆性。但由于Cu_2S、Cu_2O都是脆性化合物，在冷加工时易促进破裂（冷脆）。根据杂质的含量，工业纯铜可分为四种：T1、T2、T3、T4。"T"为铜的汉语拼音声母，编号越大，纯度越低。

2. 铜合金　目前铜合金的分类主要有黄铜、青铜和白铜三大类。黄铜是以锌为主要添加元素的合金，具有美观的黄色，故称为黄铜。铜锌二元合金称为普通黄铜或简单黄铜。三元以上的黄铜称为特殊黄铜或复杂黄铜。为了改善普通黄铜的性能，常需添加其他元素，如铝、镍、硅、铅等。青铜原指铜锡合金，后除黄铜、白铜以外的铜合金均称为青铜，并常在青铜名字前添加第一主要添加元素的名。锡青铜的铸造性能、减摩性能好，适合用于制造轴承、齿轮等。铝青铜强度高，耐磨性和耐蚀性均较好，用来制造载荷的齿轮和轴套等零件。白铜是以镍为主要添加元素的铜合金。

四、橡胶

橡胶是一类线型柔性高分子聚合物。其分子链间次价力小，分子链柔性好，在外力作用下可产生较大形变，除去外力后能迅速恢复原状。有天然橡胶和合成橡胶两种。

五、皮革和人造皮革

皮革是经脱毛和鞣制等物理、化学加工所得到的已经变性不易腐烂的动物皮。革是由天然蛋白质纤维在三维空间紧密编织构成的，其表面有一种特殊的粒面层，具有自然的粒纹和光泽，手感舒适。皮革不易腐烂、耐久性强。皮革是最古老的假肢材料，早期的假肢有完全用皮革制作的围腰、足护托、手托等。目前皮革主要用于假肢部件、矫形鞋、矫形器上所用的皮质搭扣带、腰带等。

六、纤维

纤维分为天然纤维和化学纤维。前者指蚕丝、棉、麻、毛等。后者是以天然高分子或合成高分子为原料，经过纺丝和后处理制得。纤维的次价力大、形变能力小、模量高，一般为结晶聚合物。

七、合成树脂

合成树脂是一种高分子化合物，按照特性可分为热固性塑料和热塑性塑料。

1. 热固性塑料　是指在加热、加压下或在固化剂、紫外光作用下，进行化学反应，交联固化成为不溶、不熔物质的一大类合成树脂。这种树脂受热后成为不熔的物质，再次受热不再具有可塑性且成为不能再回收利用的塑料（如酚醛树脂、环氧树脂、氨基树脂、聚氨酯、发泡聚苯乙烯等）。这种树脂在固化前一般为分子量不高的固体或黏稠液体；在成型过程中能软化或流动，具有可塑性，可制成一定形状，同时又发生化学反应而交联固化；有时释放出一些副产物，如水等。此反应是不可逆的，一经固化，再加压加热也不可能再次软化或流动；温度过高，则分解或碳化。热固性塑料常用于假肢制作的有环氧树脂、不饱和聚酯树脂，可作为积层塑料成型（层压成型）材料。聚氨酯泡沫塑料也是用途广泛的热固性材料，主要用于装饰性外表和衬垫。

2. 热塑性塑料　是一类应用最广的塑料，以热塑性树脂为主要成分，并添加各种助剂而配制成塑料。在一定的温度条件下，塑料能软化或熔融成任意形状，冷却后形状不变；这种情况可多次反复，且这种反复只是一种物理变化，塑料始终具有可塑性，称这种塑料为热塑性塑料。聚乙烯、聚丙烯、聚氯乙烯、聚苯乙烯、聚甲醛、聚碳酸酯、聚酰胺、丙烯酸类塑料、其他聚烯烃及其共聚物、聚砜、聚苯醚等都属于热塑性塑料。热塑性塑料又可分为高温热塑性材料和低温热塑性材料两大类。聚乙烯和聚丙烯是两类在康复辅助器具中应用最为广泛的高温热塑性塑料。

八、木材

木材是一种天然生长的有机体。它具有特殊的性能，与其生长条件密切相关。因此，木材与金属及其他材料比较，有其固有的优缺点。在使用木材时，应运用技术手段尽量发挥其优点，减少或改变其缺点，提高其功能，扩大使用范围，达到合理利用并节约木材的目的。

木材的优点为：①易于加工；②较高的比强度；③良好的弹性和韧性；④纯生态材料；⑤利于综合使用；⑥便于运输；⑦绝缘性。缺点为：①具有吸湿性，因而材料性能不稳定；木材干燥时容易开裂、翘曲；②易腐朽、虫蛀；③具有各向异性；④具有变异性；⑤容易腐朽、变色和燃烧；⑥与金属比较，其硬度小、弹性模量低。

在矫形器领域中，木材主要是硬木，如椴木等。矫形器领域用的木材含水量一般为 6%～8%。而假肢用的木材则主要是柳、杨、桂、桐等。木材通常都用于内硬木龙骨的制作，可使脚体坚固，也有木制的大腿接受腔和小腿接受腔。

（李　雨）

第三章

假肢矫形器专用设备与工具

第一节 假肢矫形器适配中心的功能布局

近年来，随着人民生活水平的提高及健康意识的增强，残疾人及功能障碍患者对假肢矫形器的需求量在快速增加。另一方面，由于康复医疗技术日益普及，各级医院设置了越来越多的假肢矫形中心。假肢矫形中心的人员流线与制作流程均比较特殊，设计人员若不能很好地把握这些特性，容易导致设计成果难以满足各方面的使用要求。在开始规划假肢矫形加工中心时，需要考虑很多基础因素：①功能布局，整体布局按照国家相关标准进行规划；②个人防护，假肢矫形中心加工的特殊性，需要配备如吸尘设备、防护镜、防尘口罩、手套、应急救护箱等健康保护用具；③环境要求，降噪、排风、照明、防火、废物放置区间、上下水通道的特殊要求；④其他功能区，步态训练区、康复训练区、原材料库房、成品库房等；以上可根据具体规模及假肢矫形器的预计生产数量比例，平衡设备及区间的数量。

一、功能布局规划

2010 年民政部慈善事业促进司和社会工作司曾发文规定假肢和矫形器（辅助器具）生产装配企业资格认定要求：①辅助器具，所生产装配的假肢和矫形器（辅助器具）属于《中国伤残人员专门用品目录》范围内的产品；②技术人才，拥有取得假肢或矫形器（辅助器具）制作师执业资格证书的专业技术人员不少于 1 人，取得民政行业特有工种职业资格证书的假肢装配工或矫形器装配工不少于 2 人；③设备与工具，具有测量取型、石膏加工、抽真空成型、打磨修饰、钳工装配、对线调整、热塑成型、假肢功能训练等专用设备和工具；④功能区域，具有独立的接待室、假肢或矫形器（辅助器具）制作室和假肢功能训练室，使用面积不少于 115m²。以上为最低标准，只能满足假肢矫形中心运行的基本条件，可作为规划参考，之后民政部取消该项前置审批条件，放宽了相关硬性要求。

假肢矫形中心的区域规划不仅要考虑功能的划分，按照不同的工序进行区域分隔，还要充分考虑患者及技师的人员流动性，一些区域只有内部工作人员才可以进入，一些区域要方便患者出入，有些区域还要方便工作人员和患者充分交流和沟通。

以医院的假肢矫形中心为例，大部分假肢及矫形器按照如下流程进行。患者就诊挂号、候诊；前往假肢矫形中心诊室接受诊断并获取处方（根据具体情况选择品牌及功能件）；确认完毕至取型室完成假肢矫形器的制作。在取型室，假肢矫形器的制作有以下工艺要求：①根据处方获得石膏阴型，假肢矫形器师使用石膏绷带包裹患者残肢，待石膏凝固后取下，所得的壳体即为肢体石膏阴型；②制作石膏阳型，向阴型内灌注石膏浆，取得残肢阳型，并根据量取的肢体某些特征部位的尺寸（如关节）进行手工修型，得到大致准确的石膏模型；③制作树脂、塑料接受腔，通过树脂成型技术或真空负压热成型技术制作适合该石膏模型的树脂或塑料腔体；④打磨装配，精细的机械打磨、根据处方要求组装调整；⑤试样与调整，患者试穿、调整满意后完成成品加工；⑥康复训练，辅具穿戴后通过一定时间的功能训练后即可交付患者。

假肢矫形中心可按上述患者接待流程及假肢矫形器制作流程分为就诊区和制作区。①就诊区，包括门厅、候诊厅、评定检查室、展示厅、试戴室及训练室等；②制作区，包括原材料库房、石膏修型室、树脂成型室、打磨室、缝纫室、装配车间、成品库房及办公室等。

布局合理的规划、性能卓越的假肢矫形专用设备是现代假肢矫形服务中心高效运转的必要前提。工作流程和物料流转的顺畅可以提高工作效率并且增加用户满意度。

在考虑功能规划方案时，不论是新建、改建还是重新优化，现代假肢矫形服务中心的设计和建造都需要经验丰富的设备规划顾问根据实际情况提出具体建议。每个加工中心规划都有独特性，内部建筑结构的差异、每个假肢矫形服务中心独特的工作要求和流程都将影响整个中心的布局和规划。

二、功能布局案例

图 3-1-1 为某假肢矫形中心平面图。在有限的占地面积内，最大程度合理设计各个功能区域的布局，最大限度设计所有工位的位置，可以同时容纳超过十余名技师工作。同时，患者区域与生产区域也有合理的设置，保证技师的工作不受患者的影响，也保证技师与患者在交流区域充分沟通。

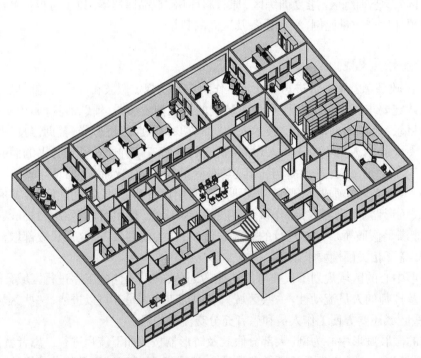

图 3-1-1 某假肢矫形中心

图 3-1-2 为一个现代假肢矫形加工中心的平面图。该中心各个区域功能完善，布局清晰。技师在加工中心的工作非常顺畅。该中心配置了全套先进设备，采用新工艺，可制作各种假肢、矫形器及其他个性化康复辅具，能解决各种疑难病例康复辅具的装配问题。在为患者提供完善的康复辅具装配的同时，更为患者提供了装配前后系统的康复训练，最大限度地发挥了康复辅助器具的代偿或替代作用。

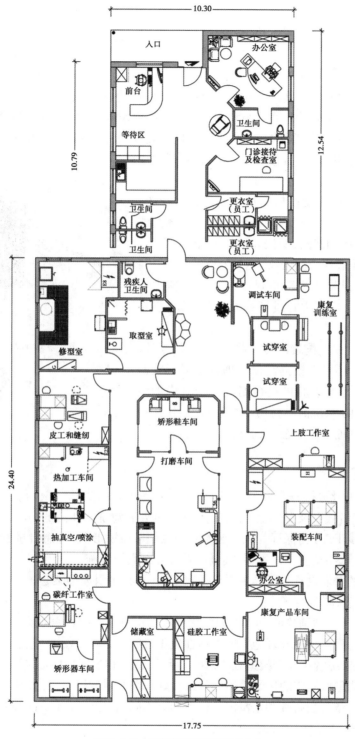

图 3-1-2　现代假肢矫形加工中心

（柴晓珂）

第二节　假肢矫形器适配专用设备与工具

一、门诊接待室

门诊接待室涉及前台、患者等待区域、候诊区域、检查区域、患者与接待人员沟通区域等。特别注意，门诊接待室要让患者感到舒适和满意，需要设计无障碍设施，尽量避免出现台阶，可在有台阶的地方增加无障碍坡道，保证所有门的宽度允许轮椅通过，并向外开，有条件的可以使用向两侧滑动的自动门，使坐轮椅的患者行动更加方便。

门诊接待室常用的设备与工具主要包括诊疗床、检查椅、X线阅片机、测量仪、专用测量尺、足底压力测试仪、专业病例及解剖挂图、肌肉骨骼模型等。

专用设备为足底压力测试仪（图3-2-1）。

1. 用途　通过检测患者单足或双足足底压力情况，测量足部尺寸、足部中心线等参数，用于检查患者足部形态及功能。

2. 工作原理　系统配置的传感器具有超薄、柔软、高分辨率等特性，还可以根据需要修剪成所需形状而不影响性能，更适于放在鞋内进行测量。USB电缆线连接笔记型计算机，系统简单易用，携带方便。快速扫描频率能够更精确地记录动态测试数据。

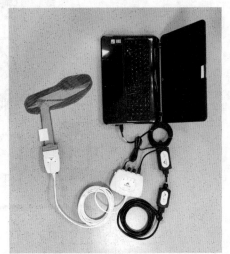

图 3-2-1　足底压力测试仪

二、取型室

取型室是为患者进行石膏取型的场所，需要考虑患者的隐私，如保留患者更换衣物的房间。取型之后，患者残肢及身体上会有残余石膏，需要有清洗或沐浴的房间。取型是假肢或矫形器制作的第一步工序，为保证为患者装配舒适的假肢或矫形器，为患者量身定制精确的假肢接受腔或矫形器，取型精度非常重要，需要一些专业工具及设施。

取型室常用的专业设备与工具主要包括取型架、脊柱牵引取型架等。

1. 承重取型架（图3-2-2）

（1）用途：通过手动调整的方式为假肢接受腔的承重取型提供直观力学对线的取型方式。承重取型架所得石膏阴型能较好地完成人体在负重时的受力状态，提高接受腔适配性。

（2）工作原理：患者在取型架上处于水平、承重状态，相当于残肢插在假肢接受腔中，用该方法取出的石膏阴型所制作的接受腔适配效果较好。在取型过程中，橡胶套辅助寻找合适的解剖学位置。保护设备勿被石膏和水浸泡。橡胶套有不同的尺寸，用于不同残肢围长的取型。

2. 脊柱牵引取型架（图3-2-3）

（1）用途：用于制作颈部、脊柱、骨盆区域的矫形器。随着脊柱问题的保守治疗与手术治疗的增多，众多类型矫形器也得到不断发展。脊柱牵引取型架用于在牵引拉伸状态下的颈部、躯干、骨盆区域的石膏绷带取型。

（2）工作原理：脊柱牵引取型架包括石膏取型基础支撑装置、膝关节支撑装置、取型底座、延伸取型支架、顶部脊柱侧凸取型装置、取型观察镜、头部支撑装置、多种锁定机构等。可通过不同的夹具及固定装置,进行全身任意部位的取型,患者可以通过各种不同部位的支撑及夹具获得安全可靠的固定。取型架带有可调的足部托板、可调的膝关节托板及手部支撑,上部带有固定头部及控制平衡的装置。通过调节足背屈调节板的角度和膝关节托板的位置,可使患者骨盆保持适当的角度。通过调节头部悬吊装置,使患者减少脊柱的纵向受力,保持在适当的矫正位,从而提高石膏取型的精度和准确性。

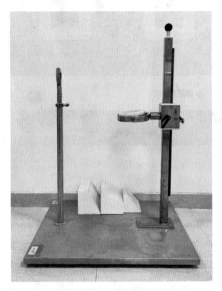 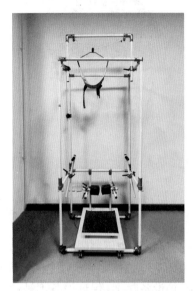

图 3-2-2　承重取型架　　　　　　　　　图 3-2-3　脊柱牵引取型架

三、修型室

修型室是技师工作的主要场所之一,需避免患者进入,以保证技师能够专心、精确地进行石膏修型工作。技师在修型室将取下的石膏绷带阴型填充石膏,固化定型后进行石膏阳型的修型。

修型室常用的设备包括石膏存储设备、石膏烘箱、石膏搅拌器、修型工作台、石膏沉淀池、沙箱、石膏舀、石膏碗、石膏锉、电动(或气动)石膏震动锯、风镐、石膏修型管适配器等工具。下文重点介绍手动控制石膏储存箱和石膏烘箱。

1. 手动控制石膏储存箱(图 3-2-4)

(1)用途:防止石膏粉打开后受潮,手动控制石膏搅拌。

(2)工作原理:石膏储存箱为传统石膏搅拌设备,人工手动石膏搅拌,容易出现石膏搅拌不均匀,石膏和水的混合比例不容易控制,技师需根据自身经验进行石膏与水的混合。有条件的机构可选用电脑控制石膏自动搅拌设备,电脑控制石膏和水的混合比例,按照设定的混合比例,电脑控制自动搅拌石膏。石膏储存箱带有触摸显示屏、多种操作语言、振动电机、石膏平滑输送轴、水管连接装置、防止溅水装置等。

2. 石膏烘箱(图 3-2-5)

(1)用途:用于烘干石膏模型。在对石膏阳型进一步操作前,如在拉伸板材或树脂抽真空工序前,需要充分干燥。自然风干时间很长,专业的石膏烘箱可将石膏阳型快速烘干,大大缩短石膏干燥时间,提高工作效率。

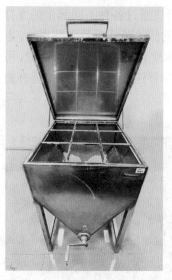

图 3-2-4　手动控制石膏储存箱

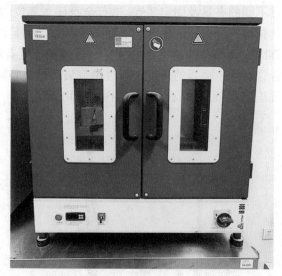

图 3-2-5　石膏烘箱

（2）工作原理：借助专业的空气循环和通风技术，烘箱的石膏干燥时间与传统干燥炉相比缩短近 1 倍，同时更加高效节能。烘箱具有较大内部容积，可为各种不同大小的石膏模型提供足够的空间；三个钢制隔板上可以将多个石膏模型同时放于烘箱内。操作简便直观，可大大提高技师的工作效率。主开关控制石膏烘箱的运行与停止。当出现过载或短路的情况，热磁断路器保护设备跳闸，保证设备不被超大电流烧坏。温度传感器监测烘箱内部温度，将监测到的温度传递给恒温器，保证烘箱内部温度恒定。当温度低于设定温度时，启动加热元件，逐步提高烘箱内部温度直至达到设定的温度。风扇为加热元件散热，避免温度过高损坏加热元件。

四、热成型室

热成型工艺操作简单便捷，工作时间短、效率高，并且随着热塑板材材料技术的发展，热塑成型工艺制作的假肢或矫形器重量更轻，卫生条件更好，拉伸性能更优秀，同时具有非常好的塑形能力，所以热塑成型工艺在假肢矫形领域应用越来越多。

热成型室设备类型非常多，不同的设备工作原理不同，热成型室设备主要包括红外烘箱、板材抽真空工具套装、恒温水箱等。

1. 红外烘箱（图 3-2-6）

（1）用途：用于加热高温热塑板材，包括聚丙烯、聚乙烯塑料板材。热塑板材被加热后软化，用于塑形，制作板材假肢接受腔或板材矫形器。

（2）工作原理：红外线是一种能量传递的电磁波，通过辐射传递热能。在红外线照射到被加热的物体时，一小部分射线被反射回来，绝大部分渗透到被加热的物体。由于红外线本身是一种能量，被加热的物体内分子或原子吸收红外线能量，产生强烈的振动并使物体内部分子

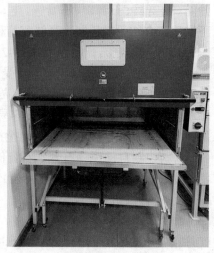

图 3-2-6　红外烘箱

和原子发生共振。物体分子或原子之间的高速摩擦产生热量而使其温度迅速升高,从而达到加热的目的。

不同的红外烘箱性能不同。烘箱大小不同,加热板材的最大尺寸不同。如果仅制作踝 - 足矫形器或儿童矫形器,可以选择小型红外烘箱。如果制作膝 - 踝 - 足矫形器或脊柱矫形器,需要选择大型红外烘箱。

图 3-2-6 为大型红外烘箱,用于制作假肢板材接受腔、膝 - 踝 - 足矫形器、脊柱矫形器等。加热高温热塑板材时,无须预热。板材推车带有快速松紧支撑装置,可以将板材或成型的接受腔在推车上快速夹紧或取下。此类烘箱内外均为不锈钢材质,带有垂直滑动烘箱门及两个气压支撑装置。烘箱门带有双层高强度玻璃窗口,内部有照明灯,有光电温度测量装置,用于测量内部加热材料的表面温度。可在 30～250℃无级调温,显示标称温度或实际温度。

2. 板材抽真空工具套装(图 3-2-7)　热塑板材抽真空工具套装用于板材抽真空成型,包括支撑立柱、板材夹具外环、夹具、真空管、抽真空底座、双层真空管(用于树脂抽真空时内膜、外膜抽真空)。

3. 恒温水箱(图 3-2-8)

(1)用途:用于加热低温热塑板材,制作矫形器支具。低温热塑板材以其技术先进、使用方便、性能可靠的特点,广泛被应用于医疗、矫形器领域,主要起外固定和康复的辅助治疗作用,如制作手指支具、手腕支具、肘部支具、面部支具等。

(2)工作原理:将低温热塑材料加热至 65℃左右(不同产品加热的温度略有不同)可以被塑形。此时低温热塑板材形态结构发生改变,但并没有发生任何化学反应。加热到指定温度后,材料软化,便于技师进行塑形制作支具。注意低温热塑板材不能使用明火加热,只能用恒温水箱加热。

恒温水箱多为不锈钢材质,带有盖板,主要用于加热低温热塑板材、制作矫形器。该水箱配备控温设置及安全温度计,调定温度后能保持水温恒温。温度调整范围为 30～85℃。将温度设定至低温热塑板材需要加热的温度,然后将板材泡入水中,待板材完全透明、被加热软化后,贴于患者需要固定支撑的部位,冷却后支具成型。

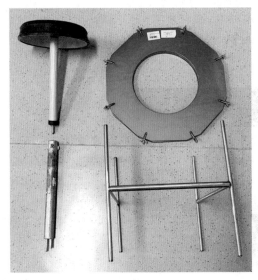

图 3-2-7　抽真空工具套装

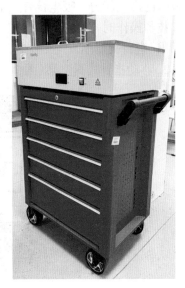

图 3-2-8　恒温水箱

五、抽真空成型室

抽真空成型室主要用于假肢或矫形器制作时树脂抽真空，制作最终树脂接受腔或树脂矫形器。在树脂抽真空过程中，会产生一些有害的气体、烟雾、粉尘、碳纤维小颗粒等，对技师身体健康产生不良影响，所以需要配备风扇、管道、吸尘装置等设备，排除有害气体、烟雾、粉尘及碳纤维小颗粒等。

抽真空成型室设备包括抽真空工作台、移动真空泵、化工品安全储存柜等。

1. 抽真空工作台（图 3-2-9）

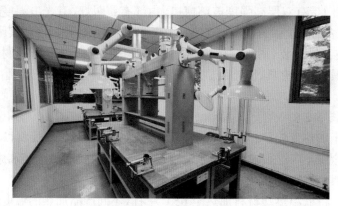

图 3-2-9　抽真空工作台

（1）用途：通常情况下，专业的抽真空工作台包括工作台、有害气体排气系统、碳纤维小颗粒排除系统、抽真空夹具、真空泵等装置。用于在树脂抽真空过程中排放有害气体、有害颗粒，保证安全、干净的工作环境。

（2）工作原理：为多个工位的专业抽真空工作台，最多可以容纳 6 名技师同时工作。工作台的下部可放置真空泵。工作台上部带有织物储存滚轮及抽真空管道，下部带有抽真空夹具、搁架及储存架。抽真空工作台连接的是防爆排气扇，具有防爆功能。工作台有专业过滤装置，有较强的排气能力。吸尘臂有三个拐点，最长吸尘距离为 1m。

技师操作时，如石膏阳型上贴增强材质如玻璃纤维、碳纤维等，微小颗粒可以通过吸尘装置排出；进行树脂抽真空工作时，树脂挥发的有异味的气体可以被吸尘装置排出。

2. 移动指针式真空泵（图 3-2-10）

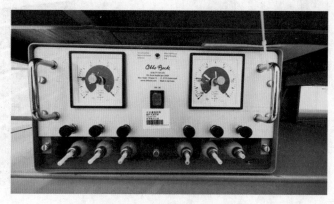

图 3-2-10　移动指针式真空泵

（1）用途：用于树脂抽真空成型。在假肢接受腔的制作和矫形器热塑板材成型时使用，有两套独立控制的回路，每套有 3 个接口，可以通过视觉、听觉反馈控制负压的大小。过滤器可以更换。

（2）工作原理：带有可控制的真空开关、真空阀门、球阀、6 个外部过滤器、2 个外部水槽，水槽同时也是真空罐。当压力表检测真空度达到设定数值时，压缩机停止工作。

3. 移动大功率真空泵（图 3-2-11）

（1）用途：适用于矫形器热塑板材的精确成型。在进行板材矫形器的制作过程中，如需要较大的真空吸力，可采用大功率的真空泵。大功率真空泵末端压强可达 10kPa 以上。

（2）工作原理：标配含汽水分离器，防止水在抽真空过程中渗入泵中。真空泵配有圆形的润滑装置、油封装置、油雾分离器、空气冷却系统及 100L 气罐。

4. 化工品安全储存柜（图 3-2-12）

（1）用途：由于假肢矫形工作车间会用到很多易燃易爆化工品，所以这些化工品必须安全储存。专业的化工品储存柜用于储存树脂、颜色糊、固化剂、轻腻子、快干胶硅胶制剂等制作假肢矫形器常用的液态或固态化学用品。

（2）工作原理：由于假肢矫形车间经常用到的化学用品大多是易燃、易爆物质，所以化工品储存柜必须具有防火、防爆能力，多为合金钢材质，塑料涂层。柜脚可调，保证在不平坦的地面能够稳定储存柜。配备免维护柜门锁，一旦发生火灾，柜门会自动关闭。储存柜上部有排气孔，需连接排气系统；底盘的通风孔集成在侧壁；留有接地系统连接线。化工品安全储存柜的内置排风系统可将化工品挥发的易燃气体排到室外。

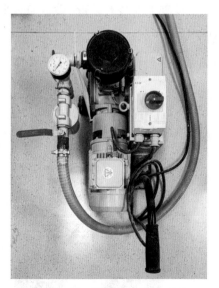

图 3-2-11　移动大功率真空泵

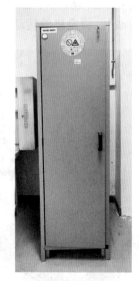

图 3-2-12　化工品安全储存柜

六、加工及打磨车间

加工及打磨车间是技师对接受腔或矫形器进行进一步加工的区域。通常情况下，涉及加工的材料包括塑料制品、木制品、金属制品、树脂固化后材料等，涉及的加工工艺包括打磨、切割、抛光、钻孔等。设备种类非常多，同时还需要考虑车间的整体吸尘、空气过滤净化及静音。为保证安全生产，此区域禁止患者及无关人员进入。

加工及打磨车间常用设备包括打磨机、平面磨床、带锯、钻床、中央吸尘系统、空气压缩机等。

1. 带吸尘装置打磨机（图3-2-13）

（1）用途：打磨机是假肢矫形器制作中的必备设备，由调速电机、无级变速、高度调节装置、打磨头连接部件和吸尘管路等组成。用于对假肢、矫形器边缘的打磨、抛光和修整处理。

（2）工作原理：打磨速度无极可调，打磨工具储存架可将多种打磨头放置在工具储存架上。固定吸尘臂配备吸尘孔道，打磨臂配备吸尘管带。该类打磨机有主安全开关、打磨机on/off启停开关、脚踏式急停开关及按压式急停开关，当遇到紧急情况时，触动任何一个开关，打磨头立即停止工作。电磁开关可使操作安全可靠。可调的吸尘臂用于收集打磨工作中的粉尘。有较长的打磨臂，可以打磨更大物体，并有可更换的打磨臂长保护套或短保护套。

2. 落地式平面磨床（图3-2-14）

（1）用途：平面磨床是假肢矫形器制作中常用的打磨设备，用于金属、木料、发泡剂、热塑板材等校直、凿平，由底座、电极、砂带、平衡调节手轮和带燕尾槽的托板组成。可使被打磨的部件保持90°；通过带燕尾槽的托板与假肢静态对线仪配合，可精确保证假肢的对线，是制作假肢矫形器不可或缺的设备之一。

（2）工作原理：落地式平面磨床所在的地面带有震动吸收装置，设备运行时可最大限度地降低震动及噪声。砂带无级调速，可用于精加工。砂带可以不用工具进行更换。气压砂带伸展结构及特制紧固装置可保证砂带在可靠的工作位置。通地面吸尘接口，粉尘在砂带表面可被轻松去除。即插即用电机可以用于其他装置。平面磨床设有调速开关，当电源接通后，电机开始转动，通过传动轴将电机的转动传递到主动轴上，主动轴上安装有砂带，砂带通过平板连接到被动轴上，将电机的转动运动转变成砂带的直线运动。

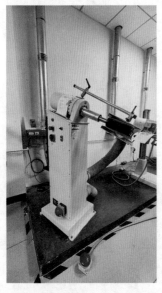

图3-2-13　带吸尘装置打磨机

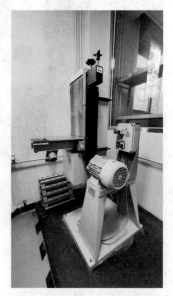

图3-2-14　落地式平面磨床

3. 立式带锯（图3-2-15）

（1）用途：用于在制作假肢接受腔或矫形器过程中切割材料，包括木料、塑料及轻金属。

（2）工作原理：转速可调，可以在带锯左侧或右侧停止。锯条在切割点具有完全的保护装置。锯条有三个导轨,与锯条平行。由电机保护的断路器具有过载保护及短路保护,可使电机在非正常状态时自动跳闸。锯条可用于切割不同的材料。

带式锯床由床体、平面工作台、电动机、弹性锯条、导轨组成。锯条呈环状固定在上、下两个金属轮上,当其中一个金属轮在电动机驱动下转动时,锯条在两个金属轮上做环形运动,用于切割木材、塑料或金属。通过调节两个金属轮之间的距离可调节锯条的张力。

4. 无级变速立式钻床(图 3-2-16)

(1)用途:用于假肢接受腔及矫形器制作过程中的钻孔工作。

(2)工作原理:可无级调速,工作台面高度可调,有可调的钻孔深度停止装置。电机保护开关具有低电压保护功能。一旦出现紧急情况,紧急停止开关关闭,瞬时停止设备运行。通过手动选择开关,可选择顺时针和逆时针旋转方向。旋转轴由电动机驱动,通过调节变速箱内的皮带轮位置来调节轴的旋转速度,通过调节齿条走刀装置控制钻孔的过程。钻头的直径确定钻孔直径大小。

5. 中央吸尘系统(图 3-2-17)

(1)用途:真空除尘设备是假肢矫形器制作中必备的设备,在打磨设备或物体的过程中,启动吸尘系统,将被打磨的碎屑清除,是保证操作技师身体健康及减少环境污染的最有效手段,也是制作假肢和矫形器不可或缺的设备之一。

(2)工作原理:除尘设备由电机叶片轮、外壳、真空吸尘泵、集尘袋、电器控制装置等组成。碎屑经进气口进入,通过真空泵吸入,过滤器过滤,最后集中在集尘袋里。通过观察孔可随时检查集尘袋的情况,以便随时更换。

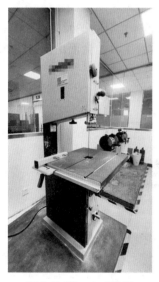 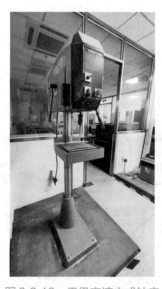 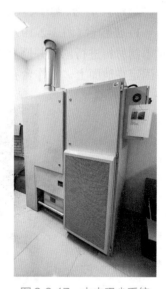

图 3-2-15 立式带锯　　图 3-2-16 无级变速立式钻床　　图 3-2-17 中央吸尘系统

中央吸尘系统需选择尺寸小、吸尘效率高、噪声低的设备。中型中央吸尘系统可连接 5 台设备;大型中央吸尘系统可连接 10 台以上设备。中央吸尘系统带有过压系统及负压系统。过压系统通过风扇主动排除废物及颗粒;负压系统置于过滤网之后,将过滤后的干净的空气返回工作车间。带有双重过滤系统及碳纤集尘系统。超静音及无振动设计,可使系统在工作时更加安静,技师工作不受噪声影响。清洁系统通过自动控制单元控制,可以设定清洁频率,自动完成清洁工作。柜门带有自吸合系统,确保柜门准确关闭。系统具有变频调速功能。如果加工及打磨车间设备非常多,可以使用大型中央吸尘系统。此类设备可以根据假肢矫形中心加工及打磨设备的实际情况进行相应的扩容。

6. 空气压缩机(图3-2-18)

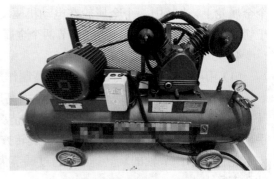

图3-2-18　空气压缩机

(1)用途:装配车间或修型室通常需要压缩空气,压缩空气主要来源于空气压缩机。空气压缩机的功能是驱动气压工具工作,如气动风镐、气动震动锯等。

(2)工作原理:空气压缩机是一种用以压缩气体的设备。空气压缩机与水泵构造类似。大多数空气压缩机是往复活塞式,有旋转叶片或旋转螺杆。空气压缩机的种类很多,有交变运动空气压缩机或旋转式空气压缩机,其结构分为空气压缩装置、蓄气罐、压力控制显示装置、空气流量控制装置。新型空气压缩机具有噪声低、无振动、生成的压缩空气更加干燥等特点。该设备还包括震动绝缘装置、静音装置及电子监视与控制系统。

七、组装车间

组装车间是将假肢或矫形器部件组装在一起,并进行调试、对线的最终装配车间,需要尽量避免患者进入。此车间除了专用的设备如激光对线仪之外,还需要准备很多工具,如各类扳手、螺丝刀、剪刀、锤子、尺子等,方便技师进行最后的装配工作。

1. 工作台(图3-2-19)　用于假肢矫形器的装配。工作台台面都有光滑的平面板,一般是对木制材料进行刨光并刷上油漆或橡胶覆盖;背面装有工具板,可放置工具。台面由四柱支撑并固定在地面上。工作台有抽屉、柜子等,用于储藏材料或工具。

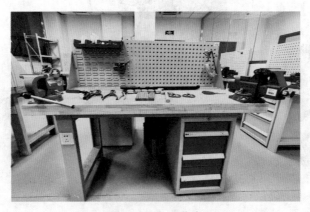

图3-2-19　工作台

2. 激光对线架(图3-2-20)

(1)用途:用于对假肢和矫形器的准确对线,配备三个维度激光发生装置,三个维度激光线作为对线精确定位的辅助。

对假肢各部件的准确对线是装配假肢过程中非常重要的步骤。标准的对线过程分为工作台对线、静态对线及动态对线。只有保证对线的精确,才能确定假肢部件连接是否合适,患者穿戴假肢后才能够正常行走,更容易控制假肢。如果对线不准确,患者穿戴假肢行走过程中会出现问题,甚至有摔倒的风险。

(2)工作原理:下肢假肢激光对线仪用于工作台对线,简化了对线的实施过程,保证工作台对线的精确,用于下肢假肢(包括大腿假肢、膝离断假肢及小腿假肢)工作台对线。在组件式下肢假肢系统的三维对线中,膝关节、假脚和组件根据对线建议进行组装。然后,将接受腔固定在对线架上,并连接膝关节。通过使用对线架配备的特殊关节夹具,膝关节根据对线要求被固定在设备上,并连接到假脚和相应的适配器中。接受腔通过充气的快速加紧夹具固定。该设备顶部内置三个激光发射仪,可以按照三个维度发射激光。

当进行大腿假肢对线时,按照对线推荐方式,膝关节将作为主要的对线参考部件。将膝关节固定在支架上,与对线参考点对齐(单轴关节为关节的旋转中心,多轴关节为关节上面前侧的轴)。激光工作台对线架可以进行三个维度的对线、测量并且可重复进行。

3.便携式激光对线仪(图3-2-21)

(1)用途:此装置发射十字激光束,可用于假肢或矫形器的取型、对线或检查患者身体姿态等。通过与十字激光束比较,可以检查内收、外展角度,伸展、屈曲角度,从侧面及背面检查脊柱弯曲角度,检查骨盆倾斜角度、身体姿势及相关姿态问题,如脊柱侧凸、O形腿、X形腿等。

(2)工作原理:高亮的二极管激光发射器发射可见激光,将激光作为参考线,进行假肢矫形器的对线或校核患者的身体姿态。

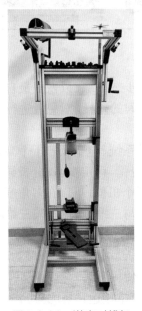

图3-2-20　激光对线架

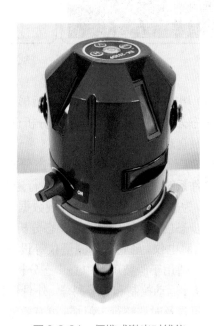

图3-2-21　便携式激光对线仪

八、康复训练室

康复训练室是患者进行康复训练的场所。场地设有常规的坡道及台阶、双杠、跑步机、镜子等康复训练常用的设施。训练室还可根据需要设置一些不平坦的地面,模拟石子路、草坪、沙滩等。此外,训练室还可配备专用的康复训练设备。

专用的康复训练设备如步态分析系统见图3-2-22。

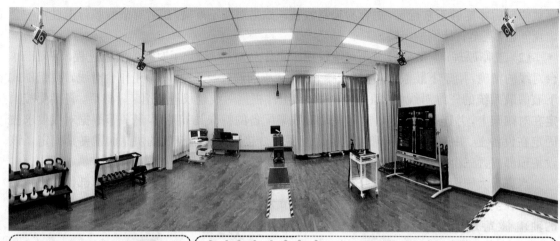

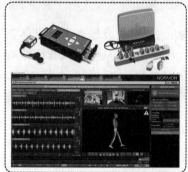
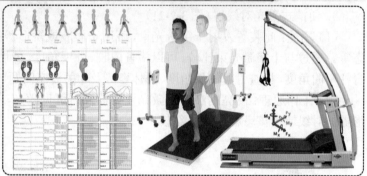

图 3-2-22　步态分析系统

（1）用途：患者在穿戴假肢和矫形器后，需要进行长时间的步态训练，以恢复最自然的步态。步态分析系统可以帮助患者分析现在的步态与自然步态之间的差异，对患者进行步态训练提供最直观的指导。

（2）工作原理：假肢矫形器步态分析系统包括一套分析软件系统、电脑及若干个高清摄像头。软件系统可以精确计算患者在行走过程中各个关节的角度变化，评定步态，分析异常步态的原因，为假肢穿戴效果提供客观数据。步态分析系统具有若干个机位，可以在多角度实时采集患者步态信息，全方位进行步态分析。同时，步态分析系统可与三维测力平台、三维测力跑台、表面肌电仪、足底压力测量仪等设备同步，采集配备假肢及矫形器患者行走、跑步等运动学数据。适用于假肢矫形中心步态分析实验室建设、临床步态分析、截肢康复、下肢运动研究、脑瘫研究、运动控制和神经科学、外骨骼机器人研究等。患者在使用步态分析系统后，根据步态分析报告及时调整行走习惯，可有效地帮助患者以最短的训练时间，达到最优训练效果。

假肢矫形中心因场地规划不同、技师人数不同、工作重点不同，相应配备的设备及工具也会有所不同。高质量的设备及工具会保证假肢及矫形器的制作更加适配，对线更加精确，生产效率更高，患者穿戴效果更好。技师需要充分了解所有设备及工具的功能特点及使用情况，在制作假肢及矫形器的过程中才能够充分利用这些设备的特点及优势，为患者制作高质量的假肢及矫形器，最大限度提高患者的满意度。

（柴晓珂　吕建军）

第三篇 假 肢 学

第一节 截 肢 概 述

一、截肢的定义

截肢（amputation）是指截除没有生机和 / 或功能的肢体，其中在关节部位的切除称为离断（disarticulation）。

二、截肢的原因

1. 血管性疾病　截肢的主要原因是血管性疾病，如周围血管疾病和糖尿病。此类疾病约占全部肢体缺失的82%。

2. 严重创伤　创伤导致的截肢最常发生在车辆或工作相关的事故中，在成人年龄群以20～29岁中最常见。随着安全规章制度的完善，工业机械环境安全性的提高及医疗技术的进步，创伤相关的截肢率持续降低。

3. 癌症　导致截肢最常见的肿瘤是骨肉瘤，主要影响11～20岁的儿童和青少年。随着骨移植和关节置换技术的发展，以及化疗和放疗的进步，因骨肉瘤所导致的截肢发生率已显著降低。

4. 先天性肢体缺失　使用截肢术来调整或矫正先天性肢体缺失相对较少见，且先天性肢体缺失的出生患病率几乎不随时间而改变，截肢率在全部截肢中占比低于1%。

5. 严重感染　肢体感染已经危及生命，如气性坏疽，发展快且肌肉损害广泛，或发生严重毒血症者应考虑截肢。

6. 神经损伤或疾病　神经损伤后截肢的常见指征是感觉障碍的肢体出现神经营养性溃疡，常继发感染或坏死，且很难治愈。长时间的溃疡也可能发生癌变或继发畸形，使肢体功能完全丧失。

三、截肢平面的选择

截肢平面的选择原则是在满足截肢手术需要的情况下，尽可能保留残肢长度，使其功能得到最大限度地发挥。

（一）上肢截肢平面的选择

上肢截肢平面的选择见图 4-1-1。

1. 肩部截肢　包括肩离断截肢（shoulder disarticulation amputation，SD）和肩胛带截肢（fore-quarter amputation）。肩离断截肢是在肩胛骨关节盂和肱骨头构成的肩关节处离断，保留了肩胛骨的运动功能；肩胛带截肢与肩离断截肢相似，还需切除部分肩胛骨和锁骨。对于肩部截肢

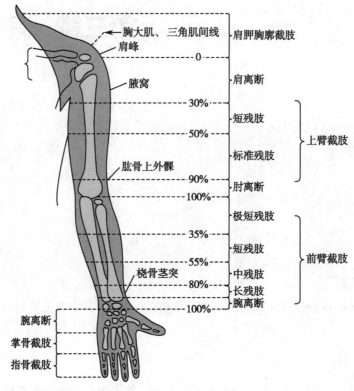

图 4-1-1　上肢截肢平面

患者来说，在截肢时应尽可能保留肱骨头，使肩关节外形呈圆形，更有利于假肢接受腔的适配和装配悬吊装置。

2. 上臂截肢（above-elbow amputation，AE）　也称经肱骨截肢（trans-humeral amputation）。因为上臂假肢的功能取决于残肢的杠杆力臂长度、肌力和肩关节活动范围，长残肢更有利于对假肢的悬吊和控制，所以上臂截肢时要尽量保留残肢长度。

3. 肘离断（elbow disarticulation，ED）　肘离断是理想的截肢部位。近年来，由于肘关节侧方铰链的设计，肘离断假手被广泛应用。由于肱骨内外髁部膨隆，肱骨远端比较宽大，有利于提高假肢的悬吊及控制能力，且肱骨的旋转可以直接传递到假肢。

4. 前臂截肢（below-elbow amputation，BE）　近年来国际上称为经桡骨截肢（transradial amputation）。截肢后前臂远端呈圆柱体，有利于假手旋转功能的发挥。残肢肌肉保留得越多就越容易获得良好的肌电信号，对装配肌电假手非常有益。

5. 腕离断（wrist disarticulation，WD）　与前臂截肢相比，腕离断是理想的截肢方法，它保留了前臂远端的尺桡关节，所以前臂全部的旋转功能不受影响，尽管只有 50% 的旋前和旋后运动被传递到假肢，但是这些运动对患者非常重要，可以使残肢功能得到最大限度的发挥。由于残肢远端膨大，假肢接受腔做到肘关节以下就足以保证假肢的悬吊。

6. 部分手截肢（partial hand amputation）　包括部分手掌与手指截肢，以尽量保留长度为原则，保留腕关节的功能，尤其拇指更应尽量保留长度。当多手指损伤需要截肢时，要尽量保留手的捏和握的功能。

（二）下肢截肢平面的选择
下肢截肢平面的选择见图 4-1-2。

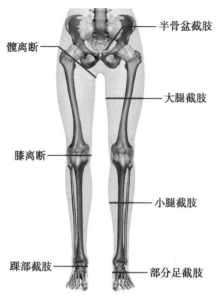

半骨盆截肢

髋离断

大腿截肢

膝离断

小腿截肢

踝部截肢

部分足截肢

图 4-1-2 下肢截肢平面

1. 半骨盆截肢（hindquarter amputation） 是指沿一侧骶髂关节和耻骨联合将患侧骨盆和下肢全部切除。如果缺少坐骨结节，则对负重非常不利，因此，应根据条件尽量保留髂嵴和坐骨结节。

2. 髋离断截肢（hip disarticulation） 是将股骨从髋臼部位分离，切除整个下肢。如果有条件应保留股骨头和股骨颈，在小转子的下方截肢，而不做髋离断，这样有助于接受腔的承重和悬吊，增加假肢的侧方稳定性。

3. 大腿截肢（above-knee amputation） 是经股骨干的截肢，即经过长骨和髓腔，包括从股骨髁部开始到近侧的小转子，还包括经髁截肢术，理想的截肢部位位于股骨干中下 1/3 交界处，有利于软组织覆盖残肢末端，并保留经典的圆柱形残肢。应尽量保留残肢长度，残肢越短，髋关节越容易产生外展、外旋和屈曲，长的残肢可以提供强有力的杠杆力臂，对假肢的控制能力非常有利。

4. 膝离断（knee disarticulation） 膝离断是理想的截肢部位，可以全部或部分保留股骨髁，为残肢提供极好的残端负重，残肢末端的股骨髁可以承重，并且股骨髁的膨隆有助于假肢悬吊。应尽可能地保留残肢长度，长残肢可以穿戴软的内衬套，与硬的假肢接受腔相隔离，舒适性更好。对于儿童要尽可能保留股骨远侧有生长能力的骺板。

5. 小腿截肢（below-knee amputation） 近年来国际上称为经胫骨截肢（transtibial amputation），当胫骨和腓骨残端不能被足底软组织覆盖时，才选择小腿截肢术。小腿截肢以小腿（胫骨）中下 1/3 交界处为佳，一般保留 15cm 长的残肢就能安装较为理想的假肢。

6. 踝部截肢（赛姆截肢）（Syme amputation） 是一种功能较理想的截肢部位。虽然截肢水平相当于踝离断，但残端是被完整、良好的足跟皮肤所覆盖，稳定、耐磨、不易破溃，故残肢端有良好的承重能力，行走能力良好，有利于日常生活活动，其功能明显优于小腿假肢。

7. 部分足截肢（partial foot amputation） 尽量保留足的长度，也就是尽量保留前足杠杆力臂的长度，在步态周期中的支撑末期使前足具有足够的后推力是非常重要的。常见的有博伊德截肢（Boyd amputation）和皮罗果夫截肢（Pirogoff amputation）。

四、残肢的处理

(一)血管处理

除血管病缺血肢体的截肢不能应用止血带外,在进行其他截肢手术时,即使是小血管,都要应用止血带完全止血,以免形成血肿,并防止感染。大动脉和大静脉必须双重结扎。

(二)皮肤处理

不论截肢水平,残端都要有良好的皮肤覆盖,良好的残肢皮肤应有适当的活动性、伸缩力和正常的感觉。

1.上肢截肢皮肤的处理 残肢的前后侧皮瓣等长。但是,前臂长残肢或腕离断时,屈侧的皮肤瓣要长于背侧,目的是使瘢痕移向背侧。

2.下肢截肢皮肤的处理 多数因循环障碍导致小腿截肢的病例,后侧肌肉、筋膜的血液循环状况要比前侧好。因此,手术时,后侧皮瓣要保留长一些。在存在循环障碍的情况下,可根据情况将血液循环良好一侧的皮瓣留长。在需要残肢承重时,应避免在承重面形成瘢痕。

(三)肌肉处理

截肢时肌肉的处理方法大致分为三种。

1.肌筋膜缝合法 指与骨轴成直角切断肌肉,皮肤与肌筋膜之间不剥离而缝合肌筋膜的方法。

2.肌肉缝合法、肌肉成型术 肌肉缝合法注重残肢的生理功能,将肌肉按截肢前相同的收缩状态分别与各个拮抗肌缝合。术后可减轻肌肉萎缩,循环状况也较好。

3.肌肉固定缝合于骨端部 此种方法与肌肉缝合法相同,应保证肌肉的拉紧状态与截肢前相同。但要将肌肉穿过骨端部所钻的孔并牢固地固定在骨端部。

(四)神经处理

为了预防被切断神经伴行的血管出血和神经瘤形成,目前主张采用将较大的神经干在切断前用丝线结扎后再切断的方法;或将神经外膜纵行切开,把神经束剥离,切断神经束,再将神经外膜结扎闭锁,使神经纤维被包埋在闭锁的神经外膜管内,以免切断的神经残端向外生长,防止神经瘤的形成。

(五)骨骼处理

截骨端的处理方法是胫腓骨等长,将保留的胫腓骨骨膜瓣互相缝合在截骨前,确定需要保留骨膜的长度,通常胫骨前内侧保留 4～5cm、胫骨前外侧保留 2～3cm、腓骨内侧保留 2～3cm、腓骨外侧保留 3～4cm,最好使骨膜瓣带有薄层骨皮质,骨膜瓣在胫腓骨端之间架桥,使胫腓骨端融合称为骨成型术。

(觧 益 李腾霖)

第二节 假 肢 概 述

一、假肢的定义

假肢(prosthesis)是指利用工程技术的手段和方法专门设计制造、装配的人工体外装置,用来弥补截肢患者或肢体不全者缺损的肢体,替代整体或部分缺失的肢体结构并代偿其失去的肢体功能,帮助他们恢复或重建一定的生活自理、工作和社交能力。

二、假肢的分类

（一）按截肢部位分类

1. 上肢假肢　可分为部分手假肢、腕离断假肢、前臂假肢、肘离断假肢、上臂假肢和肩部假肢（图 4-2-1）。

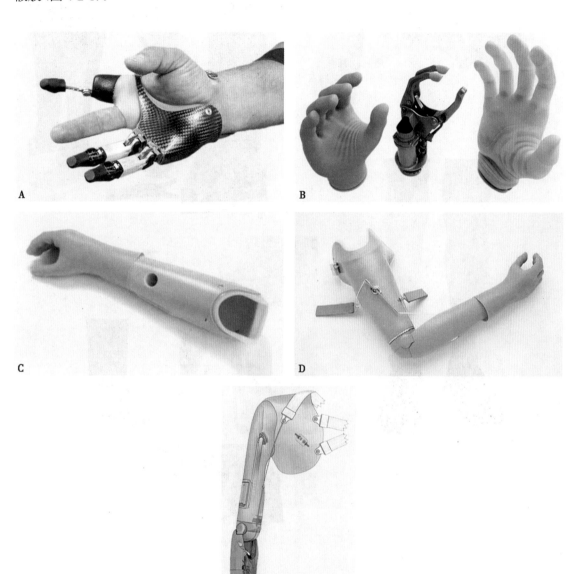

图 4-2-1　上肢假肢

A. 部分手假肢；B. 腕离断假肢；C. 前臂假肢；D. 上臂假肢；E. 肩部假肢。

2. 下肢假肢　可分为部分足假肢、赛姆假肢、小腿假肢、膝离断假肢、大腿假肢、髋离断假肢（图4-2-2）。

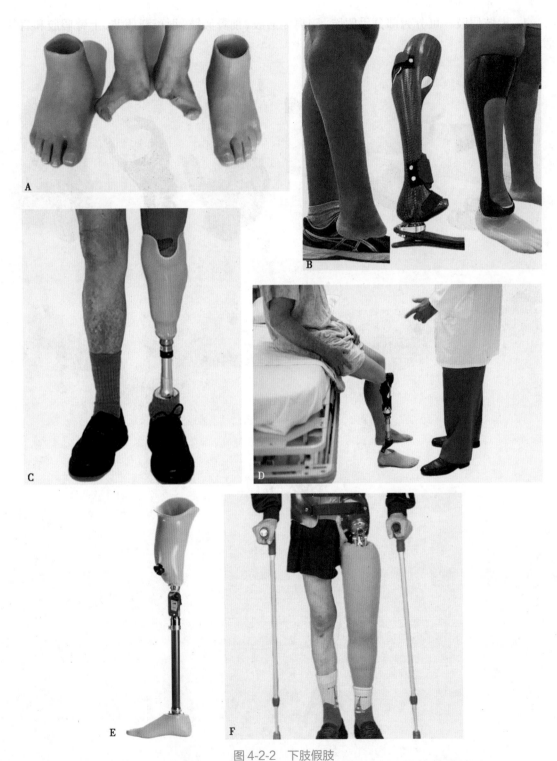

图 4-2-2　下肢假肢

A. 部分足假肢；B. 赛姆假肢；C. 小腿假肢；D. 膝离断假肢；E. 大腿假肢；F. 髋离断假肢。

（二）按结构分类

1. 壳式假肢　亦称外骨骼式假肢（exoskeletal limb prosthesis），由制成人体肢体形状的壳体承担假肢外力，特点是结构简单、重量轻，但表面为硬壳，易损伤衣裤。材料一般选用木材、皮革、塑料板材、合成树脂或铝板（图4-2-3A）。

2. 骨骼式假肢　亦称内骨骼式假肢（endoskeletal limb prosthesis）。特点是假肢的中间为类似骨骼的管状结构，外包海绵物，最外层覆盖肤色袜套或人造皮，外观较好，穿着中不易损伤衣裤，调整假肢对线也容易，但结构较复杂，重量较大（图4-2-3B）。

（三）按安装时间分类

1. 临时假肢（termporary limb prosthesis）　用临时接受腔与假肢的一些其他基本部件装配而成的简易假肢，一般用于截肢的早期康复，促进残肢定型。

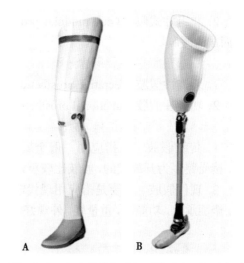

图 4-2-3　壳式假肢（A）与骨骼式大腿假肢（B）

2. 正式假肢（permanent limb posthesis/definitive limb prosthesis）　截肢术残肢形状稳定后，软组织停止收缩，残肢体积不再变化时装配的可以长期使用的假肢。

（四）按驱动假肢的动力来源分类

1. 自身力源假肢（internally powered limb prosthesis）　又称内动力假肢，患者通过自身关节运动提供操作、控制假肢所需动力的假肢，如用钢索牵动的前臂假肢（图4-2-4）。

2. 外部力源假肢（externally powered limb prosthesis）　又称外动力假肢，如采用电动、气动机为力源的假肢（图4-2-5）。

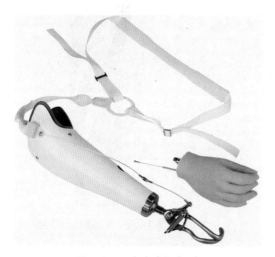

图 4-2-4　自身力源假肢

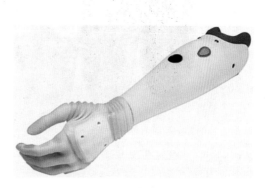

图 4-2-5　外部力源假肢

（五）按假肢组件化情况分类

1. 组件式假肢（modular prosthesis）　由单元化标准组件组装而成的假肢。这类产品已实现工业化生产,组装假肢方便、快捷,产品质量好,价格相对低,也便于维修,是现代假肢发展很快的类别。

2．非组件式假肢(non-modular prosthesis)　与组件式假肢相反,是由非单元化标准组件组装而成的假肢。

（六）按假肢的主要用途分类

1．装饰性假肢(decrative prosthetic limb)　如装饰性假手。

2．功能性假肢(functional prosthetic limb)　如功能性假手。

（七）按假肢的制造技术水平分类

1．传统假肢　是指应用一般金属(钢、铝)、木材、皮革等传统材料与技术制造的各种假肢,接受腔多为开放式的,假肢比较重,但一般比较耐用,价格也便宜。

2．现代假肢　主要是指应用现代塑料材料制造的各种假肢,假肢接受腔要求密闭,全面接触,全面承重,功能好,重量轻,外观好,但是一般价格比较贵。

三、假肢的部件及结构

假肢的基本结构包括接受腔、功能性部件、连接部件、悬吊装置和外装饰套。

（一）接受腔

接受腔(socket)是假肢包容残肢并支配假肢、传递残肢与假肢间的作用力、连接残肢与假肢的腔体部件。其要求是在行动中既要承担体重、控制假肢,又要悬吊假肢,所以以接受腔与残肢之间要相互配合,在功能上符合解剖学、生理学及生物力学原理。制造假肢接受腔的材料主要有塑料、木材、皮革、织物等。

1．下肢假肢接受腔　主要作用是承担体重、控制假肢运动和悬吊假肢(图 4-2-6)。

2．上肢假肢接受腔　是指臂筒中包容残肢的部分,是人体上肢残肢部分与假肢连接的界面部件,是人 - 机系统的接口,对悬吊和支配假肢有重要作用(图 4-2-7)。

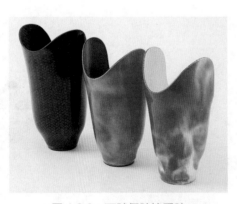

图 4-2-6　下肢假肢接受腔

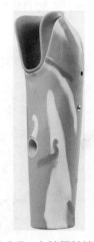

图 4-2-7　上肢假肢接受腔

（二）功能性部件

1．假脚与踝关节　假脚与踝关节是下肢假肢的基本部件,亦称下肢假肢的踝足机构,种类很多,各有特点,用于代偿人体脚的支撑和行走功能。目前使用最多的是单轴脚和静踝脚(图 4-2-8A),近年来出现万向脚、"储能"假脚和智能假脚(图 4-2-8B)。

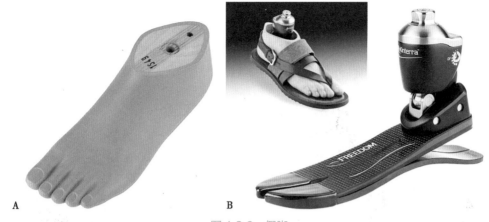

图 4-2-8 假脚
A. SACH 脚；B. 智能假脚。

2. 膝关节结构 人体膝关节的运动功能相当复杂，假肢膝关节的类型、品种也是所有假肢关节中最多的。对假膝关节的最基本功能要求是在支撑期能够保持稳定，在摆动期能屈膝（图 4-2-9）。

3. 髋关节结构 髋关节多用铝合金或钛合金制作，基本的功能要求是能够进行屈伸运动。步行过程中支撑期的稳定性取决于假肢的对线，而摆动期由机械或液压装置控制（图 4-2-10）。

4. 手部装置 是代偿手部功能和外观的假肢部件（图 4-2-11）。

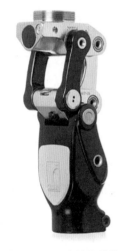
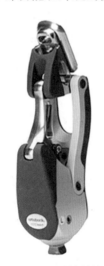
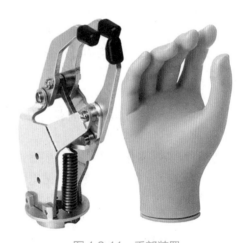

图 4-2-9 膝关节结构　　图 4-2-10 髋关节结构　　　　图 4-2-11 手部装置

5. 腕关节 上肢假肢的腕关节是手部装置与前臂连接的部件，其功能要以代偿腕部的屈伸和旋前、旋后功能为主（图 4-2-12）。

图 4-2-12 腕关节

6. 肘关节 上肢假肢的肘关节用于肘上截肢的患者，其主要功能要以代偿肘关节的屈伸为主（图4-2-13）。

7. 肩关节 上肢假肢的肩关节用于肩离断假肢和上肢带摘除假肢，连接肘关节与肩部接受腔，主要代偿肩关节的屈曲、外展功能（图4-2-14）。

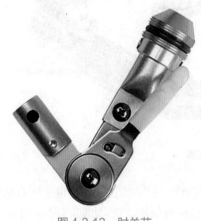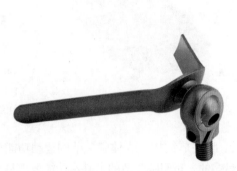

图4-2-13 肘关节　　　　　　　　　　　　　图4-2-14 肩关节

（三）连接部件

连接部件的主要作用是将接受腔与关节或其他功能部件之间相互连接。

1. 下肢连接部件 在下肢假肢中，还有些特殊部件，如旋盘扭矩吸收装置、悬吊带等。这些部件可以满足患者的特殊需要。除假脚和关节等功能性部件外，骨骼式假肢还有许多起支撑和连接作用的零部件及其他一些特殊用途的功能部件。金属管（钢管、铝管、钛合金）或碳纤维管，称为骨骼式结构，均为标准件，具有组装容易、装配快的特点。

2. 上肢连接部件

（1）腕关节连接器：用于连接装饰性前臂假肢的腕关节。

（2）木制腕接头：固定在前臂筒上并借助螺栓与装饰性手连接。

（四）悬吊装置

1. 下肢假肢悬吊装置 悬吊装置的作用是保证在使用中不脱落和在步行中减小残肢在接受腔中上下窜动。磨破残肢的常见原因是悬吊功能不好。传统的大腿假肢和小腿假肢多用末端开放的插入式接受腔，只能使用宽而笨重的大腿围绑和腰带悬吊接受腔。随着接受腔技术的进步，如硅橡胶吸着式接受腔具有良好的悬吊功能。

2. 上肢假肢悬吊装置 上肢假肢悬吊装置亦称固定装置或固定牵引带，分为背带、悬吊带等各种带状装置。控制系统主要指在自身力源假肢中，利用控制索系统，或在体外力源假肢中利用残肢肌电信号、微动开关或声音控制上肢假肢动作的系统。

（五）假肢外装饰套

1. 组件式假肢的装饰外套 用预制的泡沫块定制而成。泡沫外套通过连接帽与假肢相连，并通过连接套与连接腔相连。最后在修整的泡沫套口上再套贝纶套即可。

2. 外包泡沫塑料海绵 主要材料是泡沫塑料海绵，外部套肤色织物，外观较好，女性可以穿裙子，并且由于假肢外包一层海绵，碰到硬物时不会损坏衣裤。

（解　益　李腾霖）

第五章

假肢适配前评定、康复治疗与处方制定

第一节 截肢患者的康复评定

针对截肢患者的康复评定主要包括基本情况评定、残肢评定、身体功能评定、作业评定、心理评定、环境评估等。

一、基本情况评定

（一）一般资料

主要包括性别、年龄、身高、体重、经济来源及支付能力、活动量和婚姻状况等。

（二）医学情况

截肢的原因和其他系统性疾病可能会影响装配假肢的要求和假肢适配前的康复。

1. 装配假肢的要求 如血管性疾病和代谢性疾病，接受腔的制作材料应光滑、柔软，避免引起患者的皮肤破损。

2. 假肢适配前的康复 如糖尿病、心血管疾病、脑血管疾病、肥胖症、肾脏疾病、神经病变、未控制的高血压、肌肉骨骼疾病等都会影响创伤愈合、功能活动和康复期间的运动耐受力。免疫系统功能也会影响愈合和感染的风险，如获得性免疫缺陷综合征相关疾病、移植药物、是否接受化疗等。

二、残肢评定

理想的残肢要有一定的长度，呈圆柱状，血液循环状态良好，残肢皮肤和软组织状况良好，无大面积瘢痕，皮肤感觉正常，肌力良好，无残肢痛和幻肢痛，无关节畸形，关节活动度正常。

（一）外形与皮肤情况

1. 残肢外形 残肢外形以圆柱形为佳，避免出现圆锥状残肢。

2. 残肢畸形 大腿截肢患者常伴髋关节屈曲和外展畸形，小腿截肢患者常伴有膝关节屈曲畸形。

3. 皮肤情况 术后应检查引流的性质和范围。此外，也应检查残端皮肤局部的组织量、硬度、皮肤颜色、亮度等，以及有无松弛、皱褶、水肿、皮肤瘢痕、窦道、溃疡、游离植皮、压疮等。

4. 瘢痕评估 采用温哥华瘢痕评估量表（表5-1-1）。

5. 水肿 记录水肿的类型和位置。

（二）残肢长度

残肢的长度直接影响可以选择的假肢种类、患者对假肢的控制能力及假肢的稳定性与代偿能力等。残肢长度的测量方法如下。

1. 上臂残肢长度 腋窝前缘至残肢末端。

2. 前臂残肢长度 肱骨外上髁至前臂残肢末端。

表5-1-1 温哥华瘢痕评估量表

项目	评分标准
色泽	0分: 瘢痕颜色与相邻身体正常部位皮肤颜色近似
	1分: 轻微粉红色
	2分: 混合色泽
	3分: 色泽较深
血管	0分: 瘢痕颜色与身体正常部位近似
	1分: 粉红色,局部血供略高
	2分: 红色,局部血供明显增多
	3分: 紫色或深红色,血供丰富
柔软性	0分: 正常
	1分: 柔软(在最小阻力下皮肤会变形)
	2分: 柔顺,可弯曲(在压力下可变形)
	3分: 硬(手压时无弹性,呈块状)
	4分: 组织呈条索状
	5分: 挛缩畸形(永久性短缩导致功能障碍)
厚度	0分: 与周围正常皮肤同等高度
	1分: 高于正常皮肤≤2mm
	2分: 高于正常皮肤>2mm,但≤5mm
	3分: 高于正常皮肤>5mm
疼痛	0分: 无痛
	1分: 偶尔或轻微痛
	2分: 需要药物
瘙痒	0分: 无
	1分: 偶尔或轻微瘙痒
	2分: 需要药物

3. 大腿残肢长度 坐骨结节沿大腿后侧至残肢末端。

4. 小腿残肢长度 髌韧带中点到小腿残肢末端的距离。

（三）围长

残肢围长是指残肢的周径与周长。

1. 上肢残端 从腋窝（尺骨鹰嘴）每隔2.5cm测量一次,直至残肢末端。

2. 下肢残端 从坐骨结节、胫骨外侧髁每隔5cm测量一次,直至残肢末端。

（四）肌力

肌力检查主要包括健肢、残肢和躯干的肌力。重点检查残肢肌力。在检查肌力时,接近截肢段关节的自主和抗重力评估通常推迟到手术部分愈合后。

1. 上臂和前臂截肢 重点检查残留的屈肌肌力、双侧肩关节周围肌肉的肌力和前臂伸腕肌群肌力。

2．大腿截肢　重点检查髋关节周围肌群肌力。

3．小腿截肢　股四头肌和腘绳肌肌力。

（五）关节活动度

患者受限的关节活动度会直接影响假肢的代偿功能。截肢肢体的关节活动度会因为断端长度、肌肉和韧带等关节结构组成的手术方式而异。严重的关节活动度受限需要通过康复治疗和手术治疗，改善关节活动度之后，再装配假肢。在进行关节活动度的评估时，应对比正常与截肢后的关节活动度、主动关节活动度和被动关节活动度。

1．上肢截肢　应重点检查肩关节、肘关节的活动度。

2．下肢截肢　应重点检查髋关节屈伸、内收、外展、内旋、外旋及膝关节的屈伸活动。

（六）残肢感觉

1．需要检查断端的皮肤感觉、触压觉、关节位置觉和温度觉。

2．对于因糖尿病循环障碍导致的单侧截肢患者，常合并出现双侧感觉障碍，因此也需要慎重检查非截肢侧。

3．检查疼痛时需要描述疼痛的类型和性质，可以使用评价疼痛强度的视觉模拟量表、疼痛部位位置图和减少/增加不适因素的描述。

三、身体功能评定

注意关注患者截肢的原因，是否有其他系统的疾病，目的是判断患者是否能够装配假肢。

（一）上肢功能

多数患者因后期需要使用助行器作为辅助行走的工具，因此需要筛查骨骼畸形、神经损伤或肌肉骨骼系统损伤是否累及上肢，所以需要评估肩部和肘部肌肉的功能性肌力和肌耐力。

（二）心肺功能

需要检查静息时的生命体征（如脉搏、血压、呼吸频率、血氧饱和度等）；进行臂力测试、单臂功率车测试、上/下肢肌力测试、监测活动期间及休息时的呼吸频率；记录转移和早期运动训练中的生命体征变化和返回安静状态基线值的时间；评估自觉用力度和呼吸困难的程度。

（三）平衡功能

可以测试各种功能位下的静态姿势控制能力、在功能性活动中对预期姿势的控制、对干扰的反应、特殊的平衡测试［如功能性前伸试验（functional reach test，FRT）和 Berg 平衡量表］。

（四）步态与运动功能

步态的评估主要包括使用辅助设备的情况、独立水平和给予提示或帮助的需求、步行时间和距离参数（速度、节奏、步幅）、步态模式和对称性、自感用力度及是否呼吸困难。

（五）移动

主要包括体位转换、床上的活动（如翻身）等。可以使用截肢移动预测评估工具 AMPhoPRO、功能独立性评定（FIM）量表。

四、作业评估

（一）日常生活活动能力评估

可以使用改良 Barthel 指数等评估量表。

（二）职业能力评估

1. 功能性能力评估（functional capacity evaluation，FCE） 包括医疗记录回顾、面谈、标准力量测试、有氧能力测试等。

2. 工作分析 见表 5-1-2～表 5-1-5。

表 5-1-2 过往工作历史

工作名称（最近两份工作）	主要任务	起止时间	离职原因
1			
2			

表 5-1-3 受伤前工作状况

工作名称				
工作描述				
工作时间	小时／天		平均收入	元／月
工作收入	月薪 周薪 时薪			
工具使用				
需要处理材料				
环境因素	□室内	□室外	□不一定	
地板或地面情况	□不平坦	□易滑	□平坦	□不滑
工作空间大小	□开放	□封闭	□都有	
噪声程度	□佳	□尚可	□差	
照明程度	□佳	□尚可	□差	
暴露于灰尘、气味、瓦斯程度	□没有	□有		
接近何种移动物品或机器	□没有	□有		
工作危险因素	1 重复性工作（手指、腕、肘、肩关节、颈） 2 手部力量（重复或静止） 3 不当姿势 4 接触压力 5 震动 6 环境（照明或气温） 7 工作任务控制 8 其他			

表 5-1-4 工作分析

主要的工作要求	相应的身体要求	基本的身体能力

续表

身体要求					主要工作是否要求	目前身体状态	是否适合
坐	不需要	偶尔	经常	常常	是 / 否		
站立	不需要	偶尔	经常	常常	是 / 否		
行走	不需要	偶尔	经常	常常	是 / 否		
驾驶	不需要	偶尔	经常	常常	是 / 否		
下蹲	不需要	偶尔	经常	常常	是 / 否		
重复下蹲	不需要	偶尔	经常	常常	是 / 否		
坐位下弯身	不需要	偶尔	经常	常常	是 / 否		
站立位下弯身	不需要	偶尔	经常	常常	是 / 否		
跪下	不需要	偶尔	经常	常常	是 / 否		
蹲伏	不需要	偶尔	经常	常常	是 / 否		
伸手拿取	不需要	偶尔	经常	常常	是 / 否		
坐位下扭腰	不需要	偶尔	经常	常常	是 / 否		
站立位下扭腰	不需要	偶尔	经常	常常	是 / 否		
平衡	不需要	偶尔	经常	常常	是 / 否		
爬行	不需要	偶尔	经常	常常	是 / 否		
利用手指工作	不需要	偶尔	经常	常常	是 / 否		
操作	不需要	偶尔	经常	常常	是 / 否		
触摸	不需要	偶尔	经常	常常	是 / 否		
爬梯	不需要	偶尔	经常	常常	是 / 否		
爬楼梯	不需要	偶尔	经常	常常	是 / 否		
提举（地面至腰间）	轻微	轻	中等	重	非常重	是 / 否	
提举（腰至过头）	轻微	轻	中等	重	非常重	是 / 否	
提举（水平）	轻微	轻	中等	重	非常重	是 / 否	
运送（右手）	轻微	轻	中等	重	非常重	是 / 否	
运送（左手）	轻微	轻	中等	重	非常重	是 / 否	
运送（双手）	轻微	轻	中等	重	非常重	是 / 否	
推_____斤	轻微	轻	中等	重	非常重	是 / 否	
拉_____斤	轻微	轻	中等	重	非常重	是 / 否	

注：N，不需要；O，有时（1/3 工作时间）；F，经常（1/3 至 2/3 工作时间）；C，常常（2/3 以上工作时间）。

表 5-1-5 工作特点对体能的要求

级别	代码	偶尔	经常	常常	典型的能量要求
轻微	S	<10LB	—	—	1.5～2.1METS
轻	L	<20LB	<10LB	—	2.2～3.5METS
中等	M	20～50LB	10～25LB	<10LB	3.6～6.3METS
重	H	50～100LB	25～50LB	10～20LB	6.4～7.5METS
非常重	V	>100LB	>50LB	>20LB	超过 7.5METS

五、心理评定

截肢对患者的打击巨大,其心理状态的变化一般会经历震惊、回避、承认和适应这四个阶段。在前两个阶段中,患者会表现出痛苦、悲观、沮丧和自我与社会孤立的状态。常使用简易精神状态检查(mini-mental state examination,MMSE)量表、蒙特利尔认知评估(Montreal cognitive assessment,MoCA)量表、焦虑自评量表(self-rating anxiety scales,SAS)、抑郁自评量表(self-rating depression scales,SDS)、老年抑郁量表(geriatric depression scales,GDS)等。

六、环境评估

针对截肢患者,需要重点对物理环境进行评估,确定其在假肢适配前期是否可以单肢移动。同时需要测量家里的门宽,确定轮椅移动是否有足够的空间,并确定家中的物体摆放、地面的障碍物是否方便患者移动、是否有无障碍坡道辅助其进出住所等。

(李 竞)

第二节 装配假肢前的康复治疗

一、物理治疗

(一)运动治疗

截肢患者常呈现出不同程度的关节活动障碍、肌肉萎缩和血液循环障碍,可能直接影响患肢装配假肢后的步态。因此应在患者装配假肢前进行肌力训练、关节活动度训练等,为装配假肢做准备。

运动治疗应在截肢后尽早进行。有效运动的局部效应可以改善残肢的运动能力和运动表现,促进残肢修复。

1. 训练内容 针对临时假肢的训练:主要包括临时假肢的穿脱方法、站立位平衡训练、应用性动作训练,如站起、坐下、迈步、步行和上下楼梯等。

(1)保持残肢良肢位:大腿截肢后,残肢会在髋关节屈曲、外展、外旋下出现挛缩,因此要将髋关节保持伸直位,避免外展;小腿截肢后,膝关节常伴随屈曲挛缩,所以要将膝关节伸直,可以在手术后坚持大腿加沙袋俯卧位训练。

(2)肌力训练:截肢患者在截肢后因为无法立即下床活动,容易导致卧床期间心肺功能与肌耐力不足。残肢肌力的强弱会直接影响日后控制假肢的熟练程度。截肢术后伤口稳定的情况下可以进行等长肌力收缩。如大腿和小腿截肢患者可以在石膏或弹性绷带的固定下,取正确体位分别做股四头肌和臀大肌的最大收缩运动。然后逐渐进行主动运动,进行主动运动时应时刻关注肌肉肿胀和残肢末端疼痛程度。

1)上肢肌力训练:包括残肢和健肢的肌力训练,重点训练肩胛带和上臂伸肌的肌力。

2)下肢肌力训练:①大腿截肢,重点训练髋关节伸展、内收和内旋肌群肌力;②小腿截肢,重点训练伸膝肌群肌力;③健侧下肢,下肢截肢后,截肢侧的骨盆常向下倾斜,因此应尽早进行站立训练,站立位进行膝关节屈伸运动和连续单腿跳等;④躯干肌训练,躯干肌对假肢的使用极为重要,躯干肌训练主要包括躯干回旋、骨盆提起和侧向移动等。

(3)关节活动度训练:截肢术后,应尽早对残肢进行各方向运动训练。①上肢关节活动训练，主要包括肩胛骨胸壁关节、胸锁关节、肩关节和肘关节活动训练；②下肢关节活动训练，包括髋关节和膝关节活动训练。

（4）平衡功能训练：下肢截肢患者，尤其大腿平面以下的截肢患者，常伴随平衡功能障碍，会影响后期假肢的装配。此类患者需要进行坐位平衡训练、跪位平衡训练等。

（5）残肢脱敏：截肢患者因为残端的神经和神经瘤问题而出现感觉过敏。手术创面愈合后，可以对残肢皮肤进行脱敏和耐压耐磨训练，改善残肢感觉过敏的症状。方法包括：①残端手法按摩按压，用较软的棉布、毛巾等反复按压和按摩残端皮肤；②残端拍打，教会患者用手反复拍打残端，感知皮肤承受的压力耐受力；③负重，使残端在不同硬度的表面负重，从部分负重过渡到完全负重，从软平面过渡到较硬的平面；④幻肢痛和幻肢觉，可以通过超声波、电疗、冰敷、徒手按摩、绷带包扎等方式缓解。

2. 注意事项

（1）训练强度：①对刚截肢的患者进行运动治疗干预时，一方面可以根据患者主观感受，不要过于强迫，以其主观感受很轻松为准；另一方面可以使用自测 1 分钟脉搏的方法。由于手术应激及出血，截肢术后患者的心率常略有增快或不变，如果患者在初始训练时心率增加过多，说明训练方法不当、运动幅度过大或出现疼痛刺激。此时应停止训练，防止手术伤口二次损伤。②随着患者的伤口愈合，当体力逐渐恢复，主观感受可以达到稍费力时，运动强度可逐渐增加至中小强度，心率控制在（220 − 年龄）×（35%～60%）。

（2）日常生活指导和功能锻炼：应尽可能在手术前开始。

（3）下肢截肢患者康复效果的评价指标：主要是步行功能的重建，训练过程应该予以关注。

（4）加强医务监督：注意安全，防止二次损伤。

（二）感觉反馈治疗

视觉、听觉、前庭觉、认知系统和运动控制系统对人体姿势平衡起着重要的作用。小腿截肢患者会出现运动和反馈匹配缺失，因此辅助其建立必要的反馈尤为重要。可以采取镜像治疗、运动想象和虚拟视觉反馈。

（三）物理因子治疗

物理因子治疗是指应用光、声、磁、热、电等自然或人工物理因子改善残肢的肿胀、幻肢痛、残肢痛等症状，有效预防并发症，为进一步运动治疗提供更加有利的条件。如可以使用经颅磁刺激改善截肢患者幻肢痛的症状，使用超声波降低神经兴奋性，加强组织的血液循环等。

二、作业治疗

（一）日常生活活动训练

根据患者的病情，术后应尽早开始日常生活活动训练，如翻身、坐起、穿衣、上下床、由坐到站和由床上转移到轮椅、如厕、洗漱等。

1. 截肢侧如果是惯用手，应进行惯用手更换训练。

2. 单侧小腿截肢患者应进行双膝跪姿下的日常生活活动和家务动作训练。

3. 年轻的下肢截肢患者应强化非截肢侧肢体下肢肌力，进行单侧下肢支撑的家务动作和日常生活活动训练。

4. 辅助器具的使用训练。

（二）职业康复

针对下肢截肢的患者，职业康复主要进行工作耐力的强化训练，如加强站立和步行耐力训练,逐步提高下肢残端的耐磨性和抗压性。

三、心理治疗

心理治疗的目的在于帮助患者快速度过"震惊"和"回避"阶段,认识到自我的价值,促进其积极接受后续康复治疗。如脱敏疗法、人际交往技能训练、疼痛管理等,帮助患者对疼痛有正确的认识,转移对疼痛感受的注意,保持中性正面的心态。对于中度和高度的谵妄、抑郁或焦虑,应立即到精神卫生服务部门进行进一步评估和干预。

四、无障碍环境与辅助技术

(一)无障碍环境改造

1. 应根据患者居住的楼层、面积和厨房、厕所、浴室的特点,以及家庭人口、建筑障碍等进行安全教育并采取预防发生意外的措施。

2. 家居环境改良 主要包括无障碍设计、地面防滑、卫生间增设安全扶手等措施(图 5-2-1)。

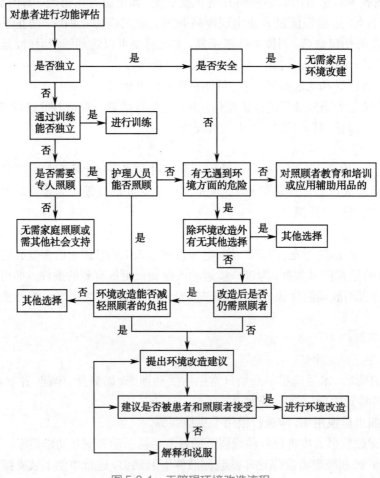

图 5-2-1 无障碍环境改造流程

(二)辅助器具

1. 早期步行辅具 主要用于评估假肢装配的适配性,加速实现截肢术后进行步行训练的目标。

2. 临时假肢 是由临时性残肢接受腔与其他假肢部件构成的简易假肢，主要用于术后早期假肢安装。旨在帮助截肢患者在安装正式假肢之前，尽快实现早期运动和重新学习走路的目标。截肢术后2周，切口基本愈合，拆线后即可安装临时假肢开始训练。

3. 轮椅运动 对于下肢截肢患者，应学习轮椅的前进、后退、转弯等操纵方法。

五、康复护理

（一）体位摆放

下肢截肢后，下肢肌力平衡被破坏，致使残肢在短时间内可能在错误的体位下造成挛缩。

1. 大腿截肢 髋关节应保持内收伸直位，避免屈曲外展。

2. 小腿截肢 仰卧位时，保持膝关节伸直位，避免在膝关节下方垫枕头，避免在床上将小腿垂在床边，避免坐在轮椅上或床边下垂小腿。

（二）皮肤护理

术后，残肢易出现汗疹、水疱、皮肤擦伤、真菌或细菌感染。所以，应加强截肢患者残肢末端皮肤的护理指导，防止出现破损感染。尤其在患者拆线后，应建立正常的洗浴和日常皮肤护理。具体做法：①使用温和的中性皂对残肢进行日常清理；②伤口愈合后要注意瘢痕增生和粘连，可以采用按摩手法处理，软化瘢痕组织，预防粘连；③使用毛绒毛巾轻轻擦拭或轻拍肢体至完全干燥，同时有助于感觉脱敏；④如果残肢皮肤出现干燥或呈片状，可以使用少量的保湿霜或护肤霜；⑤对于截肢术后初期的患者，应仔细检查残肢的皮肤，必要时用镜子观察残肢后侧区域。

（三）残肢包扎

截肢术后，残肢伤口逐渐愈合，但是由于残肢的血液循环较差，容易出现残肢肿胀。

1. 弹性绷带包扎技术 截肢术后或伤口拆线后，可以通过持续使用弹性绷带包扎技术，预防或减少残肢肿胀，促进残肢定形。一般采用"8"字包扎的方法。具体方法见图5-2-2、图5-2-3：①选取宽15~20cm的弹性绷带；②包扎时先沿残肢长轴包绕2~3次，然后从远端开始斜行逐

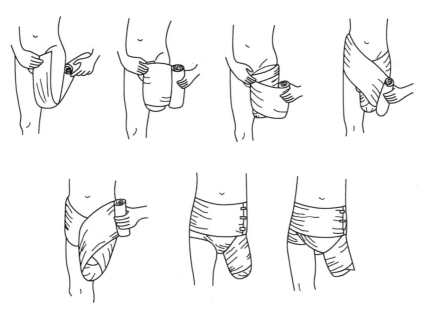

图5-2-2 大腿包扎

渐向近端包扎,在缠绕的过程中,以斜"8"字的方式缠绕;③包扎过程中,避免环形缠绕,缠绕时的压力应从远端向近端递减。

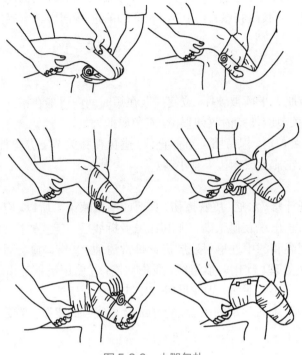

图 5-2-3 小腿包扎

2.弹力袜套 适用于常规治疗不易包扎的患者,该方法压力均匀、操作简便、包扎可靠。但是弹力袜套的包扎效果可能不如弹性绷带包扎技术。

3.硬绷带包扎技术 是截肢术后使用弹力石膏绷带或普通石膏绷带包扎残肢,减少残肢肿胀,促进残肢定形的方法。

(四)体重和身材的控制

截肢患者需要控制体重,保持体重稳定。若患者在等待假肢装配的期间饮食不正常,过度肥胖或过度消瘦都可能造成假肢的穿戴不适,影响假肢功能。

六、残肢增强肌电信号训练

对于上肢截肢患者,在配置肌电假手前,需要患者进行充分的肌电信号源训练。

(一)增大残肢肌力和活动范围训练

针对前臂截肢患者,需要增大肩关节、肘关节和前臂旋转的活动范围,强化肌力训练。

(二)肌电信号源训练

1.闭目,截肢侧模拟开合手时的动作,进行尺侧腕屈肌或桡侧腕长伸肌的收缩运动。

2.将前置放大器的指示灯与皮肤表面电极连接,根据指示灯判断是否引出肌电信号。

3.将皮肤表面电极和肌电测试仪连接,定量测定肌电信号强度。

4.通过皮肤表面电极直接控制假手。

(李 竞)

第三节 假肢处方的制定

一、处方的定义

假肢处方根据康复总体方案制定，通过书写有关资料和要求制定适合的假肢医嘱。

二、处方的主要内容

主要包括年龄、性别、文化程度、生活方式、未来上学和就业计划、穿戴假肢的目的、业余爱好及娱乐、假肢的种类规格和假肢的特殊要求等。

1. 一般情况 姓名、性别、年龄、民族、婚姻状况、住址、记录时间、联系方式等。
2. 截肢情况 截肢原因、截肢时间、截肢部位、手术经过、残肢情况等。
3. 专科评估 皮肤状态、残肢外形、感觉功能、关节活动度、肌力等。
4. 社会情况 职业、经济来源及支付能力等。
5. 假肢名称 以截肢部位命名。
6. 假肢结构与主要部件 接受腔、功能性部件、连接部件、悬吊装置和外装饰套的类别、材料和型号。
7. 必要的辅助用具 残肢袜套、轮椅、助行器、拐杖等。
8. 其他 配置中特殊的医学要求和注意事项。

三、影响处方的主要因素

主要包括截肢部位、残肢长度、年龄、体重、生活环境、职业、经济能力与维修条件、残肢承重能力、残肢的皮肤状况及其他系统性疾病十大因素。

（李　竞）

第六章

假肢适配流程

第一节　部分手假肢适配流程

手是人体感知周围环境的一个重要感觉器官，是大多数复杂运动行为的主要效应器官。

手部由29块肌肉驱动19块骨和19个关节，这些结构相互配合，具有高度的生物力学复杂性。对手产生影响的疾病或损伤，通常导致手的功能一定程度丧失。

手部截肢（hand amputation），又称部分手截肢（partial hand amputation），是经掌骨或指骨的截肢。手部截肢手术要求以尽量保留长度为原则，尤其应尽量保留拇指的长度。在手部截肢时，多数情况下保留腕关节的功能，因此上肢腕关节功能正常，残肢的自身功能性也较高。当多手指损伤需要截肢时，要尽量保留手指的捏和握的功能。

手部截肢的原因不同导致残肢功能有所不同，冲压伤导致的手部截肢残肢功能可能比热压伤或烧（烫）伤导致的手部截肢残肢功能好。

手部截肢的截肢水平直接决定了残肢的功能。经腕掌关节截肢患者，手的功能完全丧失，功能近似腕离断，只保留腕关节的部分屈伸功能；完全经掌骨截肢患者，手指功能完全丧失；部分经掌骨截肢患者，残肢功能由所剩手指功能决定，例如：保留拇指的其余四指经掌骨截肢比失去拇指及其余三指经掌骨截肢的功能好很多；经单指骨或多指骨截肢的残肢功能由所剩残指的功能和被截指体的长短决定。

手具有非常灵活的协调能力，能从事粗大和精细的作业活动，手部任何部位的截肢都会因肢体缺失而失去相应的功能。对手的急性外伤性截肢在条件允许时要应用显微外科手术进行再植手术。再植手术成功的首要条件是再植肢体的存活，其次是存活肢体的功能恢复。再植肢体未存活者需要二次手术。此外，存活的肢体面临功能是否恢复，如果恢复则手术完全成功，如果功能未恢复，则要判断存活肢体是否有利于粗大运动的辅助作用。通常，手指和手掌的截肢应是一个拯救性的手术，目的是尽可能保留受损伤和未受损伤的手功能，缩短愈合时间，减少永久性残疾和防止持续性疼痛，尽可能保留残肢长度、关节活动度和皮肤感觉。当需要进行多指截肢时要尽量保留手粗大运动功能，如捏、握功能。注意：能保留的手部功能尽量保留，因为不论多先进的手部假肢，其功能相对于手的精细运动都是有限的。

部分手假肢（partial hand prosthesis）主要是指假手指或半掌假肢，用于经掌骨或指骨截肢患者，替代其失去肢体的外观和/或功能的体外装置。按运动模式可分为被动型部分手假肢和主动型部分手假肢。对于假手指，被动型假手指主要是指装饰性假手指，这种假手指患者接受度高，实用性强，仿真度高，而主动型的假手指市场上少见，主要是因为手指空间小，安装动力及驱动复杂，美观度受限，功能意义有限。对于半掌假肢，如果患者对美观要求高，可选择被动型装饰性半掌假肢；如果患者对功能有要求，主动型半掌肌电假肢可满足一定的要求，但美观度可能有限。

在肌电假肢出现之前，自身动力源式索控式半掌假肢满足了患者对功能的部分需求。对于部分手截肢患者,不管是截指还是经掌骨截肢,安装装饰性假手指或假手的接受度较高。现代装饰性手部假肢多采用内骨架外套仿真皮肤的结构。例如:用钢丝或铰链、发泡泡沫填充做成手指内骨架,可使手指处于自然屈曲位的手外形,外套多采用硅橡胶,制作的外形、肤色、指纹、静脉纹路都近似于健侧手的仿真手套,早期也有采用 PVC 塑料制作的外套。

1. 装饰性假手指　又称美容假手指,多用于单指或多指截指,截指水平经近端指间关节以远或残指长度大于 1cm 的适配悬吊效果较好。其结构由高仿真硅橡胶外套和内泡沫(或泡沫加钢丝)骨架组成,见图 6-1-1。

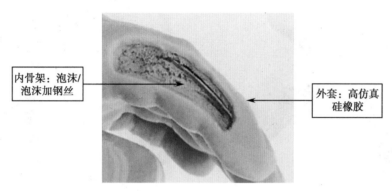

内骨架:泡沫/
泡沫加钢丝

外套:高仿真
硅橡胶

图 6-1-1　美容假手指

美容假手指的定制可采用标准定制和半定制的方法。标准定制根据所测量残肢的尺寸、肤色及患者需求等,选择最接近患者健侧的指体样式,一次成型。半标准定制根据所测量的尺寸、取模、肤色、照片及患者的需求,先进行试样产品的定制(图 6-1-2)。试样产品先不做指甲的颜色及阴影部分,只做基底的颜色,并按尺寸制作,可用来检验基底的颜色和尺寸是否合适。假肢矫形器师或患者在试用试样产品后,可根据试样产品提出修改意见。制作者根据修改建议进行正式制作。

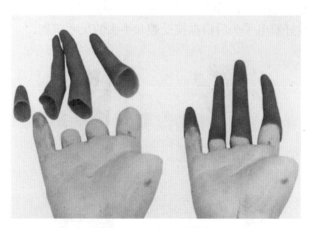

图 6-1-2　半定制试样产品

对于拇指截指患者,可采用低温热塑板材制作出拇指形状的内空心骨架,再在内骨架上套硅橡胶外套,这样可以增加拇指支撑的长度和外观,起到对掌功能的作用。

2. 装饰性掌部假肢　又称美容假手套,多用于部分经掌骨或全部经掌骨截肢或多指经掌指离断。其结构与手指类似,由高仿真硅橡胶外套和内泡沫海绵骨架组成,内骨架泡沫海绵内可植入铁丝或被动指关节。植入铁丝或被动指关节,目的是让患者可以将手指弯曲到想要的自然外观。铰链式的被动指间关节,可以方便患者调整近端和远端指间关节的弯度(图 6-1-3)。为了便于穿戴,多采用掌心侧开口,安装拉链,故又称拉链式装饰性掌部假肢(图 6-1-4)。

装饰性掌部假肢的定制同样可采用标准定制和半定制的方法。其制作流程和美容假手指的制作流程一致。

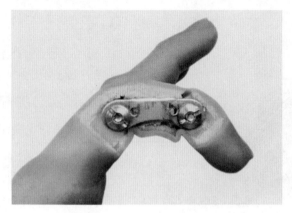

图 6-1-3 指套内被动指间关节

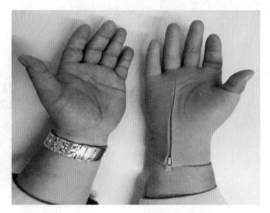

图 6-1-4 拉链式装饰性掌部假肢

3. 肌电控制的掌部假肢 由肌电假手、硅橡胶假手套、肌电信号采集控制系统、接受腔等部件组成。肌电控制的半掌假肢是通过肌电信号控制假手功能的活动。患者通过主动肌肉收缩,产生肌肉表皮肌电信号,肌电信号采集控制系统捕捉到一定阈值的肌电信号,控制电机驱动,从而控制假手活动。肌电控制的半掌假肢接受腔由内外接受腔组成,内接受腔可采用软树脂或柔性板材制作,外接受腔由硬树脂抽真空积压成型,可采用尺侧开口的形式便于患者穿脱(图 6-1-5)。肌电手头的选择可根据截去肢体的空间定制,这样可保证假肢侧和健侧手的长度一致。肌电信号采集控制系统可采用单通道控制系统或双通道控制系统。硅橡胶假手套应在制作内外接受腔和安装好肌电手头后根据接受腔和手头的尺寸定制。

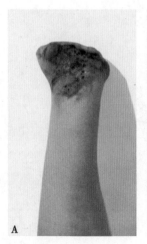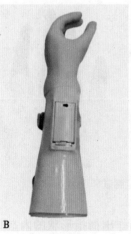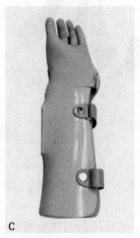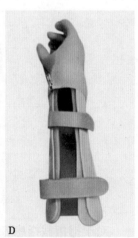

图 6-1-5 肌电控制的掌部假肢
A. 残肢情况;B. 桡侧观;C. 内侧观;D. 尺侧观。

4. 索控式掌部假肢 由机械假手、背带控制索控系统、接受腔的部件组成。索控式掌部假肢通过背带控制系统来完成机械手的张合功能。与体外动力源相比,重量轻,但穿戴和使用有一定限制。由于肌电手的发展,市场使用越来越少。

5. 肌电控制的半掌肌电手 半掌电动假手是针对半掌截肢患者(手掌切除一半,如保留拇指、缺失四指)对假手功能的需要所研制。它依靠可充电电池供能,使微型直流电机带动四指和拇指做对掌运动,实现握持功能,如图6-1-6。

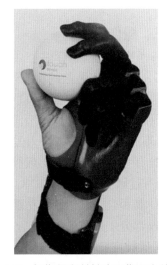

图6-1-6 拇指保留并缺失四指肌电仿生手

一、教学目的

1. 掌握部分手假肢制作前的宣教、患者评估及处方的制定。

2. 熟练部分手假肢制作的测量要点和操作流程。

3. 熟悉部分手假肢的构成和选配要求。

二、适配前准备

(一)患者准备

初次安装假肢的患者提供住院病历、检查报告、X线平片等信息;更换假肢的患者可以提供用过的旧假肢。

(二)评估设备器具

温度和光线适宜、私密性好的检查室。装饰性部分手假肢制作需要的设备包括皮尺、卡尺、色卡、测量表、部分手假肢样品、不带轮子的靠背椅、办公桌、档案夹。

(三)制作设备和工具

装饰性部分手假肢制作,可宣教、评估、测量、取型后交第三方定制;如果符合条件的掌部截肢,需要安装肌电控制掌部假肢,增加真空泵、打磨机、烘箱、锯床、热风枪、充电式手电钻、石膏剪、标记笔、圆珠笔、测量表、皮尺、折尺、卡尺、壁纸刀、锥子、橡胶碗、石膏调刀、平面石膏锉、半圆石膏锉、圆石膏锉、木锉、剪刀、发泡围板、切割管、砂箱、石膏阳型用的铁管、风镐、各种打磨辊、抛光轮、电烙铁、M4的丝锥、铰杠,以及直径3.2mm、3.4mm和4.2mm的钻头、锥钻、缝纫机、震动锯、水盆、电子秤、口罩、护目镜、护耳、2mm的内六角扳手、锤子。

(四)材料和零部件

安装肌电控制掌部假肢,需要增加以下材料和零部件。

1. 材料 石膏绷带、取型袜套(或保鲜膜)、患者防护用品、一次性手套、凡士林、石膏粉、洗衣粉或洗手液、40目的砂纸、泡沫胶带、PVA薄膜套、滑石粉、电工胶带、砂网、200目水磨砂纸、透明胶带、酒精、系绳、橡皮泥、浴巾、薄丝袜、硬树脂、软树脂、快干树脂、粉状固化剂、肤色颜色糊、聚乙烯发泡围板、硬泡剂、发泡固化剂、轻腻子、轻腻子固化剂、量杯、搅拌棒、涤纶毡、贝纶袜套、碳纤维、双面胶带、铅笔、硅油、润滑油。

2. 零部件 手头、装饰手套、腕关节、电极、电极模块、电池、电池盒、电池盒模块、充电器、各种连接线、齿形垫片、螺丝等。

三、操作流程

(一) 患者的检查评估

部分手假肢安装前的检查评定主要如下。

(1) 了解患者基本情况：①年龄、性别、身高、体重；②职业、经济承受能力；③生活环境；④是否使用过假肢，以往使用假肢的类型及对旧假肢的评价和新假肢的需求；⑤目前患者日常生活自理能力的评定；⑥个人爱好；⑦心理、认知、精神状态；⑧视力。

(2) 了解患者病史：①截肢原因、截肢时间、是否有合并伤；②是否有高血压、糖尿病等；③是否有过敏史及具体过敏原。

(3) 是否合并其他肢体功能障碍的情况并记录。

(4) 部分手残肢评定

1) 残肢皮肤情况：检查残肢皮肤有无瘢痕、粘连、植皮、溃疡、窦道、肿胀、感觉、温度、颜色、骨突等情况及位置、形状等。

2) 残肢疼痛感觉评定：检查有无压痛、神经痛、幻肢痛及疼痛程度，疼痛产生的时间、部位和诱因等。

3) 残肢形状描述：如圆柱形、圆锥形等。

4) 残指长度、宽度、围长的测量：①残指的长度，残指掌指关节横纹到残指末端的距离；②残指的围长，包括残指底部的围长、残指末端的围长、残指中段的围长、掌部掌横纹处的围长；③残指的宽度，掌部掌横纹处的宽度等。

掌部肌电假肢可增加以下评定。

1) 肌力评定：通常采用徒手肌力检测法来判断肌力，国际普遍应用的肌力分级方法是补充6级(0~5级)分级。徒手肌力检测时，必须遵循测试的标准姿势，以提高结果的可比性。检查前，应先用通俗的语言向患者解释，必要时给以示范。检查时先检查健侧上肢后检查残肢，先抗重力后抗阻力，两侧对比。抗阻力必须使用同一强度，阻力应加在被测关节的远端，同时记录双侧上肢各关节主要肌群手法肌力评价结果。

2) 各关节活动范围评定(主动、被动)：测量时要明确上肢各关节的正常活动范围；熟悉关节的解剖、中立位和关节的运动方向；掌握各关节测量时固定臂、移动臂、轴心的具体规定；同一患者应由专人测量，每次测量应取相同位置，使用同一种量角器，便于比较。

3) 残肢肌电信号的测量情况。

4) 检查判断残肢及残端对纵向拉伸、压迫力的耐受能力，对切向应力的耐受能力。

(二) 部分手假肢的处方制定

1. 部分手假肢知识的宣教　明确患者安装部分手假肢的目的是弥补残肢的缺陷，补偿已失去手部的外观和功能。辅助健侧手，提高双手持物的能力和稳定性也至关重要。许多部分手截肢多由外伤引起，手部的软组织和血管受到损伤，假肢组件很容易对残肢产生压力损伤。在部分手假肢的装配过程中，对患者进行假肢知识宣教，让其了解假肢的功能，并根据患者的功能需求，确定是装配装饰性部分手假肢还是功能性部分手假肢。也可根据患者的经济情况，同时安装装饰性和功能性假肢，可使用功能性假肢满足功能需求，也可安装装饰性假肢达到美观的作用。

2. 结合患者的需求及残肢情况帮助患者做好部分手假肢的选择　部分手假肢的选择可根据截肢平面的情况、残肢的形状及患者的功能需求进行适配。对于部分手截肢的患者，可选择不安装假肢、安装被动型装饰性假肢、自身动力源索控式假肢、肌电控制假肢或特殊功能的假肢。

假肢外观或功能不能满足需求，或残肢功能差导致安装困难，患者可能不会选用假肢。①对外观要求高、残肢情况好的患者，可选用装饰性手部假肢。可采用标准定制或半定制，半定制能提高患者的满意度，但费用相对较高。②对功能有需求，但无法承受肌电假肢费用的患者，可选用自身动力源索控式手部假肢。③残肢肌电信号好，对操控灵敏度要求高，能接受掌部膨起影响局部外观的患者，可适配肌电信号控制的部分手假肢。④对于有特殊要求，如业余爱好和职业活动需要的患者，可根据特定的功能活动进行合适的定制。

部分手截肢时，多数情况下都保留了腕关节的功能，上肢功能基本正常，残手残留一定的对掌、抓握等功能。因此选择假手的原则是装配的假手应更好地代偿失去的手的功能，而不是妨碍残手的功能发挥。在假肢上可选用假手指和经掌骨截肢假肢等。

（1）装饰性假手指和部分手截肢假手：不同平面手指和掌部的截肢可用假手指或美容手套来弥补外观缺陷。单指截肢可以佩戴仿真指套，该指套多由硅胶等材料制作。截肢范围较大时，适配美容手套，该手套由具有手形的内骨架和硅胶外手皮组成。它们在外形、色泽、表面结构上都与正常手近似。目前市场上的假手指都是装饰性假肢，有的假手指不能运动，有的假手指可以被动运动，能够主动运动的假手指还未推广使用。

（2）掌部截肢假肢：掌部截肢假肢不仅要恢复外观，而且还要考虑恢其功能。掌部截肢除像手指截肢，可以佩戴装饰假肢外，还可以安装自身动力源掌部假肢和电动掌部假肢。

（3）第一腕掌离断和掌骨近端截肢：腕关节屈伸功能良好的截肢患者，可以安装多轴连杆式掌部假肢。这种假肢可以用患者伸腕和屈腕运动操纵假手的闭合，不仅能弥补掌部缺失的外观，而且可以代偿抓持物体的功能。

（4）手掌切除一半、拇指保留、四指缺损：可以安装电动半掌假肢，由微型电机带动四指和拇指做对掌运动，实现抓握功能。

（5）手指近端截肢：失去了五个手指，腕关节功能仍然完好的残肢患者，可以安装比普通电动假手短的电动假手。对于表面肌电信号条件好的截肢患者，电动假肢可以采用肌电控制。

总之，综合患者基本情况、全身情况和肢体残缺障碍情况，通过与患者及家属沟通，结合不同种类前臂假肢优缺点，选择制定适合的装配方案，确定部分手假肢种类，假肢处方内容具体还包括假肢接受腔形式，腕关节型号、尺寸等，手部装置种类、型号、尺寸等。

（三）标记、测量

1. 准备工作　患者穿防护用品，在残肢上套薄丝袜或保鲜膜，重新标记已确定的电极位置。标记免压部位，包括尺骨茎突、瘢痕、其他骨突或骨质增生部位及敏感部位。画出口型轮廓线、测量线。

2. 测量　按照测量线测量各部位围长，残肢长度、宽度及健侧手部围长、长度、宽度。

（四）石膏阴型制作

1. 取型　患者残肢屈肘90°，在拇指缺失的情况下，假想拇指朝上。放置防割条，按残肢形状，将非弹性石膏绷带浸水后敷在残肢上缠绕。待石膏绷带即将固化时，画好割开对缝线，用壁纸刀沿防割条轻轻割开，等待石膏绷带固化，轻轻剥开石膏阴型接受腔，取出石膏阴型后，立即按对缝线对好封口，并用石膏绷带封住。

2. 阴型调整　修剪口型，如果是掌部肌电假肢，用刀切开电极位置。阴型适配包括检查口型、电极位置误差、接受腔长度、悬吊、残肢舒适性等。

（五）石膏阳型制作

用石膏绷带对阴型口型进行围裙边操作；待裙边固化后在阴型内部灌注石膏分离剂（凡士林、肥皂水或洗衣粉水等均可）；灌注石膏阳型（交第三方定制的装饰性部分手假肢，可邮寄封好的石膏阴型或修好的石膏阳型）。掌部肌电假肢可继续以下操作。

首先切开电极位置的石膏绷带，在调整后的电极位置中心处用锥子扎1个深孔，剥开全部石膏绷带，重新标记所有的划线。填补石膏的位置，如尺骨茎突、残肢末端，骨突敏感处等区域。修整石膏的部位，包括电极位置及口型线。打磨光滑后，将石膏阳型放入烘箱内烘干。烘箱设置温度为90℃，时间至少12小时，务必将烘箱的排风通道打开。

（六）内接受腔的制作（以掌部肌电假肢为例）

1. 准备工作　将石膏阳型从烘箱中取出，用砂纸将阳型再次打磨光滑，将电极位置用平锉修平。

2. 制作内接受腔　将PVA薄膜袋用湿浴巾浸润，剪一小块浸润的PVA薄膜用力覆盖在阳型末端，并用电工胶带固定，减掉多余的PVA薄膜，将滑石粉倒入剩余的PVA薄膜袋内并套在石膏阳型上，拉紧，绑扎牢固。打开真空泵，将真空度调整到60%，打开内膜通道；撕开内接受腔电极模块的双面胶带，将电极模块粘贴于石膏阳型的电极位置；将涤纶毛毡置于电极模块下方；用缝纫机将按照石膏阳型的形状裁剪好的涤纶毛毡缝合，套在石膏阳型上；套2层贝纶袜套，并在2层之间放置齿形垫片。套PVA薄膜袋，并绑扎牢固。树脂配方：软树脂、颜色糊（3%）和粉状固化剂（2%）。将树脂调匀，倒入外层PVA薄膜内。在口型边缘处可以适度多留一些树脂，也可直接用软板材高温真空成型内接受腔。这种制作方式更加快捷。

3. 对线、适配　待软树脂固化后，将模型移至台钳并夹紧，尺侧做好开口有利于直接取出模型。从接受腔内侧向外用力，将电极模块推出并修整电极安放处的边缘。患者穿上接受腔后，检查悬吊、压痛点、尺骨茎突、肘关节活动范围、假肢长度、腕关节位置及假肢侧与健侧的对称性，自然下垂位标记好假手和内接受腔的位置关系便于做外接受腔（一般假手虎口位垂直于自然下垂位的前后位）。

（七）外接受腔成型工艺

放置外接受腔电极模块，注意电极模块的方向，标记点朝向近端。用透明胶带从接受腔里面将电极模块密封，围裙边、灌石膏。按照所用腕关节部件的尺寸修整腕关节处的口径；确定电池盒的位置并用橡皮泥固定电池盒模块。在齿形垫片的中心钻直径3.2mm的孔，套1层薄丝袜。打磨硬泡或石膏模型至所有连接部位圆滑过渡，外形优美、自然。在硬泡外涂刮轻腻子并打磨光滑。轻腻子配方：轻腻子＋轻腻子固化剂（3%）。将浸湿的PVA薄膜套在模型上绑扎牢固，不漏气。套2层贝纶袜套，在腕关节、外接受腔的口型处（齿形垫片的位置）粘贴碳纤维条。再套4层贝纶袜套，套PVA薄膜袋。树脂配方：硬树脂、肤色颜色糊（3%）和粉状固化剂（3%）。将树脂调匀，倒入PVA薄膜袋内，封口。确保树脂均匀、无气孔、无爆聚。

（八）组装、完成

将模型固定在台钳上，拆除外层PVA薄膜，用铅笔画出外接受腔口型裁剪线，用刀子裁剪线切割。打磨电池盒模块位置，直至模块外形全部露出；打磨腕关节端部至硬泡模型露出；用风镐去除全部石膏；用电烙铁从内接受腔内部烫穿齿形垫片中心，烫一下电极模块调节孔位置的凸起标志。攻丝：先用直径3.4mm的钻头在齿形垫片中心钻孔，之后用铰杠将M4的丝锥固定，在齿形垫片中心攻丝，用M4螺丝固定内外接受腔，热风枪加热固定螺丝，再次拧紧固定螺丝，使螺丝略陷入外接受腔表面。用锥子在电极模块调节孔位置从外向里推出模块。拆出内接受腔,将硬泡模型从外接受腔中打出。打磨边缘线至光滑,修整固定螺丝长度。粘接电池盒:将电池盒保护模块安放到电池盒内部;将电池盒放入电池盒孔处,并用透明胶带固定,以防止快干树脂流出。用快干树脂从弯管孔处将快干树脂倒入电池盒与外接受腔的连接处。安装电极:电缆线的端部应与线路方向垂直;将电缆线插入连接块的开口槽,之后再一同插入电极连接处,用力按压时确保电极连接柱的位置正确。将两只电极分别装入内接受腔的电极安装口处。

将内接受腔(连同电极)装入外接受腔,将电极电缆线、电池电缆线从腕关节处引出,分别插入接线柱的相应位置,拧紧螺母。之后将连接线组件一起连接手头,一旦安装好则无法修改,故之前确保假手对好线。安装装饰手套:将装饰手套按照做好的假肢定制装饰性假手套。应尽量保持手套的长度,以不影响更换电池。在手套外侧均匀涂抹润滑油,将手套套入手头用力拉手套,使之套好,在此过程中应保持五指分别在正确位置。

四、部分手假肢适合性检查

手部假肢安装完成后,需要对假肢功能进行评定。通常由康复医师、作业治疗师和假肢师对手部假肢外观、功能、舒适和适配等方面进行适合性检查。

装饰性手部假肢主要评估外观是否达到患者需求,如肤色深浅、纹路、指甲色泽及指晕、内填充物的合适度、毛发的要求、尺寸大小、悬吊、拉链安装位置等,同时,要检查残肢穿戴后的舒适度。如有问题,患者提出修改意见再做修改。

功能性手部假肢的评定应包含假肢穿脱、接受腔的适合性、假肢对线、控制系统、假肢长度、假肢的重量。

1. 假肢穿脱 主要检查假肢穿脱的方便性和位置的准确性。单侧截肢患者应能很熟练地穿脱假肢,健侧肢体有功能障碍者,辅助者应能很方便地帮助患者穿脱假肢。穿脱困难会极大地影响患者使用假肢。

2. 接受腔的适合性 佩戴假肢后,应检查接受腔和残肢的适合性和稳定性。接受腔的内壁和残肢的适合性要好,模拟假肢提、拿、推、拉动作对手部假肢施加一定的压力,残肢应无疼痛,骨突处无明显发红及疼痛。

3. 假肢对线 手部功能手假肢对线主要检查手头安装与残肢的相对位置是否准确。掌部肌电手头虎口位置应与正常的生理虎口位置一致。索控手的安装应便于假手在日常生活和工作中发挥代偿作用。

4. 控制系统检查 肌电控制的手部假肢,不论是单通道还是双通道,应检查肌电信号控制假手张合的灵敏度。同时应检查假手在不同位置是否能完全打开和闭合,如在嘴边或裤子前面的纽扣处。

5. 假肢长度 手部功能性假肢应尽量保持与健侧一致,最好不要长于健侧2cm。因手部截去的空间有限,安装功能手一般可能会比健侧手长,在安装时要向患者说明。

6. 假肢重量 肌电掌部假肢一般情况应不重于1kg。

五、手部假肢的使用训练

部分手假肢适配后,正确使用假肢可有效对假肢进行保养并使其发挥功能。装饰性手部假肢主要做好保养和护理的指导,而对于功能手的使用训练包括假肢安装前功能手的知识宣教、控制方式的训练、使用假肢日常生活能力的训练。

1. 装饰性假手指 / 掌部假肢的使用及护理 装饰性手部假肢在适配后，告知患者做好保养和护理的工作，无须特别进行使用训练。保养和护理工作应做好：尽量避免接触污染物；用温水和肥皂水清洗污渍，不用有机溶剂浸洗硅橡胶假肢；不放置在日光下暴晒；防止锋利物体刺破硅橡胶；尽量晚上脱下假肢，让残肢息。

2. 功能手掌部假肢的使用训练 功能性部分手部假肢的使用训练主要是指索控式手部假肢和肌电控制手部假肢的使用训练。可从以下三个方面进行假肢的使用训练。

（1）假肢安装前功能手的知识宣教及选择指导：假肢安装前，对患者所选的功能手的工作原理、控制方式、接受腔的制作方法进行宣教和模拟示范，患者对这些内容掌握越熟练，越能有效地发挥假肢的作用。

（2）假肢控制方式的训练：对于索控式手部假肢，要在假肢安装好后，才能首先从训练患者熟悉假肢和假肢控制系统开始，然后训练手部的开闭动作，先在工作台上做简单的开闭动作，然后再增加水平位移动等变化度高的动作，直到患者熟练为止；对于肌电控制的手部假肢，在假肢制作好之前，可使用肌电信号测试仪，检测肌电信号最佳位置。若使用双通道控制系统，同时要考虑拮抗肌肌电信号干扰的问题，并不是单侧肌群信号最好的位置就一定控制好；若选用单通道控制系统，则选肌电信号强又有利于接受腔外观的位置为好，同时要考虑患者肌肉收缩的习惯位置。确定肌电信号位置后，可使用肌电信号测试仪模拟肌电假手进行训练，或直接使用肌电手头连接肌电信号电极和电源进行训练。对于肌电信号差的残肢，在确定肌电信号位置后，可强化训练 2～4 周。

（3）使用假肢日常生活能力训练：应由掌握假肢的基本操作训练开始，然后进行日常生活能力应用训练，最终进入实用训练。坚持循序渐进，由易到难，由基本动作到复杂动作。

1）基本操作训练：目的是训练患者使用索控系统或肌电信号控制系统控制假手的开闭。可采用插桩板的训练方法锻炼患者使用假肢抓握物体并水平移动的熟练程度。可改变不同大小、形状（方杆、圆杆）的插桩，练习假肢抓握物体的适应力，以增强手部抓握各种物体的能力。见图 6-1-7、图 6-1-8。

2）日常生活能力训练：习惯并掌握功能手的基本训练后，可进入实际训练。训练患者日常生活需要的动作（如吃饭、喝水、化妆、更衣、扫地等）。应用训练和基本训练应分阶段进行。

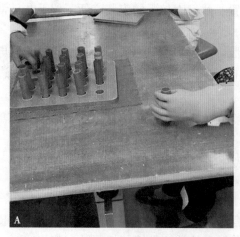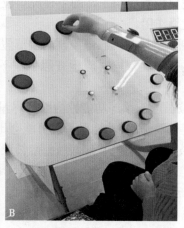

图 6-1-7 使用掌部肌电假肢进行插桩板及触物训练
A. 插桩板训练；B. 触碰不同位置物体灵敏度训练。

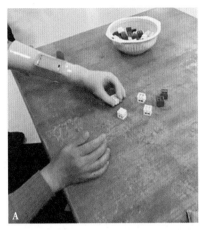
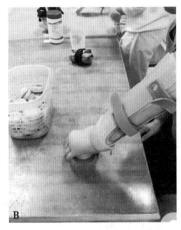
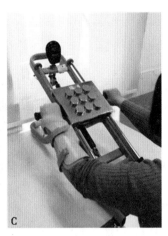

图 6-1-8　使用掌部肌电假肢进行活动训练
A. 抓方形物体；B. 抓圆形物体；C. 辅助健侧手推物。

　　患者在进入应用训练阶段后，应尽可能地增加穿用假肢的时间，除训练外，也应多用假肢。目的是增加患者使用假肢的适应性和习惯性，提高使用效果。

　　练习喝水、化妆、更衣、扫地等一系列动作（图 6-1-9），在治疗室训练指导掌握技巧，也可在日常生活环境中进行实际训练，这样有利于增强患者使用假肢的信心。同时，可以让患者做一些有趣的作业活动，如参与虚拟现实的游戏活动，也是一种有效的熟悉假肢操作的训练方法。

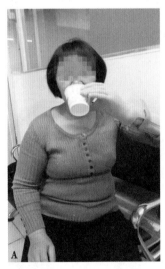
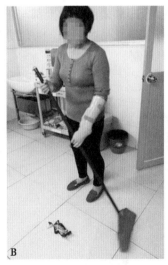

图 6-1-9　使用掌部肌电假肢进行喝水、扫地训练
A. 喝水训练；B. 扫地训练。

　　3）实用训练：是根据患者生活环境、工作场地及实用假肢状况、操作假肢能力等而专门设计的训练程序。实用训练是在患者对假肢习惯后，能熟练操作的情况下进行的。在实用训练阶段，如果需要最终确定正式假肢的结构，应结合使用临时假肢进行训练，对最初的假肢处方进行修改后而确定。实用训练是对掌部假肢使用状况的最终检验。

（吴　文　艾旺宪）

第二节 腕离断假肢适配流程

腕离断术后，失去了手的全部功能，但保存了前臂的旋前和旋后功能，残肢本身功能性强，残肢末端可支持物体，辅助健侧手夹持物体（图6-2-1）。

对于腕部截肢而言，只要有可能，应力争施行腕离断术或经腕骨截肢术。腕离断术的优点是出血少，手术损伤小，因此在伴有其他严重损伤的紧急情况下可以施行，如下尺桡关节正常。桡腕离断后残肢保留了前臂的旋前、旋后功能，旋前、旋后范围可各达到90°。尽管只有50%的旋前或旋后功能可以传递到假肢，但对患者而言，这些动作具有极其重要的价值，因此应尽可能努力保留尺桡关节。经腕骨截肢术中，桡腕关节的屈伸功能也应保留，该功能也能被假肢利用。虽然经腕骨截肢后装配假肢比较困难，但随着假肢制作工艺的改进，目前患者完全可以安装功能良好且美观的腕离断或经腕关节截肢术后的假肢。

腕离断保留了前臂的旋前、旋后功能，故腕离断假肢不必安装旋转功能的腕关节，事实上，也没有足够的空间安装。

腕离断假肢（wrist disarticulation prosthesis）的手头包括各种被动手和主动手，主要是各种装饰手、索控式工具手、肌电手。

1. 装饰性腕离断假肢 由内被动机械手和硅橡胶假手套或内发泡填充的装饰性假手、接受腔、连接件等组成（图6-2-2）。适用于腕离断或前臂残肢过长（保留了前臂80%以上）的患者。这种假肢的特点是重量轻，操纵简便，但具备有限的被动活动功能，可作为辅助手。该假肢配备美容手套，在外观、色泽和表面结构上都与正常手相似，外观逼真。

残肢末端膨出有利于悬吊的残肢，也有助于安装拉链式硅橡胶腕离断假肢。硅橡胶手套可采用标准定制和半定制。

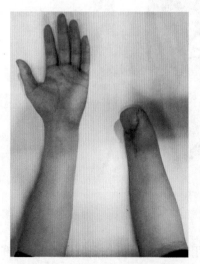

图6-2-1 腕离断截肢术后残肢

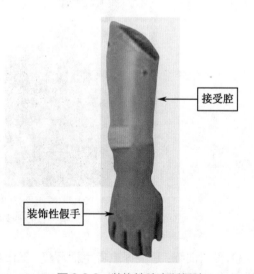

接受腔

装饰性假手

图6-2-2 装饰性腕离断假肢

2. 索控式腕离断假肢 由机械假手、皮制或树脂成型的前臂接受腔和开手的牵引索控装置构成（图6-2-3）。其工作原理：通过另一侧肩关节的活动，使牵引索产生位移变化，变化的位移使机械手产生相应的张合空间。

3. 肌电控制的腕离断假肢　由肌电假手、肌电信号采集控制系统、接受腔等部件组成（图 6-2-4）。一般选用单自由度肌电假手，不选用带旋腕功能的肌电假手，对于经济承受能力较好的患者，可考虑适配多自由仿生假手。肌电假手每增加一个自由度，原则上就需要增加一个微型电机。肌电信号控制系统常用双通道双电极控制系统，对于残肢的一组肌群表皮肌电信号差的患者，也可采用单通道单电极控制系统。接受腔采用双层接受腔的制作方式，内接受腔可采用柔性板材制作或软硬树脂真空成型的方式制作。在常年气温偏高的地区，采用柔性内接受腔，可减少树脂散发的气味，患者对舒适性满意度相对较高。肌电控制的腕离断假肢工作原理：患者通过主动肌肉收

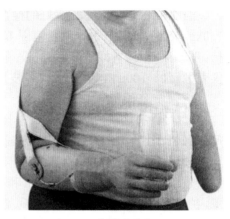

图 6-2-3　索控式腕离断假肢

缩，产生肌电信号，采集控制系统捕捉到一定阈值的肌电信号，控制电机的驱动，从而控制假手的张开和闭合。

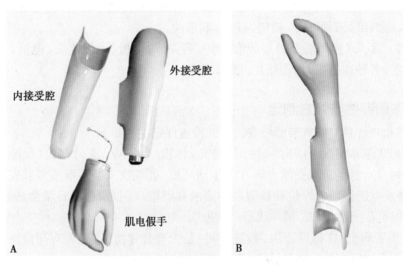

图 6-2-4　腕离断肌电假肢组成（A、B）

一、教学目的

1. 掌握腕离断假肢制作前的宣教、患者评估及处方的制定。

2. 熟练腕离断假肢制作的测量、取型、修型、内外接受腔成型、对线和适配及适合性检查流程。

3. 熟悉部分手假肢的构成和选配要求，了解索控式腕离断假肢的装配工艺。

二、适配前准备

（一）患者准备

初次安装假肢的患者可以提供住院病历、检查报告、X 线平片等医学信息；更换假肢的患者可以提供用过的旧假肢。

（二）评估设备器具

温度和光线适宜、私密性好的检查室；整洁合适的样品陈列柜；身高体重秤：称重范围 0～150kg、精度 ±0.5kg，身高测量范围 100～200cm、精度 ±0.5cm；医用检查床；不带轮子的靠背椅；叩诊锤；医用 X 线观片灯；滑板；假肢肌电测试仪或肌电训练仪［双通测试和显示（屈、伸），仪表量程 0～100μV、精度 ±5μV］；皮尺；专用量角器。

（三）制作设备与工具

真空泵、打磨机、烘箱、锯床、热风枪、充电式手电钻、石膏剪、标记笔、圆珠笔、测量表、皮尺、折尺、卡尺、壁纸刀、锥子、橡胶碗、石膏调刀、平面石膏锉、半圆石膏锤、圆石膏锉、木锉、剪刀、发泡围板、切割管、砂箱、石膏阳型用的铁管、风镐、各种打磨辊、抛光轮、电烙铁、M4 丝锥、铰杠，以及直径 3.2mm、3.4mm 和 4.2mm 的钻头和锥钻、缝纫机、震动锯、水盆、电子秤、口罩、护目镜、护耳、2mm 内六角扳手、锤子。

（四）材料与零部件

1. 材料　石膏绷带、取型袜套（或保鲜膜）、患者防护用品、一次性手套、凡士林、石膏粉、洗衣粉或洗手液、40 目砂纸、泡沫胶带、PVA 薄膜套、滑石粉、电工胶带、砂网、200 目水磨砂纸、透明胶带、酒精、系绳、橡皮泥、浴巾、薄丝袜、硬树脂、软树脂、快干树脂、粉状固化剂、肤色颜色糊、聚乙烯发泡围板、硬泡剂、发泡固化剂、轻腻子、轻腻子固化剂、量杯、搅拌棒、涤纶毡、贝纶袜套、碳纤维、双面胶带、铅笔、硅油、润滑油。

2. 零部件　手头（腕离断专用）、装饰手套、腕关节、电极、电极模块、电池、电池盒、电池盒模块、充电器、各种连接线、齿形垫片、螺丝等。

三、制作前评估与处方制定

1. 患者的检查评估　腕离断假肢安装前的检查评定主要如下。

（1）了解患者基本情况：①年龄、性别、身高、体重；②职业、支付方式（保险、政府项目补助、第三方赔付及自身经济承受能力等）；③生活环境；④初次安装假肢或假肢安装史，以往使用假肢的类型及对旧假肢的评价和新假肢的需求和期望；⑤目前患者日常生活自理能力的评定；⑥个人爱好；⑦心理、认知、精神状态；⑧视力。

（2）了解患者病史：①截肢原因、截肢时间、是否有合并伤；②是否有高血压、糖尿病等基础病史；③是否有过敏史及具体过敏原（有的残肢对铜电极有过敏）。

（3）是否合并其他肢体的障碍情况并记录。

（4）腕离断残肢评定

1）残肢皮肤情况：检查残肢皮肤有无瘢痕、粘连、植皮、溃疡、窦道、肿胀、感觉、温度、颜色、骨突等情况及位置、形状等。

2）残肢疼痛感觉评定：检查有无压痛、神经痛、幻肢痛及疼痛程度，疼痛产生的时间、部位和诱因等。

3）残肢形状描述：如圆柱形、圆锥形等。

4）残肢长度、围长的测量：①残肢长度，残肢侧测量记录从肱骨外髁至残肢末端的距离。双侧上肢截肢时，以身高为基准，按公式算出前臂假肢的长度，即：前臂长（肱骨外上髁至拇指指尖，cm）＝身高（cm）×0.21。肢体长度的测量：患者取坐位或站立位，上肢自然垂于身体一侧，肘关节 90°屈曲，测量记录健侧肢体肱骨外上髁分别至桡骨茎突和拇指指尖的长度。②残肢围长测量时，以肘关节屈曲皱纹处为起点，每隔 3cm 测量到残肢末端的围长。

5）肌力评定：通常采用徒手肌力检测法来判断肌力，国际普遍应用的肌力分级方法是补充6级（0~5级）分级。徒手肌力检测法检查时，必须遵循测试的标准姿势，以提高结果的可比性。检查前，应先用通俗的语言向患者解释，必要时给以示范。检查时先检查健侧上肢后检查残肢，先抗重力后抗阻力，两侧对比。抗阻力必须使用同一强度，阻力应加在被测关节的远端，同时记录双侧上肢各关节主要肌群肌力评价结果。

6）各关节活动范围评定（主动、被动）：测量时要明确上肢各关节的正常活动范围；熟悉关节的解剖、中立位和关节的运动方向；掌握各关节测量时固定臂、移动臂、轴心的具体规定；同一患者应由专人测量，每次测量应取相同位置，使用同一种量角器，便于比较。

7）残肢肌电信号的测量：可通过肌电测试仪，反复测试拮抗作用相对小的屈伸肌群的残肢信号。

8）检查判断残肢及残端对纵向拉伸、压迫力的耐受能力，对切向应力的耐受能力。

2．处方制定　腕离断假肢的装配过程中，对患者进行假肢知识的宣教，让其了解假肢的功能，并根据患者的功能需求，确定是装配装饰性假肢还是功能性假肢。也可根据患者的经济情况，同时安装装饰性和功能性假肢，可使用功能性假肢满足功能需求，也可安装装饰性假肢达到美观的作用。结合患者的需求及残肢情况，充分考虑患者本人及家属意见，指导患者做好腕离断假肢的选择，假肢处方内容具体还包括假肢接受腔形式，装饰性手套色卡的选择、尺寸等，手部装置种类、型号、尺寸等。

四、腕离断假肢制作（以自由腕离断肌电假肢制作为例）

（一）标记、测量、取型和修型

1．准备工作　患者穿上防护用品，在残肢上套薄丝袜或保鲜膜，标记免压部位：尺骨茎突、桡骨茎突、瘢痕、其他骨突或骨质增生部位及敏感部位，标记已确定的电极位置，接受腔边缘线。

2．测量肱骨外上髁到残肢末端的距离　测量从桡骨茎突开始每隔30mm的围长；测量健侧肱骨外上髁到拇指端的长度：用卡尺测量尺、桡骨茎突部位最宽和最窄的宽度。

3．插入切割条或软管，做1个4层厚的石膏绷带条，并在中间剪开小洞备用。

4．先将准备好的石膏绷带条浸湿，覆盖于残肢末端，再用石膏绷带从尺、桡骨茎突部位开始缠绕至肘关节，抹匀石膏浆，用电池盒模块在残肢内侧压出放置电池盒位置；待石膏绷带固化后，在切割条或软管处，做切开标记，用刀切开模型，脱下石膏阴型。

5．将石膏阴型合拢封口，测量尺、桡骨茎突部位宽度，根据该宽度标记开窗位置，用刀切出大小适度的窗口，注意窗口留1个边，不要完全切断；按照标记的边缘线剪出口型并切出电极位置的窗口。

6．在患者残肢上均匀涂抹凡士林，套1层薄丝袜或袜套，在石膏阴型内壁上也均匀地涂1层凡士林，然后将石膏阴型穿到患者残肢上，检查穿脱是否容易，悬吊是否合适，是否能屈肘到最大角度，口型边缘是否合适，电极位置是否正确。

7．阴型试穿完成后，在石膏阴型上标记出矢状面和冠状面的中线，保持两条中线与地面垂直，用石膏绷带封边并封住开窗部位。

8．在阴型内涂刷隔离剂，将其置于砂箱内灌注石膏，插管时注意保持管道与两条中线一致。

9．待石膏固化后，剥除石膏绷带，重新描画标记，用锥子标记出电极位置并复量尺寸；用石膏锉刀将整个模型除骨突区域外修整顺滑，在以鹰嘴为中心5mm区域削减3~5mm，锉平电极位置，然后复量尺寸直到所有围长与测量尺寸一致；削减完成后在尺、桡骨茎突部位增补3mm。

10. 石膏固化后将模型修整顺滑,并用水磨砂纸砂光,放入烘箱,温度80℃,时间10～12小时。

（二）内接受腔成型

1. 从烘箱内取出烘干的石膏阳型,用水磨砂纸砂光粗糙部位,确保没有尖角或锋利的边缘。

2. 用卡尺测量尺、桡骨茎突部位宽度,向残肢近端标记出同宽度位置,以该长度做两条宽25mm、厚1mm的聚乙烯（PE）板。

3. 用湿毛巾将PVA薄膜紧紧包裹5分钟,将PVA薄膜较宽的一端剪下一小块并拉敷于石膏阳型顶端,待PVA薄膜干燥定型后,剪掉多余的PVA薄膜,在剩余的PVA薄膜中撒适量滑石粉,并将其套在石膏阳型上,将底端绑扎于真空管上,打开真空泵内膜阀门,检查是否漏气。

4. 剪两块稍大于电极模块的涤纶毛毡并按照电极模块大小开窗,将电极模块固定于模型电被位置并将涤纶毛毡置于其底部。

5. 将4个齿形垫片用M4的丝锥攻丝;根据模型大小缝制涤纶毛毡套,将其拉伸套于模型上,再套1层贝纶袜套。在窗口边缘20～25mm处均等放4个齿形垫片,在齿形垫片上贴碳纤维布盖住垫片;在开窗区域放置准备好厚1mm的PE板,在窗口旁边放1个厚1mm、宽25mm、长30mm的PE板;再套下3层纱套,套外层PVA薄膜。

6. 根据模型大小倒适量软树脂,按2%～3%比例加入颜色糊搅匀,再按2%比例加入固化剂搅匀,然后将调好的软树脂倒入PVA薄膜,静置2分钟左右,均匀地将树脂分布于模型边缘线位置,保证树脂颜色均匀无气泡。

（三）对线、适配

1. 树脂固化后用刀切除近端边缘线以外的部分,同时画出开窗部位,用刀轻轻切开上半部分的3个边,取出PE板。再反方向切开下半部分的3个边。

2. 在打磨机上轻轻磨出电极模块,再将接受腔从模型上取下,取出电极模块,将接受腔边缘及开窗部位的边缘打磨光滑。

3. 在患者残肢端套1层短袜套。将打磨好的接受腔穿在患者残肢上,检查穿脱是否容易,屈肘时接受腔边缘是否有影响,尺骨茎突和桡骨茎突部位是否有压痛。

4. 试穿完成后,将接受腔套回原来的模型,用胶带固定开窗的部位,同时将外接受腔抽真空,电板模块放置于电极位置。

5. 将PVC膜用热风枪加热,取适量滑石粉辅助,将PVC膜套在内接受腔上,在末端将膜口扎紧,或在接受腔外面缠绕保鲜膜。

6. 用泡沫胶带在垫片的位置围一圈,将厚1mm的PE板围在内接受腔上,形状为圆柱形,该圆柱的中轴线应与残肢的中轴线一致。

7. 调适量硬发泡剂,搅匀后倒入PE板,发泡应略高于内接受腔顶部。

8. 待发泡固化后,剥除PE板,磨平发泡顶端,保持顶端平面与接受腔中轴线垂直,高度与内接受腔平齐,将腕关节盘置于发泡顶端,关节盘中心点应处于接受腔中轴线上,沿腕关节盘外侧标记其位置。

9. 取下发泡,打磨出形状,远端应打磨至腕关节盘的标记处;打磨完成后,重新将发泡放置在内接受腔上;在腕关节盘上涂1层凡士林,并在上面涂抹轻腻子,然后将腕关节盘放置在发泡顶端,待腻子固化后取下腕关节盘,将顶端修平。

10. 在打磨好的发泡上薄薄刮1层轻腻子,待其固化后将表面打磨光滑并画出电池盒的位置,用锉刀将放置电池盒的部位锉平,深度到内接受腔表面即可,然后放置电池盒,用橡皮泥固定并过渡电池盒周围。

（四）外接受腔成型工艺

1. 用手电钻钻出齿形垫片孔　在模型上套 1 层薄丝袜。用湿毛巾将 PVA 薄膜紧紧包裹 5 分钟，取出后焊接薄膜顶端，吹气检查薄膜有无气孔或破损，检查完毕后将其套于模型上，底端绑扎于真空管上，打开真空泵内膜阀门，检查是否漏气。

2. 将腕关节盘置于模型顶端　注意在腕关节盘保护盖上有 RA 字母的位置应与桡骨位置一致，套 3 层贝纶袜套并在腕关节盘的槽中用细绳将 3 层袜套系牢，之后将 3 层袜套一起翻下，共计 6 层袜套；在第 3 层与第 4 层之间的腕关节盘处和 4 个齿形垫片处贴 1 层碳纤维布。

3. 根据模型大小倒适量硬树脂　按 2%～3% 比例加入颜色糊搅匀，再按 2% 比例加入固化剂搅匀，然后将调好的硬树脂倒入 PVA 薄膜，静置 2 分钟左右，均匀地将树脂分布于模型边缘线位置，保证树脂颜色均匀无气泡。

（五）组装完成

1. 用震动锯或刀沿口型边缘切开，掏出接受腔内的石膏，轻轻打磨出电池盒的 4 个边，将电烙铁加热后从内接受腔内部向外烫穿齿形垫片的中心孔，用手电钻钻出 4 个齿形垫片孔，再用 M4 的丝锥攻丝，用内六角螺钉固定，用热风枪适度加热螺钉部位，以确保螺钉和外接受腔过渡平整。

2. 取出电池盒，退出 4 个内六角螺钉，分离内外接受腔，取出发泡，用刀轻轻撬开腕关节盘保护盖，在打磨机上将内接受腔沿边缘线打磨光滑，外接受腔边缘低于内接受腔边缘 10mm，打磨光滑。

3. 切开内接受腔窗口旁另一块 PE 板的一端，抽出 PE 板，将切口边缘修整光滑，将调好的快干树脂用胶枪注入预留槽，准备一根 25mm 宽、长度为内接受腔一圈半的搭扣带，将一端插入预留槽内。

4. 在外接受腔上画出与内接受腔搭扣带预留槽相对应开口位置，先用手电钻钻出开口的两端，再用震动锯切开，用什锦锉将开口部位修整光滑。

5. 将电池模块放入电池盒，再将电池盒放置于外接受腔对应位置，用胶带将其固定，用快干树脂从外接受腔内壁粘接固定。

6. 将电极放入电极孔中，连接电极线和电源线。

7. 将内接受腔插入外接受腔中，从外接受腔预留的切开口处拉出搭扣带，用 4mm 内六角螺钉连接内外接受腔。

8. 连接手头，先将金属圈上有凸起的一面朝向手头的腕关节，并扣紧与手头的腕关节处，再将 2～3 片薄的间隙调整片放置于金属圈的凹槽中，为了容易放置，可以在间隙调整片之间涂抹少许硅油，放置黑色橡胶圈。最后插接手头连接电缆，再用特制扳手将手头拧上，调整手头位置，保持虎口朝前。

9. 在搭扣带开口处粘接长度适中的勾面搭扣带，套上外装饰手皮，安装电池即可。

五、适合性检验

（一）检查评估

1. 检查接受腔松紧是否适度。

2. 检查接受腔悬吊是否良好，穿脱是否容易。

3. 检查关节屈曲到最大角度时是否受限。

4. 检查是否能在任意位置开闭手。

（二）可能出现的问题和修正

1. 接受腔悬吊太松　解决方法：调整内接受腔开窗部位，贴垫子或调整搭扣带。

2. 开闭手困难　解决方法：调整开闭手电极增益。

3. 手臂下垂时无法开闭手　解决方法：调整接受腔容积。

（三）基本训练方法（可参考半掌肌电假肢训练的方法）

1. 训练患者如何正确穿脱假肢。

2. 训练患者如何正确控制开闭手。

每个厂家的肌电手头有所差异，采用不同厂家的手头时，请阅读说明书，操作流程基本相同。

（吴　文　艾旺宪）

第三节　前臂假肢适配流程

前臂截肢时，除部分骨骼被切断外，肌肉、神经、血管、皮肤都会根据截肢的长度而被相应切除。被切除部分原有的生理功能也会随之丧失。

上肢的主要功能是完成日常生活需求和劳动，其中精细运动主要通过双手完成。上肢其他的关节配合手的作业，各自承担相应的功能，如肘关节的屈伸、旋转等。

前臂最重要的功能之一是做旋转动作。前臂截肢后会丧失一部分前臂的旋前和旋后功能。残肢的长短会直接影响前臂回旋能力。前臂的长度是在肘关节屈曲 90° 时，前臂回旋于中立位，从肱骨外上髁到尺骨茎突的长度；而残肢长度是指肱骨外上髁到残肢末端的长度。本节将前臂残肢长度分为长残肢、中残肢、短残肢、极短残肢四个部分，并进行相关介绍。

1. 前臂极短残肢　是指残肢长度占健侧前臂长度的 35% 以下。此时控制残肢旋转的肌肉基本都被切除，所以残肢没有旋转的能力。但因为保留了肘关节，所以肱二头肌较完整。残肢一般处于旋后位。在假肢装配过程中，虽然极短残肢的装配难度较大，装配后的功能不佳，但是因为前臂极短假肢保留了肘关节，所以患者保留了屈肘和伸肘的功能。这个功能对于患者来说是非常重要和有价值的，因此，应尽力保留肘关节及其功能。

2. 前臂短残肢　为前臂的残肢长度占健侧前臂长度的 35%～55%，残肢的旋转范围为 60° 以下。控制前臂旋前的旋前方肌全部被切除，旋前圆肌只保留一部分；控制前臂旋后的旋后肌、肱桡肌、肱二头肌基本上不受影响。

3. 前臂中残肢　为残肢长度占健侧前臂长度的 55%～80%。在这种情况下，控制前臂旋转的肌群稍受影响，旋转的能力比长残肢稍弱，残肢的旋转范围能达到 60° 以上。虽然残肢的旋转能力稍差，但保留的残肢长度有利于假肢装配后发挥出更大的功能，也是较为理想的截肢平面。

4. 前臂长残肢　为前臂的残肢长度占健侧前臂长度的 80% 以上。残肢长度较长，杠杆臂也较长。此时控制前臂旋转的肌肉，如旋前圆肌、旋前方肌、旋后肌和肱二头肌都被保留，仅止于桡骨茎突，控制前臂屈曲、旋转和保持正中位的肱桡肌被切除了少部分，但总体上控制前臂旋转的肌群都保持完整。因此，残肢的旋转范围大于 100°。从保留前臂功能的角度来看，前臂长残肢为理想的截肢平面。

前臂假肢（trans-radial prosthesis）主要由接受腔、操作系统、连接件、铰链、腕关节及手部装置组成。不同功能的前臂假肢在功能和外观上都有较大的区别。

1. 装饰性前臂假肢 又称为美容前臂假肢，主要用于弥补外观上的缺失，仅起到外观装饰和平衡身体的作用。装饰性前臂假肢的重量轻，操作简单，只需掌握如何穿脱和日常维护即可。适用于不同的截肢平面、肌力、形状的残肢。其主要的结构如下。

（1）手部装置：主要是代偿手的外形和功能的部件。种类多样，大致分为两种类型：装饰手，由泡沫材料模塑成型，与残肢相连，定位于前臂上；被动型手部装置，由机械手架、内手套和美容手套组成。以拇指、示指和中指为主要手指架，可以被动控制手的张合。

（2）腕关节：是前臂装饰性假肢的主要部件之一，也是手头和接受腔的连接部件。种类较多，可以被动地调整手的旋转。

（3）接受腔：起连接假肢与残肢的作用。由于装饰性前臂假肢的重量较轻，接受腔可做单层腔体，也可以做双层腔体。通过对肘关节内外髁上软组织压缩来实现悬吊，不需外加悬吊装置。

2. 功能性前臂假肢

（1）索控式前臂假肢：具有间接力源的自身力源型假肢，是主动型手的一种。通过残肢运动及肩带控制系统完成手的开合功能，实现手部抓握的基本动作。患者装配索控式前臂假肢后，需要通过训练来掌握控制假肢的方式。装配索控式前臂假肢对残肢的长度、肌力、形状等条件没有要求。随着技术的发展，假肢产品也越来越趋向于智能化，装配索控式前臂假肢的患者也越来越少。索控式前臂假肢主要结构如下。

1）手部装置：根据索控式前臂假肢的手部装置控制手指开闭动作的不同方式，可分为以下两种。常闭式假手：包括三个承担主要功能的手指机械架（拇指、中指、示指）。通过牵引索控制假手手指的张开，再根据弹簧的张力闭合手指。其余两指用泡沫材料填充，外部套上用PVC或硅橡胶材料制成的手形美容手套。②常开式假手：机械主架由拇指和与拇指对应的示指、中指组成。通过控制索拉紧完成手的闭合动作，在任意抓握位置都可自动锁紧。其余两手指用泡沫材料填充，外部通常会套上PVC或硅橡胶材料的美容手套。

2）腕关节机构：索控式前臂假肢的腕关节类型多样，它是接受腔与假手之间的连接桥梁，用于固定手部装置、拆卸或更换手部装置、调节手部装置的旋转或屈伸角度等。不同的腕关节通过不同的连接方式与假手相连：摩擦式腕关节，通过旋紧腕关节与手部装置上螺栓之间的摩擦力来控制手部装置的旋转；快换式腕关节，为弹簧卡槽结构，手部装置上有专用连接头，可以迅速地更换手部装置；可屈曲腕关节，与手部装置连接后，通过手动方式来达到被动屈腕，并有2～3个屈曲角度的位置可随意锁定；万向式腕关节，与手部装置相连接的一面是球面结构，可以将手部装置与腕关节的半球面任意位置固定；旋腕式腕关节，可以利用前臂的回旋动作使手部装置随意锁定。

3）牵引索控制系统：主要通过一根绳索进行假手手指开合（抓握）的单一控制的系统。由背带、牵引索、牵引索套管和控制套管走向的导向架组成。背带由腋窝套环、前臂吊带的控制索带组成，固定绕于健侧肩部；下方用吊环与控制索相连，并用皮带扣调节控制索带的松紧。背带与手部装置之间通过牵引索，将肩、肘部的力和运动传递到手部装置。患者利用双肩及残肢侧上臂的前屈动作，使背带吊环与固定于上臂围箍的导向架之间距离增大，从而拉动控制索带打开假肢的手指。

现代索控式前臂假肢的接受腔已经由过去皮革或塑料制的插入式接受腔，利用肘铰链和上臂环带进行悬吊，改为合成树脂抽真空成型制作的全接触接受腔，利用肱骨髁和尺骨鹰嘴悬吊，减去了肘铰链和上臂环带，避免了对上臂的束缚，佩戴使用轻便。

（2）体外力源前臂假肢

1）肌电前臂假肢：肌电前臂假肢通过放置在接受腔与残肢屈／伸肌群相对应位置上的电极感应皮肤传导的肌电信号控制手部开合，达到与患者意志相一致的动作。对残肢屈／伸肌群的肌力、保留的长度和关节活动度等都有要求。

肌电前臂假肢属于体外力源，与自身力源的前臂假肢相比，增加了控制能源，即在前臂接受腔上安装了充电蓄电池。皮肤上传导来的微电压肌电增幅通过电极单元内的增幅装置导入继电器。继电器收到从电极传导过来的肌电信号后起反应，电池的电流流入电动机。

肌电前臂假肢是由手部装置、腕关节、功能器件、能源装置、内外双层接受腔组成。

①手部装置：每种手部装置都有很多不同的型号和控制系统。主要有快换式电动手和快换式电动夹两种，均为由装有带减速器的电动机和继电器的三个手指（拇指、中指、示指）组成的机械手架，用来操纵抓握动作；区别是前者与前臂之间借助快换接头和腕关节达到机械和电气连接；后者是借助腕机械装置连接而达到机械型无导线的连接。这两种结构装置不仅可以调整手的旋前、旋后位置，而且可以互换。装有第四和第五指的内手套套在机械手架上。手的外形、色泽和表面纹理上都模拟了正常人手。

②腕关节：带有连接器和同轴插座，可以随时更换手部装置，也可以允许被动调整到所要求的旋前、旋后位置。根据残肢长度可以选择被动旋腕装置和电动旋腕装置。电动旋腕装置内由积层成型环、连接器、同轴插头构成，腕关节有一定的长度，所以不适合前臂长残肢的患者。

③功能器件：包括肌电电极、连接肌电电极和蓄电池的导线等，除肌电电极是与皮肤接触外，其余的功能部件均放置在内外接受腔之间的夹层空间。

④能源装置：是由安装在接受腔外壁上、带有控制开关的电池盒与一个 6V 的可充电蓄电池组成，为肌电假肢控制假手的功能活动提供电能。

⑤接受腔：肌电前臂假肢的接受腔是由一个以肱骨内外髁与尺骨鹰嘴为悬吊机制的内接受腔和一个形似前臂形状的臂筒外接受腔构成。外接受腔主要作用是固定电池盒、包容覆盖功能器件并与腕关节连接。

2）电动前臂假肢：对前臂残肢在接受腔内运动进行控制，以微型电机作为腕关节或手部装置的动力，完成手部的张合。其结构与肌电假肢相同，只是控制假肢的方式不同。适合于不同截肢平面，特别是屈／伸肌群肌力较弱，达不到安装肌电前臂假肢的条件，同时又需要功能性前臂假肢的患者。

一、教学目的（以前臂单自由度肌电控制假肢为例）

1. 掌握前臂肌电假肢制作前的宣教、患者评估及处方制定。

2. 熟练前臂肌电假肢制作的测量要点和操作流程（取型、修型及中等长度的前臂单自由度肌电控制假肢的制作流程）。

3. 熟悉前臂肌电假肢使用训练及保养要求。

二、适配前的准备

（一）患者准备

初次安装假肢的患者可以提供住院病历、检查报告、X 线平片等医学信息；更换假肢的患者可以提供用过的旧假肢。

（二）评估设备器具

温度和光线适宜、私密性好的检查室；整洁合适的样品陈列柜；身高体重秤：称重范围 0～150kg，精度±0.5kg，身高测量范围 100～200cm、精度±0.5cm 的测量尺；医用检查床；不带轮子的靠背椅；叩诊锤；医用 X 线观片灯；滑板；假肢肌电测试仪或肌电训练仪［双通直测试和显示（屈、伸），仪表量程 0～100μV、精度±5μV］；皮尺；专用量角器。

（三）制作设备与工具

真空泵、打磨机、烘箱、锯床、热风枪、充电式手电钻、石膏剪、标记笔、圆珠笔、测量表、皮尺、折尺、卡尺、壁纸刀、锥子、橡胶碗、石膏调刀、平面石膏锉、半圆石膏锤、圆石膏锉、木锉、剪刀、发泡围板、切割管、砂箱、石膏阳型用的铁管、风镐、各种打磨辊、抛光轮、电烙铁、M4 丝锥、铰杠、钻头（直径 3.2mm、3.4mm 和 4.2mm）、锥钻、缝纫机、震动锯、水盆、电子秤、口罩、护目镜、护耳、2mm 的内六角扳手、锤子。

（四）材料与零部件

1. 材料　石膏绷带、取型袜套（或保鲜膜）、患者防护用品、一次性手套、凡士林、石膏粉、洗衣粉或洗手液、40 目砂纸、泡沫胶带、PVA 薄膜套、滑石粉、电工胶带、砂网、200 目水磨砂纸、透明胶带、酒精、系绳、橡皮泥、浴巾、薄丝袜、硬树脂、软树脂、快干树脂、粉状固化剂、肤色颜色糊、聚乙烯发泡围板、硬泡剂、发泡固化剂、轻腻子、轻腻子固化剂、量杯、搅拌棒、涤纶毡、贝纶袜套、碳纤维、双面胶带、铅笔、硅油、润滑油。

2. 零部件　手头、装饰手套、腕关节、电极、电极模块、电池、电池盒、电池盒模块、充电器、各种连接线、齿形垫片、螺丝等。

三、制作前的评估与处方制定

1. 患者的检查评估　前臂肌电假肢安装前的检查评定主要如下。

（1）了解患者基本情况：①年龄、性别、身高、体重；②职业、支付方式（保险、政府项目补助、第三方赔付及经济承受能力等）；③生活环境；④初次安装假肢或以往假肢安装史，以往使用假肢的类型及对旧假肢的评价和新假肢的需求和期望；⑤目前患者日常生活自理能力的评定。

（2）了解患者病史：①截肢原因、截肢时间、是否有合并伤；②是否有高血压、糖尿病等病史；③是否有过敏史及具体过敏原。

（3）是否合并其他肢体的障碍情况并记录。

（4）残肢评定

1）肌力评定：通常采用徒手肌力评定方法判断肌力，国际普遍应用的肌力分级方法是补充 6 级（0～5 级）分级。徒手肌力检查时，必须遵循测试的标准姿势，以提高结果的准确性。检查前，应先用通俗的语言向患者解释，必要时给予示范。检查时先检查健侧肢体，后检查患侧肢体，先抗重力检查后抗阻力检查，将健侧与患侧进行对比。抗阻力必须使用同一强度，阻力应加在被测关节的远端，同时记录双侧上肢各关节主要肌群肌力的评估结果。

2）各关节活动范围评定（主动、被动）：测量时要明确上肢各关节的正常关节活动范围；熟悉关节的解剖构成、中立位和关节的运动方向；掌握各关节测量时固定臂、移动臂、轴心的具体规定；同一患者应由专人测量，每次测量应取相同位置，使用同一种量角器，便于比较。

3）残肢皮肤情况：检查残肢皮肤有无瘢痕、粘连、植皮、溃疡、窦道、肿胀、感觉、温度、颜色、骨突等情况。若有，需要具体描述这些情况的位置、形状等。

4）残肢疼痛评定：检查有无压痛、神经痛、幻肢痛及疼痛程度，疼痛产生的时间、部位和诱因等。

5）残肢形状描述：如圆柱形、圆锥形等。

6）肢体长度的测量：患者取坐位或站立位，上肢自然垂于身体一侧，肘关节屈曲90°，测量记录健侧肢体肱骨外上髁分别至桡骨茎突和拇指指尖的长度，患侧肱骨外髁至残肢末端的距离。双侧上肢截肢时，以身高为基准，按公式算出前臂假肢的长度：前臂长（肱骨外上髁至拇指指尖，cm）＝身高（cm）×0.21。

7）残肢围长的测量：测量时，以肘关节屈曲皱纹处为起点，每隔3cm测量到残肢末端的围长。

8）残肢肌电信号的测量情况，可通过肌电测试仪，反复测试拮抗作用相对小的屈伸肌群的残肢信号。

9）检查判断残肢及残端对纵向拉伸、压迫力的耐受能力，对切向应力的耐受能力。

2. 处方制定　前臂假肢处方制定的依据方法与腕离断假肢相似。与腕离断假肢处方不同的是前臂假肢在接受腔式、腕关节种类、手部装置种类和悬吊方式的选择上更加广泛。残肢长度不同的前臂截肢患者适合的前臂接受腔形式的选择也不同，如短残肢比较适合明斯特式接受腔；中长、长残肢较适合诺斯伟思顿式接受腔；超长残肢为了不影响残肢残存旋转功能利用的情况下可以选择依靠吊带的插入式接受腔。同为前臂肌电假肢，残肢长度不同的前臂截肢使用效果也不同。与其他部位的肌电假肢相比，前臂肌电假肢的使用效果相对理想，但前提是残肢应有一定强度的肌电信号。如果有释放肘关节的需求，也可以选择硅胶套解决悬吊；如果是双上肢截肢，一般至少有一侧建议选择功能性假肢。总之，综合患者基本情况、全身情况和肢体残缺障碍情况，通过与患者及家属沟通，结合不同种类前臂假肢的优缺点，选择制定适合的装配方案，确定前臂假肢种类，假肢处方内容还应包括假肢接受腔形式，腕关节型号、尺寸等，手部装置种类、型号、尺寸等。

四、前臂假肢制作

（一）测量、取型、修型

1. 准备　患者穿防护用品，在残肢上套上薄丝袜或保鲜膜，重新标记已确定的电极位置。

（1）标记免压部位：尺骨鹰嘴、肱骨内髁、肱骨外髁、其他骨突或骨质增生部位及敏感部位、肘窝处的宽度（图6-3-1）。

（2）画出口型轮廓线、测量线。

2. 长度测量　按照测量线测量各部位围长、残肢长度、肘窝的宽度、健侧前臂长度。

3. 取型　用4层非弹性石膏绷带制作口型片（图6-3-2），患者的残肢处于屈曲90°位置，将口型片浸水后敷在残肢上（图6-3-3），其余部位用非弹性石膏绷带缠绕。

待石膏绷带即将固化时，嘱患者残肢不要用力，操作者一手握住残肢末端，并稍用力将残肢推向最大屈曲位；另一只手用手掌心抵住尺骨鹰嘴、用拇指与示指握住肱骨内外髁上缘（图6-3-4），等待石膏绷带固化。

石膏绷带固化后，首先沿着石膏阴型接受腔的后沿剪开，使患者残肢能够完全伸展；之后剪开其余部位，将接受腔取下。修阴型口型，用刀切开电极位置，阴型末端。阴型适配：检查口型、电极位置误差、接受腔长度、悬吊、残肢屈曲角度等。

4. 修型　将剪开的部位用石膏绷带封闭，围裙边（图6-3-5）；待裙边固化后在阴型内部灌注石膏分离剂（凡士林、肥皂水或洗衣粉水等均可）；灌注石膏阳型（图6-3-6）。

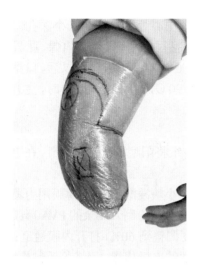

图 6-3-1　前臂免荷部位

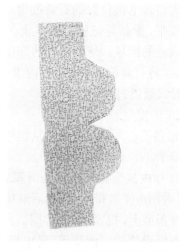

图 6-3-2　前臂石膏绷带的裁剪

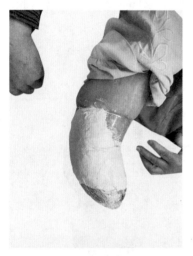

图 6-3-3　石膏绷带口型片的使用

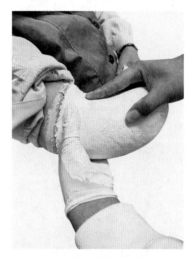

图 6-3-4　取型手法要求

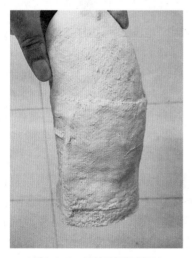

图 6-3-5　石膏阴型围裙边

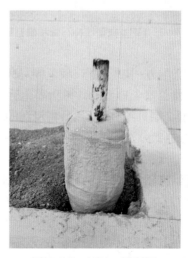

图 6-3-6　灌注石膏阳型

首先切开电极位置的石膏绷带,在调整后的电极位置中心处用锥子扎 1 个深孔;剥开全部石膏绷带,重新标记所有的画线。填补石膏的位置,包括尺骨鹰嘴、肱骨内髁、肱骨外髁和肘窝线以远的区域。修整石膏的部位,包括电极位置(图 6-3-7)及电极位置以远、口型线。打磨光滑后,将石膏阳型放入烘箱内烘干。烘箱设置温度为 90℃,时间至少 12 小时,注意务必将烘箱的排风通道打开。

(二)内接受腔成型工艺

1. 准备工作 将石膏阳型从烘箱中取出,用 200 目砂纸将阳型再次打磨光滑,在电极位置用平锉修平。

2. 制作内接受腔 将 PVA 薄膜袋用湿浴巾浸润,剪一小块浸润的 PVA 薄膜用力覆盖在阳型末端,并用电工胶带固定,然后减掉多余的 PVA 薄膜,将滑石粉倒入剩余的 PVA 薄膜袋内并套在石膏阳型上,拉紧,绑扎牢固。打开真空泵,将真空度调整到 60%,打开内膜通道;撕开内接受腔电极模块的双面胶带,将电极模块粘贴于石膏阳型的电极位置;用涤纶毛毡按图 6-3-8 所示放置于电极模块下面;用缝纫机将按照石膏阳型的形状裁剪好的涤纶毛毡缝合,套在石膏阳型上;套 2 层贝纶袜套,并在两层之间按图示放置齿形垫片(图 6-3-9)。套 PVA 薄膜袋,并绑扎牢固。

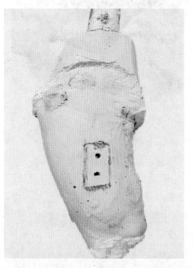
图 6-3-7 石膏阳型修型填补石膏和修石膏位置

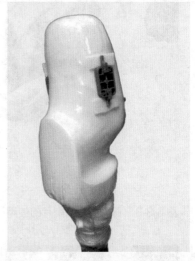
图 6-3-8 电极模块粘贴于石膏阳型的电极位置

树脂配方:快干树脂、颜色糊(3%)和粉状固化剂(1%)。将树脂调匀,覆盖在齿形垫片上,但不能覆盖整个口型圈。树脂固化后,将表面的 PVA 薄膜袋去除,用木锉或 40 目砂纸将表面打毛;套 2 层贝纶袜套,然后将浸湿的 PVA 薄膜袋套好。树脂配方:软树脂、颜色糊(3%)和粉状固化剂(2%)。将树脂调匀,倒入 PVA 薄膜内。在口型边缘处可以适度多留一些树脂。

(三)对线、适配

待软树脂固化后,将模型移至台钳并夹紧。模型在台钳上的位置:矢状面,模型背侧与地面垂直;冠状面,模型的前面与地面垂直。用保鲜膜包好模型,在垫片位置粘贴一圈泡沫胶带,用聚乙烯发泡围板围好并用透明胶带固定,保证发泡剂不会泄漏。将硬泡剂与发泡固化剂按照 1:1 的比例搅拌均匀配制成发泡剂,并迅速倒入发泡围板,务必使发泡均匀。拆除发泡围板,按照健侧前臂长度用带锯截取相应长度;用壁纸刀将接受腔口型割开,用风镐拆除石膏。

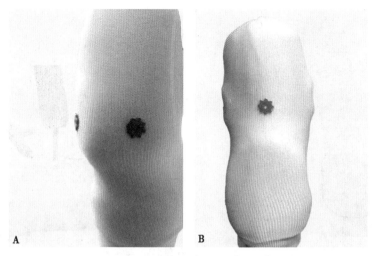

图6-3-9 放置齿形垫片(A、B)

将硬泡与接受腔分离,用打磨机打磨电极位置,露出电极模块。上述发泡步骤,也可用石膏灌注的方法代替(图6-3-10)。

从接受腔内侧向外侧用力,将电极模块推出并修整电极安放处的边缘。患者穿上接受腔。检查内容包括悬吊、压痛点位置、肱骨内髁位置、肘关节活动范围、假肢长度、腕关节位置及假肢侧与健侧的对称性。

（四）外接受腔成型工艺

放置外接受腔电极模块,注意电极模块的方向。用透明胶带从接受腔里面将电极模块密封,围裙边,灌石膏。按照所用腕关节部件的尺寸修整腕关节处的直径;确定电池盒的位置并用橡皮泥固定电池盒模块。在齿形垫片的中心钻直径3.2mm的孔,套1层薄丝袜。打磨硬泡模型至所有连接部位圆滑过渡,外形优美、自然。在硬泡外涂刮轻腻子并打磨光滑。轻腻子配方:轻腻子和轻腻子固化剂(3%),将两者调匀。将浸湿的PVA薄膜套在模型上,并绑扎牢

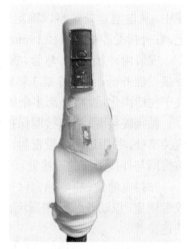

图6-3-10 石膏灌注方法代替发泡

固、不漏气。套2层贝纶袜套;在腕关节、外接受腔的口型处即齿形垫片的位置粘贴碳纤维条。再套4层贝纶袜套,套PVA薄膜袋。树脂配方:硬树脂、肤色颜色糊(3%)和粉状固化剂(3%)。将树脂调匀,倒入PVA薄膜袋内,封口。确保树脂均匀、无气孔、无爆聚。

（五）组装、完成

将模型固定在台钳上,拆除外层PVA薄膜,用铅笔画出外接受腔口型裁剪线,用刀子沿着图6-3-11所示的裁剪线切割。

打磨电池盒模块所在的位置,直至模块外形全部露出;打磨腕关节端部至硬泡模型露出;用风镐将全部石膏去除;用电烙铁从内接受腔内部烫穿齿形垫片中心,烫一下电极模块调节孔位置的凸起标志。

攻丝:先用直径3.4mm的钻头在齿形垫片中心钻孔,之后用铰杠固定M4丝锥,在齿形垫片中心攻丝,用M4螺丝固定内外接受腔,热风枪加热固定螺丝,再次拧紧固定螺丝,使螺丝略陷入外接受腔表面(图6-3-12)。用锥子在电极模块调节孔的位置从外向里推出模块。

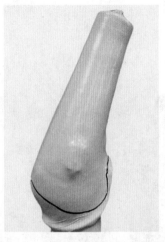
图6-3-11　外接受腔口型裁剪线

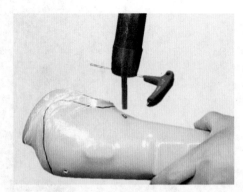
图6-3-12　与内接受腔连接的螺丝略陷入外接受腔表面

拆除内接受腔，将硬泡模型从外接受腔中打出。打磨边缘线至光滑，修整固定螺丝长度。安装牵引孔：在内接受腔底部打直径19mm的孔，将弯管穿入孔中，再将内接受腔装入外接受腔中，从电池盒处观察以确定弯管穿出外接受腔的位置，并在外接受腔外部的相应位置做标记，在外接受腔处打直径19mm的孔。

安装内外接受腔、弯管，保证内接受腔内部的弯管处弯管不外露，弯管多余的部分露出到外接受腔外部；至少拧紧3颗固定螺丝，从电池盒孔处用快干树脂粘接弯管与内接受腔外部。快干树脂固化后，将外部多余的弯管锯掉，并打磨光滑。

粘接腕接圈：将腕接圈保护模块安放到腕接圈内部，对正卡槽。把腕接圈放入外接受腔的腕关节处，并用透明胶带密封，防止快干树脂流出。用快干树脂从电池盒孔处将快干树脂倒入腕接圈与外接受腔的连接处。

粘接电池盒：将电池盒保护模块安放到电池盒内部。把电池盒放入电池盒孔处，并用透明胶带固定，以防止快干树脂流出。用快干树脂从弯管孔处将快干树脂倒入电池盒与外接受腔的连接处。

安装电极：电缆线的端部应与线路方向垂直，在电极的插线口处注入硅油；将电缆线插入连接块的开口槽，之后再一同插入电极连接处，用力按压时确定电极连接柱的位置正确（图6-3-13）。将两只电极分别装入内接受腔的电极安装口处。

安装接线柱与齿圈：将接线柱插入齿圈内，注意接线柱的凸起需要对准齿圈的缺口；再将锁紧环卡入接线柱的槽中。

安装电池电缆线：将电池电缆线从电池盒的长槽中穿过，并扣紧。电池电缆线的插头应注入硅油。

将内接受腔（连同电极）装入外接受腔，把电极电缆线、电池电缆线从腕关节处引出，分别插入接线柱的相应位置，拧紧锁紧螺母。之后将连接线组件一起装入腕接圈并卡在卡槽中，最后将锁紧圈安装到位。

插入手头，并小角度旋转，以确保手头安装到位。

安装装饰手套：将装饰手套按照患者要求截短，应尽量保持手套的长度，以不影响更换电池为好；在手套外侧均匀涂抹润滑油，将手头套入手套用力拉手套，使之套好，在此过程中应保持五指分别在正确位置（图6-3-14）。

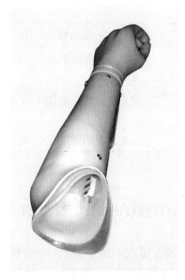

图 6-3-13 电极连接安装正确位置

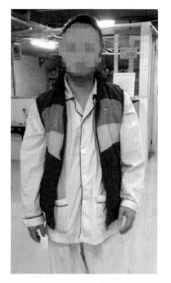

图 6-3-14 安装好装饰手套后的肌电假肢

五、适合性检验

（一）检查评估

检查评估内容见表6-3-1。

表 6-3-1 检查评估具体内容

项目	检查方法	检查标准	修改方法
假肢长度	测量假肢侧长度并比较双侧对称性	假肢侧长度与健侧长度一致或不短于10mm	—②
假肢外观	观察双侧外观对称性	外形美观，双侧对称，患者基本满意	—②
肘关节活动度①	比较穿戴假肢与残肢的肘关节屈曲度、前臂旋转角度	肘关节屈曲度应一致，将前臂旋转角度损失降到最小	修改接受腔口型
力量耐受	用力向下拉假肢	无明显的压痛点（特别是肱骨内髁处）	修改适配接受腔

注：①如患者残肢较短，肘关节活动度受限属于正常现象。
②提示从技术上没有修改和调整的方法。

（二）可能出现的问题和修正

可能出现的问题和修改方法见表6-3-2。

表 6-3-2 可能出现的问题和修改方法

现象	产生原因	修改方法
无法开手	开手电极增益太低	增加开手电极增益
	闭手电极增益太高	降低闭手电极增益
	患者肌电信号拮抗太高	加强患者肌电信号训练
无法闭手	闭手电极增益太低	增加闭手电极增益
	开手电极增益太高	降低开手电极增益
	患者肌电信号拮抗太高	加强患者肌电信号训练

续表

现象	产生原因	修改方法
手持物体屈肘时自动开手	开手电极增益太高 电池电量太低或无电	降低开手电极增益 充电
无法开手和闭手	电缆线方向连接 接受腔太松	改正电缆线连接方向
假肢垂直时无法打开闭手	接受腔容积问题	用泡沫板调整接受腔的容积

（三）基本训练方法

1. 假肢装配前的训练　是专门为截肢患者设计，为了发挥残肢正常支配假肢动作功能所需要的功能训练。

（1）肘关节屈伸训练：在前臂残肢上负重进行屈伸的训练，每次训练不超过 10 分钟，时间过长患者会感觉残肢局部酸痛，影响训练效果；休息恢复一定时间后再次训练。

（2）肌电信号训练：需在肌电测试仪上进行，屈腕控制假肢闭合，伸腕控制假手打开；握拳控制假肢信号切换。

（3）肌电手头实物训练：使用肌电手头实物训练，让患者直接感受肌电假肢控制感（图 6-3-15）。

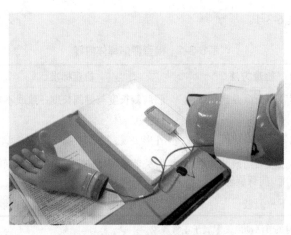

图 6-3-15　肌电手头实物训练

2. 假肢装配后的训练

（1）抓握空纸杯训练：主要目的是让患者掌握力度的控制，使纸杯既不能从手中滑落，又不能使纸杯过度变形。

（2）硬币拾取训练：将硬币置于桌面，用假肢抓取。主要训练患者抓取细小物体的方法和能力。

（3）持重训练：手持重物，将重物抓住，然后肘关节反复做屈伸动作。主要训练患者持重物时残肢的耐受能力。重物的质量可由小变大，逐步增加，同时有可能需要对开手电极的增益进行重新设置。具体训练方法也可参考部分手假肢，掌部肌电假肢训练的方法。

（吴　文　艾旺宪）

第四节　肘离断假肢适配流程

肘关节是一种复合关节，主要的功能为绕额状轴做屈曲和伸展运动。其活动范围由伸展0°到屈曲140°。它是由肱骨远侧端和桡尺骨近侧端的关节面组成，包括三个关节：肱尺关节，由肱骨滑车与尺骨滑车切迹构成滑车关节；肱桡关节，由肱骨小头与桡骨头凹构成球窝关节；桡尺近侧关节，由桡骨环状关节面与尺骨的桡切迹组成圆柱关节。肘离断手术后，桡尺骨的近端关节面以下全部被切除，屈伸运动功能完全丧失。

如果能保留肱骨远侧端，肘离断是非常理想的截肢部位。肱骨髁的骨性膨隆，远端比较宽大，对假肢的悬吊和控制能力均有利，还可以将肱骨的旋转直接传递到假肢上，不用再附加肘关节旋转盘。但是在实际临床中，很少有人施行标准的肘离断手术，通常会将肱骨髁的骨性膨隆进行修整，外观上虽然美观，但是破坏了对假肢的骨性悬吊机制。

肘离断假肢的种类也有很多，大体上可分为装饰性肘离断假肢和功能性肘离断假肢两大类。不同类型的肘离断假肢都是由肘离断接受腔、肘关节组件、前臂部、腕关节、手部装置、背带及控制索系统组成。

1. 装饰性肘离断假肢　又称为美容肘离断假肢，只能起到外观装饰和平衡身体的作用。装饰性肘离断假肢的重量最轻，操作简单，手部装置、腕关节和肘关节的运动都是通过被动调整的，其主要结构为手部装置、腕关节、肘关节。肘关节是采用以自由运动或由线闸操纵的铰链式的关节，作用是连接接受腔和前臂。由于实际临床中，很少有人施行标准的肘离断手术，所以假肢的悬吊还要借助于肩部背带来完成。标准肘离断接受腔由于保留的残肢较长，杠杆臂也长，接受腔的口型高度通常在肩关节以下，既不影响肩关节的活动，也可将上臂的旋转直接传递到假肢上。

2. 功能性肘离断假肢

（1）索控式肘离断假肢：通过借助残肢的运动及肩胛带控制手部装置和锁肘的功能，通过三重控制索系统分别控制手部装置、屈肘和锁肘，所以截肢患者装配索控式肘离断假肢后，需要通过训练来掌握控制假肢的方式。索控式肘离断假肢对残肢的肌力、形状等条件没有要求。其主要结构为：①手部装置；②腕关节；③肘关节，为索控单轴铰链肘关节，通过拉伸控制索来控制肘关节的屈/伸和几个角度范围内的锁定；④控制牵引索系统，用肩部背带与控制索相连，既是悬吊系统又是控制系统，通常由两个以上控制锁分别控制手部张开/关闭和肘关节的屈/伸动作；⑤接受腔，单侧腔体通过肩部背带悬吊，与肘关节相连。

（2）混合式肘离断假肢：由自身力源与体外力源共同作用组成的功能性肘离断假肢，称为混合式肘离断假肢。体外力源主要控制假手的功能活动，而肘关节的屈肘和锁肘功能则是采用自身力源驱动。与索控式肘离断假肢不同的是，除手部装置、腕关节、肘关节、控制牵引索、接受腔外，还增加了体外力源假肢的功能器件和能源装置。因增加了功能器件和能源装置，故混合式肘离断假肢的接受腔与肌电前臂假肢的接受腔构造基本相同。混合式肘离断假肢的接受腔由内外两层腔体组成，电极弹性悬吊在接受腔中，与残肢皮肤接触，外层腔体包住电极和导线，借助单轴关节支条与假肢的前臂相连。不同的生产厂家都会有一定规格的制作好的形似人体前臂筒，内置连接电极和蓄电池的导线、能源装置和腕关节装置，可以与不同的手部装置连接。安装混合式肘离断假肢的患者需要有足够强的肌电信号才能很好地控制手部开合。

肘离断假肢的使用训练如下。

1.装饰性肘离断假肢 装饰性肘离断假肢仅能起到外观装饰和平衡身体的作用,在实际生活中,很多截肢患者感到使用装饰性肘离断假肢并不能协助他们代偿部分上肢的功能,还会增加他们的不便利因素。因此,装饰性肘离断假肢不仅需要掌握假肢的穿脱,还需进行肘关节动作的训练和指导。

(1)单侧肘离断截肢患者

1)穿脱训练:要求截肢侧皮肤保持干燥,用健侧手辅助将接受腔前后的方向与肩带的松紧度调节好,然后将残肢伸入假肢的上臂接受腔内并调节肩带位置。脱下时,也是用健侧手辅助,按照穿戴相反的顺序进行。

2)肘关节的训练:肘关节一般可以自由运动,假肢技师告知患者肘关节打开和锁定的方法,让患者熟练掌握。

(2)双侧肘离断截肢患者

1)穿脱训练:对于双侧肘离断或一侧为肘离断、另一侧为前臂截肢的患者来说,很难通过自身来完成假肢的穿脱。应由假肢技师帮助并指导患者家属穿脱假肢的方法。

2)肘关节的训练:参照单侧肘离断截肢患者。使用肘关节打开和锁定的功能,还需借助假肢技师或患者家属的帮助来完成。

2.功能性肘离断假肢 结构较复杂,所以操纵使用也较为困难,除掌握假肢穿脱、假手的张合训练外,还要根据不同形式的控制系统来掌握相应的屈肘、锁肘方法。

(1)索控式肘离断假肢

1)假肢的穿脱训练:参照装饰性肘离断假肢的训练。

2)双重控制系统的训练:开手,肘关节锁住后,双侧肩胛骨围绕胸廓前移,肩肱关节前屈牵拉背部的牵引线进行屈肘的动作转换为开手;闭手,放松背部牵引线,假手依靠手内弹簧的弹力闭手;屈肘,与开手动作一样,双侧肩胛骨围绕胸廓前移,肩肱关节前屈并适当外展牵拉背部的牵引线进行屈肘;锁肘,当达到需要的屈曲角度时,下降肩胛带可以锁住肘关节;打开肘锁,肘关节锁住后,再次下降肩胛带即可打开肘锁。

3)三重控制系统的训练:开手,肩关节后伸,肘关节屈曲,当肘关节屈曲到一定角度自锁定位后,肩关节屈曲会牵拉到开手牵引索来开手;闭手,放松开手牵引索,假手内的弹簧恢复原状来达到闭手;屈肘,残肢用力后伸以拉动屈肘牵引索,肘关节可以屈曲;锁肘,肘关节达到所需要的角度时,放松屈肘牵引索即可达到锁肘的功能;开肘锁,升高残肢侧肩胛带拉动松锁牵引索,打开肘锁。

(2)混合式肘离断假肢:为了能更方便地控制假肢,混合式肘离断假肢肘部牵引装置已经简化。在肘关节上引出牵引线连接到前臂臂筒上的开关。通过开关可以控制肘关节活动和在几个角度上的限位。所以还是以控制假手张合的训练为主。

1)假肢的穿脱训练:参照装饰性肘关节的穿脱方法。肌电信号的训练:鉴于混合式肘离断假肢主要是通过肌电信号控制假手的张合,所以,有足够强的肌电信号是使用混合式肘离断假肢的先决条件。

2)针对肌电信号的训练可参照前臂肌电假肢的肌电信号训练。训练方法相同,区分正确的肌电信号位置即可。

3)牵引索的训练:也是肘关节屈曲、开/锁肘的训练,应告知患者肘关节索控开关的位置和开关方向与屈肘、开/锁肘的关系,患者自行操作熟练即可。

3.佩戴肘离断假肢后的功能评定 任何装配肘离断假肢最后所能达到代偿上肢功能的效

果都远低于前臂假肢。截肢的平面越高，假肢代偿上肢功能的效果就越弱。对于装配假肢后的功能评定，不仅应评定其所代替肢体的功能，而且包括患者使用假肢的日常生活能力和社会生活能力。装配肘离断假肢后的评定也包括两个方面，其一是假肢的控制功能，即使用假肢来控制假手张合、肘关节屈曲锁定的能力；其二是假肢的使用功能，即使用假肢在日常生活活动中发挥功能的能力。

一、教学目的

1. 掌握肘离断假肢的构成，装配前的宣教、患者评估及处方的制定。

2. 了解肘离断假肢制作过程中的测量取型、模型修整、树脂积层成型工艺、对线适配、外装饰制作、成品检查等工艺流程及各部分的制作要点和原则。

3. 了解功能型肘离断假肢设计原则及临床应用的必要性。

二、适配前的准备

（一）患者准备

参照本章第五节。

（二）评估设备器具

参照本章第五节。

（三）制作设备与工具

参照本章第五节。

（四）材料与零部件

1. 材料　参照本章第五节。

2. 零部件　手头、装饰手套、腕关节、肘离断关节、三重力带、电极、电极模块、电池、电池盒、电池盒模块、充电器、各种连接线、齿形垫片、螺丝等。

三、患者的检查评估与处方制定

装饰性肘离断假肢安装前的检查评定主要包括：

1. 了解患者基本情况　①年龄、性别、身高、体重；②职业、支付方式（保险、政府项目补助、第三方赔付及经济承受能力等）；③生活环境；④初次安装假肢或假肢安装史，以往使用假肢的类型及对旧假肢的评价和新假肢的需求、期望；⑤目前患者日常生活自理能力的评定。

2. 了解患者病史　①截肢原因、截肢时间、是否有合并伤；②是否有高血压、糖尿病等病史；③是否有过敏史及具体过敏原。

3. 是否合并其他肢体的障碍情况并记录。

4. 残肢评定　主要包括患者病历和放射学检查，观察、检查肘离断肱骨内外髁是否存在，检查记录患者残肢皮肤情况、肩部肌肉活动状况及肌电信号测量数据。

5. 处方制定　开具处方前，给患者及家属进行肘离断假肢相关知识的宣教，包括：肘离断假肢主要由肘离断接受腔、肘关节组件、前臂部、腕关节、手部装置、背带及控制索系统组成；肘离断假肢是为肘离断、上臂极长残肢和前臂极短残肢的患者装配的假肢，离断假肢的形式主要有装饰性、索控式和混合式，装饰性肘离断假肢特别适合放弃佩戴功能性假肢的患者及控制功能性假肢有困难的患者；索控式肘离断假肢尤其适用于不可能佩戴体外力源型假肢而又需要使用功能性假肢的患者；混合式肘离断假肢的前提条件是需要有足够强的肌电信号。临床上患者多选择装饰性或肌电控制肘离断假肢。在与患者及其家属沟通后,综合临床检查评定、假肢特点、患者意愿确定处方假肢形式,填写具体部件型号和要求。

四、肘离断假肢制作

(一)测量、取型、修型

1. 首先用贝纶袜套缝制 1 件取型袜(或用保鲜膜缠绕患者残肢)穿于患者,保证取型袜与残肢部位贴合无褶皱,然后用石膏笔标记出残肢肱骨内外髁骨突处、末端骨突点,画好肱骨内外髁上内外侧悬吊区域、接受腔轮廓线。

2. 测量 按照测量线测量各部位围长、残肢长度、健侧前臂长度和健侧全臂长度。

3. 准备 2 条石膏绷带条,每个绷带条为 4 层,第 1 条长度为前侧底端边缘线。

4. 在残肢前侧放置 1 条防割条,将第 1 个石膏绷带条放入取型水槽浸湿,从前后位置覆盖患者残端部位并抹平,然后将第 2 个石膏绷带条从肩上部覆盖于患者残端并抹平。

5. 将半卷石膏绷带浸湿由上向下缠绕残肢 2~3 层,每层搭接 1/3 向下缠至残肢末端。待其未完全固化时一侧手从外侧、另一侧手从内侧按压塑形,保证石膏阴型与整个残肢完全贴合,确保双掌位于肱骨髁上并垂直于前后方向。

6. 石膏绷带固化后在石膏阴型上分别标出矢状面和冠状面的基准线。矢状面的基准线通过肩峰且垂直于地面;冠状面的基准线在双肩保持等高的情况下通过肩峰并与地面垂直。

7. 沿切割条切开,注意不能太深以防伤害到患者,取下石膏阴型,将取型袜套和石膏阴型分离,按照标记的边缘线修整石膏阴型,用石膏绷带封边。

8. 待石膏绷带固化后在阴型内层涂刷隔离剂并灌注石膏阳型。15~20 分钟后石膏固化,从砂箱取出石膏模型,剥除石膏绷带,重新描画标记的骨突点,然后用石膏锉刀将整个模型除骨突区域外修整顺滑,骨突处增补 3~5mm 石膏,肱骨内外髁悬吊区域内外侧削 3~5mm 石膏。

9. 石膏固化后将整个模型修整顺滑并用水磨砂纸砂光,放入烘箱,温度调整为 80~90℃,时间 8~10 小时。

(二)内接受腔真空成型工艺

1. 从烘箱内取出烘干的石膏阳型,用砂纸打磨光滑,用 200 目砂纸将阳型再次打磨光滑,在电极位置用平锉修平 EVA 泡沫垫并做好开窗口。

2. 制作内接受腔。将 PVA 薄膜袋用湿浴巾浸润,剪一小块浸润的 PVA 薄膜用力覆盖阳型末端,并用电工胶带固定,减掉多余的 PVA 薄膜,将滑石粉倒入剩余的 PVA 薄膜袋并套在石膏阳型上,拉紧,绑扎牢固(中、短残肢也可直接拉膜)。打开真空泵,将真空度调整到 60%,打开内膜通道;撕开内接受腔电极模块的双面胶带,将电极模块粘贴于石膏阳型的电极位;如果电极模块上下有插头,可用涤纶毛毡按图 6-3-8 所示放置于电极模块下面(参考本章第三节);用缝纫机将按照石膏阳型形状裁剪好的涤纶毛毡缝合,套在石膏阳型上;套 2 层贝纶袜套,并在两层之间按图 6-3-9 所示放置齿形垫片。套 PVA 薄膜袋,并绑扎牢固。树脂配方:硬树脂、颜色糊(3%)和粉状固化剂(1%)。将树脂调匀,倒入外模内。将硬树脂均匀覆盖齿形垫片,口型圈。切割好开窗口(相对于悬吊位内外侧的前后侧),敲出接受腔内的石膏,打磨好口型,检查内接受腔的适配性,如松紧、悬吊及残肢在接受腔内的对线等,尤其检查肌电假肢肌电控制的情况。

(三)外接受腔成型工艺

1. 试好内接受腔后,封好窗口,围好裙边,灌注石膏浆,插好杆,待其固化。

2. 石膏固化后，调好石膏浆，修补悬吊处的凹陷，为外接受腔放置内外侧平行的肘关节准备好条件。平行放置肘关节连接件模块，注意连接件模块的方向；打磨石膏模型至所有连接部位圆滑过渡，外形优美、自然。在石膏模型表面打磨光滑，缠1层保鲜膜，在齿形垫片的中心钻直径3.2mm的孔。套1层薄丝袜。

将浸湿的PVA薄膜套在模型上，并绑扎牢固、不漏气。套1层贝纶袜套，将贝纶袜套翻下来形成第2层；在外接受腔的口型处即齿形垫片的位置、肘关节连接件和装配牵引带处粘贴碳纤维条。再套第3层贝纶袜套，将贝纶袜套翻下来形成第4层。再套第5层贝纶袜套，将贝纶袜套翻下来形成第6层。套PVA薄膜袋。树脂配方：硬树脂、肤色颜色糊（3%）和粉状固化剂（3%）。将树脂调匀，倒入PVA薄膜袋中，封口。确保树脂均匀、无气孔、无爆聚。

（四）对线、组装

1. 树脂固化后，用风镐敲掉石膏，用震动锯沿边缘线切开，外接受腔按内接受腔开窗位置开好窗口，第1层内接受腔按边缘线打磨光滑。

2. 外接受腔边缘比内接受腔边缘短10mm，打磨光滑。

3. 连接齿形垫片形成的基准向外扩大10mm，打磨光滑。

4. 外接受腔与肘关节连接，检查对线情况。

5. 将外接受腔和内接受腔连接，确保两层接受腔完全吻合，用直径3.5mm的钻头钻出3个齿形垫片孔，检查内外接受腔的吻合情况。

6. 嘱患者自然站立，双肩保持等高，将假肢肘关节伸直，嘱患者健侧肘关节自然伸展，测量双侧拇指指尖高度差，假肢侧与健侧高度差应在1cm之内；站立姿势下检查假肢的悬吊情况。

7. 适配合适后，取下假肢，锁紧螺丝。

8. 患者重新穿戴调整好的假肢后，检查假肢的对线是否合适，肘关节及手头的角度是否与健侧对称（图6-4-1）。

9. 穿戴成品假肢，检查肌电控制情况。

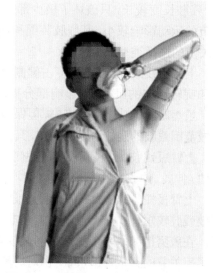

图6-4-1 肌电控制肘离断假肢使用检查

五、适合性检验

（一）肘离断假肢适合性检查要求

肘离断假肢适合性检查要求见表6-4-1。

表6-4-1 肘离断假肢适合性检查要求

检查评估	可能出现的问题和修正
1. 检查接受腔是否和残端贴合且无压痛	1. 用热风枪加热后进行修整
2. 检查假肢的整体长度、上臂及前臂的长度是否与健侧一致	2. 因无法修改，定制前尺寸一定要准确
3. 检查悬吊是否合适	3. 适度调整搭扣的松紧
4. 检查肘关节是否平行运动一致	4. 重新制作外接受腔

（二）基本训练方法

参考本章第五节。

（吴 文 艾旺宪）

第五节 上臂假肢适配流程

肱骨近端与肩胛关节盂结合，构成肩关节；远端与尺、桡骨结合，构成肘关节。所以上臂的运动通常是肩及肘关节共同作用来完成的。上臂截肢后，肘关节的协同运动丧失，仅存肩关节的协同运动。残肢保留的长短也直接影响肩关节的运动能力。

上臂的长度通常是指以肩峰突起为起点到肱骨外上髁的距离；残肢的长度也是以肩峰突起为起点到残肢末端的距离，按照残肢长度占健侧长度百分比分为上臂长残肢、上臂中残肢（标准残肢）、上臂短残肢和上臂极短残肢。

上臂长残肢：为残肢长度占健侧上臂长度的 90% 以上，即截肢平面在肱骨髁的范围之内时，残肢长度较长，只破坏了极少部分主要控制肘关节运动的肌肉。所以，上臂长残肢对于肩关节的运动影响较小，其假肢装配和功能与肘离断相同，但为保证假肢装配后的美观性，假肢肘关节的选择类型就少很多。

上臂中残肢：为残肢长度占健侧上臂长度的 50%～90%。几乎不影响控制肩关节内收/外展和旋转动作的肌肉，但影响部分控制肩关节屈曲/伸展的肌肉，例如：肱二头肌、肱三头肌等。虽然屈肘的功能完全丧失，但保留的部分对于肩关节屈曲/伸展影响较小。通常也称在该区域范围截肢的残肢为标准残肢，其长度和外观形状是上臂假肢装配最理想的状态。

上臂短残肢：为残肢长度占健侧上臂长度的 30%～50%。上臂肌群受到了影响，肩关节的屈曲/伸展、内收/外展和旋转功能均受影响。假肢装配有很大的难度。

上臂极短残肢：为残肢长度占健侧上臂长度的 30% 以下。截肢平面多相当于腋窝部位，有效残肢较短，屈/伸、旋转功能基本上可以忽略，易处于外展位，假肢装配和功能与肩离断相同。在腋窝褶皱水平或更近端的截肢必须安装肩离断假肢，但是由于肱骨近端被保留，所以保留了肩关节的正常外形，同时也对肩离断假肢的适配、悬吊和稳定性有利。

上臂假肢在结构上与肘离断假肢相同，但可选用的肘关节形式、种类比肘离断假肢要多，这里主要介绍上臂假肢不同于肘离断假肢的肘关节和接受腔类型，其他部件可参照本章第五节相关内容。

1. 装饰性上臂假肢　重量轻，操作简便，对残肢的肌力、形状、长度等无要求。适用于放弃穿戴功能性上臂假肢的患者。装饰性上臂假肢的肘关节常用单轴式结构。

（1）按照肘关节的运动限位分类：①带锁肘关节，关节可以通过棘轮锁在不同的屈曲角度限位，用来被动固定和解除肘关节的屈曲；②不带锁肘关节，肘关节的屈曲自由，不能固定。

（2）按照形状结构分类：可分为两种。

1）组件式肘关节：①带棘轮锁装置的单轴肘关节，近端通过积层成型盘与上臂接受腔相连；远端借助前臂管与远端部件相连。前臂管和积层成型盘的旋转位置可分别调整；②带自位拉锁的组件式肘关节，借助组件式连接件连接上臂接受腔与前臂管，可分别调整前臂和上臂的旋转。

2）塑料外壳式肘关节：肘关节带有半球体，远端通过固定在关节轴上的侧铰链与塑料前臂筒连接；近端连接的方式有两种，一种是通过肘部球体的木接头与上臂接受腔相连，另一种是通过积层成型盘与上臂接受腔相连。

2.索控式上臂假肢　索控式上臂假肢的肘关节常用索控单轴肘关节，利用控制索来控制肘关节固定的单轴肘关节。关节内的棘轮锁可将关节调整到不同的屈曲位，由控制索锁紧和开锁，内装升降器可调整弹簧的张力，有助于抬高前臂。

3.混合式上臂假肢　自身力源与体外力源的混合体，不适合上臂极短残肢的患者，因假手部分的运动依靠肌电信号来控制，所以对于肌电信号的强弱有要求。与混合式肘离断假肢的肘关节类似，但增加了被动旋转盘，可以被动旋转假肢的肘关节，代偿上臂的回旋功能。

4.上臂肌电假肢　手部装置和肘关节的运动均由肌电信号来控制。装配的前提条件是有不同的肌电信号来控制手部装置和肘关节的功能活动。上臂肌电假肢的肘关节与其他类型的上臂假肢结构一样，都是单轴关节，但上臂肌电假肢的肘关节活动自由，没有附加的肘锁，完全靠肌电信号控制。

上臂肌电假肢有双自由度和三自由度两种：双自由度是假手和肘关节各一个自由度；三自由度即假手、腕关节和肘关节各一个自由度，每个自由度全部由肱二头肌和肱三头肌肌电信号控制，两组肌肉同时收缩产生的肌电信号来切换控制假手、腕关节和肘关节的运动。

5.上臂假肢接受腔　上臂假肢接受腔的悬吊只能依靠肩背带。接受腔的口型边缘包住整个肩关节，根据残肢长短稍做调整，短残肢的接受腔口型圈边缘会包容住部分胸大肌、冈下肌和大圆肌。这种包容的方式使上臂的旋转、屈/伸功能基本丧失。中、长残肢因口型圈在肩峰以下，或直接空出肩关节，故对上臂外展功能的影响较小。混合式上臂假肢和上臂肌电假肢的接受腔都是由内外两层构成。其构造和原理与所有肌电或混合式假肢一样，为了包容电极导线和放置电极信号。

一、教学目的

1.掌握上臂假肢制作前的宣教、患者评估及处方的制定。

2.熟练上臂假肢制作的测量要点和操作流程（取型、修型及中等长度的前臂单自由度肌电控制假肢的制作流程）。

3.熟悉上臂肌电假肢使用训练要求。

二、适配前的准备

（一）患者准备

初次安装假肢的患者可以提供住院病历、检查报告、X线平片等医学信息；更换假肢的患者可以提供用过的旧假肢。

（二）评估设备器具

温度和光线适宜、私密性好的检查室；整洁合适的样品陈列柜；身高体重秤：称重范围0～150kg、精度±0.25kg，身高测量范围100～200cm、精度±0.5cm；医用检查床；不带轮子的靠背椅；叩诊锤；医用X线观片灯；滑板；假肢肌电测试仪或肌电训练仪[双通道测试和显示（屈、伸），仪表量程0～100μV、精度±5μV]；皮尺；专用量角器。

（三）制作设备与工具

真空泵、打磨机、烘箱、锯床、热风枪、充电式手电钻、石膏剪、标记笔、圆珠笔、测量表、皮尺、折尺、卡尺、壁纸刀、锥子、橡胶碗、石膏调刀、平面石膏锉、半圆石膏锤、圆石膏锉、木锉、剪刀、发泡围板、切割管、砂箱、石膏阳型用的铁管、风镐、各种打磨辊、抛光轮、电烙铁、M4丝锥、铰杠、钻头（直径3.2、3.4和4.2mm）、锥钻、缝纫机、震动锯、水盆、电子秤、口罩、护目镜、护耳、2mm的内六角扳手、锤子。

（四）材料与零部件

1. 材料 石膏绷带、取型袜套（或保鲜膜）、患者防护用品、一次性手套、凡士林、石膏粉、洗衣粉或洗手液、40目砂纸、泡沫胶带、PVA薄膜套、滑石粉、电工胶带、砂网、200目水磨砂纸、透明胶带、酒精、系绳、橡皮泥、浴巾、薄丝袜、硬树脂、软树脂、快干树脂、粉状固化剂、肤色颜色糊、聚乙烯发泡围板、硬泡剂、发泡固化剂、轻腻子、轻腻子固化剂、量杯、搅拌棒、涤纶毡、贝纶袜套、碳纤维、双面胶带、铅笔、硅油、润滑油。

2. 零部件 手头、装饰手套、腕关节、肘关节、三重力带、电极、电极模块、电池、电池盒、电池盒模块、充电器、各种连接线、齿形垫片、螺丝等。

三、患者的检查评估与处方制定

1. 患者的检查评估

（1）了解患者基本情况：①年龄、性别、身高、体重；②职业、支付方式（保险、政府项目补助、第三方赔付及经济承受能力等）；③生活环境；④初次安装假肢或假肢安装史，以往使用假肢的类型及对旧假肢的评价和新假肢的需求、期望；⑤目前患者日常生活自理能力的评定。

（2）了解患者病史：①截肢原因、截肢时间、是否有合并伤；②是否有高血压、糖尿病等病史；③是否有过敏史及具体过敏原。

（3）是否合并其他肢体的障碍情况并记录。

（4）残肢评定

1）肌力评定：通常采用徒手肌力检查法判断肌力，国际普遍应用的肌力分级方法是补充6级（0～5级）分级。徒手肌力检查时，必须遵循测试的标准姿势，以提高结果的可比性。检查前，应先用通俗的语言向患者解释，必要时予以示范。检查时先检查健侧上肢后检查残肢，先抗重力后抗阻力，两侧对比。抗阻力必须使用同一强度，阻力应加在被测关节的远端，同时记录双侧上肢各关节主要肌群徒手肌力评价结果。

2）各关节活动范围评定（主动、被动）：测量时要明确上肢各关节的正常活动范围；熟悉关节的解剖、中立位和关节的运动方向；掌握各关节测量时固定臂、移动臂、轴心的具体规定；同一患者应由专人测量，每次测量应取相同位置，使用同一种量角器，便于比较。

3）残肤皮肤情况：检查残肢皮肤有无瘢痕、粘连、植皮、溃疡、窦道、肿胀、感觉、温度、颜色、骨突等情况及这些情况的位置、形状等。

4）残肢疼痛感觉评定：检查有无压痛、神经痛、幻肢痛及疼痛程度，疼痛产生的时间、部位和诱因等。

5）残肢形状描述：如圆柱形、圆锥形等。

6）肢体长度的测量：患者取坐位或站立位，让残肢放松，测量记录从肩峰到残肢末端及从腋窝到残肢末端的长度；同时测量记录健侧上臂长（肩峰至肱骨外上髁）、前臂长（肱骨外上髁至拇指指尖）及上肢的全长（肩峰至中指末端）和健侧的手长（尺骨茎突至中指指尖）。对双侧上肢截肢患者，以身高为基准，按公式算出前臂假肢长度，即：前臂长（肱骨外上髁至拇指指尖，cm）=身高（cm）×0.21；上臂长（肩峰至肱骨外上髁）=身高×0.19。

7）残肢围长的测量：以腋下为起点，每隔3cm测量到残肢末端的围长。

8）残肢肌电信号的测量。

9）检查判断残肢及残端对纵向拉伸、压迫力的耐受能力，对切向应力的耐受能力。

2. 处方制定　上臂假肢的形式主要有装饰性上臂假肢、索控式上臂假肢、肌电控制上臂假肢及混合式上臂假肢，其中肌电控制和混合式上臂假肢的前提条件是要有足够强的肌电信号。充分了解不同形式上臂假肢的特点和要求，综合患者基本情况、全身情况和肢体残缺障碍情况，并结合假肢的不同类型和残肢情况，与患者及其家属进行充分沟通，制定合适的装配方案，确定上臂假肢种类。上臂假肢主要由上臂部接受腔、肘关节组件、前臂部、腕关节、手部装置、背带及控制索系统组成。假肢处方内容具体还包括上臂接受腔的要求，肘关节型号和尺寸、腕关节型号和尺寸、手部装置种类、型号、尺寸，背带及控制索系统要求等。

四、上臂假肢制作

（一）测量、取型、修型

1. 准备工作　患者穿上防护用品，在残肢上套上薄丝袜或保鲜膜，在腋下涂抹凡士林。标记免压部位，包括肩峰、喙突、锁骨、肩胛冈及其他骨突或骨质增生部位及敏感部位；画出口型轮廓线、测量线（图6-5-1）。

2. 测量　按照测量线测量各部位围长、残肢长度（图6-5-2）、健侧前臂长度和健侧全臂长度。

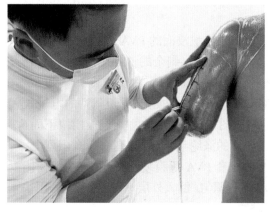
图6-5-1　标记免压部位和划线

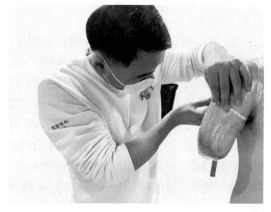
图6-5-2　测量尺寸

3. 取型　用非弹性石膏绷带缠绕残肢，患者残肢取垂直位或稍外展。待石膏绷带即将固化时，患者残肢不要用力，操作者将双手拇指置于患者腋下，余四指置于接受腔前后侧，手掌在上臂前外侧和后外侧分别稍用力向里压。此时嘱患者尽量内收残肢，等待石膏绷带固化（图6-5-3）。

石膏绷带固化后，将接受腔取下，修整口型。阴型适配，包括检查口型、腋下、接受腔长度、悬吊、残肢屈曲角度等。特别要检查三角肌位置的空隙。

4. 修型　围裙边；待裙边固化后在阴型内部灌注石膏分离剂（凡士林、肥皂水或洗衣粉水等均可）；灌注石膏阳型。首先在外侧切开石膏绷带，随后剥开，重新标记所有的划线。填补石膏的位置，包括肩峰、肩胛冈、锁骨和腋下压痕的区域。修整石膏的部位，包括肩峰到上口型边缘、三角肌部位、肱二头肌外侧和肱三头肌外侧（图6-5-4）。

打磨光滑后，将石膏阳型放入烘箱内烘干。烘箱设置温度为90℃，时间至少12小时，请务必将烘箱的排风通道打开。

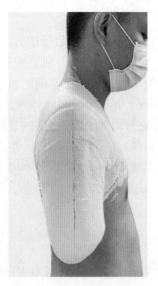

图6-5-3 取石膏阴型

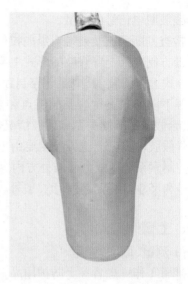

图6-5-4 修好后的石膏阳型

（二）内接受腔成型工艺

1. 准备工作 将石膏阳型从烘箱中取出，用200目的砂纸将阳型再次打磨光滑，在电极位置用平锉修平。

2. 制作内接受腔 将PVA薄膜袋用湿浴巾浸润，剪一小块浸润的PVA薄膜用力覆盖阳型末端，并用电工胶带固定，减掉多余的PVA薄膜，将滑石粉倒入剩余的PVA薄膜袋并套在石膏阳型上，拉紧，绑扎牢固（中、短残肢也可直接拉膜）。打开真空泵，将真空度调整到60%，打开内膜通道；撕开内接受腔电极模块的双面胶带，将电极模块粘贴于石膏阳型的电极位置（图6-5-5）；如果电极模块上下有插头，可用涤纶毛毡按图6-3-8所示放置于电极模块下面（参考本章第三节）；用缝纫机将按照石膏阳型的形状裁剪好的涤纶毛毡缝合，套在石膏阳型上；套2层贝纶袜套，并在两层之间放置齿形垫片（图6-5-6）。套PVA薄膜袋，并绑扎牢固。树脂配方：快干树脂、颜色糊（3%）和粉状固化剂（1%）。将树脂调匀，倒入外层PVA薄膜内。用快干树脂均匀覆盖齿形垫片，不能覆盖整个口型圈（图6-5-7）。

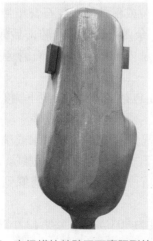

图6-5-5 电极模块粘贴于石膏阳型的电极位置

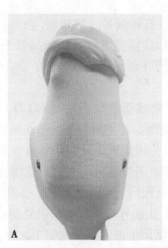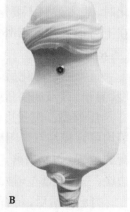

图6-5-6 放置齿形垫片（A、B）

树脂固化后，将表面的 PVA 薄膜袋去除，用木锉或 40 目砂纸将表面打毛；套 2 层贝纶袜套，然后将浸湿的 PVA 薄膜袋套好。树脂配方：软树脂、颜色糊（3%）和粉状固化剂（2%）。将树脂调匀，倒入外层 PVA 薄膜内。在口型边缘处可以适度多留一些树脂（图 6-5-8）。

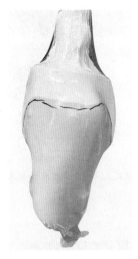

图 6-5-7　快干树脂覆盖范围

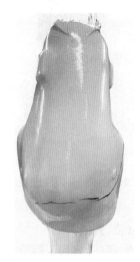

图 6-5-8　软树脂覆盖余下口型

（三）对线、适配

待树脂固化后，将模型移至台钳并夹紧。矢状面：模型背侧与地面垂直；冠状面：模型的前面与地面垂直。用保鲜膜包好模型，在垫片位置粘贴一圈泡沫胶带，用聚乙烯发泡围板围好并用透明胶带固定，保证发泡剂不会泄漏。发泡剂配方为硬泡剂与发泡固化剂按照 1:1 的比例搅拌均匀，将其迅速倒入发泡围板内，务必使发泡均匀，也可用石膏浆灌注代替发泡（图 6-5-9）。

拆除发泡围板，按照健侧上臂长度用带锯截取长度；用壁纸刀将接受腔口型割开，用风镐将石膏拆除。将硬泡与接受腔分离，用打磨机打磨电极位置或接受腔边缘。患者穿上接受腔。对线：上臂假肢的对线原则是与健侧对称，肘关节外展 5°。检查内容包括悬吊、压痛点、肩关节活动范围、假肢长度、腕关节位置及假肢侧与健侧的对称性。确定肘关节安装位置。

（四）外接受腔成型工艺

首先将肘关节摩擦力调整螺母旋松，拆除肘关节限位块。拆开肘关节连接盘，在肘关节连接盘保护装置上涂抹凡士林，以防止树脂进入，随后盖紧保护装置。打磨硬泡模型至所有连接部位圆滑过渡，使外形优美、自然。在硬泡外涂刮轻腻子并打磨光滑。轻腻子配方：轻腻子和轻腻子固化剂（3%）。围裙边，灌石膏。在齿形垫片的中心钻直径 3.2mm 的孔。套 1 层薄丝袜。将浸湿的 PVA 薄膜套在模型上，并绑扎牢固、不漏气。放置肘关节连接盘，注意连接盘的方向。套 1 层贝纶袜套，在肘关节连接盘的第 1 道槽中用细绳系牢，将贝纶袜套翻下来形成第 2 层；在外接受腔的口型处即齿形垫片的位置、肘关节连接盘和装配牵引带处粘贴碳纤维条。再套第 3 层贝纶袜套，在肘关节连接盘的第 3 道槽中用细绳系牢，将贝纶袜套翻下来形成第 4 层。再套第 5 层贝纶袜套，在肘关节连接盘的第 3 道槽中用细绳系牢，将贝纶袜套翻下来形成第 6 层。套 PVA 薄膜袋。树脂配方：硬树脂、肤色颜色糊（3%）和粉状固化剂（3%）。将树脂调匀，倒入 PVA 薄膜袋，封口。确保树脂均匀、无气孔、无爆聚（图 6-5-10）。

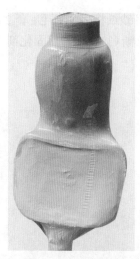

图6-5-9 通过发泡或石膏灌注进行外接受腔对线

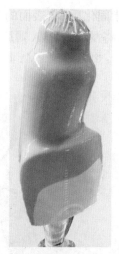

图6-5-10 上臂外接受腔树脂成型

(五)组装、完成

将模型固定在台钳上,拆除外层PVA薄膜,用铅笔画出外接受腔口型裁剪线,用刀子沿裁剪线切割。用锤子敲打肘关节保护盖上已固化的树脂,直至露出全部保护盖,用克丝钳夹住保护盖的端部凸起,将保护盖拆除;之后再用克丝钳将内保护盖拆除。用风镐将全部石膏去除;用电烙铁从内接受腔内部烫穿齿形垫片中心。攻丝:先用直径3.4mm的钻头在齿形垫片中心钻孔,之后用M4丝锥在齿形垫片中心攻丝,用M4螺丝固定内外接受腔,热风枪加热固定螺丝,再次拧紧固定螺丝,使螺丝略陷入外接受腔表面。用锥子在电极模块调节孔位置从外向里推出模块。拆出内接受腔,将硬泡(或石膏)模型从外接受腔中打出。打磨边缘线至光滑,修整固定螺丝长度。安装牵引孔:在内接受腔底部打直径21mm的孔,将弯管穿入孔中,再将内接受腔装入外接受腔,从肘关节处观察以确定弯管穿出外接受腔的位置,并在外接受腔外部的相应位置做标记,在外接受腔处打直径21mm的孔。

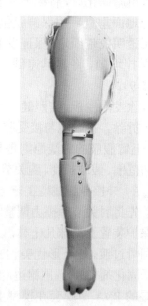

图6-5-11 组装好的上臂肌电假肢

安装内外接受腔、弯管,保证内接受腔内部的弯管处弯管不外露,弯管多余部分露出到外接受腔外部;拧紧至少3颗固定螺丝,从肘关节处用快干树脂粘接弯管与内接受腔外部。快干树脂固化后,将外部多余的弯管锯掉,并打磨光滑(图6-5-11)。对于上臂肌电假肢,外接受腔连接肘关节及肌电手头组件,套上装饰性硅胶手套;内外接受腔用3~4颗螺丝固定。

索控式上臂装饰性假肢,可按以下步骤继续组装。安装腕关节:按照测量尺寸将肘关节的前臂筒截短至适当长度,将端部磨平、打磨光滑。使用固态快干树脂粘接腕接圈与前臂筒。固态快干树脂配方:固态快干树脂和粉状固化剂(3%)。用电烙铁从里面将腕接圈的4个安装孔烫穿,在安装孔处钻直径3.5mm的孔,用锪钻将安装孔倒角90°。

安装手头：将手头部位的尼龙牵引索截短至适当长度，安装索道连接器。在手头的腕部将黑色摩擦力调整橡胶圈放置到手头腕部；将尼龙腕关节连接件在腕部拧至松紧适度；最后将组装好的手头、调整橡胶圈和尼龙腕关节连接件一起安装到腕关节部位，并用4颗螺丝固定。

安装肘关节：将肘关节旋进到接受腔，安装肘关节限位装置及螺钉。调整肘关节摩擦力至适当程度。

安装调整三重力带：用回线套分别固定开手牵引索和锁肘牵引索的起点；用打孔钳分别在开手牵引带和锁肘牵引带的起点打孔，在外接受腔的前后适当位置打直径4mm的孔，并分别用铆钉将锁肘牵引带和开手牵引带固定（必须与索道固定器一起固定）；在前臂筒的内侧打3个直径2.2mm的孔，将屈肘牵引索穿过D形环，之后再顺序穿过3个直径2.2mm的孔，并用屈肘锁扣固定长度。

在屈肘牵引带与锁肘牵引带的连接处用止血钳固定（注意：同时固定锁肘牵引索起点）；在屈肘牵引带与开手牵引带的连接处用止血钳固定（注意：同时固定开手牵引索起点）。在前臂筒适当位置打直径4mm的孔，用铆钉在此处将另一只索道固定器铆接。将开手牵引索与手头连接。在指导患者训练的同时，随时调整各个牵引索的松紧度，直至合适为止。将止血钳固定点换成铆钉固定。

五、适合性检验

（一）检查评估

1. 检查处方要求对照前一次检查的修改要求。

2. 检查穿戴是否容易及是否能够穿戴到正确位置，一般应以患者感觉到残肢末端已接触到接受腔底部为准。

3. 检查接受腔与残肢是否服帖和受压的耐受程度。向接受腔施加压力，患者不应出现疼痛或不适。可对假肢施加一定的力量，模拟假肢提、拿、推、拉动作，残肢无疼痛，取下假肢应无变色现象。

4. 检查假肢与健侧的对称性。

5. 肘关节在摆动时不应受鹰嘴的影响。

6. 检查假肢长度，上臂应与健侧等长，前臂部允许比健侧短，但不小于10mm。

7. 肘关节屈曲角度应达到135°。

8. 当肘关节屈曲90°时，假手应能完全张开；肘关节屈曲5°时，假手应能完全闭合。

9. 肘关节锁在任意位置都能锁定和解锁。

（二）可能出现的问题和修正

1. 重新修改。

2. 残肢穿戴不到位有可能是接受腔容积不够大，或残肢出现水肿等原因引起体积变大。

3. 对压痛点进行加热修改，例如：接受腔边缘不适，可重新打磨至适当位置并抛光处理。

4. 对线问题，无法修改。

5. 如前臂过长，则重新截短。

6. 调紧屈肘牵引索或D形环的位置。

7. 调整开手牵引索的松紧度或前臂部锁定固定器的位置。

8. 如果只能锁定、不能解锁时，则调松肘关节索道；如果既不能锁定也不能解锁，则调紧肘关节索道。

（三）基本训练方法

上臂肌电假肢训练方法如下。

1. 粗大运动训练，抓握大物体（图 6-5-12）。

2. 插木桩训练（图 6-5-13）。

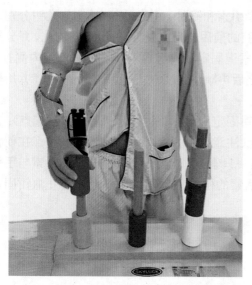 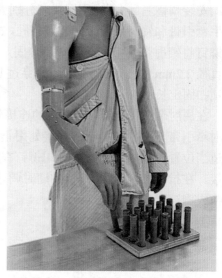

图 6-5-12　上臂肌电假肢抓握大物体训练　　　　图 6-5-13　上臂肌电假肢插木桩训练

3. 灵活性训练（图 6-5-14）。

4. 抓杯倒水训练（图 6-5-15）。

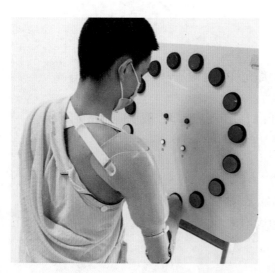 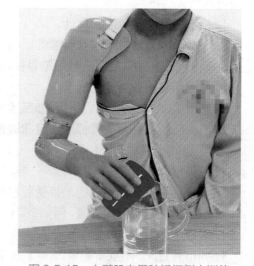

图 6-5-14　上臂肌电假肢灵活性训练　　　　图 6-5-15　上臂肌电假肢抓杯倒水训练

5. 模拟用瓶喝水训练（图 6-5-16）。

6. 娱乐训练（图 6-5-17）。

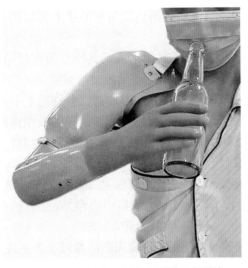

图 6-5-16　上臂肌电假肢用瓶喝水训练

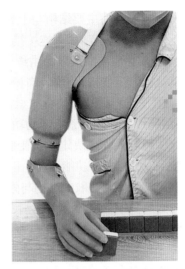

图 6-5-17　上臂肌电假肢模拟娱乐训练

　　装饰性上臂假肢、索控式上臂假肢、混合式上臂假肢的使用训练方式可根据患者的使用目的来训练。区别是上臂肌电假肢由不同的信号分别控制手部装置和肘关节的运动，要指导患者切换肌电信号的方式，特别是三自由度上臂肌电假肢，不但要控制假手张合与肘关节的屈曲，还包括腕关节的旋转功能。上臂肌电假肢的功能越多，操作起来也就越复杂，要指导患者减少错误动作，引出正确的信号来控制相关假手或肘关节的运动。

　　索控式上臂假肢基本训练动作主要掌握三个方面：①开手，双肩做前屈动作；②屈肘，残肢肩关节固定不动，使残肢以肩关节轴为转动中心做屈曲动作；③锁肘，颈部向后平动，不得使头部向后仰。

（吴　文　艾旺宪）

第六节　肩离断假肢适配流程

　　肩关节是全身最灵活的球窝关节，可以做屈、伸、内收、外展及环转运动。肩离断后，患者单侧整个上肢的运动功能全部丧失。这种截肢保留了上肢肩胛带。上肢肩胛带的运动在肩胛骨较为明显，故以肩胛骨的运动来表示。肩胛骨的运动有：上提、下降，是肩胛骨在额状面向上与向下的移动，向上为上提，向下为下降；外展、内收，是肩胛骨沿肋骨所作的移动。肩胛骨顺肋骨向前移动，内侧缘远离脊柱称为外展，反之为内收，两者之间移动距离可达 15cm；上回旋、下回旋，是肩胛骨在额状面内绕矢状轴旋转。肩胛关节盂向上，下角转向外上方称为上回旋，反之为下回旋。

　　一般称为"肩"的部分，是由肩胛骨和锁骨组成的上肢带及肩胛骨和肱骨间的复合关节构成。锁骨的一端与胸骨连接，构成胸锁关节；另一端与肩胛骨的肩峰突起相连，构成肩锁关节，其关节盂与肱骨头连接形成肩关节。

　　肩离断后，假肢装配的种类仍然可以有装饰性和功能性两大类，但由于功能性肩离断假肢的装配技术难度高、重量较重、操作也较复杂，因此在肩离断假肢的装配中，患者多选择装饰性假肢。

肩离断假肢的主要结构与上臂假肢相同，但在装饰性肩离断假肢中不同于上臂装饰性假肢的是增加了肩关节，用来连接接受腔和组件式的上臂管。

1. 装饰性肩离断假肢　由组件式部件及泡沫海绵装饰套共同组成。其特点为重量轻、操作简单，能很好地进行外观装饰和保持身体平衡，但手、腕、肘的运动只能被动调整。

2. 索控式肩离断假肢　与索控式上臂假肢控制系统一样，有三重控制索分别控制手部装置、屈肘和锁肘。控制索背带的功能执行状况取决于肩胛带的活动度、残肢的条件及肌肉的情况。这些解剖条件也决定了接受腔包裹肩部的体积。由于佩戴了胸廓带，使得背带相对于上臂假肢来说更难发挥功能活动。

索控式肩离断假肢的结构与索控式上臂假肢相类似，只是比上臂假肢多了肩关节的部分，而索控式肩离断假肢中使用的肩关节除上述装饰性肩离断假肢中的集中类型外，还有肌电肩关节和混合式肩关节可选用，特别是截肢平面更高、上肢带摘除的患者。

3. 肌电肩离断假肢　与上臂肌电假肢的构造完全相同，但对于肩离断的截肢患者来说，肌电假肢的操作难度大，重量重，对残肢肌力和肌电信号的强度又有要求。一般患者回归日常生活后，很少有人穿戴。

4. 混合式肩离断假肢　与混合式上臂假肢的构造相同，将体内力源和体外力源结合，共同控制肩离断假肢的运动。不需要借助单独的肩关节来连接接受腔和上臂，由一个全接触式的内层接受腔和一个形似健侧上臂的外层接受腔按照肩关节的角度对线，连接肘关节、前臂筒和手部装置。装配的前提条件是残肢要有一定的肌电信号。

一、教学目的

1. 掌握肩离断假肢的构成，装配前的宣教、患者评估及处方的制定。

2. 熟练装饰性肩离断假肢制作过程中的测量取型、模型修整、树脂积层成型工艺、对线适配、外装饰制作、成品检查等工艺流程及各部分的制作要点和原则。

3. 了解功能性肩离断假肢设计原则及临床应用的必要性。

二、适配前的准备

（一）患者准备

参照本章第五节。

（二）评估设备器具

参照本章第五节。

（三）制作设备与工具

参照本章第五节。

（四）材料与零部件

1. 材料　参照本章第五节。

2. 零部件　手头、装饰手套、腕关节、肘关节、肩关节、外装饰海绵，外装饰袜套、齿形垫片、螺丝等。

三、患者的检查评估与处方制定

装饰性肩离断假肢安装前的检查评定主要内容如下。

1. 了解患者基本情况　①年龄、性别、身高、体重；②职业、支付方式（保险、政府项目补助、第三方赔付及经济承受能力等）；③生活环境；④初次安装假肢或假肢安装史，以往使用假肢的类型及对旧假肢的评价和新假肢的需求和期望；⑤目前患者日常生活自理能力的评定。

2. 了解患者病史 ①截肢原因、截肢时间、是否有合并伤；②是否有高血压、糖尿病等病史；③是否有过敏史及具体过敏原。

3. 合并障碍 是否合并其他肢体障碍并记录。

4. 残肢评定 主要包括患者病历和放射学检查，观察、确定患者具体的截肢部位，检查记录残肢皮肤情况、肩部肌肉活动状况及肌电信号测量数据。

5. 处方制定 开具处方前，对患者及家属进行充分的肩离断假肢相关知识的宣教，主要内容包括：肩离断假肢主要由肩部接受腔、肩关节、上臂部、肘关节组件、前臂部、腕关节、手部装置、背带及控制索系统组成；肩离断假肢是为肩离断、上臂极短残肢和上肢带解脱术的截肢患者装配的假肢，由于截肢部位不同，假肢的肩部接受腔和肩关节的形式也有明显不同；肩离断假肢的形式主要有装饰性、索控式和混合式，装饰性肩离断假肢特别适用于放弃佩戴功能性假肢的患者及控制功能性假肢有困难的患者；索控式肩离断假肢尤其适用于不可能佩戴体外力源型假肢而又需要使用功能性假肢的患者，但是这种假肢难以控制；混合式肩离断假肢的前提条件是需要有足够强的肌电信号。

在与患者及家属沟通后，综合临床检查评定、假肢特点、患者意愿确定处方假肢形式，填写具体部件型号和要求。单侧肩离断截肢患者装饰性假肢使用率高于功能性假肢，可引导患者科学地选择。

四、肩离断假肢制作

（一）测量、取型、修型

1. 首先用贝纶袜套缝制 1 件取型衣（或用保鲜膜缠绕患者残肢及躯干）穿于患者身上，要保证取型衣与残肢部位贴合无褶皱，然后用石膏笔标记出残肢末端骨突点、锁骨、肩胛冈、与健侧腋窝平齐线及接受腔轮廓线（图 6-6-1）。

2. 准备 2 条石膏绷带条，每个绷带条为 4 层，第 1 条长度为前侧底端边缘线至后侧底端边缘线；第 2 条长度为矢状面肩部上边缘线至腋窝下边缘线。

3. 将第 1 个石膏绷带条放入取型水槽浸湿，从前后位置覆盖于患者残端部位并抹平，然后将第 2 个石膏绷带条从肩上部覆盖于患者残端并抹平。

4. 双侧手指置于腋下位置，双侧拇指分别置于前侧锁骨下部和后侧肩胛骨部位，施加适度压力塑形，待其未完全固化时一侧手从前后位置，另一侧手从肩上

部按压塑形，保证石膏阴型与整个残肢完全贴合，可缠绕到躯干健侧，有利于建立对称参考基底和对线（图 6-6-2）。

5. 石膏绷带固化后在石膏阴型上分别标出矢状面和冠状面的基准线，矢状面的基准线通过肩峰且垂直于地面，冠状面的基准线在双肩保持等高的情况下通过肩峰并与地面垂直。

6. 剪开取型袜套，取下石膏阴型，将取型袜套和石膏阴型分离，按照标记的边缘线修整石膏阴型，用石膏绷带封边。

7. 待石膏绷带固化后在阴型内层涂刷隔离剂并灌注石膏阳型。15～20 分钟后石膏固化，从砂箱取出石膏模型，剥除石膏绷带，重新描画标记的骨突点，然后用石膏锉刀将整个模型除骨突区域外修整顺滑，同时削减前侧锁骨下区域、后侧肩胛骨区域及内侧腋下部位 3～5mm。削减完成后调少量石膏增补锁骨、残端骨突点、肩胛冈 3～5mm（图 6-6-3）。

8. 石膏固化后将整个模型修整顺滑并用水磨砂纸砂光，放入烘箱，温度调整为 80～90℃，时间 8～10 小时。

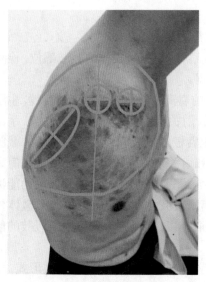

图 6-6-1　肩离断取型标记部位

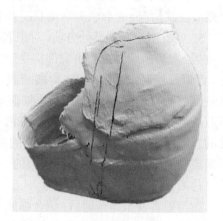

图 6-6-2　肩离断取型获取的石膏阴型

（二）内接受腔真空成型工艺

1. 软板材内接受腔成型工艺

（1）从烘箱内取出烘干的石膏阳型，用砂纸打磨光滑，将其固定在真空管上并用纱套缠绕真空管与石膏模型接口处。打开真空泵阀门，检查有无漏气。

（2）测量石膏模型上端围长、下端围长和纵向长度，依据该尺寸裁切一张软板材，将软板材置入 150° 的烘箱加热至完全透明后，套在石膏阳型上进行抽真空成型，可留置连接件处加强厚度（图 6-6-4）。推荐本方法作为操作规范工艺，因操作简单，减少了树脂内接受腔的气味，患者接受度高。

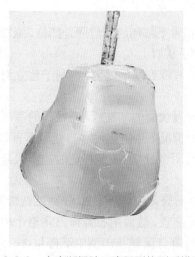

图 6-6-3　肩离断假肢石膏阳型修型后模型

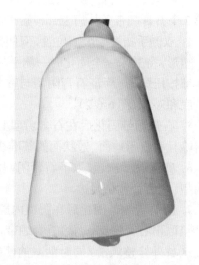

图 6-6-4　肩离断假肢软板材内接受腔成型

2. 树脂真空内接受腔成型工艺（传统树脂成型工艺）

（1）从烘箱内取出烘干的石膏阳型，用砂纸打磨光滑，将其固定在真空管上并用纱套缠绕真空管与石膏模型接口处。

（2）裁一张大小适度的PVA薄膜，用湿毛巾裹住薄膜3～5分钟，取出薄膜并拉伸套于石膏阳型上，注意边缘线以内不要出现褶皱，将PVA薄膜绑扎在真空管上。打开真空泵内膜阀门，检查薄膜有无漏气。

（3）测量石膏模型上端围长、下端围长和纵向长度，依据该尺寸裁切一张涤纶毛毡，将毛毡缝合并套在石膏阳型上，在模型前侧和后侧各放置2个已攻丝的齿形垫片，务必在此处用碳纤维加强。

（4）在毛毡外面再套4层贝纶纱套，套1层PVA薄膜，打开外膜真空泵阀门检查是否漏气。

（5）根据模型大小倒适量软树脂，按3%比例加入颜色糊并搅匀，再按2%～3%比例加入固化剂并搅匀，然后将调好的软树脂倒入PVA薄膜，均匀地将树脂推送到模型边缘线位置，保证树脂颜色均匀无气泡。

（三）外接受腔成型工艺

1. 树脂固化后去除PVA薄膜，用直径3.2mm钻头钻出4个垫片孔，套1层薄丝袜。

2. 套1层PVA薄膜、3层贝纶袜套，然后放置肩关节，肩关节中心点的位置应处于肩峰下60mm向后10mm，弯制肩关节连接板并锯掉多余的部分，保持肩关节处于正确的位置。连接板弯制成后拆除肩关节其余部分，将肩关节连接板放在调整好的位置，在连接板下方贴1层碳纤维布，再在连接板上方贴1层碳纤维布，肩关节中心的间隙用毛毡填充。

3. 再套3层袜套，套PVA薄膜，调适量硬树脂，将树脂倒入PVA薄膜，均匀地将树脂推送到模型边缘线位置，保证树脂颜色均匀无气泡，同时注意在推送树脂过程中不要改变肩关节的位置。

（四）连接罩真空成型工艺

1. 树脂固化后去掉外层PVA薄膜，套1层薄丝袜，再套1层PVA薄膜，套2层贝纶袜套，在肩峰下10～20mm放置齿形垫片，在腋下前部和后部分别放置1个齿形垫片，3个齿形垫片呈等腰三角形，此3个齿形垫片的位置与连接罩裁剪后的边缘线距离为10mm。

2. 再套2层贝纶袜套，套PVA薄膜，调适量硬树脂，将树脂倒入PVA薄膜，均匀地将树脂推送到模型边缘线位置，保证树脂颜色均匀无气泡。

（五）对线、组装

1. 树脂固化后，用震动锯沿边缘线切开，第1层内接受腔按边缘线打磨光滑。

2. 外接受腔边缘比内接受腔边缘短10mm，打磨光滑，并分别在肩关节中心点内侧和外侧用直径22mm的钻头钻孔。

3. 连接罩以3个齿形垫片形成的三角形为基准向外扩大10mm打磨光滑，并在肩关节中心点用直径36mm的钻头钻孔。

4. 将外接受腔和连接罩叠加，确保两层接受腔之间完全吻合，用直径3.5mm的钻头钻出3个齿形垫片孔，检查内外接受腔的吻合情况（图6-6-5）。

5. 将拆下的肩关节组件重新与外接受腔组装，再用M4螺丝连接内外接受腔、肩关节、肘关节及手头，检查肩关节及肘关节对线正确与否，防止肩关节过度外展（图6-6-6）。

6. 准备一根棉质弹性带，以"8"字缠绕方式连接好假肢，用止血钳将假肢固定在患者身上；检查固定带的松紧、接受腔的位置及贴合度，是否有压痛或不适感（图6-6-7）。

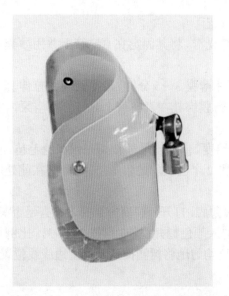

图 6-6-5 肩离断假肢内外接受腔的吻合
度检查(左侧)

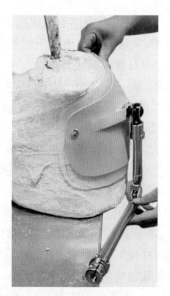

图 6-6-6 肩离断假肢肩关节及肘关节
对线检查(左侧)

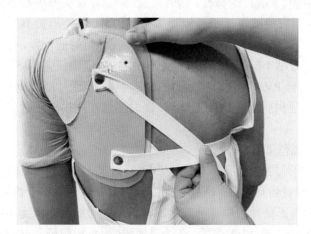

图 6-6-7 肩离断假肢固定带松紧检查(左侧)

7. 嘱患者自然站立,双肩保持等高,双侧肘关节保持屈曲90°,从后侧检查双侧上臂长度差,检查完毕后将假肢肘关节伸直,嘱患者健侧肘关节自然伸展,测量双侧拇指指尖高度差。

8. 取下假肢,拧松前臂连接管和上臂连接管的锁紧螺丝,根据测量的上臂和前臂长度差,用割管器割掉多余的连接管,用倒角器将连接管的边缘打磨光滑,重新组装手头、肘关节、肩关节。

9. 重新让患者穿戴调整好的假肢,检查假肢的长度是否合适,肘关节及手头的角度是否和健侧对称,用尺子测量从脊柱中心线到健侧上臂外缘的长度,作为制作海绵外装饰的参考。

10. 打磨外装饰海绵上半部分,使之与连接罩相吻合,在连接罩和海绵上涂刷胶水,待胶水晾干后将其黏合。

11. 在外装饰海绵上半部和下半部的连接面上涂刷胶水,将其黏合;拆除肩关节和手头,将肘关节和连接管插入海绵外装饰,再次连接肩关节并用内六角螺丝固定连接罩和外接受腔。

12. 根据患者健侧手臂外形打磨出海绵外装饰形状,拆分连接罩和外接受腔,将1层外装饰袜套于外装饰海绵上,将其近端部分用胶水粘接于连接罩内侧,重新组装内外接受腔、连接罩及手头,并安装棉质固定带(图 6-6-8)。患者穿上肩离断假肢的成品(图 6-6-9)。

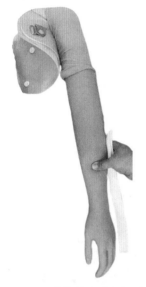

图 6-6-8　装饰性肩离断假肢成品(左侧)

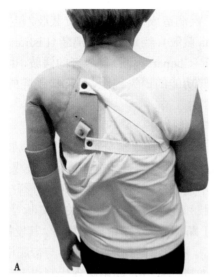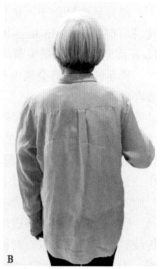

图 6-6-9　肩离断假肢的成品
A. 穿上假肢后未穿衣;B. 穿上假肢后穿衣服。

五、适合性检验

1. 肩离断假肢适合性检查要求见表 6-6-1。

表 6-6-1　肩离断假肢适合性检查要求

检查评估	可能出现的问题和修正
1. 检查接受腔是否和残端贴合且无压痛	1. 用热风枪加热后进行修整
2. 检查假肢的整体长度、上臂及前臂的长度是否和健侧一致	2. 用割管器切除多余的臂管并将边缘打磨光滑
3. 检查棉质固定带松紧是否适合	3. 适度调整固定带的松紧
4. 检查外装饰整体形状是否和健侧一致	4. 用打磨机再次修整多余部位

2. 基本训练方法

(1)如何正确穿脱假肢:①单侧肩离断截肢,通常情况下,单侧肩离断不管装配的是何种类型假肢,其穿戴的方法都相同,可以自行完成。在穿戴假肢之前,用健侧手将肩部背带的松紧和假肢的方向都调整好,然后将接受腔套在残肢上,并调整肩带松紧。脱下时,采取上述相反的顺序进行;②双侧肩离断截肢,因双侧整个上肢的功能都丧失,所以假肢的穿戴完全借助于他人。

(2)控制系统的训练:主要是针对功能性肩离断假肢,对手部装置、腕关节、肘关节的运动控制系统与上臂假肢的控制系统原理相同,略有不同的是控制相关运动的方式或位置不同。要告知患者控制相关运动的方式。

(吴　文　艾旺宪)

第七节　部分足假肢适配流程

部分足假肢用于因创伤、疾病造成足部不同部位截肢，包括施行踇趾、部分或全部足趾截肢、跖部截肢（Sharp-Jage-Bona 截肢）、经跗跖关节离断（Lisfranc 离断）、经跗间关节离断（Bona-Jager 离断）或经跗横关节离断（Chopart 离断）等患者的假肢，也称为足部假肢。

残足的长度将会影响足部功能的损失程度，足部接受腔的选择取决于截肢水平与足部的残存功能。

常见的部分足假肢接受腔类型如下。

1. **假足趾**　为装饰性足趾套，适用于部分或全部足趾截肢患者。常用硅橡胶或聚氯乙烯树脂成型，也有使用皮革缝制的假足趾套。如全部足趾截肢或经跖骨远端截肢，前足承重面积小，残端承重增大，容易出现不适或疼痛，可用塑料海绵矫形鞋垫等压力敏感材料制作。

2. **假半脚**　用于跖部截肢和经跖跗关节、跗中关节离断等截肢患者。

(1) 足套式假半脚适用于跖部截肢、跖跗离断患者，其发挥的主要作用为弥补肢体缺失。传统制作工艺采用取石膏模型，用皮革制作接受腔，再与带底格垫的橡胶足端部和海绵粘合制成，在后面或侧面开口，用尼龙搭扣或绑带固定。现代制作工艺采用聚氨酯树脂或聚氯乙烯树脂，重量轻、易清洁、外形良好，可搭配大多数鞋型。

(2) 拖鞋式假半脚：适用于跖部截肢、经跖跗关节离断患者，外形类似拖鞋，踝关节运动自由，穿戴方便，但强度不够，只能短距离行走。

(3) 靴形假半脚：适用于经跖骨截肢或跖跗关节离断后残肢无马蹄畸形、足底承重功能良好的患者。与残肢接触的内衬由软皮革制成，脚前部由软橡胶材料磨成脚的形状，弥补外观缺陷，在跖趾间插入弹性橡胶材料，脚面用皮革包裹粘贴，脚后跟处用鞋带固定。也可以用硅橡胶工艺制作，外形更加逼真。

(4) 小腿式假半脚（AFO 假半脚）：适用于经跖跗关节或跗间关节离断（短足跟）、残足有马蹄畸形、末端承重功能差的患者。此假肢的特点是在靴形假半脚的基础上增加了塑料或树脂材料制作的小腿部分，以减少残足末端的承重。内衬用软泡沫材料制作。为穿脱方便，后侧可开口。多采用真空负压吸塑制作工艺，当残肢不能承重时，须像小腿假肢一样，采用髌韧带承重，接受腔按照赛姆假肢形式开口，前足使用橡胶材质假脚，也可使用碳纤维脚板，起到储存和释放能量的功能。

一、教学目的

1. 掌握部分足假肢的构成，装配前的宣教、患者评估及处方的制定。

2. 熟练部分足假肢制作过程中的测量取型、模型修整、树脂积层成型工艺、对线适配、外装饰制作、成品检查等工艺流程及各部分的制作要点和原则。

3. 了解部分足假肢设计原则及临床应用的必要性。

二、教学器材

1. **评估设备工具**　角度尺、皮尺、卡尺、测量表。

2. **制作工具**　台钳、卡尺、皮尺、水性记号笔、圆锉、半圆锉、抽真空管、真空泵、震动锯、激光对线仪、打磨机、打磨头、砂箱及固定架、热风枪、抽真空管夹具、垫高板、石膏剪刀、石膏调刀、石膏碗、石膏搅拌器、壁纸刀。

3. 材料与零件　石膏绷带、石膏粉、快干胶、取型用丝袜、薄泡沫板、EVA 泡沫、残肢垫、PVA 薄膜。

三、操作流程

（一）适配前流程

1. 患者准备　患者在适配前须无残肢肿胀、感染、皮肤破溃、大面积瘢痕等情况。触诊或借助影像学资料确定截肢平面（图 6-7-1）。残足长度影响足部的支撑面积，支撑面积的减少会造成人体平衡能力的下降，检查肢体的功能和肌力，了解患者对假肢功能的期望。

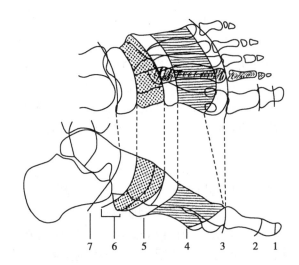

1. 远端趾骨　2. 踇趾中间离断　3. 足趾离断　4. 远端跖骨　5. 近端跖骨（Sharp-Jage-Bona 截肢）
6. 经跖跗关节离断（Lisfranc 离断）　7. 经跗横关节离断（Chopart 离断）

图 6-7-1　部分足截肢平面

2. 评估设备工具　角度尺、皮尺、卡尺、测量表。

3. 制作工具　台钳、卡尺、皮尺、水性记号笔、圆锉、半圆锉、抽真空管、真空泵、震动锯、激光对线仪、打磨机、打磨头、砂箱及固定架、热风枪、抽真空管夹具、垫高板、石膏剪刀、石膏调刀、石膏碗、石膏搅拌器、壁纸刀。

4. 材料与零件　石膏绷带、石膏粉、快干胶、取型用丝袜、薄泡沫板、跟块（与鞋跟高度一致或残肢本身需要）。

（二）制作流程

1. 检查评估　检查评估关节情况、肌力、残肢瘢痕、骨突位置并评估残肢承重情况。

2. 标记与测量

（1）小腿式部分足假肢：需标记的位置包括胫骨头下边缘，胫骨嵴，胫骨内侧外边缘，腓骨走向，内、外踝，跟骨结节，胫骨粗隆，瘢痕，骨突起，第五跖骨头；需测量的数据包括残肢围长（踝关节、踝上最细处、小腿最粗处、假肢上边缘）、内外距离（足跟、踝、踝上最细处）、从地面到围长或内外距离的高度值、正常足长度及患者鞋的大小。将结果记录在测量表上。

（2）足套式假肢：画纸样，嘱患者坐在凳子上，画出健侧和截肢侧足底轮廓、残足侧面图。

需标记的位置包括骨突起处、内踝、外踝、压痛点、轮廓线。需测量的数据包括残肢围长、内外距离（足跟、踝）及地面到围长或内外距离的高度。将结果记录在测量表上。

3. 石膏阴型制作

（1）小腿式部分足假肢：取型前给患者残肢套上湿润的残肢袜，以利于标记，将切口管放在取型袜下。切口管放置的位置对未来修型的影响应最小。取型时若患者残肢可全部承重，患者取型时取站立姿势。从远端缠绕石膏绷带，患者站立在薄泡沫板上，下面可以垫上与鞋跟高度等高的鞋跟块或将残肢摆放到所需的姿势。患者若不能全部承重或不能站立，需将患者的跟骨置于内翻位。对残肢从远端缠绕石膏绷带后用手将其末端抹服帖。缠绕石膏绷带直到腓骨小头。假肢必须在胫骨内侧和外侧胫骨前肌处压成三角形，以减免胫骨嵴的压力。最后患者自然站立，骨盆保持水平，在阴型后侧和外侧画出铅垂线或使用激光对线仪标出对线垂直线。阴型切口处画标记线，从患者腿上取下。

（2）足套式假肢：取型前给患者套上残肢袜，检查残端承重情况，如不能负重或承重能力不足，可采用小腿假肢口型制作方法。放置切口管，取整卷石膏绷带放入水槽浸湿，从远端向近端缠绕残肢，厚度为4～5层。若患者残肢能负重，在石膏绷带硬化后，让患者截肢侧踩在海绵板上，保持骨盆水平，双手按压内踝、外踝的形状，在阴型的前侧和外侧描出对线垂直线。用水性笔画出对缝线，用壁纸刀切开阴型，取出丝袜，并将阴型对合。

4. 石膏阳型制作

（1）小腿式部分足假肢：取下阴型后检查标记是否清晰，之后将阴型开口封起后灌石膏，准备修阳型。在阴型内涂抹脱模剂，将模型放入砂箱，调整角度使前侧和外侧的垂直参考线与地面垂直。将搅拌均匀的石膏浆倒入阴型，插入钢筋灌型。待石膏固定后，剥去阴型，将铅垂线标记在阳型上。检查阳型上的标记并使所有标记清晰。阳型应光滑整洁。复查阳型所有尺寸，与测量表尺寸对比，设置目标尺寸。检查阳型跟骨的位置，若有内翻，根据记录的尺寸对内侧进行修减，在外侧补一些石膏。

修整阳型：根据软组织的数量和软硬程度，修减阳型近端围长。修平胫骨前肌和胫骨内侧以帮助胫骨嵴免荷。将跟骨内外侧修光滑使成品可紧紧包容跟骨且无疼痛。将足底面修平滑，修减量取决于残肢的承重情况。修减后，需在残肢末端处、第五跖骨基底部（2mm）、舟骨突起有畸形的部位、足底骨突起、压力敏感区域、足弓结节和足弓处填补石膏。残肢远端还应沿边缘线修补石膏以容纳软足跟垫的压缩体积。踝上区域应在内外踝最高点和胫骨嵴处补石膏。若远端腓骨颈有畸形，需填补一些石膏。最后，在接受腔近端边缘线补石膏做出翻边并抛光阳型。

（2）足套式假肢：描画标志点后，在突出部位填补2～3mm石膏后抛光即可。

5. 接受腔的制作

（1）小腿式部分足假肢

1）内接受腔制作：①测量，在阳型上测定近端和远端周径，测定残肢长度。②下料，残肢周径加2cm左右、长度加5cm左右下料。准备制作帽子以及悬吊部位的EVA板材。③打磨，将板材边缘打磨薄。④粘接。⑤加热塑形，在阳型上撒滑石粉，将加热好的板材套在石膏阳型上，塑出踝、后根等关键部位。取下后将悬吊凹陷部位用加热后的泡沫板填补、粘接。之后为底端帽子塑形，打磨、粘接。

2）外接受腔制作：①双手均匀用力拉动PVA薄膜，套在带内衬套的石膏阳型上，注意使其保持服帖。贴好后开启真空泵。②放置纤维增强材料。③套外层PVA薄膜。④树脂成型：按梯形近似计算模型面积,估算树脂用量为模型面积与增强材料层数的乘积再乘以 0.04～0.07。固化剂根据温度的不同控制在 1%～3%。使用线绳或软管将树脂均匀分布,避免出现气泡和褶皱。⑤去除石膏。

(2)足套式假肢:用厚毛毡包裹阳型,按纸样下料,用羊皮包裹阳型,粘接好后晾干,用海绵补平。根据健侧足长短、大小尺寸,裁剪一块牛皮足底,中间铆一条弹性支条,与接受腔粘接,足前部缺失部分用海绵填充好,磨成足的形状。试穿后,用油鞣革包面后粘接,做出翻边,机线针码均匀,开口处两侧钉好鞋扣眼,在后开口下缘、距离跟底部 40～50mm 处开一横口,便于穿戴,粘接鞋底皮。

6. 切割、打磨　在装配小腿式假肢时,如残肢条件好,可用带小腿支撑套的假肢。从踝关节后侧向上开口,切割后打磨。小腿前方半圆罩延伸至小腿中线,从残肢部分过渡到杯状部分。此时残肢末端承重良好,小腿胫骨头是主要的支撑点,一直到髌骨下缘。踝上和膝下部位可用带子将小腿半圆罩固定在腿上。具体设计见图 6-7-2。

若患者残肢着地时不能承重或有骨性疾病,则必须装配可以完全负荷(残肢下有空间)或部分负荷(有软底垫)的包容假肢。这种假肢上缘口型类似,依靠髌韧带、胫骨髁与残端底部承重。这种假肢接受腔后壁可适当降低,增大膝关节的屈曲角度。但仅开窗口并不够,因为残足体积大,穿戴时残足不能通过假肢入口处。在这种情况下,可将接受腔分为两个半盘(图 6-7-3)。

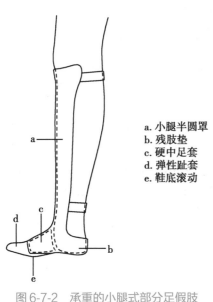

a. 小腿半圆罩
b. 残肢垫
c. 硬中足套
d. 弹性趾套
e. 鞋底滚动

图 6-7-2　承重的小腿式部分足假肢

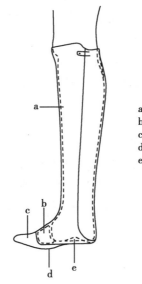

a. 带膝位环的垂直小腿盘
b. 硬中足套
c. 弹性趾套
d. 鞋底滚动
e. 残肢垫

图 6-7-3　非承重的小腿式部分足假肢

7. 组装、对线

(1)工作台对线:部分足假肢的组装和工作台对线不能分开制作。假肢制作完成后首先是为患者进行试样。在试样中进行对线的调整。

1)矢状面对线:一般嘱患者站立,画出健侧足和残肢侧轮廓。在残肢上作相关的标记确定轮廓线。残肢的足底须补平,对线时,小腿处接受腔应与地面垂直。鞋跟高度要适应残肢的内翻和马蹄畸形。长残肢要保证正常的足弓,还应考虑患者穿鞋的鞋跟高度,只有鞋跟高度准确,假肢的对线才能正确。鞋跟高度和残肢马蹄足的对线见图 6-7-4。

2）冠状面对线：注意健侧足趾处的外旋角度。正常情况下平均外旋 5°，假肢侧应与健肢侧一致。足远端截肢残端走向和足跟的位置关系需准确控制，假足趾与残肢末端成直线。短足残肢使用足跟和髌骨的连线作为参考线，进行中足套与假足趾的对线。

（2）静态对线：患者直立，目视前方。双足均匀承重。用激光对线仪分别从前后和外侧检测接受腔对线。观察和检查骨盆水平判断假肢的高度是否合适。用激光测力平台检查假肢力线。嘱患者目视前方，自然地原地踏步，再重新站定，检查双足前后距离是否有差异。

（3）动态对线：嘱患者穿假肢行走，从前、后、侧面观察步态。前足外侧要有良好的外侧支撑，避免在支撑末期出现重心下降。

四、接受腔的适合性检查

1. 接受腔的检查

（1）适合性检查内容：①承重部位是否合理；②是否有局部压痛或不适的部位；③是否全接触；④悬吊是否可靠；⑤接受腔边缘是否合适。

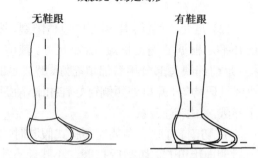
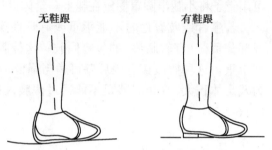

图 6-7-4　鞋跟高度和残肢马蹄足的对线

（2）常见异常情况：①接受腔过松或过紧；②残肢末端受压；③跟骨夹形状不正确，对跟骨的包容不准确，悬吊较松；④残肢过于跖屈和内翻；⑤边缘过高，影响足的活动；⑥边缘过低，易脱出。

2. 步行时的检查　常见异常情况有：①足趾离地时残肢蹬离不充分，可能原因为接受腔背屈不够或前掌过软；②残肢前脚侧压痛，可能原因为接受腔形状不合适或接受腔前部过软；③支撑前期残肢脚不稳定，可能原因为残肢内翻或假肢足底过软；④步幅不匀，可能原因为假脚滚边位置靠前或靠后；⑤双足不对称，可能原因为残肢内翻或假脚步长角度偏差。

3. 脱下假肢后检查患者的皮肤颜色变化和压痕。

4. 部分足假肢的终检

（1）假肢本体检查

1）假肢是否符合设计要求。

2）各部位的粘接是否牢固，有无脱胶、裂缝等现象；连接处是否松动。

3）假肢内外表面是否干净、清洁，有无划痕、画痕、字迹、污迹。

4）假肢重量是否达到轻量化要求。

5）假肢活动时有无声音。

6）与健侧肢体相比，假肢的外观装饰是否对称。

7）假肢的加工是否精细，轮廓边缘是否光滑、圆滑，有无飞边和毛边。

（2）功能检查

1）穿着假肢行走时假肢的悬吊是否牢固，步行时是否随脚。

2）是否满足患者步行的需要。

3）承重是否合理。

4）蹬地是否充分。

5）残肢是否有压痛。

6）两侧步幅、步长是否对称。

7）穿戴是否方便。

8）患者对假肢是否满意。

五、假肢的训练

1. 辅助训练　可使用平行杠辅助练习站立、重心转移、屈膝、蹲起、侧向移动、前后踩脚与步行。

2. 室内训练　在室内可进行步态训练，包括步幅、步长和步速训练，还应训练蹲起拾物、上下楼梯、上下斜坡等动作。帮助患者适应新情况，使假肢承受最佳重量，改善平衡和对干扰的反应，恢复最佳步态模式，减少行走所需的能量。

3. 应用场景训练　在患者初步完成假肢和身体的磨合后，可以自如地使用假肢完成各种日常生活动作，部分足假肢使用者的步态可达到与常人无异的效果。可针对患者的需要，对患者进行驾驶训练、运动和娱乐训练等。

六、假肢的维护与注意事项

1. 保持接受腔内表面的清洁　接受腔直接与皮肤接触，如其内表面长期不清洁，会增加残肢感染的风险。使用者要经常擦拭接受腔内壁，保持干燥和清洁。

2. 残肢出现伤口时应停止使用假肢　当发现残肢皮肤发生湿疹、水泡、囊肿、皮癣、皮炎及残端变色、水肿等异常时，应及时停止使用假肢，对症治疗，以防感染。

3. 注意异常响声　步行中注意假肢有无异常响声。如有，则表明某些关节部件或接部位出现损坏或松动，应及时进行维修。

4. 应注意维护　结构中的塑料件不能与酸、碱、火、有色溶液、坚硬外物接触，以防受腐蚀、沾色、溶化和破裂。外包装和脚板应注意防水，在不小心沾水时要立即更换袜套及鞋，湿处用电吹风吹干后再使用。

5. 下肢假肢更换鞋时注意鞋跟的高度　换穿要选用跟高相同的鞋，如果穿用与制作假肢时设计的鞋跟高度不同的鞋，就会造成假肢对线不合适，导致膝过伸或膝屈曲。

6. 定期检查　一般每半年或一年到假肢制作机构做一次假肢的全面检查、评定及维修，能够显著延长假肢的使用寿命。

（李梦瑶）

第八节　踝离断假肢适配流程

踝离断假肢主要指用于赛姆截肢和皮罗果夫截肢的假肢，一般把赛姆假肢作为踝离断假肢的分类名称。常见的赛姆假肢有长筒靴式赛姆假肢（图6-8-1）、内侧开窗式赛姆假肢（图6-8-2）、后侧开窗式赛姆假肢（图6-8-3）、小腿假肢式赛姆假肢（图6-8-4）、后开口式赛姆假肢（图6-8-5）、插入式赛姆假肢（图6-8-6）。

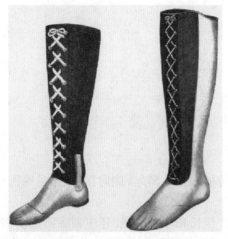

图 6-8-1　长筒靴式赛姆假肢

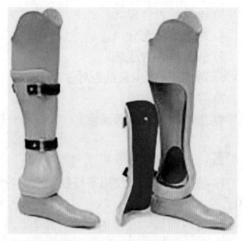

图 6-8-2　内侧开窗式赛姆假肢

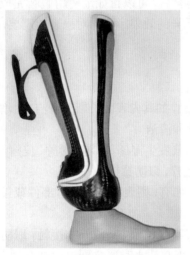

图 6-8-3　后侧开窗式赛姆假肢

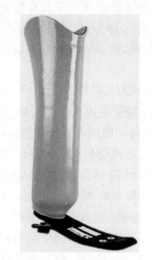

图 6-8-4　小腿假肢式赛姆假肢

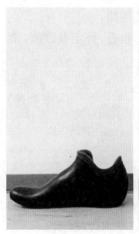

图 6-8-5　后开口式赛姆假肢

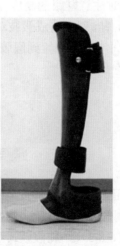

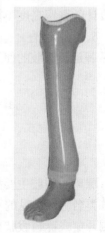

图 6-8-6　插入式赛姆假肢

一、教学目的

1. 掌握踝离断假肢的构成，装配前的宣教、患者评估及处方的制定。

2. 熟练踝离断假肢制作过程中的测量取型、模型修整、树脂积层成型工艺、对线适配、外装饰制作、成品检查等工艺流程及各部分的制作要点和原则。

3. 了解踝离断假肢设计原则及临床应用的必要性。

（下文以真空负压合成树脂成型的赛姆假肢为例，介绍踝离断假肢的适配流程）。

二、适配前准备

（一）患者准备

嘱患者穿上取型袜，在能力允许的情况下，将患者残肢末端置于软性海绵块及补高垫板上，取双下肢站立位，使用残端负重，保持身体平衡，骨盆水平。如果患者体能较差或残端承重能力不好，可选择坐位。

（二）评估设备工具

激光对线仪、皮尺、软性卷尺、宽度卡尺等。

（三）制作工具

1. 取型工具　水性记号笔、塑料管或尼龙绳（直径位 1cm）、壁纸刀。

2. 修型工具　石膏调刀、石膏半圆锉、石膏圆锉、铁或铜砂网、水磨砂纸等。

3. 其他工具设备　吊线锤、台钳、打磨机、打磨头、抽真空管、真空泵、热风枪、橡皮锤、游标卡尺、剪刀、六方扳手、砂箱及固定架、烘箱、电子震动锯等。

（四）材料与零件

石膏绷带、石膏粉、PE 泡沫板、PVA 薄膜、丙纶纱套、颜色糊、固化剂、快干胶、锯木粉末、赛姆假脚或碳纤赛姆脚板、连接件、取型袜等。

三、操作流程

（一）检查评估

1. 检查残肢的皮肤、瘢痕情况，标注残端负重面上是否有压痛点和神经敏感点。

2. 检查残端的承重情况及残端踝部突起的形状，以便选择相应的接受腔形式。对于残肢承重能力不足者，则应采用髌韧带承重口型或近端大面积承重。

（二）标记、测量

1. 标记　①标记骨性标志点，包括髌骨外缘、髌韧带、胫骨粗隆、腓骨头、胫骨内侧面、胫骨外侧面、胫骨嵴、内外踝骨突处。②标记特征轮廓，包括接受腔上缘、接受腔在踝上最细部可能需要开口区域的上下缘位置。

2. 测量　①围长：从近端到远端进行测量，测量位置包括髌韧带中点、腓骨头、小腿肌肉最大围长、踝上最小围长、残端球根形最大围长。②宽度：膝部最大宽度、踝上最小宽度、残肢球根形膨大处内外最大宽度、前后最大宽度。③长度：从残肢末端到所有围长测量位置的长度；从残肢末端至髌韧带的长度，或从残肢末端至膝间隙的长度。④健侧下肢：健侧小腿的最大围长和最小围长及这两处至足底的长度；健侧足长度、鞋跟高度。

（三）石膏阴型制作

1. 取型

（1）取型准备：画出赛姆残肢所有骨性标志点后，由髌骨上至残端将塑料管或尼龙绳固定于胫骨嵴内侧，作为阴型硬化后切开的辅助装置。在残肢上涂抹凡士林，将宽度、长度合适的2层石膏绷带条呈U形覆盖在残端和残肢的内外侧。

（2）制作免压垫：按照胫骨粗隆和胫骨嵴的形状制作一个免压垫，并在免压垫上涂抹凡士林。

（3）缠绕石膏绷带：取整卷石膏绷带放入水槽浸透，从远端向近端缠绕残肢至上缘包容髌骨，厚度为4~5层，缠绕过程中避免扭转造成取型袜位移。

（4）承重取型：残肢末端承重良好表现为在石膏阴型硬化前，患者于站立位下，将残端踩在补高垫板及海绵板上，保持双下肢间距适当、骨盆水平，双侧小腿在冠状面平行，均匀负重，避免不当的屈膝或膝过伸，至阴型硬化。残肢末端负荷能力不良表现为在石膏阴型硬化前，患者于坐位下，将残端踩在补高垫板及海绵板上，在膝关节上施加压力，得到残端最大可忍受压力情况下的受压形态。

（5）塑形：双手按压胫骨嵴两侧，塑形胫骨边缘的负荷区域，上部塑出髌韧带承重区域。

（6）残肢对线：在石膏绷带硬化后，嘱患者保持骨盆水平，使用激光对线仪及水性记号笔在石膏阴型的前侧及外侧描出对线垂直线。

（7）脱阴型：嘱患者抬起残肢侧，依靠健侧坐下，用水性记号笔画出对缝线，用壁纸刀在塑料管上切割切口，直到残肢远端膨大部分，取下石膏阴型、取型袜和免压垫，避免阴型发生折损及扭转。

2. 阴型调整 ①待石膏固化后，在阴型前侧及外侧画上对线垂直线；②修剪口型；③加深描绘阴型内的标记线，涂以脱模剂，去除袜套，用石膏绷带封好石膏阴型，制作裙边。

（四）石膏阳型制作

步骤为：①浇灌阳型，为了保护残肢远端的负重形态，灌制阳型前，在石膏阴型中喷洒滑石粉或刷涂隔离液，浇灌好石膏阴型后，将球根部分完全埋在灌型沙箱中，调整角度使前侧和外侧的垂直参考线与地面垂直，避免发生受压变形，而后在石膏阴型对线参考线的正中位置插入钢筋。②尺寸复核：复核尺寸前先修平阳型上明显凹凸不平的区域，将石膏锉沿长轴方向或斜向削减凸面增补凹面，然后重新标出残肢标志点，并标注需要削减和增补石膏的区域，然后检查阳型尺寸。③修整石膏阳型：削减膝关节内外侧、髌韧带承重区域、胫骨平面、后侧边缘线、残肢后侧区域，增补腓骨小头、胫骨嵴、胫骨粗隆和疼痛敏感区域，不需要过多修整，保证围长及髁部宽度即可（图6-8-7）。④抛光阳型。⑤检查阳型。

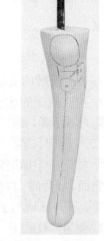

图6-8-7 修整石膏阳型

（五）接受腔的制作（以真空负压合成树脂成型为例）

1. 内接受腔的制作 ①测量：在石膏阳型上测定近段和远端周径尺寸，测定残肢长度。②下料：残肢周径加2cm左右、残肢长度加5cm左右下料。准备制作帽子的两个方形泡沫板及悬吊部位填充泡沫板下料（图6-8-8）。③打磨：将下好料的泡沫板边缘打磨薄。④粘接（图6-8-9）。⑤加热塑形：在阳型上撒滑石粉，将泡沫板套放入120℃的烘箱中加热，软化后套在石膏阳型上塑形。

取下后将悬吊凹陷部位用加热后的泡沫板填补、粘接，使内衬套外观平滑（图6-8-10）。⑥底端帽子塑形（图6-8-11）、打磨、粘接。

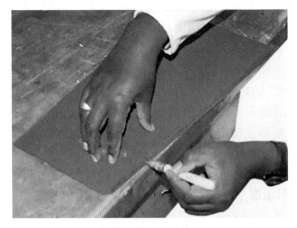

图6-8-8　下料

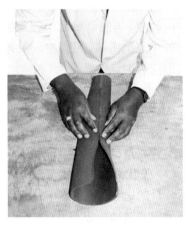

图6-8-9　粘接

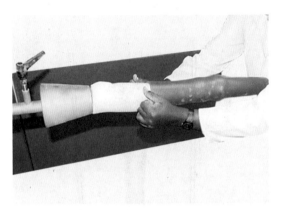

图6-8-10　加热塑形

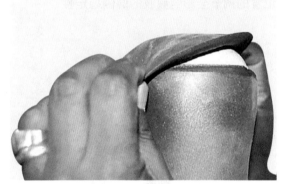

图6-8-11　底端帽子塑形

2. 外接受腔制作　①套内层PVA薄膜：双手手掌部位均匀用力拉动薄膜与带内衬套的石膏阳型服贴，完成后开启真空泵（图6-8-12）。②放置纤维增强材料。③套外层PVA薄膜。④树脂成型：估算树脂用量为模型面积与增强材料层数的乘积再乘以0.04～0.07，模型面积按梯形近似计算。固化剂用量根据温度调节，为1%～3%。使用线绳或软管将树脂均匀分布，避免出现气泡和褶皱。⑤去除石膏。⑥打磨（图6-8-13）。

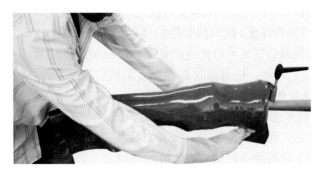

图6-8-12　套PVA薄膜

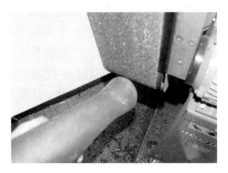

图6-8-13　打磨

（六）组装对线

1. 工作台对线

（1）接受腔：应按照取型时所确定的对线参考线设定内收、外展和屈曲角度，将接受腔定位在内收位，与胫骨解剖内收角度匹配。真正意义上的冠状面对线基准线是经过接受腔上口型内外中点的垂线，最佳空间关系是产生轻微的内翻力矩。矢状面对线基准线是经过接受腔上口型前后中点的垂线。

（2）假脚：外展角度一般是 12°，符合一般人体的解剖结构。内收和外展角度过大或过小都会改变滚动边的方向，影响假肢在蹬离期的稳定，而赛姆假肢不易于调整，所以在组装时应注意。背屈角度建议设置在 12°～15°，可以模拟正常步态模式，对于股四头肌无力的患者，可以减少背屈角（置于 5° 左右），减少股四头肌的过度代偿。

（3）矢状面：假脚相对于接受腔的前后位置既要充分满足生理的位置要求，又要保证假脚前后杠杆的适当比例（图 6-8-14），通常按照承重取型时所画的参考线为参照，依照健侧的轮廓图来确定。对动踝假脚可以适当地让假脚后移 0～0.5cm。

（4）冠状面：按照取型得出参考线，对接受腔进行对线，将膝关节中心与假脚的内侧对齐，胫骨内收（图 6-8-15）。配置假脚时，使接受腔对线基准线通过假脚的后跟中央处。假脚内外位置的调节会影响假肢的健侧稳定性。

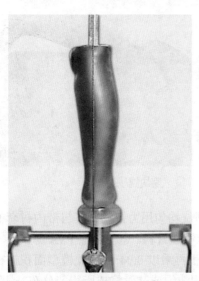

图 6-8-14 矢状面对线

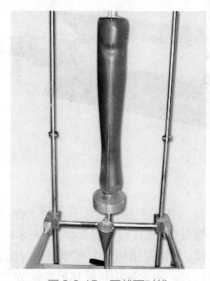

图 6-8-15 冠状面对线

（5）赛姆假肢的高度需要进行准确计算。对于残肢末端承重的假肢，补偿的高度是软接受腔内底至地面的距离，必须考虑底部增加的假脚厚度、硬软接受腔的厚度及黏结剂的厚度。实际配置中，在保持骨盆水平的前提下，赛姆假肢的高度可以比健侧低 0～0.5cm。除非患者本身的情况特殊，如习惯问题，一般不应超出这个范围。还可通过观察患者的双肩高度是否一致、脊柱是否直立判断假肢的高度，特别是在患者骨盆发育不对称的情况下。

（6）对线问题的处理：要根据患者的具体情况，如残肢条件、肌力等级等，进行适当的调整。但任何对线的偏离都必须针对患者某一方面的具体情况。当赛姆截肢患者膝关节内翻较严重时，可以将假脚向外侧适当平移，以利于残端受力和残肢对假肢的控制。

2. 组装 ①画线：根据工作台对线原则，分别在接受腔和假脚上画出对线参考线；②计算配置高度：根据测量的下肢长度和双层接受腔底部的厚度，计算假脚上需要铣磨去掉的厚度；③铣磨假脚：将赛姆假肢 SACH 假脚的后跟木芯铣磨出一个凹槽，在对线原则所规定的状态下，凹槽形状与接受腔末端形状吻合；④粘接：用树脂或胶将接受腔和假脚粘接起来，以供试样调整。

3. 假肢试样

（1）接受腔的适合性检查

1）坐位检查：①检查穿脱情况。先检查患者能否穿脱内衬套；内衬套的开口是否合适。再检查患者能否穿入假肢。如果开窗大小和位置不合适，或内衬套布的形状不合适，患者有可能穿不进假肢，需要对窗口进行修整。②检查全接触和残端负重情况。患者穿上内衬套，用手按压骨突出部位，若坚实，表明该骨突点可能没有免荷，用手按压底部，检查全接触。患者残肢站立于硬板上，检查承重效果。③检查骨突点受压者，观察残肢有无顶出，或询问患者腘窝是否有压痛，若有，表明后侧缘太高。④检查后侧切口高度。患者穿假肢屈膝至 90°。检查侧切口的屈肌腱通道。患者穿假肢屈膝至 90°放松，检查者双手手指置于接受腔与屈肌腱之间，嘱患者用力屈膝，检查者用手感受压力情况。视压迫情况判断屈肌腱通道是否足够。⑤检查内外侧壁的高度。对于末端负重的赛姆假肢，不应有膝关节活动受限，嘱患者穿假肢屈膝至90°，观察内外侧壁是否高出患者膝部或是将裤子支起，若有，表明内外侧壁太高。

2）站立位检查：①检查穿戴。观察患者穿着假肢的状态，根据髌韧带情况判断残肢是否完全穿入接受腔内，假肢是否穿到位，若没到位，应重穿。②检查悬吊。让患者穿着假肢承重，然后提起假肢，检查残肢与接受腔之间是否松动，有松动则表明悬吊不好。③检查残肢压痛和不适的位置。患者承重后，通过询问患者的感受判断残肢是否有压痛和不适及压痛和不适的位置。④检查接受腔边缘。患者承重后，应观察或用手指触摸接受腔边缘，检查软组织是否被包容其中，特别是腘窝部，同时应检查边缘是否压迫残肢。

3）脱下假肢后检查：主要通过观察患者皮肤颜色变化和压痕判断皮肤受压情况、全接触情况及血液循环情况。若局部颜色鲜红，小腿行动缓慢，表明该处压力过大。若某处皮肤没有受力的痕迹，表明该处没有承重。

（2）静态对线检查：患者直立，目视前方，双脚均匀承重。用线锤分别从前、后和侧面检查是否合适。用薄纸片检查足底部与地面是否有间隙或用激光测力平台检查假肢力线是否合理。患者目视前方自然地原地踏步，再重新站定。检查两脚前后距离是否有明显差异。这些措施均可以用来判断假肢的静态对线是否合适。如果有明显问题，应加以调整解决。

（3）动态对线检查：患者穿着假肢行走，从前、后和侧面观察步态，膝关节必须在支撑相中期横向向外侧移位约 12mm，位移不足提示外翻角度不够，过度移位可能是膝关节错位或侧副韧带松弛，可在膝关节外部和大腿接合部提供额外的支持和保护。一般情况下，穿着赛姆假肢行走，可以达到较好的步态，也可能出现异常步态。对于赛姆假肢，残肢疼痛、假脚偏内或偏外、过于内收或外展是常见的引起异常步态的因素。此外，补偿的高度不够或过高也会导致步态异常。

4. 假肢的终检

（1）假肢检验：假肢是否符合设计要求；各部位的粘接是否牢固；有无脱胶、裂缝等现象；连接处是否有松动；假肢内外表面是否干净、清洁；有无划痕、画痕、字迹、污迹；假肢重量是否达到轻量化要求；假肢活动时有无声音；假肢的加工是否精细；轮廓边缘是否光滑、圆滑，有无飞边和毛边。

（2）功能检验：穿着假肢行走时假肢的悬吊是否牢固；是否满足患者步行的需要；承重是否

合理；蹬地是否充分；残肢是否有压痛；穿戴是否方便；对膝关节的活动是否有影响；高度是否合适；步态是否达到理想状态；是否影响坐下；假脚的姿态是否与对侧对称；患者对假肢是否满意。

（3）常见问题处理：对于赛姆假肢的假脚部分，患者常出现前足滚动困难、舒适度差等问题。由于踝关节静置，后跟着地时不稳定，前足部分弹性不足，使患者感觉在站立相后期假肢和身体重心向前移动困难。可以通过选择小一号的假脚，或在木脚芯中嵌入弹性楔形块来解决，或嘱患者穿着坡跟软底鞋，如旅游鞋，利用鞋的柔软性来解决步态问题；也可在单独制作假脚时，增加足跟部的缓冲材料的比例，从而增加足前部弹性趾部分的长度。

四、踝离断假肢的训练

（一）穿脱训练

1. 穿假肢训练　患者取坐位，先在残肢上套一层薄的尼龙袜保护残肢，然后套软的内接受腔，屈曲残肢膝关节，将残肢插入赛姆假肢（图 6-8-16），检查穿入位置是否正确：假肢穿入后，患者感觉残肢能在接受腔内均匀承重，无疼痛，则提示穿戴位置合适。

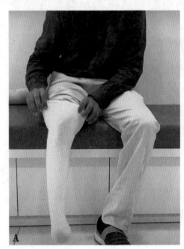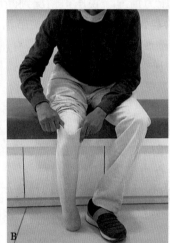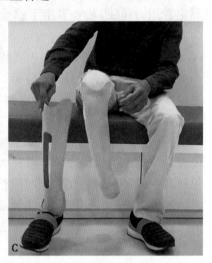

图 6-8-16　赛姆假肢穿戴
A. 套尼龙袜；B. 套内接受腔；C. 残肢插入赛姆假肢。

2. 脱假肢训练　患者取坐位，一手稳定残肢，另一只手向下拽假肢，将残肢拉出即可（图 6-8-17）。

（二）辅助训练

1. 平衡训练　通常在镜子前做平衡训练，患者可以自主调整姿势。嘱患者身体站直，保持挺胸抬头，稍向前倾，两足间保持10cm左右的距离使假肢侧和健肢侧均匀承重，逐渐掌握站立时的平衡感。

2. 平行杠内步行训练　当患者可以正确地完成平衡训练时，只需平行杠的轻微辅助，就可以开始平行杠之间的步行训练，保证安全的同时可以给患者更多的信心（图 6-8-18）。

（三）室内训练

1. 平行杠外步行训练　当患者在平行杠内不用双手扶杆即可步行后，就可以开始进行平行杠外步行训练，嘱患者走直线，可以更好地训练患者对假肢的控制能力，双侧步长和双足内、外旋转角度尽量接近（图 6-8-19）。

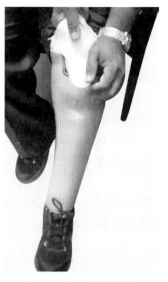

图 6-8-17　脱假肢训练

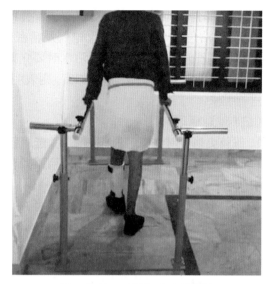

图 6-8-18　平行杠内步行训练

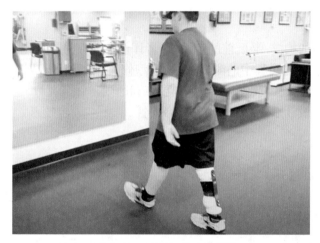

图 6-8-19　平行杠外步行训练

2. 不平整地面训练　训练患者上下斜坡、上下台阶、跨越障碍物能力。

（四）应用场景训练

通过上述训练,患者基本可以自如地控制假肢并完成大部分日常运动,可以让患者在实际环境中进行适应性训练,如户外运动、横过马路、上下公共交通工具、乘坐电梯等。总体来说,大多数患者可以在 1～2 天适应赛姆假肢。通过假肢的训练,甚至有些身体素质较好的患者不需要训练,就可以获得良好的步态。

五、假肢维护与注意事项

（一）假肢的维护

1. 接受腔的维护　接受腔直接与皮肤接触,如其内表面长期不清洁,会增加残肢感染的风险。患者需要在每天睡觉前用湿毛巾擦拭接受腔内壁,保持干燥和清洁。

2. 假肢部件的维护　①结构中的塑料件：不能与酸、碱、火、有色溶液、坚硬外物接触，以防受腐蚀、沾色、溶化和破裂；②电气及精密机械系统：应避免潮湿、冲击及沾染脏物；③外包装和脚板应注意防水，在不小心沾水时要立即更换袜套及鞋，湿处用电吹风吹干后再使用；④步行中注意假肢有无异常响声，如有，则表明某些关节部件或连接部位出现损坏或松动，应及时进行维修。

（二）注意事项

1. 假肢更换鞋时注意鞋后跟的高度，选用鞋跟高度相同的鞋，因为下肢假肢的对线与患者穿着鞋的后跟高度有直接关系。如果穿着与制作假肢时设计的鞋跟高度不同的鞋，就会造成假肢对线不合适，导致膝过伸或膝屈曲。

2. 要对假肢进行定期检修，一般每半年或 1 年应返回假肢制作机构做一次假肢的全面检查、评定及维修。如果在使用过程中出现任何问题都应及时返回制作机构处理。

（李腾霖）

第九节　小腿假肢适配流程

一、教学目的

1. 掌握小腿假肢的构成，装配前的宣教、患者评估及处方的制定。

2. 熟练小腿假肢制作过程中的测量取型、模型修整、树脂积层成型工艺、对线适配、外装饰制作、成品检查等工艺流程及各部分的制作要点和原则。

3. 了解小腿假肢设计原则及临床应用的必要性。

二、适配前准备

（一）患者准备

初次安装假肢的患者：提供病历、检查报告、X 线片、医生医嘱、康复训练处方及评定文件等。更换假肢的患者：旧假肢、可提供的医学检查结果等。

（二）评估设备工具

光线和温度适宜、安全性和私密性高的评估室；医用检查床、检查椅、检查凳；医用 X 线观片灯；身高体重秤；叩诊锤；测量工具（含钢尺、皮尺、卷尺、卡尺、量角器等）；医用手套；骨盆水平仪等。

（三）制作设备工具

设备：工作台、台钳、砂箱、烘箱、取型架或气 / 液压取型仪（可选）、抽真空设备（含真空泵、真空管等）、打磨设备（含打磨机、各类打磨头、抛光轮等）、空压机、激光对线仪等。

工具：记号笔、内外径测量尺、前后径测量尺、卷尺、钢尺、角度尺、跟高补高块、取型袜、保鲜膜、橡胶手套、石膏剪、盆、浴巾、钢管、美工刀、石膏调刀、石膏碗、半圆锉、圆锉、平锉、铁砂网或砂纸、六角组套扳手、震动锯、热风枪、普通剪刀、橡胶锤、天平 / 电子秤等。

（四）材料与零件

1. 材料　石膏绷带、石膏粉、内衬套用泡沫板材或硅橡胶内衬套、PVA 薄膜、纱套、玻璃纤维 / 碳素纤维、丙烯酸树脂、颜色糊、催化剂、快干胶。

2. 零件　假脚、假肢踝关节、四爪连接件、管接头、小腿一体化管。

三、操作流程

(一)检查评估

检查评估:检查患者的基本情况、全身健康状况、其他肢体功能状况、残肢功能状况等,并记录评估信息。

1. 患者基本情况 姓名、年龄、身高、体重、联系方式、截肢原因、截肢时间、截肢侧、目前职业、经济状况、康复情况、日常活动能力、兴趣爱好、生活环境、假肢穿戴史(第一次穿戴假肢的时间和假肢类型、更换假肢情况、现穿戴假肢类型)、精神状态和康复信心、对新安装假肢的期望。

2. 全身健康状况 是否有高血压、糖尿病、血栓、脉管炎、心肺功能障碍等疾病;运动协调性;药物依赖;其他残疾;过敏史及变应原;传染病史。

3. 其他肢体功能状况 除截肢侧以外的肢体是否存在残缺或功能障碍。

4. 残肢功能状况(图6-9-1)

(1)残肢及健侧下肢肌力评定。

(2)下肢各关节活动度(主动、被动)。

(3)有无屈曲挛缩畸形,若有,评定其角度。

(4)膝关节抽屉试验和侧向试验。

(5)残肢皮肤情况:有无瘢痕、植皮、溃疡、擦伤、敏感点、皮肤温度、皮肤颜色、皮肤感觉等,若有,记录其位置和大小。注意在检查时与正常皮肤作对比。

(6)残肢皮下组织情况:软组织的多少和软硬度、有无残端软组织下垂、有无肿胀等。

(7)残肢末端承重情况:残端能否接触、胫腓骨末端位置、残端能否承重、残端负重能力。

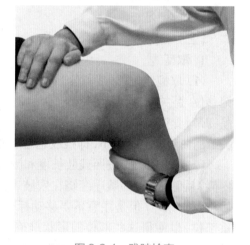

图6-9-1 残肢检查

(8)残肢长度:长残肢、中残肢、短残肢等。

(9)残肢形状:圆柱形、圆锥形、球根形等。

(10)残肢疼痛情况:有无残肢痛、幻肢感/痛、其他神经痛等,若有,记录疼痛程度、部位、时间和诱发因素、缓解因素等。

(11)残肢其他情况:有无水疱、变色、疝肿、骨刺、神经瘤、水肿、滑液囊、胼胝等。

(二)标记、测量

1. 做标记 患者保持端坐姿势,穿戴好取型袜套,若患者残肢附近体毛较多,可先于残肢上缠绕保鲜膜后再穿戴取型袜,然后使用记号笔在残肢侧依次标记出须进行免荷或施加压力的部位。标记部位如下(图6-9-2)。

(1)髌骨轮廓。

(2)胫骨粗隆轮廓。

(3)髌韧带中点。

(4)腓骨小头。

(5)胫骨嵴。

(6)胫骨内侧缘。

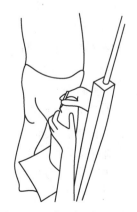

图6-9-2 小腿假肢取型标记

（7）股骨内、外侧髁。

（8）胫骨末端。

（9）腓骨末端。

（10）大腿后侧内、外肌群的肌腱，即半腱肌、半膜肌、股二头肌肌腱。

（11）其他骨突或疼痛点。

2. 测量

（1）首先以髌韧带中线开始向下每隔30mm画标记线，若残肢较短，可每隔20mm画标记线，若残肢较长，也可将间距调整为35～40mm，沿标记线测量小腿围长。

（2）测量残肢末端至髌韧带中点的长度及骨性末端至髌韧带中点的长度。

（3）测量股骨髁上缘内外径及股骨髁内外径。

（4）测量髌韧带平面前后径。

（5）测量健侧小腿长度：从健侧腿髌韧带平面到地面的垂直距离。

（6）健侧小腿的最大围长和最小围长。

（7）健侧足长。

（三）石膏阴型制作

1. 取型

（1）取型体位：患者端坐，残肢伸于椅子前方，注意取型前不要移动袜套位置，以免引起标记移位，膝关节应保持在20°～25°屈曲位，便于取型过程中拇指压住髌韧带两侧，也便于突出髌韧带、骨突部位及大腿后侧肌腱部位，若残肢较短，膝关节屈曲角度可增大，若残肢较长，膝关节屈曲角度也可减小，即残肢越短屈曲角度越大，残肢越长屈曲角度越小。

（2）取型步骤：按照残肢长度和围长准备好石膏绷带，将石膏绷带浸湿后拧干，按照前侧、内侧、后侧、外侧的顺序缠绕在残肢表面，以保证胫骨内侧面形状准确，一般缠绕3～5层，然后将石膏抹匀，但是注意不要移动标记点。反复挤压按抹胫骨嵴两侧和胫骨内侧髁下缘等承重部位，以使得这些部位的形状准确。在石膏绷带发热硬化前，保持小腿假肢取型手法：双手大拇指指端置于髌韧带中线两侧，拇指指间关节屈曲90°，两拇指与残肢正中线之间各成45°；处于患者残肢内侧手的示指用力压在股骨内侧髁上缘凹陷处，外侧手的示指从外侧辅助施加对抗力；两侧的第3～5指指腹在与髌韧带相对的水平面上按压在后侧腘窝软组织处，注意避免压到后侧股二头肌和半腱肌、半膜肌肌腱。维持该手法直到石膏绷带固化（图6-9-3）。

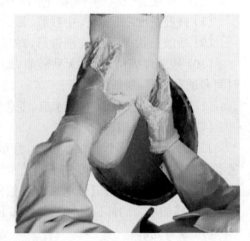

图6-9-3 取型手法

石膏硬化后，利用重垂线画出通过髌韧带中心的基准线，然后在患者膝关节屈曲及肌肉放松的状态下取下石膏阴型，阴型取下后，用记号笔在石膏阴型内部原标记处再次描画，使标记更清晰，也便于能准确拓印在石膏阳型上。

2. 阴型调整　取出石膏阴型后，可直接灌注石膏浆，也可先在阴型上修剪口型并为患者进行试穿调整。注意：若要为患者进行石膏阴型试穿调整，需保证阴型有足够的强度而不会因为调整而引起变形和损坏。

（四）石膏阳型制作

1. 灌石膏浆　根据阴型上缘高出股骨内侧髁的高度决定是否需要增高阴型，一般模型上缘超过股骨内侧髁 40～50mm 为宜。将石膏阴型放入沙箱并按初始屈曲、外展或内收角度保持稳定于沙箱。将调好的石膏浆倒入阴型，并按之前画好的基准线插入钢管，钢管末端与石膏阴型末端保留 20mm 左右的间隙；待石膏固化后，剥去石膏绷带，得到石膏阳型，在阳型上描画标记点并复查尺寸。

2. 石膏阳型修型（以髁上悬吊的髌韧带承重式 PTB 小腿假肢为例）

（1）削减石膏的部位：将石膏阳型固定在修型架上，准备好修型所需的工具，包括石膏调刀、石膏碗、圆锉、半圆锉、平锉、记号笔、皮尺、砂纸等。按照先削减后增加的顺序进行阳型修整。首先削减石膏的部位如下。

1）髌韧带：将取型时髌韧带处按压的痕迹锉平整，注意与周围形状平滑过渡，避免形状上的突变，同时髌韧带修型区域应与模型冠状面保持平行。

2）腓骨骨干：在腓骨小头以下 20mm、腓骨骨端以上 12mm 的区域内以与前进方向平行的方向削减石膏，用以保持侧向稳定。

3）胫骨内侧髁下方区域：因此处软组织较少，削减石膏时要注意根据目标值和其他相关削减区域整体考虑削减量。

4）胫骨嵴区域：胫骨外侧髁突起部位以下是承重的主要部位，对胫骨嵴免荷。

5）腘窝：取型时，腘窝部位有手指压印，应将此区域按与模型冠状面平行的方向将有手指压印的地方修整圆滑。

6）股骨内外侧髁：股骨内侧髁处有手指压印，这些压印在骨突上方凹陷处，修型时先将压印平滑处理，股骨外侧的压印相对内侧浅一些，适当修整即可。模型上，股骨上髁内外侧之间的尺寸应最大，其上面也不应有任何压印。

（2）增加石膏的部位：取型前标记的地方大部分都应填补石膏，以提供充足的免荷。

1）腓骨末端：填补石膏 2～5mm，注意填补石膏时要将填补区域平滑地过渡到邻近部位。

2）胫骨嵴、胫骨粗隆、股骨内外侧髁部、胫骨末端：在整个区域沿胫骨均匀地填补 2～3mm 厚的石膏，胫骨末端填补 1～2mm 厚的石膏即可使末端能较好负重。

3）腓骨小头：填补石膏以避免骨突受压。

4）后侧肌腱通道：取型时，若手指压到后侧股二头肌、半腱肌、半膜肌肌腱，则应适当填补石膏进行肌腱通道修补。

5）其他骨刺、损伤或压痛点：按照取型前的标记进行适当填补。

（3）阳型抛光：使用铁砂网或水磨砂纸将削减和填补石膏后的模型抛光磨平，使模型表面光滑平整。但是注意在抛光时不要用力过猛，以免破坏其形状（图 6-9-4）。

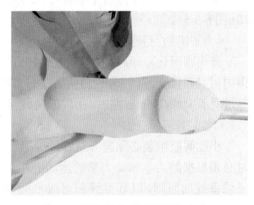

图 6-9-4　石膏阳型

（五）接受腔的制作

1. 内衬套的制作

（1）首先分别测量阳型全长、阳型上残肢末端围长和最粗部位围长。

（2）按照测量的尺寸，在厚度为 4～5mm 聚乙烯泡沫板材上画出等腰梯形，上下两端分别在两围长的基础上增加 20mm，以作为粘贴重合的宽度，梯形的高为阳型长度增加 50mm，然后按照形状剪下所需板材。

（3）在板材的两端分正反面画线，用打磨机打磨成楔形，用胶水粘接在一起，并用橡皮锤敲打接缝处，使其粘成筒状。

（4）在套筒内抹滑石粉，然后放入 120° 左右的烘箱加热 5 分钟左右，至套筒变软，然后将其套在阳型表面塑形，注意将套筒接缝处放于模型后侧，并且套筒不能有褶皱，须紧紧贴附在阳型上，并塑出髌韧带、腘窝等部位的形状。

（5）将套筒上阳型末端多余的部分剪掉，另外取一块与残肢末端面积相当的泡沫板材加热变软后，按阳型末端形状贴附塑形制作帽子，取下帽子将超过重合的多余部分剪掉，并将帽子边缘打磨成楔形，按照塑形原位将帽子与套筒粘接，形成完整的内衬套。

2. 接受腔的制作

（1）取大小合适的小腿假肢 PVA 薄膜，将其平铺在打湿的浴巾上，然后将浴巾卷起，10 分钟左右待 PVA 薄膜泡软取出，用干毛巾擦掉膜上的水分，在膜内侧撒上滑石粉，将其套在已经做好内衬套的模型上，并开启真空泵，使 PVA 薄膜与模型完全服帖。

（2）根据袜套的材料、患者的体重和假肢使用情况等确定套袜的层数，一般为 8～10 层，也可在残肢末端添加纤维增强材料，在袜套中间层数时放置好四爪连接件。

（3）采用与步骤（1）同样的方法浸泡 PVA 薄膜，然后套在外层，将 PVA 薄膜的下端结扎封口，上部留出多余长度，以备灌树脂用，打开真空泵外泵，检查抽真空是否正常，然后关闭真空泵。

（4）按照规定比例调制丙烯酸树脂和颜色糊与固化剂，从 PVA 薄膜上端倒入，然后用绳子将膜上部扎紧，打开真空泵，静置片刻后，将树脂挤压进入袜套和纤维材料，并在整个模型上擀匀树脂，使树脂浸透，避免出现气泡和褶皱。待树脂硬化后，仍保持真空泵处于工作状态，直到模型冷却（图 6-9-5）。

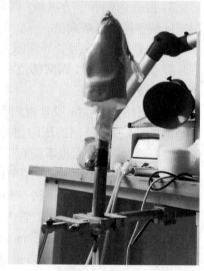

图 6-9-5 真空成型

（六）切割、打磨

待树脂固化冷却后，在模型上画好剪切线，使用震动锯沿剪切线切割，然后将石膏敲碎，取得内衬套和接受腔，并分别将两者进行打磨和抛光。需要注意的是，内衬套的上缘一般应比外部接受腔上缘高 5mm 左右，用以避免硬接受腔摩擦损伤皮肤，达到保护皮肤的目的。

（七）组装、对线

小腿假肢组装必须遵守对线的原则，在基准线和对线仪等辅助设备的帮助下进行组装，同时必须根据静力学和动力学的运动链相互作用原则对假肢进行对线。小腿假肢对线依据空间三维垂线的原则，以基准线和对线平面为参考对线轴和面来确定接受腔和假脚的位置关系。小腿假肢对线可分为工作台对线、静态对线和动态对线三个步骤。

1. 工作台对线（图 6-9-6）

（1）取接受腔髌韧带平面的 M-L 中点及接受腔下 1/3 处平面的 M-L 中点，两者连接得到接受腔冠状面中线；同样取上述两个平面的前后径中点连接形成矢状面中线。

（2）通过实际测量患者的残肢屈曲角度及内收或外展角度确定力线。在矢状面上，对于中长残肢，如果无屈曲挛缩，则将接受腔角度保持在中线加 5° 屈曲作为力线；如残肢长度较长，则可适当减少增加的角度，在 0°～5° 即可；如果是短残肢则可适量增加屈曲角度。如果患者自身有屈曲挛缩，则应在其挛缩角度的基础上增加对应角度作为参考力线。在冠状面上，因为生理情况下的膝关节不允许胫骨相对股骨出现内收或外展角度，所以在对线过程中不应刻意进行内收或外展对线，而应该根据患者实际情况。如果残肢没有外展畸形，则以冠状面中线为参考力线，如果有外展畸形，则应以中线和实际外展角度为参考确定力线。

（3）确定好参考力线后，按照力线连接接受腔和四爪连接件，然后利用一体化管、管接头、平调方盘等部件连接假脚和接受腔，注意根据健侧小腿长度的测量值确定假肢高度。同时选择与患者所穿鞋的有效跟高相等的跟高块垫于假脚

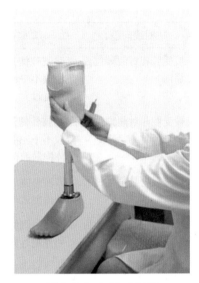

图 6-9-6　工作台对线

足跟部，确定水平面、矢状面和冠状面的对线，水平面上需保证假脚的行进方向相对于接受腔的行进方向有 5° 的外旋角度，矢状面上应保证接受腔矢状面参考力线垂直于地面并落点于假脚中间 1/3 区域的后 1/3 处，而冠状面上则应保证接受腔冠状面参考力线垂直于地面并通过假脚第一、二指的趾缝处。

2. 静态对线　患者穿戴小腿假肢后站立位下进行检查，嘱患者双侧下肢均匀承重，两侧足跟之间距离保持 100mm 左右，假脚适当外旋，检查患者穿戴假肢是否有明显不适或疼痛感，然后观察骨盆是否保持水平，以确定假肢高度是否合适，之后嘱患者取坐位，检查后侧腘窝处是否产生挤压或是否引起膝关节屈曲受限，以及股骨髁上悬吊部位是否过紧等。

3. 动态对线　完成小腿假肢的静态对线后，嘱患者穿戴假肢进行步行练习，待其习惯后，在患者穿着假肢的步行中进行步态分析和检查，对其中的不良对线进行调整，确定最终对线位置。

4. 对线问题的处理　患者穿戴小腿假肢后，常出现的对线问题及其异常步态见表 6-9-1。

表 6-9-1　对线问题及其异常步态

对线问题	步态表现	处理方法
接受腔相对假脚位置靠前	足跟着地时，膝关节被推向前方，踝关节过快跖屈；残肢前侧远端和后侧近端承受过大压力；膝关节不稳定，有打软腿向前倾倒的趋势	将接受腔适当向后方调整
接受腔相对假脚位置靠后	膝关节被压向后方，站立中期有上坡的感觉；身体重心上下移动明显，摆动期足尖擦地面，有假肢过长的感觉；残肢前侧近端和后侧远端感受压迫	将接受腔适当向前方调整
接受腔屈曲角度过大	站立时，屈膝过多；膝关节感觉被向前推，有打软腿倾倒的感觉；残肢前侧远端和后侧近端感受压迫	减少接受腔屈曲角度
接受腔屈曲角度不足	膝部向后推压，有膝过伸的感觉；小腿几乎成垂直状态，假脚后跟翘离地面；行走时有上坡的感觉	增大接受腔屈曲角度

续表

对线问题	步态表现	处理方法
接受腔相对假脚位置靠内	残肢外侧近端和内侧远端感受压迫;假脚可能在地面上放不平;接受腔内侧上缘和残肢之间有空隙;行走时步宽过大	将接受腔适当向外侧调整
接受腔相对假脚位置靠外	残肢外侧远端和内侧近端感受压迫;假脚可能在地面放不平;接受腔外侧上缘和残肢之间有空隙;行走时身体向假肢侧倾斜	将接受腔适当向内侧调整
接受腔内收角度过大	鞋底外侧缘翘离地面;假肢向内侧倾斜,残肢外侧近端和内侧远端感受到压迫;步宽过大	减少接受腔内收角度
接受腔内收角度不足	鞋底内侧缘翘离地面;假肢向外侧倾斜,残肢内侧近端和外侧远端感受到压迫;行走时身体向假肢侧倾斜	增大接受腔内收角度
假肢太长	站立时可能出现假肢侧膝关节屈曲;行走时可能出现外展步态或步宽过宽;行走时躯干左右摆动过大;假肢侧划圈步态	重新调整假肢长度
假肢太短	站立时可能出现健侧膝关节屈曲;站立期向假肢侧倾斜	重新调整假肢长度

四、假肢的适合性检查

完成对线和组装后,根据观察和询问患者感受的方式结合对小腿假肢进行最终检查。

（一）接受腔的检查

患者穿戴小腿假肢前,对接受腔本体进行检查,主要观察接受腔口型边缘和内衬套高度是否合适、接受腔整体是否有不光滑或会刺痛皮肤的区域,以及接受腔与内衬套之间是否适配等。

（二）穿戴假肢后的检查

患者穿戴小腿假肢后,分别在站立位和坐位下进行检查。

1. 站立位检查　患者双足跟之间保持5~10cm,双侧下肢均匀承重,自然站立。检查内容如下。

（1）有无不适感。

（2）假肢长度是否正确,两侧髂前上棘应处于等高水平。

（3）假肢前后侧对线和内外侧对线是否正确,应结合静态对线内容检查和调整。

（4）假脚与鞋的匹配状态。

2. 坐位检查　于患者膝关节屈曲90°位置下观察。

（1）腘窝软组织是否有挤出。

（2）股二头肌、半腱肌、半膜肌肌腱通道位置是否受到挤压,有无疼痛。

（3）两侧膝部高度是否一致。

（4）接受腔后壁上缘是否会顶住大腿。

（三）步行时的检查

1. 观察有无步行异常,结合动态对线分析其原因并进行调整。

2. 询问患者步行是否产生不适感。

3. 观察残肢与接受腔之间有无明显活塞运动。

4. 观察步行中双足之间步宽距离应不超过 10cm,假肢侧假脚的外旋角度应与健侧对称。

5. 观察能否顺利上、下楼梯和斜坡。

6. 步行过程中应无异常声响。

（四）脱去假肢后的检查

患者脱下小腿假肢后,应注意观察残肢皮肤颜色变化、压痕及擦伤等,判断是否有因假肢过紧或压力施加不正确引起皮肤过度受压的情况。承重部位皮肤颜色应适当发红,但可在短时间内恢复正常,而免荷部位则不会出现颜色变化。

五、小腿假肢的训练

（一）辅助训练

1. 穿脱训练

（1）穿戴小腿假肢训练:患者取坐位,先在残肢上套一层薄的尼龙袜保护残肢,然后根据接受腔松紧度套相应层数棉袜,再套内衬套。在内衬套外再套一层尼龙袜,然后屈曲残肢膝关节,将残肢插入接受腔。

（2）脱小腿假肢训练:患者取坐位,双手握住假肢,将假肢向下拽,使残肢脱出即可。

2. 站立训练

（1）双侧下肢站立:患者穿戴小腿假肢后,初期在扶着平行杠或拐杖的情况下练习正确站立姿势,身体站直,双足之间保持 10cm,体重较均匀地分布在假肢侧和健侧,双眼平视前方,站立稳定,到后期逐渐放开平行杠和拐杖,练习在不扶任何物体的情况下也能平稳站立。

（2）单侧下肢站立:假肢侧和健侧交替练习单侧肢体站立、平衡。假肢侧单腿站立应能维持 3～5 秒,初期训练可以扶平行杠或拐杖,后期逐渐训练不扶任何物体也能保持站立平衡。

3. 重心转移训练 患者穿戴小腿假肢站立位,保持双足位置不变,将身体的大部分重量反复地在健侧与假肢侧之间及在前后方向上进行移动,同时应保持身体平衡（初期可双手或单手扶平行杠,后期不扶平行杠）。

4. 平衡训练 患者穿戴小腿假肢后,双足平行站立均匀负重,进行接抛球训练,接抛球的角度、高度、力量均可有多种变化;患者掌握好平地接抛球后可在平衡板上进行相同训练。

（二）室内训练

1. 平行杠内行走 患者穿戴小腿假肢后在平行杠内进行行走训练,注意双足的步长尽量接近,步宽尽量小。初期可扶平行杠行走,后期练习不扶平行杠。

2. 平行杠外室内行走 当患者不扶平行杠也可以行走后,则可以开始平行杠外室内训练。训练时需要注意患者安全。

（三）应用场景训练

1. 上下斜坡、楼梯 患者穿戴小腿假肢能在平地较好地行走后,可开始进行上下斜坡和楼梯的训练。上坡和上楼梯时应保持身体重心向前,先上健侧,再上假肢侧;下坡和下楼梯身体重心则应向后,先下假肢侧,再下健侧。

2. 其他场景 通过前面的训练,患者已经初步能完成假肢和身体的磨合,并控制假肢完成大部分日常活动,考虑到以后生活中可能面临的其他场景,还可以对患者进行一些常见场景的适应性训练,如走人行横道过马路、在拥挤的环境下行走预防碰撞跌倒、跌倒后自救、上下公共交通工具和进出电梯等。

六、假肢维护与注意事项

(一)假肢维护

1. 接受腔和内衬套的维护 保持接受腔内表面和内衬套的清洁和干燥,避免引起残肢感染,每天晚上睡觉前应取出内衬套进行擦洗晾干。

2. 残肢袜套的维护 因白天穿戴假肢容易出汗,袜套易附着汗渍和其他脏物,因此每天要注意更换和清洗残肢袜套。当穿戴假肢感觉较为松动时,也可适当增加穿戴袜套的层数。

(二)假肢零件的维护

1. 假肢的关节和连接部位如果松动,会影响使用性能,可能产生安全隐患,因此应注意经常检查假肢的关节、螺丝等,若出现松动,应及时拧紧或交由假肢师进行维修。

2. 当假肢出现异常响动,应及时检查发现原因,并进行修理。同时假肢的海绵外包装和假脚脚板应注意防水,如果不小心被打湿,应使用电吹风吹干或晾干后再使用。

(三)其他注意事项

1. 若残肢出现伤口或过敏,应停止使用假肢,先对残肢部位进行对症治疗,防止感染。

2. 因为小腿假肢的对线与鞋的后跟高度有关,所以当更换鞋时应注意选择跟高相同的,避免引起假肢对线不合适。

3. 假肢应定期检查维修,一般每半年至 1 年到假肢制作中心(或相关专业机构)全面检查维修,以延长假肢的使用寿命并减少产生各种残肢疾病的风险。

(罗长良)

第十节 膝离断假肢适配流程

良好的外科手术使得膝离断术后,股骨末端的形状可保持良好,残肢末端具备良好的承重能力,并且残肢股骨髁部有利于假肢悬吊,大腿残肢不仅肌力好,而且肌力平衡没有受到破坏,有利于假肢的设计制作。大多膝离断残肢患者通过假肢装配、康复治疗与训练都能够取得理想的下肢结构弥补与功能。

一、教学目的

1. 掌握膝离断假肢的构成,装配前的宣教、患者评估及处方的制定。

2. 熟练膝离断假肢制作过程中的测量取型、模型修整、树脂积层成型工艺、对线适配、外装饰制作、成品检查等工艺流程及各部分的制作要点和原则。

3. 了解膝离断假肢设计原则及临床应用的必要性。

二、适配前准备

检查评估室应具备适宜的温度与光线、私密性好。

(一)患者准备

初诊患者需提供门诊 / 住院病历、检验 / 检查报告、影像资料等医学信息;更换假肢的患者还需提供使用过的假肢。

（二）评估设备、工具

身高体重秤、医用检查床、承重取型架、稳定的靠背椅、叩诊锤、观片灯、皮尺、专用量角器。

（三）制作工具

取型架、石膏剪、标记笔、圆珠笔、测量表、皮尺、折尺、卡尺、剪刀、水盆、橡胶碗、石膏调刀、平面石膏锉、半圆石膏锉、真空泵、打磨机、烘箱、热风枪、手电钻、木锉、风镐、各种打磨辊、抛光轮、电烙铁、M4 丝锥、铰杠、直径 4.2mm 钻头、缝纫机、震动锯、电子秤、口罩、护目镜、护耳、锤子、内六角扳手。

（四）材料与零部件

1. 材料　石膏绷带、取型袜套（或保鲜膜）、患者防护用品、一次性手套、凡士林、石膏粉、洗衣粉或洗手液、40 目砂纸、PVA 薄膜套、滑石粉、电工胶带、砂网、200 目水磨砂纸、透明胶带、酒精、细绳、橡皮泥、硬树脂、软树脂、快干胶、粉状固化剂、肤色颜色糊、轻腻子、轻腻子固化剂、量杯、搅拌棒、贝纶纱套、碳纤维、双面胶带、内衬材料、黏合剂。

2. 零部件　膝离断关节、管连接件、腿管、假脚、齿形垫片、螺丝等。

三、患者的检查评估与处方制定

（一）检查与评估

与患者及其家属沟通，了解患者的基本情况、手术方式、宣讲截肢后的注意事项及介绍假肢装配情况。假肢安装前的检查与评估主要如下。

1. 了解患者基本情况　①性别、年龄、身高、体重；②职业、经济状况；③截肢部位、原因、时间、合并伤与并发症；④是否使用过假肢，以往使用假肢的类型；⑤工作与生活环境；⑥兴趣与爱好；⑦既往史（特别关注是否有敏史、高血压、糖尿病、血栓、脉管炎等）；⑧配置假肢方面的个人意愿与需求。

2. 客观评估　①日常生活活动能力评定；②平衡与协调能力评定；③躯干与健侧肢体评定（包括肢体形态、肌力、关节活动度等）；④残肢综合情况评估（包括残肢疼痛情况，皮肤的感觉、温度、瘢痕、颜色、有无植皮，骨突与骨刺，肿胀，残肢形态、长度、力量，关节活动度和负重能力等）；⑤患者视力、精神与心理功能评定。

（二）处方制定

膝离断假肢常用的结构为骨骼式假肢，假肢主要包括接受腔、膝离断专用假肢关节、假脚和其他附加的假肢组件。一般膝离断者的残肢有更突出的股骨髁，这种情况下，可移动门式悬吊或烟囱式内套设计可用来悬吊假肢。该悬吊法采用近股骨髁的形状将肢体固定在接受腔内。综合患者情况，制定合适的假肢配置方案。明确假肢安装的目的，所需假肢的类型、结构、功能、价格，需要处理的临床问题的建议，以及预测安装假肢后的功能等级。

四、膝离断假肢的制作

1. 标记、测量

（1）准备：准备好取型设备、工具、物品，嘱患者穿好取型袜套及防护用品，必要时放置切割管（易于脱下石膏阴型）。嘱患者站在取型架上，调整好取型架的高度，患者双肩保持等高，骨盆保持水平，两眼平视前方（图 6-10-1）。

画出髌骨轮廓，根据实际评估标记出免压部位：股骨内侧髁、股骨外侧髁、残肢其他骨突或敏感部位。自残端向上每隔 3～5cm（取决于残肢长度）画一条标记线，用于测量围长，外侧上缘位于股骨大转子上 5～10cm 处,内侧上缘位于会阴下 5～10cm 处。

（2）标记、测量:按照标记线测量各部位围长、股骨内外侧髁部宽度、髁上悬吊部位的宽度、残端至地面的高度、健侧下肢总长度、健侧膝关节内外侧间隙至地面总长度、健侧脚的大小。

2. 石膏阴型制作

（1）取型:根据需要,在残端骨突部位贴免压垫。患者可坐位取型,用 4 层非弹性石膏绷带浸水后敷在残端部位,并塑出髁间窝的形状,其余部位用非弹性石膏绷带进行缠绕(图 6-10-2)。石膏绷带完全覆盖残肢表面后,嘱患者踩在取型架上,注意身体的正确站姿并让残肢在合理对线下承重,塑出内外侧髁上悬吊部位的形状,定位好接受腔上缘口型位置,并在石膏阴型上标记冠状面、矢状面对线记号,直至石膏绷带固化(图 6-10-3)。待石膏绷带固化后,取下石膏阴型。

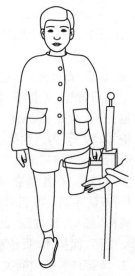

图 6-10-1 取型体位

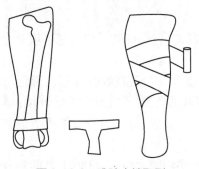

图 6-10-2 残肢末端取型

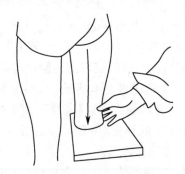

图 6-10-3 残肢端石膏取型

（2）阴型调整:取下石膏阴型,先用记号笔将阴型内模糊不清的印记用记号笔重新标记,包括阴型外的接受腔对线标记,再将石膏阴型的边缘按照膝离断口型要求进行裁剪到位,特别是内侧可用剪刀修剪出较大的外翻边开口,以更好地容纳残肢内侧软组织,最后用石膏绷带将开口处封闭好。

3. 石膏阳型制作 将修整好的石膏阴型内部处理光滑并涂抹石膏隔离剂,然后再灌注石膏浆,灌注石膏的过程中需处理好石膏浆内的气泡。待石膏硬化后将阳型表面石膏绷带剪开,并将阳型表面的石膏隔离剂清理干净,重新复核并标记所有标记划线,并将接受腔对线转移标记到石膏阳型上,然后复核尺寸,以确认石膏阳型尺寸和实际需要尺寸的差异(图 6-10-4)。

需要填补石膏的位置:将内侧会阴区域修整平滑,外翻边稍大,应容纳一定残肢内侧软组织,防止软组织向外侧突起,同时避免内侧上缘向里突起,产生较大的压力;内外侧髁部骨突部位少量填补石膏,并将石膏阳型末端的形状尽量修整成与残肢一致的形状;外侧可不需要大的翻边,前侧和后侧可以适当修整翻边。

修整石膏的部位:根据尺寸整体进行相应修整,特别是髁上悬吊内外侧部分;外侧适当去掉一些石膏,但是不要压迫到股骨大转子,外侧边缘应到大转子下缘即可;后侧上部应修整一些石膏,使后侧上部稍平,便于坐下,避免在边缘产生过大的压力,还应适当翻边;内侧、后侧边缘处修整后应约低于坐骨结节 5cm。修整过程中应注意内外侧的尺寸、外后侧残肢近端软组织部分,整体压缩量应适当,控制压缩量在3%～5%。

修整完成后将石膏阳型整体打磨光滑,打磨光滑后,将石膏阳型放入烘箱烘干。烘箱设置温度为90～120℃,时间至少12小时,直至石膏阳型完全烘干,烘烤的过程中需将烘箱的排风通道打开,便于水蒸气排放。

4. 接受腔第一次成型工艺

(1)制作内衬套:测量修整好的阳型近端围长、远端围长及长度,裁剪内衬材料时,一般遵循近端围长加5%再加1.5cm的粘合量、远端围长增加2cm粘合量、长度方向增加5～8cm的基本原则进行裁剪,裁剪后在内衬对粘的边缘测量出1.5cm的粘接区域,并打磨出45°的倾斜粘贴角,然后涂胶粘接制作成筒状(图6-10-5),在120°烘箱内加热软化后快速套在石膏阳型上塑形,为了便于操作塑形应在石膏阳型上涂抹滑石粉。在石膏阳型远端底部首先修剪掉多余的内衬套,然后测量出约1cm的粘贴区域进行边缘45°的倾斜打磨。

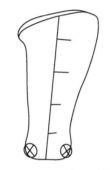

图6-10-4 石膏阳型修整

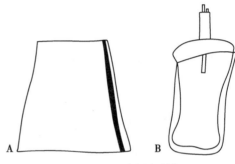

图6-10-5 内衬套制作
A. 筒状;B. 泡沫板材条。

剪一块底部大小合适的内衬材料,放入烘箱加热后快速覆盖在石膏阳型远端底部,冷却定型后减掉多余部分,与已套在模型上的内衬材料进行粘接,并打磨圆滑。为使接受腔易于穿脱,需将内衬套的髁悬吊部位凹陷处填补顺滑,为了便于定位和防止旋转,在内衬套前面上部粘贴一根宽约1cm、长约15cm的泡沫板材条(图6-10-5)。

(2)接受腔硬树脂部分的真空成型:将PVA薄膜袋用湿毛巾平铺裹紧均匀浸润5～10分钟。剪一小块浸润的PVA薄膜用力覆盖在内衬套末底端,并用胶带固定,同时应注意防止褶皱,待变干定型后剪掉多余的PVA薄膜。然后在PVA薄膜袋内撒滑石粉并套在石膏阳型内衬套上,拉紧的同时注意防止出现褶皱,底端绑扎牢固。然后打开真空泵,并将真空度压力调整到60%,打开内膜通道。套2层贝纶纱套,并在残端部关节连接盘处放置1层碳纤维增强材料,然后再套2层贝纶纱套并保证整体的平整性,完毕后套外层PVA薄膜袋,将底端真空管位置绑扎牢固,注意内孔与外孔的通透性。树脂配方:硬树脂、颜色糊(3%)和粉状固化剂(3%)。将树脂调匀,倒入PVA薄膜袋内。将硬树脂均匀覆盖至约相当于残肢长度2/3处即可(图6-10-6)。

(3)接受腔软树脂部分的真空成型:硬树脂固化后,将表面的PVA薄膜袋去除,用木锉或40目砂纸将表面打毛糙,目的是增加附着度,使抽第二层树脂时能更好地与第一层树脂相融合。套1～2层贝纶纱套,然后将浸湿的PVA薄膜袋套好。软树脂配方:软树脂、颜色糊(3%)和粉状固化剂(2%)。将树脂调匀,按照之前步骤倒入PVA薄膜袋。软树脂重点填充剩余接受腔的1/3,并均匀地将模型覆盖。

5. 组装、对线 待软树脂固化后,将模型移至台钳并夹紧,在残端底部中间位置钻一个小孔，用气枪使接受腔与石膏阳型分离，并沿接受腔口型边缘切割下多余的部分，边缘用打磨机将接受腔口型边缘打磨光滑。

让患者穿上接受腔，检查悬吊和是否存在压痛点，让患者站在承重取型架上，标出接受腔冠状面近端宽度的中点与地面的垂线，测量接受腔距地面的高度及鞋的绝对跟高值，为假肢对线提供客观准确的数据参考。

假肢对线是否合理、科学，将影响膝离断假肢的舒适性和功能特性。最佳的假肢对线需要三个步骤：工作台对线、静态对线和动态对线。

（1）工作台对线：是在激光对线仪的辅助下确定并调试接受腔、膝关节、假脚三者的空间位置关系的过程（图6-10-7）。

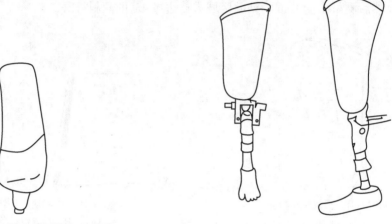

图 6-10-6　接受腔硬树脂真空成型　　　　　　图 6-10-7　工作台对线

1）确定接受腔基准线：从水平面观察，确保接受腔内侧面与前进方向一致，矢状面测量近端宽度并标记出中点，再测量接受腔远端的宽度并取中心点，连接两点形成接受腔矢状面中线，以此作为接受腔矢状面对线参考基准线；在冠状面同理，标出接受腔近端和远端中点并连接，以此作为接受腔冠状面对线参考基准线。在标记出的接受腔中线的基础上，以近端参考点为基点，并根据患者的残肢情况，画出接受腔的屈曲角度和内收/外展角度的参考线，作为工作台对线的参考。

2）确定假脚的基准线：测量假脚前后长度中线的位置，在此基础上向后移动3~5cm作为假脚在矢状面的工作台对线参考点。在鞋的绝对跟高值基础上增加5mm，使假脚处于5°~8°的外旋位置。

3）工作台对线要求：接受腔在矢状面、冠状面对线参考线通过之前在接受腔上已经标记出的参考线。膝关节在矢状面对线参考线通过膝关节的对线参考点（不同产品对线参考点不同，需参见具体关节的对线建议）；在冠状面通过膝关节的中心；在水平面建议使膝关节外旋5°，具体需参考患者实际需要。假脚对线参考线在矢状面通过假脚的对线参考点；在冠状面通过大踇趾中心，在水平面假脚外旋5°~8°。

为了能更精准、科学地完成工作台对线，建议使用人体生物力学下肢专用工作台对线仪。对线完成后，根据对线要求将接受腔、膝关节、假脚连接好。使用轻腻子将关节连接板与接受腔进行固定，连接时将所有连接的螺丝拧紧在中立位置，即使各个部分连接件在工作台对线时保持在中间位置，以使所有连接件在各个方向保持最佳的调节范围。

（2）静态对线：静态对线是在患者舒适地穿上接受腔并能够站立在假肢上传递重量之后的对线。用快干胶进行接受腔与关节连接板的紧固，让患者舒适地穿上假肢，假肢侧站于激光测力平台上，健侧站于补高板上，假肢侧至少承担 35% 的体重，通过调节踝关节的跖屈和背屈角度，以改变足底板的受力分布，使站立时承重线通过关节要求的参考位置（每种关节参考位置不同，具体参见说明）。同时检查患者残肢与接受腔匹配程度和合适程度，标准站立位下双侧骨盆是否水平，膝关节是否稳定，校对不同平面假肢对线等（图 6-10-8）。

（3）动态对线：是指患者在有或没有帮助的情况下步行，在基本行走过程中进行的对线，动态对线是一个渐进的、反复调试的过程，目标是实现假肢安全、美观、节能。

在静态对线完成后，在确保安全的情况下让患者开始步行，通常从患者的前方、后方及侧方几个方向进行观察，建议可采用视频采集录制方式反复进行观看分析，降低假肢患者步行过程中的安全风险。

步行时，在冠状面考虑假肢侧方的稳定性、接受腔的内收和外展角度、接受腔和膝关节、假脚的内外位置关系影响等；在矢状面假肢前后方向的稳定性、接受腔的屈曲角度、接受腔和膝关节、假脚的前后位置关系等因素的影响。此外，还要观察假肢在摆动期的运动表现，通过调整以达到最佳的假肢对线。

6. 接受腔第二次成型工艺 待初次对线及试样结束后，将关节连接板与接受腔的粘接部分打磨顺滑，再在接受腔内涂抹凡士林，并灌注石膏（图 6-10-9）。

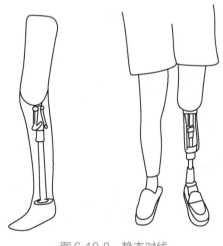

图 6-10-8 静态对线

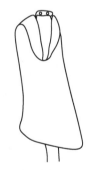

图 6-10-9 连接板部位的打磨

（1）接受腔第二次树脂成型：将连接板上的螺纹处用专用橡皮泥进行填充密封，防止树脂浸入。将膝关节安装在接受腔上，将膝关节屈曲到最大角度（图 6-10-10），检查接受腔与膝关节接触的位置，如果接受腔接触到膝关节的液压缸或助伸弹簧的部分（部分膝关节），需要在接受腔与膝关节后下轴接触的部分进行适当补高，以保证假肢在膝关节屈曲到最大时，接受腔和膝关节的液压缸和助伸弹簧（部分膝关节）之间留有一定的间隙，保证膝关节的功能部件不会受到接受腔的挤压而受损。在固定好的接受腔上先套 1 层薄纱套，然后在连接部件位置粘贴 1 层碳纤维材料，起增强关节处受力作用，之后再套 1 层贝纶纱套，并将需要与连接罩连接的垫片放置在适当的位置（注意：垫片需预先攻丝，并用专用橡皮泥将孔进行填充）。

再套 1 层贝纶纱套后套上均匀浸润的 PVA 薄膜套，进行硬树脂部分的真空成型，与第一次要求一样到达模型长度的 2/3 即可。硬树脂固化后，将 PVA 薄膜袋去除，并将表面打毛糙，然后再套 1 层贝纶纱套,完成后表面套 PVA 薄膜,进行软树脂部分真空成型,软树脂重点填充剩下接受腔的 1/3。软树脂配方:颜色糊(3%)和固化剂(2%)。抽制过程中确保树脂均匀、无气孔、无爆聚。

(2)连接罩的制作:套内层 PVA 密封膜后,打开真空泵的内膜通道,在内层 PVA 密封膜外套 4 层贝纶纱套,再套外层浸润好的 PVA 薄膜,进行连接罩部分树脂真空成型,树脂配方同上。待树脂固化后,画出连接罩轮廓,并用电烙铁根据接受腔表面准确地烫出垫片孔的位置(图 6-10-11、图 6-10-12)。

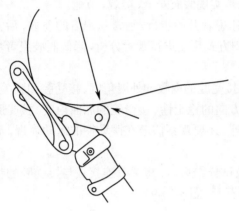

图 6-10-10 检查膝关节屈曲角度

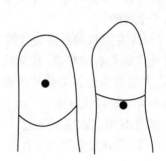

图 6-10-11 连接罩垫片定位

7. 组装、完成 将连接罩从接受腔上取下,将模型移至台钳并夹紧,在残端底部中间位置钻一个小孔,用气枪使接受腔与石膏型分离(或用风镐将全部石膏去除)。将接受腔、内衬套及连接罩边缘打磨光滑。然后攻丝:先用直径 3.2mm 的钻头在齿形垫片中心钻孔,之后用铰杠将 M4x0.7 的丝锥固定,在齿形垫片中心攻丝,确保之前在垫片孔中填充的橡皮泥全部取出。用 M4 螺丝固定连接罩与接受腔,使用热风枪加热固定螺丝,再次拧紧固定螺丝,使螺丝略陷入连接罩表面。将关节连接板上螺丝孔表面的树脂去掉,并将密封用的橡皮泥取出。最后连接固定接受腔与膝关节,完成膝离断假肢的组装(图 6-10-13)。

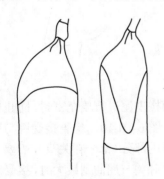

图 6-10-12 连接罩轮廓线

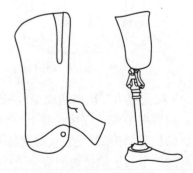

图 6-10-13 假肢组装

五、适合性检查

(一)检查评估

为了能使患者在日常生活中能像健康人活动,应考虑患者穿着的感觉、步态、外观、舒适度、耐久度等,通过精确适配和正确地对线来确定,一般从以下方面对假肢进行检查和评估。

1. 假肢的本体检查

（1）假肢是否严格按照处方制作。

（2）假肢的重量是否控制在最小的限度。

（3）接受腔的制作工艺是否符合要求。

（4）膝关节、假脚在活动时有无异响。

2. 站立位的检查　让患者将残肢完全穿进接受腔内，接受腔前侧开口锁紧，悬吊位置正确，双侧平均负重，双脚后跟分开5～10cm，进行如下检查。

（1）假肢长度。

（2）膝关节轴、假脚底部是否呈水平。

（3）膝关节前后方向及内外侧方向的稳定性。

（4）假脚外旋角度。

（5）接受腔的边缘走向是否合理。

（6）残肢末端是否能正常承重。

（7）残肢末端髁部形状是否合适（是否产生活塞运动）。

（8）接受腔整体适配如何。

3. 坐位的检查

（1）患者是否能较轻松地完成坐下动作。

（2）膝关节的屈曲。

（3）坐在椅子上时，小腿部分是否垂直。

（4）从前方看膝关节的高度，从上方看大腿部的长度。

4. 行走过程中的检查

（1）接受腔与残肢之间的相对移动是否在允许的范围内。

（2）有无明显压痛。

（3）在大腿带动假肢的过程中，是否能很好地控制假肢。

5. 脱下假肢后的检查

（1）脱下假肢后立即观察假肢有无因接受腔压迫而产生的皮肤擦伤、变色等异常情况。

（2）残肢底端、股骨内外侧髁受力情况。

（3）残肢有无疼痛情况等。

（二）可能出现的问题和修正

1. 残端部分皮肤出现发紫现象　很可能是由于接受腔底部空间过大所致，为避免此现象的发生，可以使用凝胶或硅胶等材料填充间隙。

2. 残肢和接受腔之间的活塞运动过大　可能是接受腔悬吊不好，可以通过增加悬吊、减少接受腔与残肢间的活塞运动，如可在内衬套悬吊部位粘贴一定厚度的内衬材料使悬吊部位尺寸变紧，或采用将硬接受腔悬吊部位加热变形的方式增加悬吊。

3. 行走过程中出现异常步态

（1）躯干向假肢侧倾斜：步态周期中的支撑期；观察方向为冠状面。

1）假肢的原因：①接受腔内壁过高，内侧压力过大；②残肢的外侧远端有压痛；③接受腔外侧壁对残肢支撑不够；④假肢过短；⑤如果是坐骨包容接受腔，接受腔口型部分对坐骨控制不够，致使接受腔横向移动。

2）患者自身的原因：①髋关节外展肌弱，残肢短，骨盆稳定性差；②髋关节外展挛缩；③残肢有敏感的疼痛。

（2）划弧步态：步态周期中的摆动期；观察方向为冠状面。表现为假肢在摆动期从外侧划弧向前摆动。

1）假肢的原因：①假肢过长；②假肢膝关节无法进入摆动期，即在摆动期膝关节不能屈曲；③假肢膝关节外旋角度过大，使关节的摆动方向与残肢摆动方向不一致。

2）患者的原因：①患者残肢外展挛缩；②患者对假肢的安全性不够信任，不敢使假肢进入摆动期。

在步行时假肢可能出现的问题有很多，每一种步态问题都可能有几种不同原因，有的是由于假肢设计和装配过程中产生缺陷造成，有的是患者自身的原因。实践中针对存在的异常步态需要进行反复全面分析，并进行适时修正。

六、穿脱假肢及使用训练

不当的假肢穿戴或穿戴不完全会导致假肢不能与残肢很好地匹配，使假肢无法有效工作，并且残肢可能会在假肢接受腔内感觉不适或可能导致不同的异常步态。对于新的假肢使用者，注重正确的穿戴方法很重要，在穿戴假肢时注意细节可以减少重新穿戴假肢次数。

与大腿假肢相比，膝离断假肢在使用和步行过程中有所不同。在假肢步行中，若多次出现残肢和接受腔之间的活塞运动现象，应考虑是否假肢未穿戴到位或股骨内外侧髁对位不良。若假肢相对于残肢旋转，会导致多种异常步态。因此，在穿戴假肢时首先应穿戴好内衬套，并保证无旋转、无对位不良，然后再准确穿戴接受腔。在早期穿戴假肢的过程时，若出现内衬套与接受腔对接生涩，可以借助滑石粉或爽身粉。

（一）辅助训练

在假肢师及康复治疗师的监督和辅助下，患者早期可在平行杠内进行辅助性训练。

（1）站立平衡训练：将假肢侧稍退后半步站立，如同大腿假肢训练，前后移动身体，体会假肢足跟部提起用脚掌承重、腰部向下用力的感觉。

（2）假肢摆出训练：将假肢侧稍退后半步站立，将体重尽量全部施加在假肢的脚掌部位，然后急速摆动假肢侧骨盆，向前摆出下肢假肢，使假脚在健侧脚的前侧落地。

（3）健侧肢体摆出训练：将健侧肢体后退半步，体重移向假肢侧同时摆出健肢，让健肢足跟部先着地。

（4）前进步行训练：反复前述训练动作并熟练掌握，训练时先双手扶杠，然后再单手扶杠，最后松开双手步行。扶杠时注意手的位置不要太靠前，否则身体会前倾，假肢难以摆出。

（二）室内训练

在平行杠内行走控制较好后，即可在室内辅助器具下进行独立步行训练。辅助器具使用时遵循多点支持过渡到单点支撑，如在起初阶段可使用助行架，再进行三点步态，直到二点步态；再过渡到使用双腋杖进行四点步态，过渡到三点步态，直至过渡到手杖二点步态；在确保患者安全情况下，摆脱辅助器具使用，进行单迈步，过渡到健侧与假肢交替迈步，直至步态平稳。

当平地行走自如后还需进行较大难度的上下台阶、上下坡、跨越障碍物、摔倒后站起、拾物、跑、跳等训练。

步行时需要特别关注膝关节的稳定性、假肢的高度、步态质量、体能消耗，使患者步态最大限度地达到安全、舒适、美观和节能。

（三）应用场景训练

室内步行训练比较自如后，为了患者能较轻松地适应穿戴假肢后的生活和工作，机构可模拟患者的实际生活和工作场景进行针对性的技巧训练，如烹饪、做家务、娱乐和体育活动、进出电梯、上下楼梯、突遇障碍物等。有条件的也可在患者实际生活环境中进行适应性训练。

七、假肢维护与注意事项

待患者穿戴假肢完成训练和调整后即可完成假肢的终检与交付，告知其使用方法、维护保养与注意事项。具体相关注意事项可参照髋离断、大腿假肢使用注意事项。

新假肢使用者在假肢穿戴和适配有困难时，首先应关注的问题是残肢的水肿和肢体体积的变化。即使是经验丰富的假肢佩戴者，肢体的体积也会在一天内发生变化。对于出现穿戴假肢困难特别是因为残肢体积发生变化时，穿戴假肢前应使用弹力带或压力衣对残肢进行5～20分钟的加压包扎。

（高　峰）

第十一节　大腿假肢适配流程

大腿截肢后主要由坐骨结节支撑体重，由于髋关节的活动范围大，而且膝关节及踝关节的前后稳定性必须用残肢来控制，因此，大腿截肢患者接受腔和残肢的适配及假肢对线相对于小腿假肢需要更多地考虑和处理。经验丰富的团队，包括先进的外科手术、假肢的设计制作和组件及康复治疗与训练会促使大腿截肢患者的假肢适配取得较理想的结局。

一、教学目的

1. 掌握大腿假肢的构成，装配前的宣教、患者评估及处方的制定。

2. 熟练大腿假肢制作过程中的测量取型、模型修整、树脂积层成型工艺、对线适配、外装饰制作、成品检查等工艺流程及各部分的制作要点和原则。

3. 了解大腿假肢设计原则及临床应用的必要性。

二、适配前准备

检查评估应在具备适宜的温度与光线、私密性好的房间内完成，环境氛围尽可能让患者感觉到放松、温馨和舒适。

（一）患者准备

初诊患者需提供门诊病历或住院转介单、检验和检查报告、影像资料等医学信息，更换假肢的患者还需提供使用过的假肢。

（二）评估设备、工具

身高体重秤、医用检查床、稳定的靠背椅、叩诊锤、观片灯、皮尺、专用量角器。

（三）制作工具

真空泵、打磨机、烘箱、锯床、热风枪、充电式手电钻、石膏剪、标记笔、测量表、皮尺、折尺、卡尺、壁纸刀、锥子、橡胶碗、石膏调刀、平面石膏锉、半圆石膏锉、圆石膏锉、木锉、剪刀、发泡围板、风镐、各种打磨辊、抛光轮、锥钻、缝纫机、震动锯、水盆、电子秤、口罩、护目镜、护耳、内六角扳手。

（四）材料与零部件

1. 材料　石膏绷带、取型袜套（或保鲜膜）、患者防护用品、一次性手套、凡士林、石膏粉、洗衣粉或洗手液、PVA 薄膜套、滑石粉、砂网、200 目水磨砂纸、透明胶带、酒精、橡皮泥、浴巾、薄丝袜、硬树脂、软树脂、快干胶、粉状固化剂、肤色颜色糊、轻腻子、轻腻子固化剂、量杯、搅拌棒、涤纶毡、贝纶袜套、碳纤维、双面胶带、铅笔。

2. 零部件　假脚、连接管、木连接、膝关节、连接盘、阀门管。

三、患者的检查评估与处方制定

（一）检查与评估

如有可能，在患者行大腿截肢手术前可与患者及其家属沟通，了解其基本情况、手术方式，告知截肢后的注意事项并介绍假肢装配情况。假肢安装前的检查与评估主要如下。

1. 了解患者基本情况　①性别、年龄、身高、体重；②职业、经济状况；③截肢部位、原因、时间、合并伤与并发症；④是否使用过假肢，以往使用假肢的类型；⑤工作与生活环境；⑥兴趣与爱好；⑦既往史（特别关注是否有过敏史、高血压、糖尿病、血栓、脉管炎等）；⑧配置假肢方面的个人意愿与需求。

2. 客观评估　①日常生活活动能力评定；②平衡与协调能力评定；③躯干与健侧肢体评定（包括肢体形态、肌力、关节活动度等）；④残肢综合情况评估（包括残肢疼痛情况，皮肤的感觉、温度、瘢痕、颜色、有无植皮，骨突与骨刺，肿胀，残肢形态、长度、力量，关节活动度和负重能力等）；⑤患者视力、精神与心理功能评定。

（二）处方制定

大腿假肢适用于髋部极长截肢、大腿截肢、小腿极短截肢的患者。大腿假肢根据结构形式分为壳式和骨骼式。壳式大腿假肢是一种典型的外壳结构大腿假肢，包括接受腔、膝关节和假脚，是采用合成树脂抽真空工艺制作的接受腔。骨骼式大腿假肢整体为内骨骼式结构，主要包括大腿接受腔、膝关节、假脚及对应的假肢组件，接受腔采用硬、软树脂复合材料制作；膝部结构采用高稳定性的组件式膝关节。两种结构的假肢各有其适应证与特点。综合以上患者评估情况，给出适合患者的假肢配置方案，明确：①假肢安装的目的；②所需假肢的类型、结构、功能、价格；③需要处理的临床问题的建议；④预测安装假肢后的功能等级。

四、大腿假肢的制作

1. 标记、测量

（1）准备：准备好取型设备和工具，嘱患者穿好取型衣，站在取型架上，调整好取型架的高度，患者骨盆保持水平（图 6-11-1）。

取型前，嘱患者向前弯腰，取型者用手指触摸患者坐骨结节并伸向其下方，嘱患者缓慢直起，取型者通过手指的移动位置判断手指标记的坐骨结节位置是否为准确，以保证在缠绕石膏绷带后能准确找到需要塑形的位置（图 6-11-2）。

（2）标记、测量：触摸患侧股骨大转子、坐骨位置，画出测量线并做标记；测量每处标记线的围长、坐骨结节到残端的长度、健侧下肢长度、健侧下肢小腿长度并记录（图 6-11-3）。

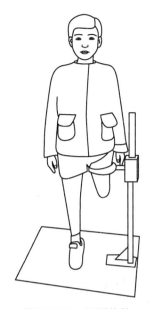

图 6-11-1　取型体位

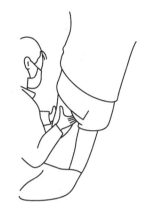

图 6-11-2　确认坐骨结节的位置

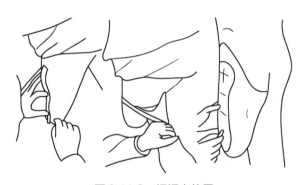

图 6-11-3　标记点位置

2. 石膏阴型制作

（1）取型：首先从残肢近端部开始缠绕石膏绷带，一直缠到残肢末端附近（不包住残肢末端）进行取型。将取好型的石膏模型用石膏浆修整后，将其套在残肢上，在承重状态下将残肢末端部分缠好。这样分2次套在残肢上取型，而且在承重状态下缠绕残肢末端部分，其原因是为了给残肢加压缩量，防止发生因一次取型造成接受腔深度不够的问题。

将袜套套在残肢上，可以给残肢施加某种程度的压缩量。

将型框套在坐骨结节下方，注意使型框与画在残肢前面、侧面及后面的各条基准线成直角。

在注意防止型框落下的情况下，用石膏绷带缠绕到残肢末端附近。

此时，使髋关节呈内收及稍伸展位。内收位是为了使长收肌紧张而形成长收肌通道；伸展位是为了使接受腔后壁形状与大腿后肌群突起形状吻合。缠绕的弹性绷带在肌肉组织较硬的外侧可稍紧，在组织较软的内侧稍松。特别是如果内侧缠得过紧，会影响软组织收入接受腔，并会引起其他问题。

将一只手虎口放在臀大肌上，整个手掌均等地按压残肢后面，并将示指的远端指间关节放在坐骨结节位置。此时，示指必须保持水平。用另一只手按压残肢前面内侧部分，做出股三角部的形状。保持双手姿势待石膏硬化（残肢不可呈外展位、屈曲）（图6-11-4）。

（2）阴型调整：石膏硬化后，修剪出坐骨承载面、内外壁上缘、前壁上缘。接受腔上缘要与型框形状相同，从上缘以下按照残肢的形状和周径用石膏浆将接受腔内壁修整平滑。此时，在残肢末端附近将接受腔的周径稍稍放大，不要增补石膏。原因是当残肢末端收入接受腔后感觉紧时，还可切开这部分石膏绷带，放大尺寸（图6-11-5）。

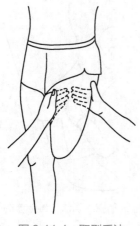

图6-11-4 取型手法

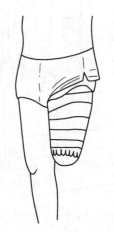

图6-11-5 石膏接受腔承重时残肢末端的处理方法

接受腔内面修整完后，取下接受腔铝型框，然后用石膏浆将型框压出的凹槽修整平滑。用石膏浆将石膏接受腔外面的股三角部、坐骨承载面下方等受压部位补厚、加强。

修整好石膏接受腔后，将残肢套入接受腔，进行如下检查。

1）残肢是否完全收入接受腔内。

2）坐骨结节是否处在规定的位置。

3）有无松弛或过紧的部位。

4）残肢有无压痛、压迫感。

5）有无漏气的缝隙。

6）接受腔上缘高度是否适合。

7）残肢末端软组织部位的硬度是否适当。

上述检查完成后若无问题，在承重状态下，用石膏绷带缠好残肢末端。注意不要缠得过紧，以免接受腔深度不够。

将石膏阴型从残肢上取下，用石膏浆将接受腔内面远端部分的接合部分修整平滑，并与残肢形状相吻合，然后在接受腔外面再缠几层石膏绷带，起增强作用。

3. 石膏阳型制作 将修整好的石膏阴型内部涂抹石膏隔离剂，灌注石膏浆。将石膏绷带剪开，将阳型表面的石膏隔离剂清理干净，重新复核并标记所有标记划线，复核尺寸，以确认石膏阳型尺寸和实际需要尺寸的差异。特别要注意复核坐骨平面至残端的尺寸，如果明显小于实际尺寸，接受腔将无法穿到位，如果尺寸过大则影响接受腔的悬吊效果。

重点修整的部位是接受腔各标记点的围长，通常围长会因患者身材的胖瘦差异而不同，一般需要削减1～2cm厚度的石膏，以保证接受腔大腿围度的压力，其他需要修整的部位按照测量的尺寸进行适当削减；确保接受腔围度和残肢围度一致。

需要填补的部位是坐骨结节、其他敏感及免压部位。通常坐骨结节是患者承重的关键部位,填补时应注意坐骨结节的范围,保证患者在行走时坐骨结节可以起到很好的承重效果。

打磨光滑后,将石膏阳型放入烘箱内烘干。烘箱设置温度为 90℃左右,时间至少 12 小时,应将石膏阳型完全烘干,注意将烘箱的排风通道打开。

4.接受腔的制作

(1)准备:将石膏阳型从烘箱中取出,用 200 目砂纸将阳型再次打磨光滑平整。准备好相应尺寸的 PVA 薄膜套,如无成品 PVA 薄膜套可以自行制作。

按照需要长度的双倍裁剪好导料管,并折成双层,外面套宽度合适的纱套。如果无现成的导料管可以用 PVA 薄膜自行制作,宽度 5cm 左右。

(2)接受腔树脂成型工艺流程:为了很好地使内层封闭 PVA 套吸附到位,在阳型的台面处用细钢丝打 2 个小孔,通向石膏型与真空管连接的部位,同时为了在树脂抽真空过程中能更好地排气,在石膏阳型的底部也打 1 个孔(从上端向下端打通)。准备比石膏模型长 2 倍的贝纶纱套,将一半长度的纱套套在模型上,其余的在残肢底端固定,再拉下(图 6-11-6)。

按此种方式用 4~6 层贝纶纱套盖住顶部,同时,可在孔内塞纱套等织物,便于在抽真空过程中有很好的排气效果。套内层封闭 PVA 套,用弹性塑料带将 PVA 套底端封闭好(图 6-11-7)。

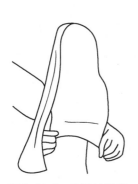

图 6-11-6　套贝纶纱套

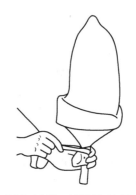

图 6-11-7　封闭 PVA 套

打开真空泵,将真空度调整到 60%~70%,检查 PVA 薄膜是否吸附到位。将 1 层尼龙玻璃纤维套在模型口(图 6-11-8)。为固定残端,用 3 块碳素纤维固定在该位置(取下粘接条上的保护纸)(图 6-11-9)。套 2 层宽度适合的贝纶纱套,将底端固定在真空管上,在内侧接受腔的主要承重部位处用 2 块碳素纤维增强(图 6-11-10)。将近端 T 形增强围条边缘剪圆滑,贴 3 条长约 2cm 的双面胶(图 6-11-11)。

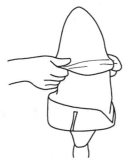

图 6-11-8　套玻璃纤维

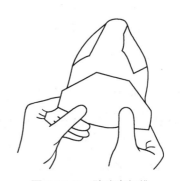

图 6-11-9　贴碳素纤维

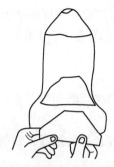

图 6-11-10 加强接受腔内侧

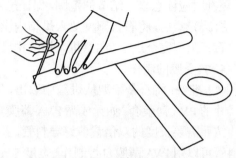

图 6-11-11 在增强纤维上贴双面胶

轻轻贴上增强用的碳素纤维条（用作内侧支杆和近端围条）（图 6-11-12）。剪开铺在阀门部位的碳素纤维条（图 6-11-13），并放在阀门座盖两侧（图 6-11-14）。如此反复再套 2～4 层左右的贝纶纱套，增强材料的层数可以根据患者体重进行调整，一般总量为 12～14 层。

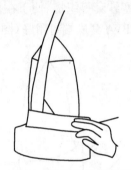

图 6-11-12 放置加强碳素纤维条

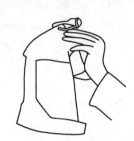

图 6-11-13 剪开底部碳素纤维条

套 PVA 薄膜套，并将底端绑扎牢固，将预留好的导料管从 PVA 薄膜的浇注口中拿出，做好浇注树脂的准备。

浇注树脂，称重约 400g 真空积层成型硬树脂，8～10g 颜色糊和 8～10g 树脂固化剂。树脂配方：硬树脂、颜色糊（3%）和固化剂（2%）。将树脂调匀，倒入 PVA 薄膜袋，并扎紧套口（图 6-11-15）。

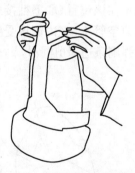

图 6-11-14 碳素纤维条放至阀门处

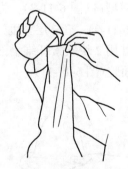

图 6-11-15 将树脂倒入 PVA 薄膜袋

将模型倾斜成约 130°，夹于台钳上，以便树脂 - 固化剂混合物中的空气沿抽气道向上排出，在 PVA 薄膜上抹滑石粉，2～3 分钟后打开真空泵阀门。

成型树脂均匀滤进增强层，注意成型过程中真空设备发挥正常功效，树脂不间断均匀地进入加固层，尤其内侧（图 6-11-16）。

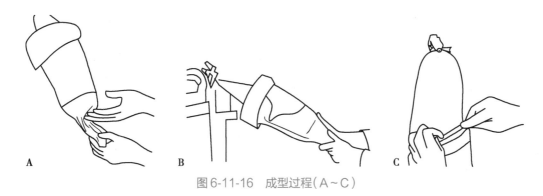

图 6-11-16　成型过程（A～C）

拉紧 PVA 薄膜，残端尽可能抹平扎紧，检查成型树脂有无气泡和树脂堆积情况，用 PVA 软管将树脂，尤其要注意翻边处（图 6-11-17）。

接受腔脱模积层成型树脂固化后，在与接受腔边缘约 3cm 处用石膏震动锯切割开树脂接受腔（图 6-11-18）。

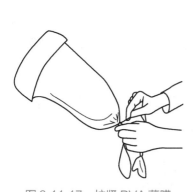

图 6-11-17　拉紧 PVA 薄膜

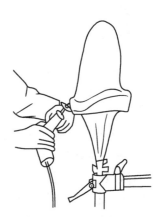

图 6-11-18　接受腔脱模

5. 切割、打磨

（1）用记号笔沿接受腔口型边缘标记出需要切割的范围。用石膏震动锯沿标记线进行切割，切割时需注意用台钳夹紧接受腔模型，避免中途掉落，手部紧握震动锯，避免出现刀头滑动，导致在接受腔表面出现明显的切痕。

（2）将切割好的接受腔先用粗砂磨头沿切割范围打磨出需要的形状，然后用细砂磨头沿口型进一步细致地打磨，再用较小的打磨头打磨接受腔口型的内壁，最后用抛光磨头对接受腔口型整体抛光，确保接受腔不会划伤患者残肢皮肤。

6. 组装、对线

（1）工作台对线：工作台对线的目的是确定接受腔、膝关节和假脚在三维空间的位置关系，可采用空间坐标法进行对线。

1）冠状面：组装时，应注意使距接受腔内外径二等分点内侧约 10mm 处垂直画的基准线（与正中线平行）通过膝关节中心，最后落到假脚第 1～2 脚趾中间的位置。此时，坐骨承重面、膝关节轴、假脚均应保持水平。上述情况会因残肢的长度不同而有所变化。在长残肢的情况下，基准线的起点应偏内侧；在短残肢的情况下，基准线的起点则应偏向外侧设定，以便获得侧方的稳定性（图 6-11-19）。

2）矢状面：组装时，应注意使从接受腔上端最大前后径二等分点垂直画下的基准线通过膝关节中心前方10mm处，最后落到假脚的后跟和跖趾关节之间的中心（图6-11-20）。

3）水平面：接受腔的前进方向应与膝关节轴、踝关节轴、跖趾关节成直角，假脚与健侧脚的外旋角度相同，通常外旋5°（图6-11-21）。

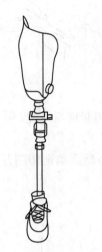 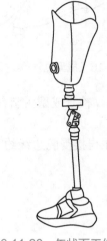 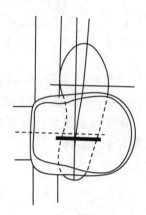

图6-11-19　冠状面工作台对线　　图6-11-20　矢状面工作台对线　　图6-11-21　水平面工作台对线

（2）静态对线

1）患者试穿假肢前确认工作台对线、假脚与鞋是否匹配，让患者穿上假肢后站立，双足后跟分开5～10cm，在双下肢平均承重状态下进行静态对线。

2）检查残肢包覆状况

①接受腔内侧通道是否合适，内侧缘是否与前进方向平行。

②坐骨结节是否位于坐骨平台上，有无浮在或掉入接受腔内。

③接受腔上缘有无膨出的软组织；接受腔底端有无间隙；取下阀门时，软组织从阀门孔中膨出5～6mm为宜，底部软组织是否过硬。

④残肢有无压痛。

⑤站立提起假肢时，有无进入空气。

3）检查假肢的假脚外旋角度是否与健侧脚的外旋角度相同。

4）确认假肢的长度，检查残肢在放进接受腔内时（注意长收肌是否位于通道内，坐骨结节是否在规定的位置上），骨盆是否水平。注意接受腔的屈曲角度变化也会引起假肢的高度变化。

5）检查假脚的大小并比较穿鞋后假肢与健肢的高度。

6）在制作正式接受腔之前，用石膏接受腔进行步行是较重要的一个环节。应在全面了解患者的心理状况、残肢的医学状况、肌力评定和感觉（皮肤、平衡）等情况的基础上，进行静态对线的调整（图6-11-22）。

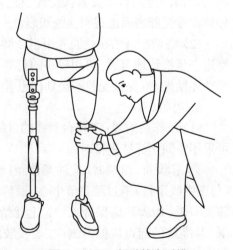

图6-11-22　假肢静态对线

（3）动态对线

1）患者穿上假肢，在静态对线完成后，于确定没有安全隐患的前提下开始步行。观察患者的步态，可以将步行开始后的2个步行周期和步行停止前的2个步行周期忽略。首先从患者的前方观察，再从患者的后方观察，之后从患者的侧方观察。通常，内外侧对线的调整是通过侧方观察患者的步态而决定的。

2）步行时侧方的稳定性由接受腔内收、外展角度，接受腔和膝关节、假脚的内外侧位置关系决定。前后方向的稳定性是由接受腔的初始屈曲角度，接受腔和膝关节、假脚的前后位置关系决定。应通过观察患者步行中的支撑期和摆动期来判断（图6-11-23）。

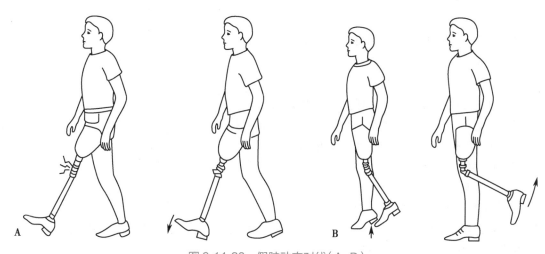

图6-11-23　假肢动态对线（A、B）

五、适合性检查

（一）检查评估

为了使患者在日常生活活动中能与健康人一样活动，其假肢的好坏应考虑穿着感觉、功能、步态、外观、耐久性等因素。一般从以下几个方面对假肢进行检查和评估。

1. 假肢的本体检查

（1）大腿假肢是否严格按照处方制作。

（2）接受腔上缘及接受腔内加工的情况是否良好。

（3）假肢重量是否控制在最小限度。

（4）与健侧外观比较是否一致。

（5）假肢在进行膝关节屈/伸、踝关节跖屈/背屈时关节活动是否流畅。

（6）膝关节和踝关节活动时有无异响。

2. 站立位的检查　检查残肢是否完全放进接受腔内（坐骨结节是否在规定位置上，长收肌与接受腔长收肌通道适配如何及从阀门口挤出的软组织情况是否适当）。然后，双足后跟分开5～10cm，双下肢在平均承重状态下，进行下列检查。

（1）假肢长度是否合适。

（2）坐骨承载面、膝关节轴、假脚底部是否水平。

（3）膝关节前后方向、内外侧方向的稳定性。

（4）假脚外展角度。

（5）接受腔的口型修剪线。

3．坐位的检查

（1）在患者要坐下时，接受腔是否有脱出现象。

（2）膝关节的屈曲（膝部高出的最小量）。

（3）在患者要坐下时，接受腔前壁上缘有无压迫及对耻骨有无压迫。

（4）接受腔坐骨承载部位对大腿后肌群的压迫。

（5）坐在椅子上时，小腿部分是否垂直。

（6）从前方观察膝关节的高度，从上方观察大腿部的长度。

4．行走过程中的检查

（1）平地步行时患者是否满意。

（2）假肢的步幅是否适当。

（3）膝关节屈 / 伸是否足够。

（4）侧方稳定程度和前后方稳定程度是否良好。

（5）接受腔与残肢间的活塞运动是否控制在最小限度。

（6）软组织挤出现象是否控制在最小限度。

（7）患者有无明显疼痛感。

（二）可能出现的问题和修正

1．接受腔可能出现的问题和修正

（1）患者残肢无法完全进入接受腔内，可能的原因为接受腔坐骨平面至残端的高度严重不足。此种情况下，很难重新调整接受腔坐骨平面至残端的高度。

（2）接受腔上下移动明显，或接受腔的悬吊效果不好，可能的原因如下。

1）接受腔坐骨平面至残端的高度过高。修正方法：重新复查尺寸，可适当垫高坐骨平面，将高度调整到位。

2）接受腔坐骨平面至残端的高度不足，影响接受腔的悬吊效果。修正方法：重新调整坐骨平面至残端的高度，必要时需要重新制作接受腔。

2．站立及行走过程中可能出现的问题及修正

（1）站立时膝关节不稳，容易打弯，可能的原因如下。

1）膝关节位置相对于接受腔靠前。修正方法：重新调整对线，向后移动膝关节。

2）接受腔在矢状面角度过于前倾。修正方法：调整接受腔在矢状面的角度。

（2）行走时膝关节不稳，或假肢侧蹬地时膝关节过早弯曲：可能的原因如下。

1）膝关节位置相对于接受腔靠前。修正方法：重新调整对线，向后平移膝关节。

2）膝关节在支撑期的稳定性调整不够，或关节在矢状面过度前倾（四连杆多轴关节）。修正方法：检查四连杆关节在矢状面的位置是否正确，调整关节前后连杆的角度。

3）接受腔在矢状面角度过于前倾。修正方法：调整接受腔在矢状面的角度，将接受腔角度调整到患者静态初始位置，或尽量确保坐骨平面与地面的平行。

（3）健侧足尖踮起：可能的原因如下。

1）假肢过长。修正方法：截去部分腿管。

2）在摆动期，假肢膝关节屈曲困难。修正方法：调整膝关节摆动期的控制，将膝关节相对于接受腔向前调整，或调整接受腔在矢状面前倾角度。

3）接受腔承重部位前后压力面之间的距离过大，患者的残肢很难带动接受腔摆动。修正方法：增加承重部位前后侧压力垫的压力。

六、大腿假肢穿脱及使用训练（以单侧大腿截肢患者训练为例）

（一）假肢穿脱训练

（1）穿假肢训练：吸着式下肢假肢需要使用光滑的布料或易拉宝将残肢拽入接受腔。①先将布料做成易拽出的形式放入接受腔内；②将残肢插入接受腔内；③在假肢膝关节保持伸展位的状态，将布拽出，拧紧阀门。

（2）脱假肢训练：①打开阀门；②将残肢从接受腔内取出；③检查残肢皮肤有无红肿、擦伤，如有，应及时处理，检查中可用镜子照残肢的后面。

（二）假肢使用训练

最初的平衡训练是必要的，有助于帮助患者树立对假肢的信心。在假肢步行中，多出现残肢和接受腔之间的活塞运动现象，并且腿部发力不足，膝关节在摆动期屈曲角度不足，容易出现摆动期的异常步态，如出现划弧步态和踮脚步态的情况比较多。如果接受腔的适配效果不佳，会增加接受腔的活塞运动，影响假肢在步行时的摆动效果，增加患者体能的消耗。因此，接受腔适配至关重要，必须在整个步态周期提供舒适及良好的悬吊，在假肢适配良好的情况下，只有通过正确、规范的训练才能使假肢真正代偿患者下肢功能，才能提高患者的日常生活活动能力。

1. 辅助训练　在假肢师及康复治疗师的监督和辅助下，患者早期可在平行杠内进行辅助性训练。

（1）站立位平衡训练：面对镜子，在平行杠内进行。

1）左右平衡：双脚分开 20cm 站立，双手扶杠，骨盆水平左右晃动，双腿交替负重。注意不要低头，眼睛平视前方，肩端平。逐渐放松握杠的双手。

2）前后平衡：将假肢位置稍稍退后，让人体重心前后方向移动，做动作时腰要挺直，上体保持垂直。重心向前方移动到假肢抬起为止，向后方移动到健侧足尖抬起为止。同时要注意左右的平衡。

3）做完上述动作后，双手不扶杠，试着只用假肢单腿站立。1 次以站立 5～10 秒为标准。提起健肢，内收髋关节，将健肢置于假肢前方，这对于增强臀中肌和骨盆水平移动训练很重要。

（2）平行杠内的步态训练：双脚间隔保持 10cm 左右。

1）假肢的迈出训练：①将假肢退后一步，使假肢承重；②在假肢足尖接触地面的状态下，将重心移向健肢侧；③迈出下肢假肢，使其后跟落在健肢足尖前方；④为使膝关节保持伸展位，臀大肌用力，防止膝关节处打软腿。此项训练要抓住重点，体会用力屈曲残肢使小腿摆出和伸展膝关节时的感觉。

2）迈出健肢的训练：①将健肢退后一步，使其完全承重；②将重心移向假肢侧，腰挺直迈出健肢，尽量使迈步距离大；③提起假肢后跟，使足尖部位承重，弯曲假肢膝关节。此项训练的重点是通过大幅度迈出健肢来伸展截肢侧的髋关节，掌握假肢后蹬时的感觉。

3）交替迈步训练（前进步行）：在完成 1）和 2）项训练后，在平行杠内进行步行训练。注意健肢步幅不要短，腰身要挺直，残肢要向正前方摆出。此外，在假肢支撑期，应使骨盆在假肢上方水平移动。如果能保持骨盆水平，身体上部就不会向假肢侧倾斜。为此，应尽量减少双脚之间的步宽。

4）练习转换方向：可指导患者将重心放在假肢足趾部，在此位置上做180°旋转（以足趾为支点）。

2. 室内训练 如果大腿截肢患者在平行杠内双手不扶杠就可以行走，则可在训练室内行走。为得到好的步态，要努力缩小双脚间隔，另外，可嘱患者行走时注意不要低头，眼睛平视远方，使身体自然挺直。当可以在平地行走后，再到不平整路面、阶梯、坡路上行走。

3. 应用场景训练 指导患者做摔倒、站立、上坡、上阶梯、在不平整路面行走、坐椅子、盘腿坐下与起立等的方法。坐位时，要指导患者使用旋转盘。以上训练内容熟练后，可以进行工作中的特殊动作指导（如搬运货物、半蹲动作等）。

七、假肢维护与注意事项

下肢假肢发生异常前需进行必要的维护。

（一）接受腔

1. 保持接受腔内表面的清洁 吸着式大腿接受腔直接与皮肤接触，因此，如果接受腔内表面长期不清洁，会增加残肢皮肤感染的危险。要指导患者每天晚上睡觉前将接受腔内表面擦干净。嘱患者将毛巾在淡肥皂水中浸湿拧干后擦拭接受腔的整个内表面，然后自然干燥。

2. 注意裂纹的产生 树脂接受腔表面会产生细小的裂纹，有时会弄伤残肢皮肤。若接受腔表面附着脏物或树脂变质，往往会使平滑的接受腔表面出现大小不平的斑痕。特别是当吸着式大腿接受腔内壁上端出现这种情况后，会弄伤会阴处的皮肤，应特别注意。

（二）接受腔以外的部分

1. 注意关节及接合部的松动、性能不合适及出现异响。 对这种情况，应及早前往假肢制作部门进行维修。在经特殊情况下使用后，如下肢假肢遇水及负担重物后，虽未感觉异常，也应进行维修检查。

2. 外装饰套的维护 骨骼式大腿假肢外装饰套的膝关节前面最易破损。制作假肢时，应对外装饰套膝关节前面部位进行增强加工。如果在出现小的破损时就加以维修，可以延长外装饰套寿命。

（三）残肢的保护

如果残肢损伤，则不能继续穿用大腿假肢。因此，一定要注意避免损伤残肢，特别是循环系统障碍患者的伤口很难愈合，更应特别注意残肢的护理。

1. 注意接受腔的适配 在吸着式大腿接受腔的底部留有间隙会使残肢末端的皮肤变硬、发黑。只有使残肢全面接触式接受腔才能改变皮肤的这一状况。

2. 保持残肢清洁 与清洁接受腔一样，每晚要仔细清洗并干燥残肢。同时，仔细检查残肢上有无伤痕或变色部位。残肢衬套必须每天换1次。

3. 若残肢有伤应停止使用大腿假肢 在使用假肢负重时，残肢的伤口很难愈合，会使伤口逐渐加大，造成感染，导致长时间不能使用假肢。因此，对小的损伤也要认真处理，使其尽快愈合。

（高　峰）

第十二节 髋离断假肢适配流程

髋离断手术并不常见,成功的假肢适配与训练非常具有挑战性,经验丰富的团队、先进的外科手术、假肢的设计制作和组件及康复治疗与训练会促进髋离断患者的假肢适配取得较理想结局。

一、教学目的

1. 掌握髋离断假肢的构成,装配前的宣教、患者评估及处方的制定。

2. 熟练髋离断假肢制作过程中的测量取型、模型修整、树脂积层成型工艺、对线适配、外装饰制作、成品检查等工艺流程及各部分的制作要点和原则。

3. 了解髋离断假肢设计原则及临床应用的必要性。

二、适配前准备

检查评估应在具备适宜的温度和光线、私密性好的房间完成,环境氛围尽可能温馨和舒适,让患者感觉到放松。

(一)患者准备

初诊患者需提供门诊病历或住院转介单、检验和检查报告、影像资料等医学信息;更换假肢的患者还需提供使用过的假肢。

(二)评估设备、工具

身高体重秤、医用检查床、稳定的靠背椅、叩诊锤、观片灯、皮尺、专用量角器。

(三)制作工具

真空泵、打磨机、烘箱、承重取型架、髋离断专用木制模块、髋离断专用托盘、骨盆水平尺、髂嵴塑形带、专用卡尺、热风枪、充电式手电钻、石膏剪、标记笔、测量表、皮尺、折尺、壁纸刀、橡胶碗、石膏调刀、平面石膏锉、半圆石膏锉、圆石膏锉、剪刀、发泡围板、风镐、各种打磨辊、抛光轮、锥钻、缝纫机、震动锯、水盆、电子秤、口罩、护目镜、护耳、内六角扳手。

(四)材料与零部件

1. 材料 石膏绷带、取型袜套(或保鲜膜)、患者防护用品、一次性手套、凡士林、石膏粉、洗衣粉或洗手液、PVA 薄膜套、滑石粉、砂网、200 目水磨砂纸、透明胶带、酒精、橡皮泥、浴巾、薄丝袜、硬树脂、软树脂、快干胶、粉状固化剂、肤色颜色糊、轻腻子、轻腻子固化剂、量杯、搅拌棒、涤纶毡、贝纶袜套、碳纤维、双面胶带、铅笔。

2. 零部件 假脚、连接管、髋关节、膝关节、连接盘、髋离断专用连接头。

三、患者的检查评估与处方制定

(一)检查与评估

在患者行髋离断手术前与患者及其家属交流,了解患者基本情况、手术方式,宣讲截肢后的注意事项并介绍假肢装配情况。假肢安装前的检查与评估主要如下。

1. 了解患者基本情况 ①性别、年龄、身高、体重;②职业、经济状况;③截肢部位、原因、时间、合并伤与并发症;④是否使用过假肢,以往使用假肢的类型;⑤工作与生活环境;⑥兴趣与爱好;⑦既往史(特别关注是否有过敏史、高血压、糖尿病、血栓、脉管炎等);⑧配置假肢方面的个人意愿与需求。

2. 客观评估 ①日常生活活动能力评定;②平衡与协调能力评定;③躯干与健侧肢体评定(包括肢体形态、肌力、关节活动度等);④残肢综合情况评估(包括残肢疼痛情况,皮肤的感觉、温度、瘢痕、颜色、有无植皮,骨突与骨刺,肿胀,残肢形态、长度、力量,关节活动度和负重能力等);⑤患者视力、精神与心理功能评定。

（二）处方制定

髋离断假肢适用于半骨盆截肢、髋离断和大腿残肢过短的截肢患者。髋离断假肢根据结构形式分为壳式和骨骼式。壳式髋离断假肢是一种典型的外壳结构髋部假肢,包括接受腔、大腿部、膝胫部和假脚,采用合成树脂抽真空工艺制作接受腔。骨骼式髋离断假肢整体为内骨骼式结构,主要包括髋接受腔、髋关节、膝关节、假脚及对应的假肢组件,接受腔采用硬、软树脂复合材料制作;髋关节采用带伸展辅助装置的组件式髋关节;膝关节也为高稳定性的组件式膝关节。两种结构的假肢各有其适应证与特点,综合上述患者评估情况,给出适合的假肢适配方案,明确:①假肢安装的目的;②所需假肢的类型、结构、功能、价格;③需要处理的临床问题的建议;④预测安装假肢后的功能等级。

四、髋离断假肢的制作

1. 标记、测量

（1）准备:准备好取型设备和工具,嘱患者穿好取型衣,站在取型架上,调整好取型架的高度,患者骨盆保持水平(图6-12-1)。

安装好髂嵴塑形带,取型前用髂嵴塑形带先勒出髂嵴走向,嘱患者感受悬吊部分的受力状况,询问患者能否承受髂嵴塑形带施加的压力,检查悬吊位置以保证在缠绕石膏绷带后能准确找到需要塑形的位置(图6-12-2)。

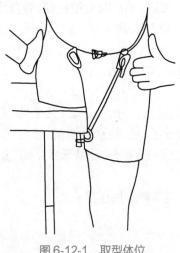

图6-12-1 取型体位

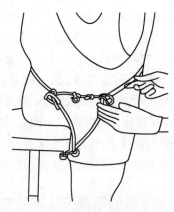

图6-12-2 确认髂嵴位置及走向

（2）标记、测量:在双侧髂前上棘、坐骨、髂嵴及髂嵴走向、骨盆宽度的中点画出测量线并做标记;测量髂嵴到坐骨的高度、骨盆的宽度、髂前上棘之间的宽度、健侧下肢长度、健侧下肢小腿长度并记录。

2. 石膏阴型制作

（1）取型:使用3层非弹性石膏绷带做2片石膏片,均匀地覆盖在残端及周围承重部位,用事先准备好的木制取型模块从前后方向挤压残端,注意用力要适当,使其残端处能均匀受力(图6-12-3)。

待石膏固化后,使用宽度30cm的弹性石膏绷带或用15cm的弹性石膏绷带均匀缠绕,直至需要石膏覆盖的部位至少有4～5层石膏绷带覆盖。在石膏固化前用髂嵴塑形带勒出髂嵴的位置和走向。建议使用专用髂嵴塑形带,如果没有专用的塑形带也可以使用长度合适的纱套,沿髂嵴位置和走向从后向前勒出髂嵴的形状。需要注意的是使用这种方法时要防止患者骨盆前倾(图6-12-4)。待缠绕的石膏绷带固化后,在石膏阴型表面画出口型的位置,如果石膏绷带强度足够可以先将接受腔口型部分裁剪到位,通过检查患者在站立位和坐位的情况来最终确定接受腔口型边缘的位置。

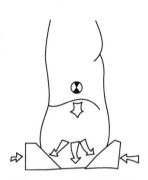

图6-12-3　承重部位塑形

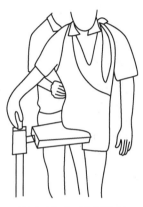

图6-12-4　髂嵴塑形

(2) 阴型调整:剪下石膏阴型,将石膏阴型的边缘按照要求裁剪到位,用石膏绷带封闭好。

3. 石膏阳型制作　将修整好的石膏阴型内部涂抹石膏隔离剂,灌注石膏浆。将石膏绷带剪开,将阳型表面的石膏隔离剂清理干净,重新复核并标记所有标记画线,复核尺寸,以确认石膏阳型尺寸和实际需要尺寸的差异。特别要注意复核坐骨平面至髂嵴的高度,如果明显小于实际尺寸,接受腔将无法穿到位,如果尺寸过大则影响接受腔的悬吊效果。

重点修整的部位是接受腔前侧腹部压垫处,通常根据患者的身材,该部位一般需要削减2～3cm厚度的石膏,以保证接受腔腹部的压力,其他需要修整的部位按照测量的尺寸进行适当削减;注意髂嵴上的宽度要参考测量的尺寸调整到位,以免影响悬吊效果。

需要填补的部位是髂前上棘、髂骨翼、其他敏感和免压部位,以及口型翻边。填补时要注意髂前上棘位置的高度和宽度,以保证患者在行走时髂前上棘不会因为接受腔的运动而受到挤压。

打磨光滑后,将石膏阳型放入烘箱内烘干。烘箱设置温度为90℃左右,时间至少12小时。注意将烘箱的排风通道打开。

4. 接受腔的制作

(1) 准备工作:将石膏阳型从烘箱中取出,用200目的砂纸将阳型再次打磨光滑平整。准备好相应尺寸的PVA薄膜套,如无成品PVA薄膜套可以自行制作。按照需要长度的双倍裁剪好导料管,并折成双层,外面套宽度合适的纱套。如果无现成的导料管,可以用PVA薄膜自行制作,宽度5cm左右。

(2) 接受腔树脂成型工艺流程:为了很好地使内层封闭PVA套吸附到位,在两侧髂嵴的悬吊部分用细钢丝打 2 个小孔,通向石膏阳型与真空管连接的部位,同时为了在树脂抽真空过程中能更好地排气,在石膏阳型健侧也打 1 个孔,从石膏阳型上端向下打通,用 4～6 层贝纶纱套盖住顶部,同时,可在孔内塞上纱套等织物,便于抽真空过程中有很好的排气效果(图 6-12-5)。套内层封闭 PVA 套,将底端封闭好,打开真空泵,将真空度调整到 60%～70%,检查 PVA 薄膜是否吸附到位。

套 2 层宽度适合的贝纶纱套,将底端固定在真空管上,在残肢侧接受腔的主要承重部分及残肢侧围长方向上各放置 1 层碳纤维布(图 6-12-6)。

再套 2 层贝纶纱套,底端固定。在接受腔主要的承重部位(特别是放置连接板的地方)铺放 1 层玻璃纤维毛毡加固或用 2 层碳纤维布加固,在外面再用 2 层贝纶纱套覆盖(图 6-12-7)。

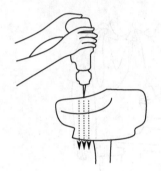
图 6-12-5 气孔示意图

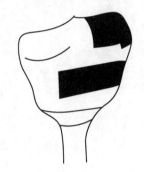
图 6-12-6 碳纤维布放置位置

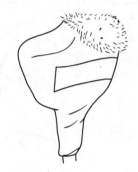
图 6-12-7 连接板位置加固

将准备好的导料管卷好,置于健侧开口处,导料管的出口置于石膏阳型中间偏健侧处,出口处接近石膏阳型中间偏下。

用 1mm 的聚乙烯发泡围板裁剪 1 个宽度 6～7cm 的塑料板,置于石膏阳型的前侧,夹在贝纶纱套之间,起隔离的作用,高度、形状与所放位置的石膏阳型的高度和形状一致。其作用是待树脂成型固化后,使接受腔前侧形成一个搭接的部分,从而避免夹到患者腹部软组织。需要注意的是,要将塑料板置于导料管的外层,以防止树脂无法浸透塑料板内层的增强材料(图 6-12-8)。放置关节连接板,将连接板的螺丝孔(即髋关节在冠状面的中心位置)置于骨盆宽度 1/4 的位置再向外移 1～2cm,向外移动的距离与患者的胖瘦和骨盆宽度有关,一般宽度越宽的患者需要移动的距离越大,必要时可向外移动 2～3cm。可根据石膏阳型的实际形状适当裁剪连接板的大小,但为了保证连接板牢固,不可以将连接板裁得过小。如果放置关节连接板的地方不够平整,可以用轻腻子弥补石膏阳型与连接板之间的间隙。为了保证连接板在接受腔中的牢固性,用玻璃纤维或碳纤维丝穿过连接板上的小孔并打结,将关节连接板放置到需要的位置。髋关节连接板的放置位置见图 6-12-9。在接受腔的前侧和后侧放置 2 个齿形垫片,前侧位于髂前上棘下 2～3cm 并向内侧移动 2cm 处,后侧位于髂后上棘向下约 2cm 处,可以用海绵连接罩的塑料模板来复核位置。放置齿形垫片的目的是固定海绵连接罩。在放置齿形金属垫片的外层用一小块碳纤维布进行增强(图 6-12-10)。

在关节连接板外套 2 层贝纶纱套,顶端用 1 个环形套将纱套折返,以便将事先放置好的导料管暴露在表面。在关节连接板放置位置及接受腔残端承重位置再次覆盖 2 层碳纤维布,以保证连接板位置的强度。如此反复再套 2 层左右贝纶纱套,增强材料的层数可以根据患者的体重进行调整,一般来说总量为 8～12 层。最后在套 PVA 薄膜前将髋关节连接板上螺丝孔的位置用小刀划出,并用专用的橡皮泥封好,以防止树脂成型过后无法找到其位置(图 6-12-11)。

套 PVA 薄膜套，并将底端绑扎牢固，将预留好的导料管从 PVA 薄膜的浇注口中拿出，做好浇注树脂的准备。

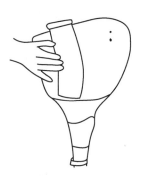

图 6-12-8　导料管和聚乙烯放置位置

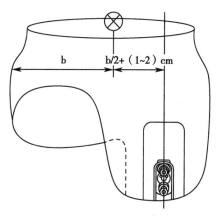

图 6-12-9　髋关节连接板放置位置

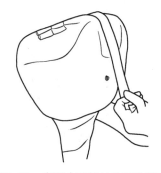

图 6-12-10　齿形金属垫片放置位置前面观

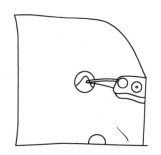

图 6-12-11　密封关节连接板螺丝孔位

　　浇注树脂，按预估树脂总量的 40% 准备硬树脂，其余的 60% 为软树脂。软树脂按各 50% 的量分为 2 份。树脂配方：硬 / 软树脂、颜色糊（3%）和固化剂（2%）。软树脂配方同上。先将其中一份软树脂倒入 1 个导料管中，用手用力向下挤压，直至树脂全部挤入，之后小心将导料管从 PVA 薄膜套中拽出；再将另外一份软树脂倒入导料管中，同样用力将树脂挤压到位，在挤压树脂的过程中注意不要用力过大将导料管损坏。将导料管全部拽出后将硬树脂倒入 PVA 薄膜中，系紧浇注口，打开真空泵，将真空度调整到 60%（图 6-12-12）。首先将硬树脂覆盖到位，以保证接受腔残端承重部位的强度，能充分保证承重部位和关节连接板部位的强度即可，硬树脂覆盖的范围尽量小。硬树脂覆盖到位后，开始处理软树脂的部分，软树脂主要覆盖的范围是接受腔健侧部分和残肢侧髂嵴悬吊的部分，在抽真空过程中适时将健侧打好的排气孔用锋利的工具刺透，注意要确保将封闭的薄膜一起刺破，否则无法起到排气的作用。之后用专用的 PE 胶带迅速将外层薄膜的孔封好。这样就实现了从石膏阳型的底部和顶部同时抽真空，排气效果更好。在树脂完全固化之前，将多余的树脂全部赶出接受腔的有效部分，特别是两侧髂嵴悬吊处。

　　5. 制作海绵连接罩　待树脂固化后，用小刀挖出螺丝孔的位置，将专用的连接罩抽真空模块置于关节连接板螺丝孔的位置，套 1 层贝纶纱套，之后用 PVA 薄膜套封闭，打开真空泵，将真空度调整到 60%（图 6-12-13）。

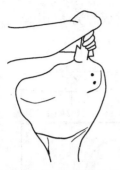

图 6-12-12 从导料管浇注软树脂

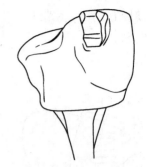

图 6-12-13 制作海绵连接罩

套 1 层宽度适合的贝纶纱套，下端固定在真空管上，在连接罩所需要的范围内使用 2 层涤纶毡覆盖，在 2 层涤纶毡之间放置宽度约 3cm 的塑料条，塑料条从前侧齿形垫片沿接受腔底端放置关节处至后侧齿形垫片的方向。之后在外层再套 1 层贝纶纱套。套外层 PVA 薄膜，底端封闭，准备浇注树脂。

全部使用硬树脂，树脂配方：硬树脂、颜色糊（3%）和固化剂（2%）。将树脂调匀，倒入 PVA 薄膜浇注套中，封闭浇注口，打开真空泵，真空度调整到 60%。

树脂只需覆盖到连接罩所需要的部分即可，待树脂固化后，将连接罩与接受腔部分分离（图 6-12-14）。

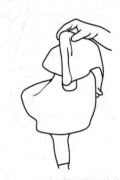

图 6-12-14 完成树脂成型的海绵连接罩

6. 切割、打磨 沿接受腔口型边缘切割下多余的部分，用壁纸刀沿中间隔板将树脂表层划开（注意不要将树脂层全部划透，只划开至中间塑料隔板的部分即可），取下中间放置的塑料隔板，将另外一侧树脂层也划开，从石膏阳型上取下接受腔，用打磨机将接受腔口型边缘打磨光滑。

在海绵连接罩上画出髋关节的部分，并用震动锯切割下来，切割时不要将抽真空时放置的塑料条切断，小心取出塑料条，将连接罩的边缘打磨光滑。

7. 组装、对线 髋离断假肢接受腔是以骨盆为基础与身体连接并传递力和运动。整个接受腔与身体要很精确地吻合，并在残肢的前侧腹股沟处、后侧臀大肌处适当施加压力，以便残肢能更直接地控制假肢，减少体能损耗。

（1）工作台对线：工作台对线的目的是确定接受腔、髋关节、膝关节和假脚在三维空间中的相互位置关系。假脚的位置：标记出假脚在矢状面位置的中线，对线参考线位于假脚中线向后 3cm 处，或对线参考线位于假脚在矢状面中间 1/3 的后 1/3 范围内。在冠状面对线参考线通过假脚的踇趾中心或踇趾与二脚趾之间。在水平面假脚外旋 5°。

膝关节的位置：不同的膝关节对线要求不同，具体需参照使用的膝关节说明书。如果说明书没有专门说明用于髋离断假肢的工作台对线要求，应参照其在大腿假肢系统中的对线要求。在冠状面，对线参考线通过膝关节中心的位置。

髋关节和接受腔：由于髋关节与接受腔已经按照相应的要求连接，故在此将髋关节和接受腔作为一个整体进行讨论。在冠状面对线参考线通过接受腔整体宽度的残肢侧 1/4 处，在此基础上向外侧移动 1～2cm（即髋关节安装位置的中心）。在矢状面，对线参考线通过接受腔坐骨平面的中心位置,坐骨平面保持水平(图6-12-15)。

将假肢各部分组装好后,可以让患者进行试穿。

(2)静态对线:嘱患者穿戴好假肢,在激光测力平台上站好,健侧站在补高板上,假肢侧至少承担35%的体重,通过调节踝关节的跖屈和背屈角度及接受腔在矢状面的角度,以改变足底板的受力分布,使承重线通过关节要求的参考位置(图6-12-16)。不同的膝关节要求承重线通过的位置不同,具体可参考膝关节静态对线要求。

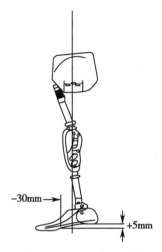

图6-12-15 工作台对线

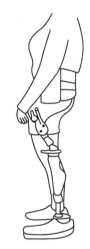

图6-12-16 假肢静态对线

(3)动态对线:在静态对线调整完成后,在没有安全问题的前提下开始动态对线调整。患者穿戴假肢,待逐渐习惯后,观察患者步态并进行步态分析,前后两个步行周期可以忽略,然后在患者步行过程中对假肢进行动态力线调节,包括支撑期稳定性和摆动期灵活性的调节。最后让患者反复地进行坐下和站立的动作,以确定最佳数值。

五、适合性检查

在假肢交付给患者前,需要进行假肢本体检查,检查合格让患者穿戴后对患者坐、站、行走进行功能检查。为了能使患者在日常生活中像健康人一样活动,应从患者穿着的感觉、步态、外观、舒适度、耐久度等方面考虑。一般从以下几个方面对假肢进行检查和评估。

1. 检查评估

(1)假肢的本体检查

1)假肢是否严格按照处方制作;如果有修改,是否符合修改要求。

2)假肢的重量是否控制在最小限度。

3)接受腔的制作工艺是否符合要求。

4)膝关节、假脚在活动时有无异响。

(2)站立位的检查:让患者将残肢完全穿进接受腔内,接受腔前侧开口锁紧,悬吊位置正确,双侧平均负重,双脚分开5~10cm,进行如下检查。

1)双脚是否对称。

2)站立位时有无疼痛、不适感。

3)残端是否与接受腔全接触。

4）假肢承重时，髋关节和膝关节的稳定性。

5）接受腔的悬吊效果。

6）接受腔的口型边是否合理，对肋骨和髂前上棘有无压迫。

7）坐骨的位置是否正确。

（3）坐位的检查

1）对肋骨的压迫情况。

2）接受腔的下缘是否顶住健侧大腿。

3）对坐骨、耻骨、髂前上棘、髂嵴的压迫。

4）膝关节的位置和高度是否正确。

5）躯干前屈是否严重受限。

6）由坐位转为站立位时，髋、膝、踝等机械关节是否转动自如。

（4）行走过程中的检查

1）接受腔与残肢之间的相对移动是否在允许的范围内。

2）有无明显压痛。

3）在骨盆带动假肢的过程中，骨盆是否能很好地控制假肢。

（5）检查残肢

1）脱下假肢后，立刻查看残肢是否有擦伤。

2）脱下假肢后，立刻查看残肢是否有明显变色。

3）脱下假肢后，立刻查看残肢是否有明显出汗。

4）承重部位是否合适。

2．可能出现的问题和修正

（1）接受腔可能出现的问题和修正

1）患者骨盆无法完全进入接受腔内，可能的原因为接受腔坐骨平面至髂嵴的高度严重不足。如出现此种情况，则很难重新调整接受腔坐骨平面至髂嵴的高度，需要重新制作接受腔。

2）接受腔上下移动明显，或接受腔的悬吊效果不好，可能的原因如下。①接受腔坐骨平面至髂嵴的高度过高。修正方法：复查尺寸，可适当垫高坐骨平面，将高度调整到位。②接受腔坐骨平面至髂嵴的高度不足，影响了接受腔的悬吊效果。修正方法：调整坐骨平面至髂嵴的高度，必要时需要重新制作接受腔。

（2）站立及行走过程中可能出现的问题及修正

1）站立时膝关节不稳，容易打弯，可能的原因如下。①膝关节位置相对于接受腔靠前。修正方法：重新调整对线，向后移动膝关节。②接受腔在矢状面角度过于前倾。修正方法：调整接受腔在矢状面的角度。

2）行走时膝关节不稳，或假肢侧蹬地时膝关节过早弯曲，可能的原因如下。①膝关节位置相对于接受腔靠前。修正方法：重新调整对线，向后移动膝关节。②膝关节在支撑期的稳定性调整不够，或关节在矢状面位置过度前倾（四连杆多轴关节）。修正方法：检查四连杆关节在矢状面的位置是否正确，调整关节前后连杆的角度。③接受腔在矢状面角度过于前倾。修正方法：调整接受腔在矢状面的角度，将接受腔角度调整到患者静态初始位置，或尽量确保坐骨平面与地面的平行。

3）健侧足尖踮起，可能的原因如下。①假肢过长；②在摆动期，假肢膝关节屈曲困难。修正方法：调整膝关节摆动期的控制，将膝关节相对于接受腔向前调整，或调整接受腔在矢状面前倾角度；③接受腔承重部位前后压力面之间的距离过大，患者的骨盆很难带动接受腔摆动。修正方法：增加承重部位前后侧压力垫的压力。

髋离断假肢在穿戴过程中和步行时可能出现的问题有很多，每一种问题都可能会有几种不同原因，有的是假肢设计和装配过程中产生缺陷造成，有的源于患者的原因，实践中需要开阔思路，全面分析每种现象产生的原因。

六、髋离断假肢穿脱及使用训练

1. 假肢穿脱训练

（1）穿假肢训练：①患者靠墙站立或一手扶稳定的物品，另一手抓假肢接受腔；②骨盆伸到接受腔内；③骨盆与接受腔紧密接触；④将肩吊带与假肢扣带固定好。

（2）脱假肢训练：①患者靠墙站立或一手扶稳定的物品站立；②将假肢带与肩吊带松解开；③一手扶假肢接受腔，将身体向健侧倾斜，脱下假肢；④检查残肢皮肤有无红肿、擦伤；如有，应及时处理，检查中可用镜子照残肢的后面。

2. 假肢使用训练　最初的平衡训练是必要的。与大腿假肢相比，髋离断假肢在使用和步行过程中有所不同，因为步行速度慢，甚至比经股骨水平截肢更消耗能量。在假肢步行中，多出现残肢和接受腔之间的活塞运动现象，并且腿部摆出力不足，膝关节在摆动期屈曲角度不足，容易出现摆动期的异常步态，如划弧步态和踮脚步态出现的情况比较多。但同时由于髋离断假肢的侧向稳定性相对较好，步行过程中在大腿截肢患者中经常出现的躯干侧倾现象发生概率相对较低，需要特别关注的是步行时骨盆在假肢摆出过程中的带动效果，如果接受腔的适配效果不佳，会增加接受腔的活塞运动，影响假肢在步行时的摆动效果，增加患者体能消耗。

（1）辅助训练：患者早期可在平行杠内进行辅助性训练。足够的悬吊在最小的位移、站和坐的舒适之间有一个平衡，当然，舒适是首要的，但患者需要学会平衡，并与假肢技师密切合作，以获得最好的效果。

1）站立平衡训练：将假肢侧稍退后半步站立，模仿大腿假肢训练，前后移动重心，体会假肢足跟部提起用脚掌承重、腰部向下用力的感觉。

2）假肢摆出训练：将假肢侧稍退后半步站立，将重心尽量全部放在假肢的脚掌部位，然后急速摆动假肢侧骨盆，向前摆出下肢假肢，使假脚在健侧脚的前侧落地。

3）健侧肢体摆出训练：将健侧肢体后退半步，重心移向假肢侧同时摆出健肢，让健肢足跟部先着地。

4）前进步行训练：反复训练前述动作并熟练掌握，训练时先双手扶杠，然后再单手扶杠，最后松开双手步行。扶杠时注意手的位置不要太靠前，否则身体会前倾，假肢难以摆出。

（2）室内训练：在平行杠内行走控制较好后，即可在室内进行步行训练。步长受假肢的限制，但时间和连续性对于发展适当的步行节奏是必要的。患者需要学习使用一种连续的、有节奏的步态模式来限制多余的能量消耗。步态稍有异常也属正常情况，一般来说假肢应比健侧肢体短 1.5～2cm，以防止假肢侧脚掌触地。在室内平地行走训练的同时，还需进行上下台阶、上下坡、跨越障碍物、拾物、跑、跳等进阶训练。

（3）应用场景训练：室内训练掌握后，为了患者能较轻松地适应穿戴假肢后的生活和工作，可模拟患者的实际生活和工作场景进行针对性的技巧训练，如烹饪、做家务、娱乐和体育活动、进出电梯、上下楼梯、突遇障碍物等。有条件的也可在患者实际生活环境中进行适应性训练。

七、假肢维护与注意事项

待患者穿戴假肢训练结果和调整后即可完成假肢的终检与交付,告知患者使用方法、维护保养与注意事项。

与其他部位假肢一样,髋离断假肢患者日常使用时也应注意保持接受腔内表面的清洁,同时注意观察接受腔材料表面裂纹及残肢皮肤健康情况。对于假肢机械部分,应特别注意关节及结合部分的异响、松动等情况。

使用髋离断假肢行走缓慢且极度消耗能量,患者生活需要很多适应和调整。患者可能需要取出假肢才能使用浴室;任何穿在皮肤和接受腔之间的衣服都必须完全没有褶皱,以防止溃疡的发生;与所有截肢患者一样,体重控制是最重要的,因为体重增加会给其余肢体带来额外的压力,也会改变接受腔的适应性。

从长远来看,假肢的接受是非常有限的,患者依靠拐杖或轮椅进行日常活动更容易。一些患者会在白天佩戴假肢,在家中取下。对于经骨盆截肢或髋关节截肢患者,可以安装坐姿保持器,以保持适当的脊柱对线和体重分布。

(高　峰)

第七章

假肢使用训练

第一节　上肢假肢使用训练

一、穿脱训练

（一）装饰性上肢假肢的穿脱训练

装饰性上肢假肢的穿脱训练较为简单。以装饰性假手为例，穿戴前在残肢皮肤上均匀涂抹爽身粉以保持残肢干燥，将装饰手边缘翻转，让残端紧密贴合装饰手指末端，再将装饰手覆盖皮肤。脱装饰手的顺序与穿戴顺序相反。前臂装饰性假肢与肘关节装饰性假肢的穿脱训练与装饰性假手类似。

双侧前臂/肘离断患者或一侧肘离断、另一侧前臂截肢的患者很难独立完成假肢的穿脱，治疗师应在初期指导患者家属穿脱假肢的方法。通过一定的功能训练后，患者可练习自己穿脱。双侧前臂截肢患者可用两侧残肢夹住假肢放置在桌子上，并将左右手的位置和方向摆好，然后将双侧残肢伸进接受腔内，借助墙面或其他物体抵住假肢，从而将假肢穿进接受腔。此外，单侧肩离断的患者可依靠健侧手将肩部背带的松紧和假肢的方向调整好，并穿入接受腔。

（二）索控式假肢的穿脱训练

1. 前臂假肢的穿脱训练

（1）单侧前臂截肢患者穿戴时可先用健侧手将"8"字形肩带按试样好的松紧度，一端连于肘吊带上，另一端连于牵引带上，再将残肢伸进接受腔，健肢伸入"8"字带的套环内。然后，指导患者做几个耸肩动作，使"8"字带套于健侧腋下，且使"8"字带交叉点处于背部正中。脱假肢时，先将"8"字带脱下，然后将残肢从臂筒内抽出。

（2）双侧前臂截肢患者应先将假肢的固定牵引装置按合适的松紧度连接好，放在便于患者穿戴的地方。穿戴时，患者背向假肢站立，双臂后伸，将两侧的残肢分别伸入臂筒内，然后抬起双臂，如同穿衣服，将假肢悬挂在双肩之上，检查各部分位置合适后，系上带子。脱假肢的顺序与穿戴顺序相反。

2. 上臂假肢的穿脱训练

（1）单侧上臂截肢患者可先用健侧手将固定牵引装置按合适的松紧度连接好，然后将残肢伸入臂筒，将肩锁带置于残肢侧肩上，再将胸部带套在对侧腋下。如果采用"8"字带，参考前臂假肢穿脱方法。

（2）双侧上臂截肢患者假肢穿脱方法可参考双侧前臂截肢患者假肢穿脱方法。

3. 肌电假手的穿脱训练　肌电假手的穿戴方法与装饰性假手的穿戴方法基本类似。需要保证穿戴时假肢接受腔内的皮肤表面电极与皮肤具有良好的接触。

二、适应性训练

（一）装饰手的控制训练

主要训练手头的被动张合和肘关节的被动屈伸。

（二）索控式假肢的适应性训练

1. 5种基本控制动作训练

（1）肩胛骨外移控制动作：双侧肩胛骨前伸与双侧肩关节前屈动作联合用于控制假手的开手动作（图7-1-1）。

（2）升肩控制动作：在残肢侧肩部升高时，健侧肩部必须保持静止（图7-1-2）。

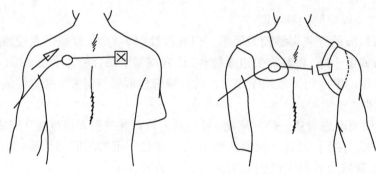

图 7-1-1 肩胛骨外移控制动作

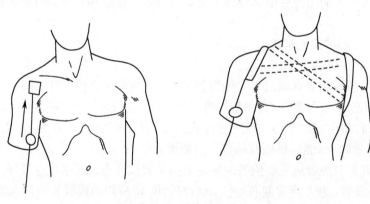

图 7-1-2 升肩控制动作

（3）肩关节前屈控制动作：残肢侧肩关节前屈时，健侧肩部应该保持相对静止（图7-1-3）。

（4）肩关节后伸控制动作：肩关节后伸运动实际上是一个组合动作，是由残肢侧肩关节的后伸与同侧肩胛骨围绕胸廓的前移组合动作（图7-1-4）。

（5）前臂旋前、旋后控制动作。

2. 前臂假肢的控制训练

（1）前臂假肢的屈肘训练：残肢做屈肘运动，通过肘关节铰链带动假肢的前臂屈曲。

（2）开手训练：开手动作分为两种。①无须屈肘的开手与屈肘开手：无须屈肘的开手需健侧肩静止不动并作为支点，截肢侧做肩胛骨前伸、肩关节前屈和沉肩运动，肘关节伸展，用"8"字形肩吊带拉动开于牵引索，假手便可张开。屈肘开手需先屈肘，然后再按上述方法开手，此时主要是依靠肩胛骨前伸、肩关节前屈和沉肩动作开手（图 7-1-5）。②腕关节的屈伸和旋转：索控式前臂假肢腕关节的屈伸和旋转都是被动运动，需要借助另一只手才能实现。

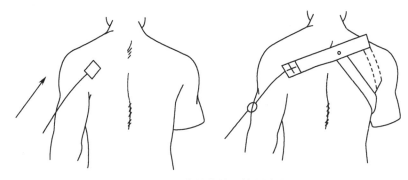

图 7-1-3　肩关节前屈控制动作

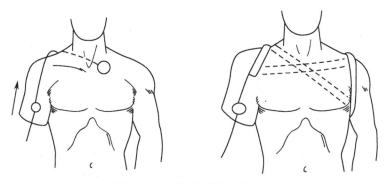

图 7-1-4　肩关节后伸控制动作

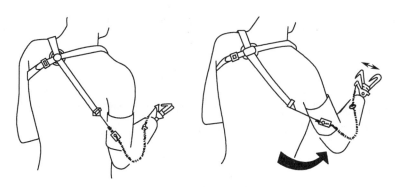

图 7-1-5　开手训练

（3）上臂假肢的控制训练

1）三重控制索系统的使用：①屈肘，上臂残肢用力做后伸运动，拉动屈肘牵引索，假肢肘关节即可屈曲。②锁肘，当肘关节屈曲到所需要的角度时，放松屈肘牵引索，肘关节自锁机构便自动锁住、定位。③开肘锁，使上臂假肢从屈肘位恢复到伸展位，需通过截肢侧肩胛带的升高动作（可配合以内收）拉动松锁牵引索，打开肘关节锁。④开手，先做肩关节后伸动作，屈曲肘关节，待屈肘到一定角度，自锁定位后，再进行肩关节屈曲牵拉开手牵引索实现开手。⑤闭手，放松开手牵引索，依靠假手内的弹簧闭手、取物、持物。

2）双重控制索系统的使用：①屈肘，肩肱关节前屈牵拉背部的牵引线进行屈肘。②锁肘，当屈肘达到所需要的角度时，下降肩胛带可以锁住肘关节。③开手，当肘关节被锁住后，再次重复屈肘的动作则转换为开手。④闭手，当放松背部牵引线时假手依靠手内弹簧的弹力闭手。⑤开肘锁，再次下降肩胛带可以打开肘锁（图7-1-6）。

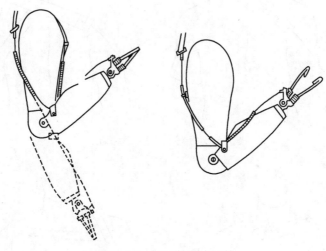

图 7-1-6 双重控制索系统

3．肌电假手的适应性训练

（1）肌电信号的训练：①闭目进行自我训练，模拟开手或闭手时的动作进行相应肌肉的收缩运动。②将皮肤表面电极与前置放大器的指示灯相连接，利用指示灯鉴定肌电是否引出。③将皮肤电极与肌电测试仪或假手手头相连并进行训练。

（2）肌电假手的动作训练：参照索控式假肢的训练。

（3）肌电假手的基本控制动作训练：熟悉基本操作，减少错误动作。训练快速开手、闭手；随意性开手、闭手；取物、放物等。

三、功能训练

首先是基本日常生活训练，逐渐过渡到工具性日常生活训练，学习、工作训练和体育、娱乐活动训练。适配假肢的同时应选择合适的辅助器具。要充分利用假肢的结构、被动装置与双手的配合动作。

（李梦瑶）

第二节 下肢假肢使用训练

一、穿脱训练

（一）小腿假肢的穿脱训练

1．穿假肢训练 患者取坐位，先在残肢套一层薄的尼龙袜保护残肢。然后套两层棉线袜，再套软的内接受腔。在内接受腔外再套一层尼龙袜，屈曲残肢膝关节，将残肢插入假肢接受腔。患者穿入后，残肢需要能在接受腔内均匀承重、无疼痛（图7-2-1）。

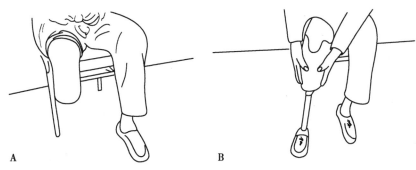

图 7-2-1 穿假肢训练

2. 脱假肢训练 患者取坐位，双手握住假肢，将假肢向下拽，将残肢拉出（图 7-2-2）。

3. 注意事项

（1）穿戴后髌韧带若感觉不承重可能是残肢插入不到位，可减少一层袜套来改善。

（2）穿戴后若残肢末端出现疼痛，可能是因为残肢末端与接受腔接触且受力过大，可通过多穿 1～2 层袜套来改善。

（二）大腿假肢的穿脱训练

1. 穿假肢训练 患者取坐位。在残肢上涂抹爽身粉或滑石粉，打开假肢接受腔上的排气孔阀门，用假肢专用袜套（易拉宝）或其他薄的 / 光滑的布料包住残肢，然后将袜套或布料包的远端放入接受腔，引导残肢插入假肢接受腔，之后从排气孔阀门中拉出。之后调整残肢皮肤在接受腔上缘周围的紧张度，最后装上排气孔阀门并拧紧。穿入后，患者残

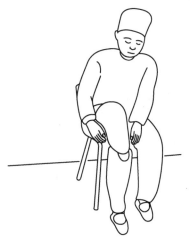

图 7-2-2 脱假肢训练

肢末端皮肤需能接触到接受腔底部而无压痛，坐骨结节能承重良好，耻骨下缘处及内收肌部位无压痛，步行中假肢侧的外旋角度与健侧接近（图 7-2-3）。

2. 脱假肢训练 患者取坐位。先将接受腔阀门打开，然后双手握住假肢向下拽，将残肢从假肢接受腔内拉出（图 7-2-4）。

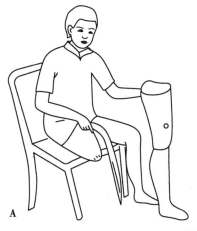

A

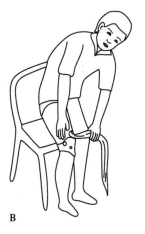

B

图 7-2-3 穿假肢训练

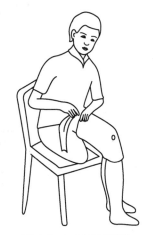

图 7-2-4 脱假肢训练

3. 注意事项

（1）穿戴后若感觉坐骨结节不承重，残肢末端皮肤不能接触到接受腔底部。可能是因为残肢插入不到位，需脱下假肢重新穿戴。

（2）穿戴后残肢侧皮肤若感觉不舒适，步行中假肢侧的足尖内旋、外旋角度过大。可能是因为假肢穿戴位置不正，需脱下假肢重新穿戴。

（三）髋离断假肢的穿脱训练

1. 穿假肢训练　患者取立位，靠墙站立或一手扶住支撑物站立，另一手抓住假肢接受腔，之后将骨盆伸到接受腔内（骨盆需与接受腔紧密接触）。最后将肩吊带与假肢扣带系牢。

2. 脱假肢训练　患者取立位，先保持自身平衡，然后将身体稍向健侧倾斜，解开假肢扣带与肩吊带，再一手扶住假肢接受腔脱下假肢。脱下假肢后需检查残肢皮肤有无红肿、擦伤。

二、适应性训练

（一）小腿假肢的适应性训练

1. 平行杠内的训练

（1）站立平衡训练：躯干挺直，稍向前倾，双腿均匀承重，站立在平行杠内练习站立（图7-2-5）。

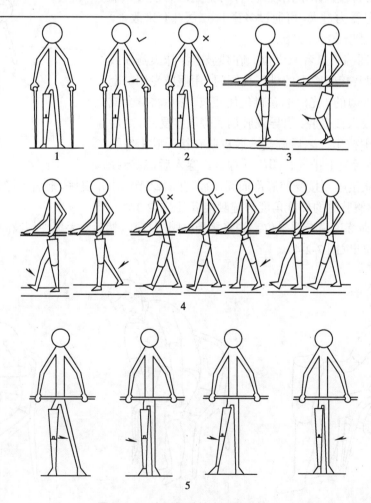

图 7-2-5　小腿假肢站立平衡训练

（2）重心转移训练：重心侧方交替移动，挺胸抬头。

（3）假肢单腿站立训练：假肢单腿站立承重，保持骨盆水平位，将健侧脚稍抬起，维持3秒。

（4）迈步动作训练：患侧迈步时将假肢退后一步，使假肢承重，并在假肢足尖接触地面的状态下将重心转移到健肢侧；之后假肢向前迈步，使其足跟落在健肢足尖前方。健肢迈步时健肢后退一步，使其完全承重，然后将身体重心转移到假肢侧；之后挺直腰迈出健肢，尽量使迈步距离大些（图7-2-6）。

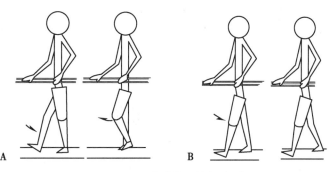

图7-2-6　迈步动作训练（A、B）

（5）步行训练：交替迈步，注意双腿步长相近，步宽尽量小。

2.平行杠外的步行训练　残肢状态良好，无并发症，接受腔尺寸合适的患者，经一段时间步行训练，步态可以达到较好的水平。后期尽量到室外、公共场所、不平的路面、台阶和坡道上行走。

（二）大腿假肢的适应性训练

1.平行杠内的训练

（1）站立训练：双手扶平行杠，双腿同等负重，挺胸抬头，体会假肢负重的感觉。

（2）重心侧方移动训练：双腿分开20cm站立在平行杠内，手扶杠，双下肢交替负重（图7-2-7）。

（3）重心前后移动训练：健侧腿向前迈一步、挺胸抬头，双目平视前方，躯干向前移动时假肢足跟抬起为止，躯干向后移动时健侧足尖抬起为止。注意身体的左右平衡（图7-2-8）。

（4）假肢侧独立站立训练：平行杠内站立，重心移向假肢侧负重，健侧膝关节屈曲抬起，每次站立5～10秒。还可将健侧下肢抬起放在假肢前方，增加臀中肌肌力和骨盆水平移动的训练（图7-2-9）。

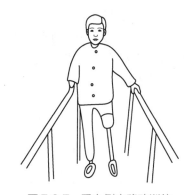

图7-2-7　重心侧方移动训练

（5）平行杠内假肢迈步动作训练：平行杠内站立，健侧腿向前迈一步，重心移向健侧，假肢腿迈一大步，足跟在健侧足尖前面。

（6）假肢负重健侧迈步训练：平行杠内站立，重心移向假肢侧，健侧腿向前迈一大步，假肢足跟抬起，足尖负重，假肢膝关节进行屈曲伸展训练（图7-2-10）。

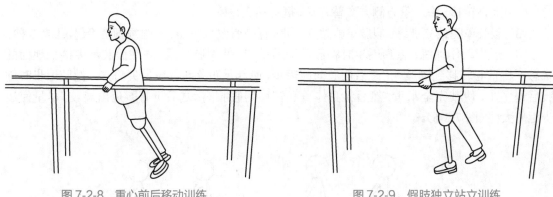

图 7-2-8 重心前后移动训练　　　　　　图 7-2-9 假肢独立站立训练

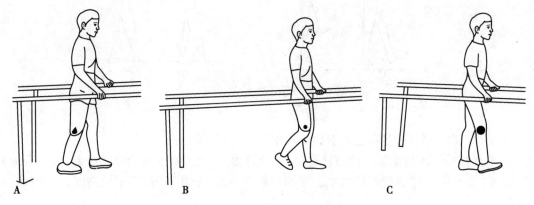

图 7-2-10 假肢负重侧迈步训练

2. 平行杠外的步行训练　平行杠内基本步行训练掌握后,患者可到平行杠外独立练习步行。最初可借助手杖练习步行(高龄患者和短残肢患者可借助腋杖)。步行时重心移向假肢侧。健侧下肢迈步要大,带动假肢侧髋关节充分伸展。为更好地控制假肢的使用,可在地面画一直线,让患者沿直线行走。还可携带节拍器控制步速或在地面画出间隔相同的脚印进行步幅训练(图 7-2-11)。

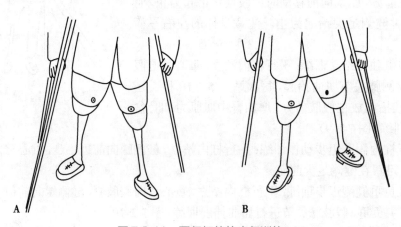

图 7-2-11 平行杠外的步行训练

（三）髋离断假肢步行训练

髋离断截肢患者步行时，利用骨盆的动作将假肢向前迈出，画弧步态比较常见，但膝关节屈曲较少，稳定性较大腿假肢更好。髋离断截肢患者的步行训练也包括站立平衡训练、重心转移训练、迈步训练与交替迈步训练的内容。

三、功能训练

1. 小腿截肢患者的功能训练　小腿截肢患者在经过适应性训练后，基本上能够完成日常生活中的各种功能活动。功能训练的内容可依据患者的具体情况设计，主要包括上下楼梯和坡道、蹲起拾物、跑步、汽车驾驶等训练。

2. 大腿截肢患者的功能训练　当患者步行能力改善后，可训练侧方、向后方行走、不同路面行走、坐起、上楼（健侧先上）、下楼（假肢侧先下）、上斜坡（健肢长跨步，假肢短跨步）、摔倒后起身、跨越障碍物训练等。

（李梦瑶）

第三节　并发症的预防与治疗

一、截肢术后并发症

（一）残肢水肿

截肢后肢体肿胀，一方面是残肢的血液循环问题，另一方面是残肢尚未定型。患者安装假肢后，如果残肢与接受腔不能达到全面接触，接受腔悬吊不良，则残肢在活动中接受腔内产生负压，导致残肢局部肿胀。

残肢水肿的预防和处理应注意：①术后应用绷带包扎治疗。②尽早开始康复训练。术后3～5天，即伤口疼痛明显减轻后，即可开始残肢肌肉收缩训练，促进血液循环，减轻水肿。③术后2周伤口愈合拆除缝线后，持续用弹力绷带包扎促进静脉及淋巴回流。告知患者在不穿假肢时特别是夜间坚持使用弹力绷带，防止因残肢肿胀而影响第二天假肢的穿用。④可使用一些物理因子治疗改善残肢血液循环，减轻和消除肿胀。

（二）皮肤破溃、感染

截肢术后由于残肢血液循环差，神经营养不良及假肢接受腔的摩擦和受压，残端皮肤张力过大，很容易引起皮肤破溃、感染和形成窦道。

术后应保持残肢卫生，拆线前保持伤口清洁、皮肤清洁干燥并及时换药。拆线前应每天睡前用中性肥皂液清洗残肢，用柔软的毛巾将残肢擦拭干净。每天需检查残肢皮肤情况，根据需要可使用镜子查看截肢残端后侧的皮肤情况。还可在残肢上涂抹保湿霜。对残肢瘢痕可使用硅凝胶套，避免和减少皮肤瘢痕受压或摩擦。接受腔不适配时，需修整或更换接受腔。

（三）骨髓炎

深部感染的窦道通常会掩盖骨髓炎并延迟愈合。窦道从皮肤延伸到皮下组织，治疗方法通常包括积极的抗生素治疗或手术治疗，但是二次手术可能影响残端的形状和康复效果。

（四）肌力下降

截肢术后由于肢体需要制动一段时间，必然导致肌肉萎缩和肌肉力量的下降，但是这个改变一般是可逆的。防止肌力下降的唯一方法是肌肉主动收缩。残肢未受到手术波及的肌肉在术后就可以进行等长收缩练习,根据手术的恢复情况尽早进行等张收缩练习及抗阻力练习。术中经过处理的肌肉一般要在术后 3～6 周才可以开始主动运动,在此期间进行电刺激治疗对防止肌肉萎缩有一定帮助。

(五)关节挛缩

关节挛缩是下肢截肢术后常见的并发症。患者活动量较少,同时截肢本身也会造成肌肉力量的不平衡。这些因素会使受累的关节易发展成挛缩。

为预防关节挛缩发生,早期截肢术后应做好患者的良姿位摆放与宣教,将残肢关节置于功能位。如已发生关节挛缩,应进行关节松动术,牵伸挛缩关节,改善关节活动范围。比较严重的挛缩可以使用特制矫形器或手术矫正。

(六)增生性瘢痕

瘢痕组织挛缩可以造成肢体畸形,产生功能障碍。另外,由于瘢痕组织相对不耐摩擦,可能在与假肢接受腔接触的过程中出现破溃。

瘢痕治疗的目的在于防止瘢痕过度增生,改善瘢痕造成的挛缩及对肢体功能的影响。治疗方案应该符合阶段性与特异性原则。

瘢痕的治疗方法主要有压力疗法、物理治疗、手法松解、药物治疗、手术治疗等。

二、远期并发症

(一)皮肤损害

残肢的皮肤损害是截肢患者终身面临的问题之一,大多数与假肢有关。皮肤损害一旦发生,一般均需要暂时停止穿戴假肢,所以应认真寻找原因并积极处理。指导患者经常保持残肢皮肤清洁干燥。每天用温水清洗残肢,皮肤表面应用护肤品,如硅霜。残肢应穿吸水力较强的棉制袜套,每天清洗残肢套。残肢套有破损时应及时更换,避免因残肢套不平整造成对皮肤的损伤。假肢接受腔、内套应每天用温水或酒精擦洗一次,以保持清洁卫生。

(二)疼痛

1. 神经瘤形成　神经截断后,神经纤维有继续向远端生长的趋势,由于新生的神经纤维失去了神经外膜的引导和保护且在生长过程中遇到软组织阻挡,所以在神经残端逐渐膨大形成神经瘤。神经瘤如果生长较大,在穿用假肢时受到挤压会产生疼痛或麻木,且一般沿着所切断神经的支配区域放射。

对于神经瘤形成者可以先在假肢接受腔进行适当的调整,避免局部压迫。最终的解决方案是手术切除。

2. 血管性疼痛　若残肢在活动时出现疼痛而休息时疼痛可以缓解,提示疼痛可能由血管因素引起。

3. 幻肢觉与幻肢痛　截肢术后,几乎所有的患者都有缺失肢体依然存在的幻觉,这种现象称为幻肢觉。5%～10% 的截肢患者出现幻肢痛,多数为闪电样刺痛,少数为灼烧样痛。处理方法主要包括心理治疗、物理治疗、镜像治疗、针灸治疗、药物治疗等。术后早期使用弹力绷带包扎和尽早穿戴假肢有助于促进幻肢痛的消失。

(三)滑囊炎

存在滑囊的部位如果受到过度摩擦或压迫可以导致囊内液体增多、疼痛甚至感染,形成滑囊炎。出现滑囊炎时,可以停止使用假肢并给予必要的修整。使用非甾体类药物口服或外敷,必要时穿刺抽出囊内积液或注入激素类药物。如果是感染性炎症,则需要手术切开引流或切除滑囊。

（四）骨刺形成

截肢后残端发生骨刺的概率较高。如因出现骨刺而影响假肢的穿用，需要手术治疗。

（五）骨质疏松与骨折

截肢后患者的残肢由于负重、运动减少或运动模式发生改变，很容易出现骨质疏松。无论骨折发生在残肢的哪个部位，处理原则都与正常人不同，需要经验丰富并且了解假肢的骨科医生处理。

（李梦瑶）

第八章

假肢使用效果评价

第一节　上肢假肢使用效果评价

上肢假肢专用的评定方法较少，实际应用经验有限，现行的上肢假肢效果评价方法一般从手功能评定和健康相关的生活质量角度入手。

（一）南安普敦手评定

南安普敦手评定（Southampton hand assessment procedure，SHAP）通常用来评定单侧假手的功能，包含 26 个定时抓取任务，其中 14 个为日常生活活动任务。它的局限性在于评定重点是手部活动，没有考虑上臂和前臂的影响因素。SHAP 对特定患者群体的评定具有广泛的研究意义，如骨关节炎患者、卒中患者和手外伤患者的手功能评估。

（二）上肢功能评定表

上肢功能评定（disablity of the arm，shoulder and hand，DASH）量表虽然不是专为截肢患者设计的，但是一种可靠而有效地用于测量骨科（非神经系统疾病）患者上肢基本身体功能和症状的量表。DASH 量表分为两部分，共包含 30 项指标。第一部分包含 23 项指标，主要评价与日常生活相关的活动，包括生活能力和社会活动能力的受限程度；第二部分包含 7 项指标，主要评价上肢的不适症状及对睡眠的影响、患者的自我满意程度。此外，DASH 量表表还有 1 个附加部分（含 4 项指标），主要针对音乐和体育工作者。对于大部分截肢患者，仅使用 DASH 量表的前 30 项即可。

（三）Jebsen 手功能测试

Jebsen 手功能测试（Jebsen-Taylor test of hand function，JTHF）是由 Jebsen-Taylor 于 1969 年提出的一项客观、标准化和多角度的手功能测试，主要用于评估手部日常生活能力，操作简单，简便易行，仅需 15 分钟便能完成双手测试；该测试由 7 个测定手活动的计时测验组成。这 7 个测试可广泛评估手的日常功能，所以又称为 7 项手功能测试，可用来测试上肢截肢患者假手的灵活性。

（四）肌电控制能力评定

肌电控制能力评定（assessment of capacity for myoelectric control，ACMC）是一种基于观察的评估双侧肌电假手控制能力的效果评估方法，成人和儿童均可使用。ACMC v1.0 包含 30 个项目，如假手的抓握、释放、协调性等内容；ACMC v2.0 在原来的基础上进行修订，包含 6 个方面[需要外部支撑、握力、双手协调、不同位置和运动（计时）、重复抓握和释放、视觉反馈]22 个项目。

（五）截肢和假肢体验量表

截肢和假肢体验量表（trinity amputation and prosthesis experience scales，TAPES）是目前国际截肢患者结局评定最为常用的评定量表，已在多个国家应用，已有中文版。上肢及下肢截肢患者均可使用，可较准确地评定患者生存质量。中文版 TAPES 为三部分：第一部分为个人基本资料,含 13 个条目,英文版含 8 个条目,不计分,内容为可能影响生活质量的相关因素收集,如性别、文化程度、受伤原因、经济状况等;第二部分为截肢和假肢体验量表,含 39 个条目(英文版 37 个条目),最后 2 个不计分,由原英文版第二部分转换而来;第三部分为伴随症状及其影响,含 3 个条目,主要了解有无残肢痛、幻肢痛,其程度及持续时间,有无办法缓解等,其中有无办法缓解为中文版新增内容。当应用于上肢截肢患者时,通过因素分析,TAPES 所包含分量表有所不同。心理社会适应分量表包含总体适应、社会适应、最佳适应和适应障碍四个亚量表,活动障碍分量表包括运动障碍、移动障碍、社会障碍和职业障碍四个亚量表;假肢满意度分量表仅包括假肢满意度一个亚量表。

(六)矫形器和假肢使用者量表 - 上肢功能状态

矫形器和假肢使用者量表 - 上肢功能状态(orthotics and prosthetics users' survey-upper extremity functional status,OPUS-UEFS)是一个综合性自评量表,评估的内容起初包含患者的下肢功能状态、生活质量、假肢及矫形器使用满意度、对假肢及矫形器适配服务的满意度等。在修订过程中,加入了上肢功能评估模块,增加了自我照料及上肢截肢后的日常生活活动技能,其中包含 9 项单手动作、7 项双手但单手也可以完成的动作和 7 项必须双手完成的动作。

(七)单侧肘下截肢测验

单侧肘下截肢测验(unilateral below elbow test,UBET)是对单侧先天性肘部以下缺陷儿童双手活动能力进行的评估,在穿戴假肢和不穿戴假肢的情况下测试其双手功能,按照 4 个年龄组(2～4 岁、5～7 岁、8～10 岁、11～21 岁)分别以是否能完成任务和使用的方法两个维度进行评定。

(八)新布朗斯维克大学假肢功能测试

新布朗斯维克大学假肢功能测试(University of New Brunswick test of prosthetic function,UNB)是专为单侧上肢截肢儿童(2～13 岁)设计的,测试的内容主要为使用假肢的技巧和自发性,选择的测试动作均为儿童日常生活活动动作。以 3 年为时间间隔,分为 4 个年龄组,方法和自发性评分均为五分制,通常需要 20～30 分钟完成。

(九)上肢假肢功能指数

上肢假肢功能指数(prosthetic upper extremity functional index,PUFI)由加拿大的一个儿童假肢研究团队开发,用来评估上肢截肢儿童和青少年穿戴假肢效果。它评估了儿童在使用和不使用假肢的情况下进行双手活动的能力,还考察了儿童对假肢的感知。PUFI 由 4 个独立的反应量表组成,分为幼儿版(3～6 岁)和大龄儿童版(7～18 岁),分别有 26 项和 38 项评估内容。幼儿版为家长报告;大龄儿童版既有家长报告,也有儿童报告。

(十)上肢截肢活动评估

上肢截肢活动评估(activities measure for upper limb amputees,AM-ULA)包含 18 项评估内容,包含脱去 T 恤、系鞋带、使用叉子、叠浴巾等。临床医生从活动的完成度、完成的速度、运动的质量、假肢的使用技巧和控制、活动完成的独立性这五个方面进行评分,0 分代表无法完成,4 分代表完成出色。

(十一)诺丁汉健康量表

诺丁汉健康量表(Nottingham health profile,NHP)是针对 16 岁以上人群,用来评估精神、社会和功能健康状态及生活质量的通用量表,包含两个部分,需要 10～15 分钟完成。第一部分包含 6 个子量表和 38 个项目,涵盖情绪反应、身体活动、疼痛、睡眠、社会隔离、活力水平等领域;第二部分包含 7 个健康相关问题,即对生活各个方面(如工作、人际关系和假期)的影响。

（十二）简明健康调查表

简明健康调查表（short form 36 health survey，SF-36）不是专门为截肢患者设计的，在各个领域被广泛应用，涉及的评价内容包含 8 个维度：生理功能、生活活力、身体疼痛、一般健康状况、社交功能、情感角色、精神健康和健康变化等。

（柴晓珂）

第二节　下肢假肢使用效果评价

根据目前各康复机构及国际研究会议的专家意见，将下肢假肢使用效果的评价分为截肢患者的行走能力、整体功能和生活质量这几个方面。

（一）计时起立与行走测验和功能性步行能力 L 测试

计时起立与行走测验（timed up and go test，TUGT）和功能性步行能力 L 测验（L-test of functional mobility，L-Test）是截肢患者从一张有扶手的座椅上站起、向前走 3m、转身走回来再坐回座椅所需的时间。此测验设计之初是用来检查老年人的功能活动，方法简单，应用方便，国外已广泛用于脑卒中临床评定和研究，虽不是专为截肢患者设计，但也能为患者穿戴假肢的效果提供客观依据。L-Test 是在 TUGT 的基础上进行调整，更适用于单侧下肢截肢患者的步行能力测验，测验的总步行长度增加至 20m，所用时长作为记录数值。

（二）6 分钟步行试验

6 分钟步行试验（6-minutes walk test，6MWT）作为一种简单安全、经济实用、可重复操作的运动试验，已被逐渐关注，常应用于评价中度到重度心脏或肺部疾病患者的治疗效果及愈后康复情况，在患者行走能力评定中也经常使用。场地一般选择平坦封闭、硬直的走廊，长度为30m，每隔 3m 做标记，起点处有明亮的颜色条带，折返处有类似橙色交通锥标，每圈起始均有明显标志。测试前向患者说明具体方法和要求，嘱其休息 10 分钟，测量静息状态脉搏、血压、血氧饱和度等，患者穿着舒适的鞋和衣服，开始测试，尽可能快地行走，从起点走向终点并往返，认真记录往返圈数。测试过程中给予患者鼓励，测试结束前 15 秒提示患者；如中途累了，可靠墙休息片刻，好转后继续行走至 6 分钟结束；如提前终止测试，嘱患者立即休息，同时做好停止的时间、步行距离、停止地点、原因的记录；测试结束后，统计圈数，计算患者 6 分钟内步行的距离。监测并记录患者的脉搏、血压、心率、疲劳评分等信息。

（三）截肢步行能力预测

截肢步行能力预测（amputee mobility predictor，AMP）是评定下肢截肢患者步行潜力的预测工具，也可以在康复过程中观察功能进展和变化，评分系统简易，对环境和设备要求较低。它由 6 部分 21 项内容组成，包括坐位平衡、移动、立位平衡、步态、上下台阶和使用辅助具等，一般需要 10～15 分钟完成。可以在安装假肢前后的任何时间使用，与 6MWT 等功能测试结果有相关性，作为客观工具来辅助临床判断，帮助确定患者是否已经具备行走能力，还有助于假肢零部件的选择。

（四）运动能力指数

运动能力指数（locomotor capabilities index，LCI）是被推荐用来评估下肢截肢患者步行能力的自测量表，它包含 2 个分量表，共 14 个关于截肢患者穿戴假肢的运动活动的评价项目，每个项目有 4 个等级指标，0 代表不能完成，1 代表有人帮助下能完成，2 代表有人在旁边保护就能完成,3 代表能独立完成,分数越高运动能力越强。

（五）截肢患者基础活动评分

截肢患者基础活动评分（basic amputee mobility score,BAMS）应用于日常临床实践,并能够在早期康复中观察每天的功能进展和变化,它包含四项核心活动评分指标,从仰卧位到床边坐位,再返回到仰卧位;床边坐位转移到椅子或轮椅,再返回到床边坐位;使用轮椅在室内移动;从椅子或轮椅坐位,通过扶手或床边到健侧单腿站立位。每项 3 分,0 代表无法完成,1 代表需要指导和帮助完成,2 代表可独立完成,将得分（0~8 分）作为当天的评估记录。

（六）假肢评定问卷

假肢评定问卷（prosthesis evaluation questionnaire,PEQ）主要用来评估过去 4 周内截肢患者的功能和生活质量,包含 9 个分量表共 82 个项目。之后将其中的步行能力和转移能力的 13 个评估项目组成单独使用的量表 PEQ-MS,该量表与 2 分钟步行测试和计时起立有良好的一致性,后又进行进一步精简,评估项目由 13 个变为 12 个,评估报告结果由 11 项调整为 5 项。

（七）矫形器和假肢使用者量表 - 下肢功能状态

矫形器和假肢使用者量表 - 下肢功能状态（orthotics and prosthetics users' survey lower extremity functional status,OPUS-LEFS）是通过临床医生和患者的反馈,再综合所有的包含假肢和矫形器效果评估的文献而形成,包含 20 个评估项目,采用五分制计分方式,简单的评估项有上厕所、从椅子站起、室内行走;有一定难度的评估项有站立时从地板捡起物品、上下自动扶梯、在不平坦的户外行走;较难的评估项为连续步行 2 小时、跑步穿过一个街区。

（八）接受腔舒适度评分

接受腔的舒适性会直接影响截肢患者使用假肢的效果。与疼痛一样,舒适也是主观的,难以衡量。因此,需要使用量表来客观评估接受腔的舒适程度。接受腔舒适度评分（socket comfort score,SCS）中的一个标准问题:"在 0 分到 10 分的范围内,0 分代表接受腔非常不舒适,而 10 分代表接受腔非常舒适,请你为现在穿着的接受腔进行评分?"SCS 是一种简单易行的测量方法。

还有一些评价方法,如三维步态分析、能量消耗测试,可以帮助证实视觉观察的结果,提供客观测量数据,但不能分析假肢存在的问题,也不能评定假肢的运动功能,实验室价值大于临床价值。目前没有"金标准"或一致认同的效果评价方法,尽管有很多种有效评估方法,但是还需要根据实际需要,有针对性地使用。

（柴晓珂）

第九章

假肢新技术、新进展

第一节 假肢新材料

用于制作假肢的材料种类繁多,且与日俱增。传统假肢常使用的多是在日常生活中能发现的材料,包括金属(铁、铝、钛)、塑料(聚乙烯、聚丙烯、聚酯、丙烯、低温热塑板材、聚合物、硅胶)、泡沫材料(聚乙烯泡沫、聚氨酯泡沫)、橡胶(天然橡胶、合成橡胶)、皮革(牛、马、猪)、木材、纤维(棉、麻、羊毛、尼龙、维尼纶、丙烯、聚酯)等。现代假肢更加关注使用强度高、质量轻的材料来制造假肢零部件,其中高强度铝合金、钛合金、镁合金、碳素纤维复合材料等是现代假肢中应用最广泛的。

一、不锈钢

不锈钢是目前最广泛的金属材料,具有较好的耐腐蚀性,用于制作假肢的标准件不需要经过电镀处理,已逐渐代替普通碳素钢。

二、有色金属

(一)铝合金

铝合金的特点是可以锻造加工,具有价格低、加工性能好、强度大、比重轻、有光泽、塑性好、耐腐蚀等特点。在假肢中常用于组件式大腿假肢的支撑管、关节体和连接件等。

(二)钛合金

钛耐腐蚀、强度高、韧性好,是制作关节和连接件的理想材料。目前国际上假肢高档产品的金属构件大量采用钛合金制造,是假肢实现高性能的重要材料。

(三)镁合金

镁是最轻的金属结构材料,其密度小($1.74g/cm^3$),仅为铝的 2/3、钢的 1/4。由镁制成的镁合金具有高强度、传热性好、电磁波屏蔽性好、吸收震荡性能好、机械加工性能好、抗蠕变性好及硬度高等特点,被誉为 21 世纪绿色工程金属结构材料。在生物医学领域,镁合金已经被用于下肢假肢的人工膝关节。

(四)碳素纤维复合材料

碳素纤维的抗拉强度超过了钢,可将碳纤维束编组成碳布,在假肢中用作接受腔的增强材料,制成很薄且重量很轻的接受腔;另外将碳素纤维与树脂混掺,在高温、高压下通过模具压塑成型,可用于制作假肢的支撑构件或支撑管;由碳素纤维复合材料制作 C-leg 的功能部件,代表了现代假肢技术的先进水平。

(五)变形记忆合金

变形记忆合金可以记忆变形前的形状,对变形的材料进行高温处理,即可恢复原来的形状。假肢部件的制作中使用变形记忆合金,可使假肢轻量化、小型化。变形记忆合金通过电能周期性加热,可作长周期性收缩的人工肌肉使用。

三、塑料

塑料(高分子材料)在假肢制作中的应用与发展日新月异,可分类为各种不同性能的塑料,这些材料通常具有轻便、美观、卫生的特性。

(一)热固性塑料

用于假肢制作的聚酯树脂可作为层压成型材料。聚氨酯泡沫是用途广泛的热固性材料,主要用于制作假肢的外部装饰和内部衬垫。

(二)热塑性材料

品种较多,可塑性好,加工方便,可准确快速成型,已广泛用于各个不同类型的假肢和部件。

1.聚丙烯　热变形性能好,在135℃、100小时的蒸汽中消毒不被破坏,机械性能好,可用作热塑形聚丙烯承重接受腔,有很好的柔韧性,患者感觉舒适,已逐步取代传统的纤维加固的热固性材料。

2.聚乙烯　低密度聚乙烯主要在假肢中作柔性接受腔,半透明,耐低温,抗腐蚀,易加工,其硬度、加工性能均优于普通聚乙烯板材。

3.聚碳酸酯　Lexan是一种新型的透明热塑板材,由于其高刚性,高冲击强度,透明性好,可以对残肢直接观察,用于制作校验式模塑假肢等。

4.透明高温塑料　瑟林塑料具有独特的可弯性和透明性,通常用于对疑难患者进行试穿检查的校验接受腔,包括小腿截肢、大腿截肢和上肢截肢使用的校验接受腔,也可以当作临时性和永久性的假肢接受腔。

四、有机硅高分子材料

有机硅高分子材料品种丰富,具有不同的制备方法和物理特性,易于制作成型。该材料与人体皮肤接触透气性好,无毒,无害,而且还有一定的治疗作用,在假肢中有很高的应用价值。

(一)大腿、小腿假肢硅胶套

这是假肢接受腔内套中常用的有机硅产品,这类产品由高温硫化硅橡胶为主要材料,在保证一定柔软度的同时还能保证硅胶套的强度。硅胶套在患者残肢与假肢接受腔硬壳间作接触的软套,可具有以下优势:①舒适性,因其质地柔软,可为骨突、敏感部位提供缓冲减震作用,帮助残肢全面接触和固定形状。②保护性,因硅胶套具有弹性并能释放硅油,在与残肢接触过程中可改善血液循环,控制或减少残肢水肿、肿胀的发生;还因硅胶套可降低摩擦系数,减少皮肤的相对移动,对皮肤和新增或敏感的皮肤损伤起到重要的保护作用。③悬吊性,有机硅材料对人体皮肤有吸附作用,可增加人体和假肢的附着力,有效防止假肢脱落,解决了假肢悬吊难的问题。

(二)制作高档次假体

如装饰性假手、假颌、仿人体皮肤等,外观漂亮、逼真,细节表现清晰,一般用高温硫化硅橡胶来制作。

(罗长良)

第二节 假肢新工艺

一、计算机辅助设计和计算机辅助制造技术

计算机辅助设计（computer aided design，CAD）和计算机辅助制造（computer aided manufacture，CAM）技术从 20 世纪 80 年代开始引入假肢行业，主要用于假肢接受腔的设计和制作。目前 CAD/CAM 系统通常包括数字化设备、计算机和数控设备（图 9-2-1），主要用于数据采集、形状设计及加工生产模型。假肢接受腔的计算机辅助设计和制造过程主要是通过扫描或手工测量肢体残端形状和数据，将结果导入计算机系统后建立残肢的三维模型，然后通过计算机修改设计出所需的阳型形状。修型后的接受腔数据将被传送到数控车床或塑料热成型机器等设备，以制造出接受腔的阳型。

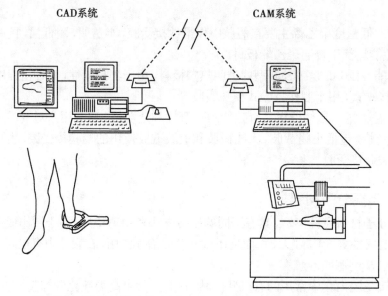

图 9-2-1 计算机辅助设计（CAD）/计算机辅助制造（CAM）系统

（一）数据采集

数据采集是建立残肢模型的第一步，可以通过光学三维扫描仪获取肢体外表轮廓数据，扫描方式可以通过非接触式激光扫描数字化设备进行残肢扫描，也可以使用直接与肢体接触的扫描仪对患者身体部位进行数据采集。在一些 CAD/CAM 系统中，也可结合使用激光扫描与手持接触式数字设备。另外也有系统是通过先使用石膏绷带缠绕患者残肢部位，获取石膏阴型后，对石膏模型进行扫描从而获取数据；也可直接使用手工测量的数据，输入计算机系统以得到残肢形状。

（二）形状设计

有两种方式可以修改残肢形状以获得需要的接受腔阳型：一种是通过 CAD 系统内储存的由经验丰富的假肢师设计的大量接受腔形状的数据库中的模板进行模型的自动修改；另一种是由假肢师根据自身的临床实践经验在计算机上通过 CAD 系统界面对残肢三维模型进行手动修改。对肢体某一特定部位施力，在一定程度上取决于设计过程中对数字三维模型的操控。

（三）加工生产模型

一旦数字模型就位，数控设备就会雕刻出对应的模型，因为每个假肢接受腔都有特定的参数，所以每次都需要不同的设置，有的计算机辅助制造系统可在几分钟内加工生产出接受腔阳型。如果系统中含 3D 成型系统，甚至可以直接制作接受腔，则可忽略其中制造阳型的中间过程。

CAD/CAM 技术在假肢接受腔领域的应用，被认为是一项既可以提高接收腔设计效率又可以提高接受腔稳定性的技术方法。这种方法克服了传统接受腔制作的诸多弊端，能够实现假肢设计的可重复性和可保存性，大大提高了假肢接受腔一次制作的成功率，确保质量，降低了接受腔设计和制作成本。同时，患者信息可储存在计算机中，方便进行多次精确修改，确保以后更换假肢时能达到最佳适配。CAD/CAM 技术的应用，从根本上改进了手工制作不足，使生产工艺进入了自动化；通过网络技术建立中心工作站和分站的交互网络，可进行异地和远距离配置假肢，降低间接费用，实现资源共享。通过 CAD/CAM 制作得到的假肢与传统工艺制作的假肢在使用效果和舒适度方面无明显差异，但是 CAD/CAM 系统设备价格昂贵，需要熟练的操作技术等原因限制了该技术在国内的广泛普及和应用。

二、3D 打印技术

3D 打印（three-dimensional printing）技术是增材制造技术中的一种，是以计算机辅助技术、材料加工成型技术为基础，通过数字模型文件，用挤压、烧结、熔融、光固化等方式逐层堆积，制造出实体的制造技术。3D 打印在假肢领域的应用主要集中在假肢接受腔的打印及上肢假肢部件的打印等方面。

假肢接受腔的传统制造主要依靠手工设计和制作，流程复杂，时间耗费长，效率不高，而 3D 打印技术结合 CAD/CAM 可以实现接受腔的数字化设计和批量个性化生产，提供了更为简单经济的制作方法。已经有研究表明，与传统方法制作的接受腔相比，3D 打印个性化假肢接受腔具有更好的使用功能和穿戴舒适度。

3D 打印技术在上肢假肢领域的应用发展更为迅速，我国在 2016 年已有第一例应用 3D 打印制作上肢假肢的病例报告，该案例中一名 5 岁男童通过 3D 打印制作的索控式前臂假肢实现了日常生活中基本的抓取物体、骑自行车、自行穿脱裤子并能双手吃饭的功能。美国克瑞顿大学也制作出一种称为 Cyborg beast 的低成本 3D 打印儿童假手，可用于学校和家庭的多种生活场景。在假手的 3D 打印过程中，研究者还开发了一种远程适配程序，使得 Cyborg beast 对于发展中国家的儿童和一些难以获得医疗保障服务的儿童来说，是一种较好的低成本替代方案（图 9-2-2）。3D 打印技术的应用，缩短了假肢制作周期，降低了生产成本，对于儿童截肢患者因为年龄增长、身体发育等原因需要高度定制和渐进性设计更改的情况来说，可在很大程度上降低假肢更换成本，更好地适应患者需要。

在英国，Open Bionics 公司通过 3D 打印技术制造的仿生肌电手包括 3D 打印的仿生机械手和肌电信号系统两个主要部分，其原理与传统肌电假肢类似，通过皮肤表面电子信号控制机械手的抓取功能。在美国，3D Systems 收购的 Bespoke Innovations 公司，假肢的外壳可以通过 3D 打印技术进行个性化定制，患者可以根据喜好选择 3D 打印假肢外壳款式，这种假肢外壳除具有个性化外，还具有轻巧、耐用、美观的特点。

近年来，国内假肢生产企业也在 3D 打印技术方面进行积极的探索，一种 3D 打印透气性接受腔一体化小腿假肢，受到广泛关注（图 9-2-3）。

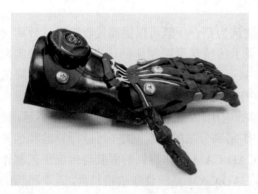

图 9-2-2 Cyborg beast 3D 打印假手

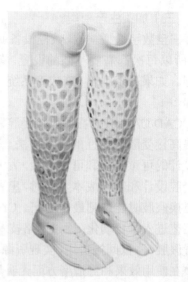

图 9-2-3 3D 打印接受腔一体化小腿假肢

3D 打印技术虽然有成本低廉、制作快速、可个性化定制等优势，但是在材料、专业设计软件、生产模式、人才培养及质量标准化等方面仍然存在需要解决的问题。随着 3D 打印技术的普及和在假肢领域应用范围的不断扩大，相信在未来经过各个专业领域的共同努力，3D 打印假肢将会有更大的进步。

（罗长良）

第三节　假肢学新进展

一、上肢假肢学新进展

上肢包括手和手臂，是生活和工作中的重要器官，人类的手动作灵巧，感觉敏锐，功能复杂。在上肢假肢的发展过程中，人们始终致力于设计功能完善、运动仿生、控制仿生和操控精准的假肢。但是由于人手有 20 多个自由度，运动形式非常复杂，而且受体积的限制，仿生上肢假肢的研发一直较为缓慢。目前国际上肢假肢市场上，真正作为成熟产品进行销售的最先进的假肢即仿生手，多个专业研究团队都相继推出一些关于仿生手的成果或产品。

（一）仿生手

英国 Touch Bionics 公司研发的 i-Limb 仿生手是世界上先进的走向市场的多关节仿生手，有 5 个可自由活动的手指。

意大利理工学院的专家团队近年新开发出称为 Hannes 的仿生手，与人手非常相似，可覆盖手部和腕部，能实现精确的类似人手的抓握行为，还可恢复上肢截肢患者 90% 以上的功能。它主要由三部分组成：一个拟人的肌电多关节假手、一个被动伸屈的手腕模块及一些机电传感器电池组和电子元件。该仿生手通过接受腔底部的肌电传感器捕捉残肢的肌肉活动，患者可通过收缩这些肌肉而完成多种动作，此外，Hannes 仿生手通过专门的软件和蓝牙连接，设定手部控制参数，可以精确地控制速度等。Hannes 仿生手的腕部和手指活动也十分灵活，腕部可以完成旋转运动，可实现假手在不同方向上的抓取，其手指在静止时可以自然弯曲和定位，拇指可以定位于 3 个不同的位置,以适应多种操作,包括对小物体的精细抓取、对小物体的侧向抓取及移动重物的强力抓取,整体抓取有效且稳健。

我国 BrainCo 强脑科技公司也推出 BrainRobotics 智能仿生手,融合了脑机接口技术与人工智能算法,能够通过采集、处理人体肌肉运动产生的肌电神经电信号来实现仿生手的运动控制,让上臂残疾的患者像控制自己的手一样控制仿生手,从而重建运动功能。区别于传统假肢在生活中的局限性,BrainRobotics 智能仿生手更趋近于真实的手,它具备 10 个活动关节和 6 个驱动自由度,可实现 5 根手指的独立运动和手指间的协同操作,满足上肢残障患者日常生活使用所需要的常用手势。不论是佩戴舒适性还是操作灵活性,相对传统产品该仿生手都有质的提升,目前这种基于脑机接口技术研发的智能仿生手已实现批量生产。

(二)电子皮肤

电子皮肤由于具有仿人体皮肤的特性,相较于其他单一的传感器,具有仿生、柔性和可检测多种信号等众多优势,是上肢假肢感知信号识别传感器研究的热点和趋势。约翰·霍普金斯大学和新加坡神经科学研究所的研究者们研发出了一种称为 E-dermis 的电子皮肤,将其应用在上肢假肢,患者可以感受到触觉和疼痛。E-dermis 由织物和橡胶打造而成,橡胶内置有传感器,可以模拟人体神经末梢,通过感知刺激并将脉冲传递回手臂周围的神经来重建触觉和疼痛。研究人员使用脑电图证实,在数小时的测试中,测试者明显感受到了幻肢感觉。在测试过程中,测试者能够感受到受压和一些刺痛的感觉,这样的感觉很不舒服但可以忍受,同时测试者能够准确地指出假肢的哪一根手指受到刺激。随着电子皮肤的发展和应用,假手变得更加接近人类的真手。

二、下肢假肢学新进展

新型的智能仿生下肢假肢是集电子、信息、控制、材料、能源、机械及生物医疗技术为一体的精密复合系统,能很好地代偿下肢残缺者的基本功能,显著改善患者的行走步态。目前下肢假肢的研究与发展主要集中于智能仿生假肢的感知反馈、运动意图识别及动力假肢开发等方面。

(一)下肢假肢的感知反馈系统

与传统的仅具装饰性功能和仅有前馈控制通路的假肢相比,假肢的感知反馈功能是其正常工作和实现自身安全的重要保障,包括位置、力、纹理、粗糙度、温度等环境信息及假肢自身信息感知能力。感知反馈方式主要可以分为两类:①通过训练使得假肢使用者建立人体皮肤、肌肉等固有的知觉系统信息间映射关系的感知反馈方式;②以电刺激为主,以还原或模拟人体原始感觉神经通路为目的的感知反馈方式。这两种方式中,前者通常需要使用者不断训练强化这种映射,训练时间一般比后者长,而且可反馈的信息量也因具体刺激方法的不同而差异较大,后者由于训练时间较短,更易被使用者接受,而非侵入式电刺激反馈方式兼具两者的优势,是研究的热点和趋势。

(二)下肢假肢智能仿生控制的运动意图识别

基于多传感器融合的人体运动意图识别研究主要关注如何根据采集的人体生物信号和假肢传感器信号识别出人的运动意图,并根据识别结果调整假肢的控制参数,以实现自然、流畅、稳定地行走。

人体运动意图识别的最终目的是准确、及时地解码人体神经中枢的信息,基于现有的技术,可以测量的人体运动信号主要包括:①生物信号或神经信号,主要包括脑电信号、肌电信号和其他外周神经类电信号等；②机械信号，反映人体运动学和动力学信息，如关节角度、运动加速度、地面交互力等；③生物力学信号，一般情况下由专门为测量人体运动信息而设计的传感系统测得，该信号既包括反映生物力学特性的物理信息，如足底压力分布、人机交互力分布等，也包括反映人体运动的生物信息，如运动过程中伴随的肌肉收缩信息等。为了得到精度更高、实时性更强的人体运动意图识别，也可能会将这几类信号进行融合，来相互补偿各自的优缺点。除这几类信号外，还有一些其他技术用于识别人体运动意图，如超声信号，虽然获得了一定的识别效果，但还未用于智能下肢假肢的可行性的系统研究。

中国科学院深圳先进技术研究院的黄品高博士等面向当前智能下肢假肢的行走意图识别精度低、步态控制稳定性差等关键问题，以实现智能下肢假肢在多种地形中自然稳定行走为目标，从"行走意图自动精确识别""假肢步态智能控制策略"及"高性能智能假肢关节设计"三个方面开展研究，通过开发的综合性下肢假肢平台，重点研究了三种不同动力型膝离断假肢，开发了基于一体化行星减速电机的膝关节和被动踝离断假肢，并进行了假肢穿戴行走测试，实现了假肢在不同地形中实时、稳定、自然地行走。

（三）智能动力下肢假肢

智能动力下肢假肢，即假肢可以随着患者步行速度、关节角度变化自动调整对膝关节、踝关节的力矩控制，使假肢步态在功能上尽可能地接近健康下肢，具有较高的仿生性能。

近20年来，多家科研机构持续开展智能动力下肢假肢研究，如 Versluys 等设计了一款使用气动人工肌肉驱动的动力踝离断假肢，通过控制高压空气的注入来驱动人工肌肉收缩，在行走支撑相后期为踝关节跖屈运动提供助力。美国麻省理工学院的 Herr 研究团队选择电机作为智能下肢的驱动单元，设计了一款具有动力踝关节的小腿假肢，该假肢由直流电机与弹簧机构串联的柔性驱动器进行驱动，与传统假肢相比，残疾人穿戴该假肢进行平地行走时可减少 7%～20% 的能量消耗。美国亚利桑那州立大学的 Sugar 等研发了一款由直流电机驱动，同时借助弹簧结构进行储能，提高能量效率的动力踝离断假肢 SPARKY。北京大学研究团队近年来也针对智能踝离断假肢展开研究，先后研制了具有柔性可控关节和分段平脚的智能动力假肢 PANTOE 和关节阻尼可控的假肢 PKU-RoboTPro，该假肢不仅重量轻，且能适应不同地形。

（罗长良）

第十章

假肢典型案例分析

一、上肢假肢案例

（一）病例信息

患者，男，42岁，身高180cm，机械性卷压伤，致双上臂中段截肢。患者体形偏胖，残肢肌肉保留完整，肱二头肌和肱三头肌均未严重受损，皮下脂肪丰富，伸屈肌肉的收缩和放松均完全受控。患者无传染病病史，无假肢装配史。

（二）评定

患者身体状况良好，躯干肌力、肌张力、关节活动度均正常，站立和坐位平衡、运动协调性良好，不影响假肢装配，假肢功能要求期望高。患者神志清晰，心理状况良好，对训练完全配合。经肌电仪测试，患者伸肌和屈肌动作既可以完全分辨清楚，互不干扰，也可以同时收缩，完成合并的动作，只是信号触发时间不协调，但属于良好肌电级别。

（三）假肢处方

由于双上臂患者通常首选三自由度肌电假臂或更多自由度假臂而且患者是男性，体力良好，对假肢功能要求期望高，故常规推荐安装双上臂三自由度智能假臂，即带有电脑程序控制多自由度协调运动功能的三自由度假肢，此种假肢在残肢肌电信号控制下可以进行手的开闭、腕关节内外旋和肘关节伸屈，且三个关节在电脑程序控制模式下，可以进行取物、握手等多关节协调动作，更自然高效。由于患者是双上臂截肢，无健侧手参照尺寸，故根据身高折算手臂总长后，确定可以使用安装三自由度肌电控制上臂假肢。

（四）假肢制作

（1）常规取模、制作内外接受腔，装配假肢：需要注意电极位置，通常取肌电信号最好且不影响接受腔制作的地方。为患者穿戴假肢方便，此例假肢采用双层内外接受腔，电极固定在内接受腔，未采用电极带的形式。

由于患者的残肢属于中等残肢，可以安装三自由度，这种三自由度具有上臂被动旋转环，因此假肢对线时不必严格按肘关节屈曲时的自然位置，可以事后通过上臂被动旋转调节。

（2）安装后训练和调试：假肢安装完成后，必须经过训练和调试，包括假肢的使用技巧、注意事项、禁忌等。调试包括肌电信号灵敏度调节，需要注意的是并非灵敏度越高越好，过高的灵敏度容易引起误动作，包括自身轻微动作引起的误动作和外界干扰引起的误动作。因此通常如果假肢出厂设置的灵敏度可以达到要求，则尽量不调高灵敏度。

（五）适合性检查

1. 与处方对照，是否按处方要求制作。

2. 对照处方检查相应尺寸。上臂肘关节轴与肱骨外上髁的位置一致。假肢的重量检查，上臂假肢≤0.8kg。

3. 接受腔适配，检查穿脱是否困难，穿戴是否到位，定位情况；残肢模拟提拉。进行推、拿等动作时不应出现疼痛或不舒适感；下拉力的稳定性检查：加 20kg 向下牵引力，接受腔向下的位移应不大于 20mm；取下假肢后，残肢皮肤应无变色现象，肩带不得出现破损等。将肘关节固定在 90°位，在手腕处（距肘关节轴 30cm 处）挂弹簧秤，用 1kg 的力向内侧或外侧拉动前臂部，假肢不应有明显角度变化。

4. 检查时，人体的基本肢位：两手放松垂直于身体两侧，肘关节轻度屈曲，前臂无旋前、旋后，腕关节伸展，手掌平行于躯干，掌心向内，各关节轻度屈曲。上臂假肢的对线检查：主要检查肘关节的安装位置和角度。

5. 进行肘关节屈曲度检查、操控效率检查；肌电手还有误动作检查、指尖压力、开手距离、噪声等检查。

（六）使用训练

1. 穿脱训练　示范并指导患者及家属正确穿脱假肢，告知假肢使用时间、使用频率及注意事项，注意保持清洁，做好个人卫生。

2. 适应性训练　训练快速开手、闭手；随意性开手、闭手。

3. 功能训练　吃饭、拎包、取物和放物等动作力度适中、平稳柔和。

（七）效果评价

此例患者经过数年随访，其外出时，基本都佩戴假肢，假肢用于拎包和美观，在家中基本不佩戴假肢，仅在吃饭时偶尔使用。综合评价：实际使用较少。原因：由于从未坚持佩戴，仍不能承受假肢重量，重量适应检查不过关。假肢灵活性不够，与真手相差较大，仅做美容和应急使用。

二、小腿假肢案例

（一）病例信息

患者，男，55 岁，因外伤行右小腿截肢术。患者无传染病病史，无假肢装配史。居住地生活工作环境多为平坦路面。

（二）评定

患者身体状况良好，躯干及非截肢侧肢体肌力、肌张力、关节活动度均正常，站立和坐位平衡、运动协调性良好，无影响假肢装配、使用的合并疾病、损伤和非截肢侧下肢运动功能障碍，行走欲望强烈。残肢长度为 16cm，呈圆柱形，膝关节伸肌肌力 5 级，屈肌肌力 4 级，关节活动度正常，无关节畸形，残肢轻度水肿，无明显骨性突起及需要免荷的部位，残肢表面无大面积瘢痕和未愈合的伤口，残肢皮肤温度正常，感觉功能正常，无明显压痛点，有轻度幻肢痛，残肢底部可轻度承重。

评定结论：适合装配假肢并进行功能训练。

（三）假肢处方

为满足患者站立及步行需求，提高日常生活活动能力，结合日常生活环境和评定结果，建议患者装配组件式小腿假肢。假肢的主要结构部件：接受腔的类型为 PTK 小腿假肢接受腔；材料为合成树脂；接受腔内有内衬套，内衬套材料为 EVA 泡沫板；假脚为碳纤储能脚；四爪连接件、管接头、连接管材料为钛合金材料。

（四）假肢制作

1. 测量、取型、修型

（1）测量：患者取坐位，患侧膝关节微屈，在残肢上标记骨性标记点、免荷部位及施加压力区，依据尺寸测量表测量残肢及健侧尺寸。

（2）取型：确认患侧膝关节屈曲角度，将石膏绷带均匀缠绕在残肢上，迅速抹匀，准确定位骨性标记点和压力区域，定位髌韧带位置和后侧腘窝的压力区域，直至石膏固化，将模型从残肢上脱下。

（3）修型：修剪石膏阴型口型后，灌入石膏浆，制作石膏阳型。脱模后复核标记尺寸，按照先修整后填补的顺序修整阳型，修整后复核尺寸。

2. 接受腔成型　按照所测量石膏阳型的尺寸两边各加1cm裁剪泡沫板，将泡沫板放入120℃的烤箱中，加热软化后套在阳型表面双手按压，使泡沫板与阳型完全贴合，最后做残肢末端的套筒。

以丙烯酸树脂为主体，尼龙袜套、碳纤维等作为增强材料，抽真空成型制作假肢接受腔。

3. 对线、适配　将打磨好的接受腔、假脚、连接件按照假肢工作台对线的原则组装。患者穿上假肢后再进行静态对线、动态对线和异常步态调整。

4. 接受腔加固、成品加工　完成对线及调整后对接受腔进行二次加固，打磨假肢外包装，完成假肢制作。

（五）适合性检查

1. 假肢本体检查　患者穿戴小腿假肢前，假肢师对假肢本体进行检查，假肢制作符合处方要求，接受腔工艺符合处方要求，接受腔口型边缘和内衬套高度合适、接受腔整体无不光滑区域、接受腔与内衬套之间适配性好。

2. 穿戴假肢后的检查

（1）站立位检查：患者双侧下肢均匀承重，自然站立。无不适感；两侧髂前上棘应处于等高水平；假肢前后侧对线和内外侧对线正确。

（2）坐位检查：患者膝关节屈曲90°坐下，腘窝软组织无明显挤出；肌腱通道无挤压，无疼痛；双侧膝部高度基本一致。

（3）步行时的检查：患者穿戴小腿假肢步行过程中无不适感；残肢与接受腔之间无明显活塞运动；步行中双脚之间步宽距离不超过10cm，假肢侧假脚的外旋角度与健侧对称；能顺利上下楼梯和斜坡；步行过程中无异常声响。

3. 脱去假肢后的检查　患者脱下小腿假肢后，承重部位皮肤颜色适当发红，可在短时间内恢复正常，免荷部位未出现颜色变化，残肢表面压力分布合理。

（六）使用训练

1. 穿脱训练　示范并指导患者及家属正确穿脱假肢，告知假肢使用时间、使用频率及注意事项，注意保持清洁，做好个人卫生。

2. 适应性训练　站立平衡训练、重心转移训练、假肢侧站立训练、迈步动作训练、步行训练、不平的路面行走。

3. 功能训练　上下楼梯和斜坡、蹲起拾物、跑步、汽车驾驶等训练。

（七）效果评价

接受腔舒适度评分：SCS为9分。6分钟步行试验测试：700m，步行能力重建良好。

三、大腿假肢案例

（一）病例信息

患者，男，32岁，因外伤行左大腿截肢术。患者无传染病病史，无假肢装配史。常居住地生活工作环境多为平坦路面。

（二）评定

患者身体状况良好，躯干及非截肢侧肢体肌力、肌张力、关节活动度均正常，站立和坐位平衡、运动协调性良好，无影响假肢装配、使用的合并疾病、损伤和非截肢侧下肢运动功能障碍，行走欲望强烈。残肢长度为25cm，呈圆柱形，髋关节伸肌肌力4级，屈肌肌力4级，关节活动度正常，无关节畸形，残肢轻度水肿，无明显骨性突起及需要免荷的部位，残肢表面无大面积瘢痕和未愈合的伤口，残肢皮肤温度正常，感觉功能正常，无明显压痛点，有轻度幻肢痛，残肢底部可轻度承重。

评定结论：适合装配假肢并进行功能训练。

（三）假肢处方

为满足患者站立及步行需求，提高日常生活活动能力，结合日常生活环境和评定结果，建议患者装配组件式大腿假肢，假肢的主要结构部件：接受腔的类型为坐骨包容式大腿假肢接受腔；材料为合成树脂；膝关节为气压膝关节；假脚为碳纤储能脚；三爪连接件、管接头、连接管材料为合金钢材料；附件为1个大腿残肢硅胶套。

（四）假肢制作

1. 测量、取型、修型

（1）测量：患者取站立位，患侧髋关节微屈，在残肢上标记骨性标记点、接受腔边缘走向及施加压力区，依据尺寸测量表测量残肢及健侧尺寸。

（2）取型：确认患侧体位，将石膏绷带均匀缠绕在残肢上，迅速抹匀，准确定位骨性标记点和压力区域，施加手法定位坐骨结节位置、内侧走向和外侧施力部位，直至石膏固化，将模型从残肢上脱下。

（3）修型：修剪石膏阴型口型后，按照坐骨包容接受腔的生物力学要求对石膏阴型部分进行修整，按照尺寸适当压缩围长。石膏阴型修整后烘干，经患者试穿修整好阴型并检查石膏接受腔的适配情况，依据适配情况进行调整。将石膏浆灌入适配完成后的石膏阴型，石膏固化后脱模，根据坐骨包容接受腔的生物力学要求和方法修整石膏阳型。

2. 接受腔成型　以丙烯酸树脂为主体，尼龙袜套、碳纤维等作为增强材料，抽真空成型制作假肢接受腔。

3. 对线、适配　将打磨好的接受腔、膝关节、假脚、连接件按照假肢工作台对线的原则组装。患者穿上假肢后再进行静态对线、动态对线和异常步态调整。

4. 接受腔加固、成品加工　完成对线及调整后对接受腔进行二次加固，打磨假肢外包装，完成假肢制作。

（五）适合性检查

1. 假肢本体检查　患者穿戴大腿假肢前，对假肢本体进行检查，使假肢制作符合处方要求，接受腔工艺符合处方要求，接受腔口型边缘和硅胶套高度合适，接受腔整体无不光滑区域，接受腔与硅胶套之间适配性好。

2. 穿戴假肢后的检查

（1）站立位检查：患者双侧下肢均匀承重，自然站立。无不适感；坐骨位置正确；残肢末端接触良好；两侧髂前上棘处于等高水平；膝关节稳定，假肢前后侧对线和内外侧对线正确。

（2）坐位检查：患者膝关节屈曲90°坐下，软组织无明显挤出；肌腱通道无挤压，无疼痛；双侧膝部高度基本一致。

（3）步行时的检查：患者穿戴大腿假肢步行过程中无不适感；残肢与接受腔之间无明显活

塞运动；步行中双脚之间步宽距离不超过 10cm，假肢侧假脚的外旋角度与健侧对称；能顺利上下楼梯和斜坡；步行过程中无异常声响。

3．脱去假肢后的检查　患者脱下大腿假肢后，承重部位皮肤颜色适当发红，可在短时间内恢复正常，免荷部位未出现颜色变化，残肢表面压力分布合理。

（六）使用训练

1．穿脱训练　示范并指导患者及家属正确穿脱假肢，告知假肢使用时间、使用频率及注意事项，注意保持清洁，做好个人卫生。

2．适应性训练　站立平衡训练、重心转移训练、假肢侧站立训练、迈步动作训练、步行训练、不平的路面行走训练。

3．功能训练　上下楼梯和斜坡、蹲起拾物、跑步、汽车驾驶等训练。

（七）效果评价

接受腔舒适度评分：SCS 为 9 分。6 分钟步行试验测试：456m，步行能力重建良好。

（牛传欣　张艳艳）

第四篇 矫形器学

第十一章

矫形器学概论

第一节 矫形器概述

一、矫形器的定义

矫形器（orthotics）是一种用于影响神经、肌肉和骨骼系统的结构和功能特征的体外施加装置，临床上主要用于运动功能障碍的治疗与康复。随着康复医学、康复工程学、现代材料学、生物力学、电子学等医工融合学科的发展，人们越来越重视对神经、肌肉和骨骼系统等疾病的诊治。矫形器以预防、矫正畸形、代偿等的作用在治疗相关疾病引起的功能障碍中逐渐扮演着重要角色，成为一种十分必要的治疗技术。

矫形器学是康复工程学的重要分支，其建立在生物力学理论的基础上，专注于设计和应用矫形器。近年来，人们已将假肢矫形技术视为与物理治疗（physical therapy，PT）、作业治疗（occupational therapy，OT）、言语治疗（speech therapy，ST）同等重要的康复技术之一。

二、矫形器的分类与名称

（一）命名

历史上，矫形器的名称繁多，用于上肢的矫形器曾称为夹板（splint），用于下肢的矫形器称为支具（brace）、支持物（supporter）、矫形装置（orthopedic device）、矫形器械（orthopedic appliance）等。1960年，由美国矫形外科医师学会、美国假肢矫形器教育委员会和美国假肢矫形器学会共同制定了系统的假肢矫形器术语，经过试用和修改后形成了国际假肢矫形器技术的统一术语。1992年，国际标准化组织（International Organization for Standardization，ISO）公布的残疾人辅助器具分类（ISO 9999—1992）采用了系列化的矫形器术语，目前国际最新版本为 ISO 9999—2011。

（二）分类

1. 按照应用部位　根据国际标准，矫形器按照应用部位可分为上肢矫形器（upper limb orthosis）、下肢矫形器（lower limb orthosis）、脊柱矫形器（spinal orthosis）三大类。

按照各应用部位解剖关节的英文首字母缩写加矫形器英文"orthosis"的首字母组成不同种类矫形器的名称，如 CO 代表颈椎矫形器，KAFO 代表膝 - 踝 - 足矫形器，见表 11-1-1。

2. 按照功能作用　可分为固定性矫形器、矫正性矫形器、免荷性矫形器、长度补偿性矫形器。

3. 按照制作材料　可分为塑料矫形器、金属矫形器、皮制矫形器、布制矫形器、金属框架式矫形器、碳纤矫形器等。

表 11-1-1 矫形器的分类与命名

分类	中文名称	英文名称	英文缩写
上肢矫形器	手矫形器	hand orthosis	HO
	腕 - 手矫形器	wrist-hand orthosis	WHO
	肘 - 腕 - 手矫形器	elbow-wrist-hand orthosis	EWHO
	肘矫形器	elbow orthosis	EO
	肩 - 肘 - 腕 - 手矫形器	shoulder-elbow-wrist-hand orthosis	SEWHO
	肩 - 肘矫形器	shoulder-elbow orthosis	SEO
	肩矫形器	shoulder orthosis	SO
下肢矫形器	足矫形器	foot orthosis	FO
	踝 - 足矫形器	ankle-foot orthosis	AFO
	膝 - 踝 - 足矫形器	knee-ankle-foot orthosis	KAFO
	膝矫形器	knee orthosis	KO
	髋 - 膝 - 踝 - 足矫形器	hip-knee-ankle-foot orthosis	HKAFO
	髋 - 膝矫形器	hip-knee orthosis	HKO
	髋矫形器	hip orthosis	HO
脊柱矫形器	颈椎矫形器	cervical orthosis	CO
	颈 - 胸椎矫形器	cervico-thoracic orthosis	CTO
	颈 - 胸 - 腰 - 骶椎矫形器	cervico-thoraco-lumbo-sacral orthosis	CTLSO
	胸 - 腰 - 骶椎矫形器	thoraco-lumbo-sacral orthosis	TLSO
	腰 - 骶椎矫形器	lumbo-sacral orthosis	LSO
	骶 - 髂矫形器	sacro-iliac orthosis	SIO

4. 按照作用原理　可分为静态矫形器、动态矫形器。

5. 按照治疗疾病　可分为脊髓灰质炎后遗症用矫形器、马蹄内翻足矫形器、脊柱侧凸矫形器、骨折治疗矫形器、股骨头无菌坏死矫形器、截瘫步行器等。

6. 按照产品形式　可分为成品矫形器、半成品矫形器、定制矫形器。

7. 按照人名、地名　可分为费城颈托、色努脊柱侧凸矫形器、洛伦兹髋关节脱位矫形器等。

三、矫形器的部件与结构

(一)上肢矫形器的部件与结构

1. 静态上肢矫形器的部件　静态上肢矫形器没有运动装置,由塑料材料制作而成,分为单片式结构和双片式结构。双片式结构分为下肢和脊柱的前、后两片及上肢的上、下两片。静态上肢矫形器比较轻便,外形美观。

2. 动态上肢矫形器的部件　除塑料主体部件外,还包括免压垫、支架、运动装置、铰链、手指配件等(图 11-1-1)。

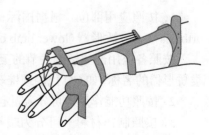

图 11-1-1　动态上肢矫形器

（1）免压垫：是一种稍大于免压部位的软性材料，放置在骨突起处、神经的表浅部位、伤口及疼痛部位、受累关节处，以减小局部压力。

（2）支架：是指关节的支撑装置。支架由钢丝、铝合金条、管型热塑材料等制造而成，将其夹在两层板材之间或用铆钉固定。一般在静止性矫形器基础上安装各式支架，并通过橡皮筋或导线与被牵引的部位相连，组成动态性矫形器，辅助屈曲或伸展运动。受力不大的小支架在矫形器塑形后再安装，而较大的支架常在矫形器塑形前先安装。

（3）运动装置：主要有橡皮筋、钢丝、弹簧。运动装置可作为矫形器的外动力，辅助肢体的被动运动或牵伸运动。由于材料的质地或结构不同，产生的力有强有弱，应根据治疗要求预制或选择。

（4）铰链：主要是肘关节铰链和腕关节铰链，其作用是支持关节运动或限制关节的运动范围。当手术早期或治疗的某一阶段需要关节在一定范围活动时，可以通过调节铰链上的固定螺钉来确定关节活动范围及锁定状态，达到限制关节活动的目的。

1）自由式肘关节铰链：能够自由屈、伸，提供肘关节内、外侧的稳定性。

2）棘轮式肘关节铰链：可以在各种屈曲角度锁定，全屈时开锁，提供肘关节内、外侧的稳定性和可调性。

3）带锁肘关节铰链：可以在各种屈曲角度锁定，利用控制锁锁定或松开关节，保障肘关节内、外侧的稳定性。

4）助屈式肘关节铰链：含有一个弹簧，帮助肘关节屈曲运动，保障肘关节内、外侧的稳定性。

5）定位盘锁定式肘关节铰链：可以在不同的屈曲角度锁定。为了矫正关节屈曲或伸展挛缩变形，采用只能在改善挛缩方向可动、在反方向限制的定位盘锁定式肘关节铰链。

（5）手指配件：指牵引手指时采用的指套、指钩、指帽及导线等，是连接手指的辅助件。手指配件通常用于手指关节挛缩后的牵伸，手指的被动屈、伸运动，限制手指的活动范围，进行手指的抗阻训练等。

（二）下肢矫形器的部件与结构

1. 金属下肢矫形器 主要由铰链（髋关节铰链、膝关节铰链、踝关节铰链）支条、箍板、足套/足托、足蹬板、固定带及其附件组成（图 11-1-2）。

（1）铰链

1）髋关节铰链：髋关节铰链有单轴髋关节铰链、带环锁髋关节铰链、双轴髋关节铰链等多种类别（图 11-1-3），多用不锈钢、铝合金、钛合金制成。单轴髋关节铰链只允许髋关节做屈、伸活动，限制其他运动，主要用于髋关节内收、内旋的患者；带环锁髋关节铰链在环锁锁闭时限制髋关节的活动，一般用于髋关节手术后的固定；双轴髋关节铰链在双轴方向交叉呈 90°，控制髋关节的旋转活动，允许屈、伸、内收及外展活动，主要用于强直痉挛性脑瘫等疾病引发的髋关节内收、内旋的患者。

2）膝关节铰链（图 11-1-4）

①单轴自由活动膝关节铰链：膝关节可自由屈曲（0°～140°），不能过伸及内、外翻。

②单轴带锁膝关节铰链：锁闭后膝关节始终保持伸直状态，开锁后可以自由屈曲，但不能过伸。主要用于膝关节伸肌无力或大腿免荷的患者。

③锁定角度可调的膝关节铰链：膝关节可以调节到不同的屈曲角度，并在此位置锁定。关节锁定后不能屈、可以伸。解锁后可以屈、伸。

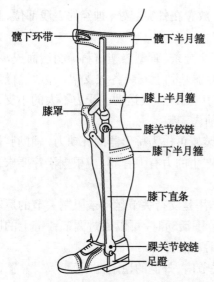

图 11-1-2 下肢矫形器的主要结构

髋下环带 髋下半月箍 膝上半月箍 膝罩 膝关节铰链 膝下半月箍 膝下直条 踝关节铰链 足蹬

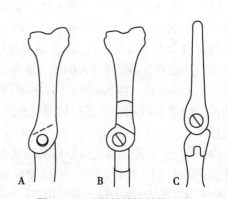

图 11-1-3 髋关节铰链的种类
A. 单轴髋关节铰链；B. 带环锁髋关节铰链；
C. 双轴髋关节铰链。

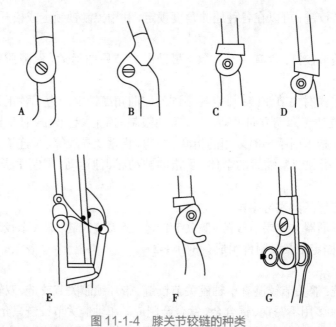

图 11-1-4 膝关节铰链的种类
A. 单轴自由活动膝关节铰链；B. 单轴带锁膝关节铰链；C. 锁定角度可
调的膝关节铰链；D. 活动范围可调的膝关节铰链；E. 后置单轴自由活
动膝关节铰链；F. 多轴膝关节；G. 承重锁定式膝关节。

④活动范围可调的膝关节铰链：可以同时设定膝关节的初始角度和终止角度，膝关节只能在此范围内活动。当设定膝关节初始角度为 10°、终止角度为 50° 时，膝关节可在 10°～50° 活动。初始角度和终止角度可以根据需要来设定。

⑤后置单轴自由活动膝关节铰链：膝关节自由屈伸（0°～140°），关节轴心相对于支条纵轴偏后。

⑥多轴膝关节：能自由屈伸，较符合人体膝关节的运动，稳定性较好，限制内、外翻。

⑦承重锁定式膝关节：类似于承重自锁的假肢膝关节。当矫形器触地承重时，膝关节被锁定，不能屈曲；当矫形器离地进入摆动时，加在膝关节上的负荷消失，膝关节可以屈曲。

3）踝关节铰链

①自由运动踝关节：踝关节可以自由背屈与跖屈，无运动阻力，对人体踝关节的背屈与跖屈运动无任何影响，只限制了踝关节的内翻和外翻运动。铰链的背屈与跖屈运动角度根据需要可分别进行调整。

②背锁踝关节：能跖屈，不能背屈，用来限制人体踝关节的背屈运动。

③跖锁踝关节：能背屈，不能跖屈，用来限制人体踝关节的跖屈运动。

④弹簧阻力踝关节：能进行一定范围有阻力的背屈与跖屈运动。运动时通过踝关节前后弹簧产生相应的辅助力矩（图11-1-5）。

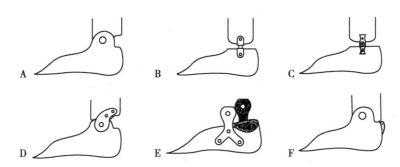

图 11-1-5　踝关节铰链的种类

A～C. 自由运动踝关节；D. 背锁踝关节；E. 弹簧阻力踝关节；F. 跖踝关节。

（2）支条：用金属条杆制作，用于承担矫形器的外力、矫正肢体畸形及预防肢体变形，同时还作为安装铰链等其他部件及附件的整体部件。

（3）箍板和腿套：箍板是绕下肢后面或前面的半环形板条部件。它连接固定支条，提高矫形器强度，将矫形器固定于下肢。箍板构成肢体与矫形器之间的接触界面。矫形器通过箍板对肢体施加力的作用，箍板决定了施力的位置与方向。箍板要求与肢体有较好的适配。常见的有大腿箍、小腿箍和骨盆箍。

腿套与箍板功能相似，与腿箍相比，腿套面积大，材料也较为柔软，与腿部接触更好。

（4）足套和足托：是矫形器中包容足部并对足底进行支撑的部分，安装在足蹬板上，是足部与矫形器的接触界面。足套与足托的区别在于，足套可以较大面积地包容足部，甚至包容至踝上，而足托则主要位于足底部，对足底进行支撑。

（5）足蹬板：为免荷下肢矫形器，连接在两侧支条下端平板部的步行用后跟。

（6）压垫：是安装在矫形器的支条上，对肢体施加压力的软性材料，常用的有膝压垫和踝压垫。

（7）扭转带：用布带、橡胶带或内加钢索的带子、螺旋状弹簧锁等制作，主要用于矫正下肢扭转变形。

2. 塑料下肢矫形器　全部或主要由塑料材料（聚丙烯或聚乙烯）制作而成，分为整体式结构和分体式结构。整体式塑料下肢矫形器全部为塑料，没有关节。有些塑料下肢矫形器从膝、踝关节处断开，安装金属关节，成为分体式结构。塑料壳体按所在的部位，分别称为后支条、前支条或侧支条。塑料下肢矫形器强度高、关节种类多、易调整且透气性好，但质量大、外形不美观、关节容易磨损有杂音、关节调整技术要求高。

3. 碳纤维下肢矫形器 全部或主要由用碳纤维树脂复合材料制作而成,也有整体式和分体式之分。碳纤维下肢矫形器结合了金属下肢矫形器和塑料下肢矫形器的结构特点。它可以用碳纤维树脂复合材料制作金属支条和箍板,以与金属下肢矫形器完全相同的形式出现;也可以用碳纤维树脂复合材料制作壳体,以与塑料下肢矫形器完全相同的形式出现;还可以结合二者特点的形式出现。碳纤维下肢矫形器质量小、强度高、结合了金属和塑料下肢矫形器的优点,但制作技术复杂,要求高且制作完成后不易修改和调整。

(三)脊柱矫形器的部件与结构

1. 金属脊柱矫形器 大多数由金属、皮带等部件组成。对于金属脊柱矫形器,最常用的是铝合金或钢合金。在金属接触皮肤面一般衬垫皮革或聚乙烯薄膜,未接触皮肤面一般不用衬垫,但需要磨圆、磨平金属的棱角以避免损伤。铝合金具有可透 X 线、重量轻的特点,而钢合金具有支撑强度大的特点。金属脊柱矫形器固定牢靠,但重量较重,穿脱不太方便。根据制作的需要,其结构如下。

(1)胸带:多由铝合金板制作,胸带的位置应尽量高,但不应影响肩胛骨的活动。

(2)骨盆箍:横绕在髂前上棘与大转子之间的金属条带,是脊柱矫形器的重要部件,依靠骨盆箍使矫形器稳定地固定在骨盆上(图11-1-6)。

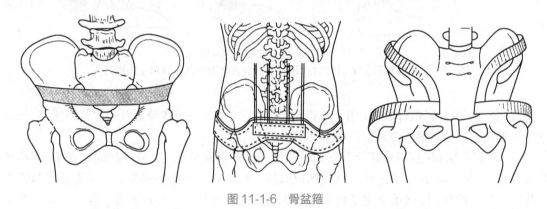

图 11-1-6 骨盆箍

(3)背带:多用钢板或铝板制作,位于脊柱两侧。

(4)侧方支条:位于腋中线与大转子连线上。

(5)腹带:为矫形器的前片,位于腹部,上缘在胸骨剑突下,下缘在耻骨联合水平。

2. 塑料脊柱矫形器 是由高温热塑板材(聚乙烯或聚丙烯板材)加热软化后,在石膏阳型上成型制作而成。大多数塑料脊柱矫形器在结构上可分为前方或后方开口的单片矫形器和由前、后两片构成的矫形器。它们多用固定带和塑料扣或尼龙搭扣连接固定。有些部位的塑料脊柱矫形器也需要利用金属支条和铝合金板来支撑和固定,如颈 - 胸椎矫形器。塑料矫形器具有容易成型、贴服身体、穿着舒适、穿脱方便、美容效果好、控制运动较佳的特点。

3. 软性脊柱矫形器 多由皮革、弹性材料或尼龙布等材料缝制而成,有的内置弹性支条或合金钢支条通过粘带或搭扣固定,如围腰。软性脊柱矫形器的特点是贴服性好、穿着舒适、穿脱方便,但固定作用较弱。

(徐 静)

第二节　矫形器的基本作用与生物力学原理

一、矫形器的基本作用

（一）稳定和支持

稳定和支持是大多数矫形器所具备的功能。疾患使肌肉失去控制肢体的能力，往往通过使用矫形器而得到控制。矫形器通过限制关节的异常活动，引导关节正常运动，达到稳定关节、减轻疼痛或恢复关节承重功能的目的。如弛缓性瘫痪、痉挛性瘫痪、关节疼痛、肌肉无力、小儿麻痹后遗症、腰椎间盘突出急性期及其他原因引起的功能障碍，均可通过矫形器的稳定与支持功能得到一定程度的改善。

（二）固定和保护

通过对功能障碍肢体或关节进行静置固定（完全限制活动），对其加以保护，使其维持正常的对线关系以防止损伤并促进痊愈，如各种用于骨折固定的矫形器。

（三）支撑和免荷

通过改变肢体的承重方式，减轻、免除肢体或躯干的轴向负荷，促进病变愈合。其原理是在需免荷部位的上部对肢体进行支撑，可分为部分免荷和完全免荷。如坐骨承重矫形器通过减轻股骨头负荷来治疗股骨头无菌性坏死。支撑部位的承重应准确有效，在克服外力对骨、关节产生负荷作用的同时，一定要避免内力（肌肉收缩力）对骨关节的负荷作用。

（四）预防和矫正

通过力的作用矫正肢体畸形或预防畸形加重，尤其适用于因上、下运动神经元损伤的疾病或肌肉病变引起的关节周围肌力不平衡，以及肌无力、损伤造成的反应性瘢痕、各类关节炎症等。矫形器的矫正作用多用于儿童，可矫正因肌力不平衡或非生理状态的受力引起的骨与关节畸形。儿童生长发育期间由于骨、关节生长，存在生物可塑性，应用矫形器能得到一定的矫正效果，如矫形器矫正先天性马蹄内翻足、膝内（外）翻。矫形器利用三点力系统实现矫正或改善肢体对线的目标。

（五）功能代偿

通过矫形器的外力源助动装置，如弹簧、橡筋，代偿瘫痪肌肉的功能；对肌力较弱者给予助力，使其维持正常的运动。如脊髓损伤患者装配下肢矫形器，桡神经损伤患者使用的功能性矫形器等。

（六）长度补偿

通过对双下肢长度不一进行长度补偿，以达到双下肢等长、骨盆水平的目的。补偿方法有鞋内补高和鞋外补高。要求补高后的肢体承重应符合生理对线要求。补高后的鞋跟适当地向前移有助于在步行中减轻踝关节背屈肌的疲劳，在足跟着地时保持膝关节的稳定性；补高后的鞋跟适当地向外移有助于步行中外侧的稳定。

（七）抑制站立、步行中的肌肉反射性痉挛

通过控制站立、步行中的关节运动，抑制肌肉反射性痉挛。如硬性踝足塑料矫形器可以防止脑瘫患者在步行中出现痉挛性马蹄内翻足，改善其步行功能。

二、矫形器的生物力学原理

从矫形器的基本作用可以看出，无论是稳定支持与固定保护，还是预防矫正与功能代偿，都

与人体的生物力学有关,这些都是依靠矫形器对人体某个部位形成的外力作用达到的。有关矫形器生物力学方面的知识很多,包括人体功能解剖学、人体的步态、人体运动学、动力学等。

（一）基本概念

1. 力　是指物体之间的相互作用,可引起物体运动加速或物体变形的物理因素。力具有大小和方向,分为作用力和反作用力。

2. 力矩　是指引起物体围绕旋转轴转动的力乘以力臂。力矩的大小取决于力与力臂(从力的作用点至转动轴心的距离)的乘积。力矩的单位用N•m(牛顿米)表示。顺时针方向的力矩为正力矩,逆时针方向的力矩为负力矩。矫形器可对身体某个部位形成矫形力矩。这些力矩对人体的主要作用是抑制或减轻某部位肢体围绕关节轴的旋转运动。

（二）人体关节的转动运动与稳定

人的肢体受力的作用形成力矩,可在某平面内引起某段肢体围绕关节轴心的旋转运动,即关节旋转运动。所受到的作用力可能来自肌肉收缩,即内力,也可能来自人体以外的力量,即外力。当人体关节轴的一侧旋转力矩与另一侧的旋转力矩相等时则关节处于力的平衡状态,即关节的稳定状态。正常人体关节的稳定依靠关节囊、周围韧带、肌肉协调收缩,如果这种正常的稳定被破坏则必须依靠外力产生的力矩才能对抗关节的异常运动。引起异常运动的力矩越大需要的稳定的力矩就越大。为了取得较大的力矩,可以增加外力,也可以增加从关节旋转轴心到作用力点的距离,即增加力臂。

（三）三点力系统矫正原理

矫形器设计中,为保持关节的稳定多采用在某平面上的三点力系统。设计中为了增加稳定力矩,在可能的情况下尽量将矫形器边缘向上、下延长,增加固定范围,增加稳定力臂的长度。当然还可以增加作用力的总面积或增加作用力,减小局部压强。

（四）人体关节的水平移动

人体关节在剪切力的作用下可以产生水平移动。这种水平移动见于膝关节前交叉韧带损伤后,当膝关节承重时,膝关节的屈曲角度越大则膝关节的水平移动越大。为了能在屈膝位控制膝关节的水平移动,需要应用四点力控制系统矫形器。这种矫形器要求严格地进行模塑,最好应用双轴膝关节铰链。双轴膝关节铰链的运动特性比单轴膝关节铰链的运动特性更接近膝关节的运动特性。

（五）骨与关节的轴向力

正常躯干、下肢承重来源于体重和地面的反作用力,沿躯干、下肢的长轴方向传递。当脊柱、下肢骨折与关节损伤时,躯干或下肢承重可能引起病变部位的疼痛、畸形和支撑功能的丧失。为了促进病变的痊愈,减少疼痛,改进支撑功能,可以应用矫形器减轻轴向(即纵向)承重,如带坐骨承重的KAFO可以免除下肢的承重。

（六）地面反作用力

地面反作用力只涉及下肢假肢矫形器的设计和适配问题。正常人步行时从足跟触地到足尖离地,髋关节、膝关节、踝关节的运动都会受到地面反作用力的影响。地面反作用力对髋关节、膝关节、踝关节的作用随着运动轴心的位置变化而变化。这种影响的力量是很大的,在单足支撑期地面反作用力等于或大于体重。因此,在矫形器的设计中应了解步行周期中不同时期地面反作用力对髋关节、膝关节、踝关节运动的影响。如穿戴硬踝的AFO患者足跟触地和足放平时能向前推动小腿,促使膝关节屈曲,而穿戴跖屈位硬踝的AFO患者足放平时和蹬离期能向后推动小腿,促使膝关节伸直。

（七）点与面的受力

矫形器对肢体局部皮肤加压面积在可能的情况下应该尽量扩大，并使压力尽量均匀分布，以避免压力过分集中，造成皮肤损伤，引起压疮。为此，矫形器的压力部位，特别是骨突部位应进行精密地模塑，并应用泡沫塑料垫、硅凝胶垫，使皮肤表面的压力分布尽量均匀。

（徐　静）

第十二章

矫形器适配前康复评定、康复治疗与处方制定

第一节 矫形器装配前康复评定

一、上肢矫形器装配前康复评定

1. 在医生主导下，以康复治疗师、矫形器师等康复治疗组的形式，对患者进行检查，了解伤病的原因、病程、临床诊断、临床检查报告等，并进行分析。

2. 患者上肢功能障碍的检查，包括上肢生物力学评定、上肢形态学评定、上肢运动功能评定和日常生活能力评定等。

3. 根据患者的上肢病损情况及总体康复治疗方案，制定上肢矫形器处方，对矫形器提出具体制作、装配要求，以确保矫形器的装配质量。

4. 向患者解释使用矫形器的目的、必要性、使用方法、可能出现的问题等，提高患者使用矫形器的积极性，保证使用效果。

5. 制定装配前必要的手术、药物、康复治疗计划并逐步实施。如骨折复位术、肌腱缝合术；皮肤破损、伤口感染的用药；局部炎症水肿、关节挛缩的处理等，为后期装配矫形器创造良好条件。

二、下肢矫形器装配前康复评定

1. 在医生主导下，以康复治疗师、矫形器师等康复治疗组的形式，对患者进行检查，了解伤病的原因、病程、临床诊断、临床检查报告等，并进行分析。

2. 对患者下肢功能障碍的检查，包括下肢生物力学评定、下肢形态学评定、下肢运动功能评定和日常生活能力评定等。

（1）下肢运动功能的评定：采用上下肢运动功能评定（Fugl-Meyer 评定法）的下肢运动量表，该评价方法与日常生活活动密切相关，是一种有效的评价方法。

（2）步行功能评定

1）步行能力评定：采用功能性步行分级（functional ambulation category, FAC）评定，共分为 6 级。0 级：为不能站立和行走；1 级：为室内辅助下步行，即在室内由他人扶持步行 110m 以内；2 级：为室内保护下步行，即室内在他人监护下步行 20m；3 级：为室内独立步行，即室内独立步行 50m 以上，并可独立上、下高 18cm 的台阶 2 次以上；4 级：为建筑物内步行，即持续步行 100m 以上，可以跨越 20cm 高的障碍物和上、下 1 层阶梯（高 16cm，宽 25cm）；5 级：为室外独立步行，即持续步行 200m 以上，可以独立上、下阶梯（高 16cm，宽 25cm），步行速度达到 20 米 /min 以上。评定时间于治疗前及治疗 6 周后进行，评定时不穿戴矫形器。

2）最大步行速度评定：于一定长度的平坦地面上测量患者步行速度，患者以最大速度从起点走向终点，用计数器和跑表记录中间 10m 的步数和步行时间，连续测量 3 次，取时间最短的一次作为测定值。根据测定的步速和时间求步行周期中的参数：最大步行速度（m/min）= 10m/min；步长（cm）= 1 000cm/ 步数；步频（次 /min）= 步数 /min。

（3）步态分析：可采用观察分析法和定量分析法。

（4）日常生活活动（activity of daily living，ADL）评定。

3．根据下肢病损情况及总体康复治疗方案，制定下肢矫形器处方。下肢矫形器处方是针对下肢的问题由医生提出矫形器治疗的具体方案，也是矫形器师在矫形器装配中执行医嘱的依据。

4．装配前手术、药物、康复训练和治疗效果的评估，为后期装配矫形器创造良好条件。

三、脊柱矫形器装配前康复评定

1．在医生主导下，以康复治疗师、矫形器师等康复治疗组的形式，对患者进行检查，了解伤病的原因、病程、临床诊断、临床检查报告等，并进行分析。

2．对患者脊柱功能的检查，包括脊柱生理弯曲评定、脊柱关节活动度评定、脊柱生物力学评定等。

（1）脊柱生理弯曲评定：正常的脊柱在额状面成直立状，在矢状面颈椎前凸、胸椎后凸、腰椎前凸、骶椎后凸，呈 S 形曲线状。胸椎后凸过度时，称为驼背；颈椎及腰椎过度前凸时，称为前凸增强；脊柱在额状面弯曲时，称为脊柱侧凸。

（2）脊柱关节活动度评定：脊柱的活动度各不相同，其中颈椎、腰椎活动范围最大，胸椎活动度小，骶尾椎融合在一起相对稳定。

1）颈椎关节的正常运动范围：屈曲运动 45°、伸展运动 50°、左右侧屈运动 40°、左右旋转运动 40°。

2）胸椎和腰椎运动范围：前屈运动约 45°、后伸运动 20°～30°、左右侧屈运动 35°～40°、左右旋转运动约 30°。

3）腰骶部正常运动范围：前屈运动在直立状态下，向前弯腰，中指指尖可达足面，腰呈弧形，前屈运动可达 90°、后伸运动 30°、左右侧屈 30°、左右旋转 30°。

（3）脊柱生物力学评定：脊柱是由相对固定的脊椎和能高度变形的椎间盘组成的复合体，依据脊椎关节的连接，在一定方向和一定范围活动，这样的结构既可使脊髓得到保护，又可允许躯干进行最大限度的运动。同时脊柱在矢状面的 S 状弯曲缓冲垂直方向的冲力，降低跑、跳时对头部的冲击。脊柱与胸廓、肋骨等相连，以及腹腔内压力对脊柱均起支持和稳定的作用。由于外力的作用或脊柱内在结构改变引起脊柱的正常生物力学改变可导致脊柱稳定功能、支撑功能或外形发生改变。

3．根据脊柱病损情况及总体康复治疗方案，制定脊柱矫形器处方。脊柱矫形器处方是针对脊柱的问题由医生提出矫形器治疗的具体方案，也是矫形器师在矫形器装配中执行医嘱的依据。

4．向患者解释使用矫形器的目的、必要性、使用方法、可能出现的问题等，提高患者使用矫形器的积极性，保证使用效果。

5．装配前制定手术、药物、康复治疗计划并实施，如骨折固定术、皮肤破损、伤口感染的用药；局部炎症水肿的处理等，为后期装配矫形器创造条件。

（袁志垚）

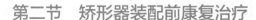

第二节　矫形器装配前康复治疗

一、物理治疗

矫形器装配前进行物理治疗是必不可少的。物理治疗可以通过功能训练、物理因子、手法治疗等方法预防和治疗疾病,恢复、改善或重建机体功能。物理治疗有三类治疗手段,第一类是以功能训练为主,又称运动治疗或运动疗法,包括关节活动技术、肌力训练技术、肌肉牵伸技术、神经发育技术、运动再学习技术、心肺功能训练等;第二类是以各种物理因子如电、光、声、磁、冷、热、水、生物反馈、牵引等为主要手段,又称为理疗;第三类主要以手法为主要手段,包括按摩、关节松动、推拿治疗等。

(一)关节活动度训练

骨关节病损后容易出现关节的僵直、挛缩,因此应尽早开展关节的被动活动或关节松动,以维持关节活动范围,预防和治疗关节僵直、挛缩。在进行关节活动训练时,动作要缓慢柔和,每次尽量做到全关节活动范围,每天至少 2 次。治疗师行关节松动术时,要缓慢加力,逐渐增大活动范围,避免动作粗暴,引起关节及软组织的损伤。

(二)肌力训练

肌力训练是矫形器使用前的重要训练内容。需要对健侧和未受损部位的肌肉进行训练,改善肌肉力量,为矫形器使用创造更有利的条件。如穿戴踝 - 足矫形器前,应加强髋部、躯干、膝等部位健存肌群的力量训练。截瘫患者应加强双上肢、腰背部肌肉训练,以提高患者的转移能力和使用截瘫行走器的能力。

肌力训练时,需根据患者的具体情况,制定个性化的训练方案,包括运动的方法、强度、频率、速度和患者采取的姿势等。训练中要做到循序渐进,逐渐增加阻力和运动量,并根据治疗情况及时调整治疗方案。运动过程中应避免患者出现疼痛、运动过度和损伤。

(三)肌肉牵伸训练

中枢神经系统损伤后,常出现患肢肌张力高、痉挛、关节挛缩。装配矫形器前,可应用神经肌肉促通技术,通过反复牵伸肌肉,收缩 - 放松或保持收缩 - 放松等方法,降低肌张力、增加关节活动范围,有利于矫形器的装配和使用。

(四)平衡训练

许多疾病都会导致平衡功能障碍,最常见的是中枢神经系统疾病,如脑卒中、脑外伤、小儿脑瘫、脊髓损伤;有些骨科疾病、外周神经系统疾病等也会影响平衡功能,如截瘫和偏瘫患者都会出现平衡功能障碍,在装配下肢矫形器和截瘫行走器前,需要进行平衡功能训练。

平衡训练的原则是从最稳定的体位,逐渐过渡到最不稳定的体位。一般先从卧位(最稳定体位:如前臂支撑下的俯卧位)开始,逐渐过渡到站立位(最不稳定体位)。截瘫患者平衡训练顺序是前臂支撑下的俯卧位→肘膝跪位→双膝跪位→半跪位→坐位→站立位。偏瘫患者平衡训练顺序是仰卧位→坐位→站立位。

二、心理治疗

任何原因造成的功能障碍,对患者都是极大的心理创伤,患者常表现出焦虑、紧张、恐惧、烦躁、感觉过敏或夸大伤痛等。针对这些不良情绪,要进行心理治疗。心理治疗师、物理治疗师和矫形器师等应通过心理疏导,关心安慰患者,用心解释,让患者充分了解和认识矫形器治疗的原理、意义和功能，主动服从并积极配合治疗。

（袁志垚）

第三节　矫形器处方制定

一、处方的定义

矫形器处方（orthotic prescription）是指对适配于患者的矫形器品种、结构、治疗目的、生物力学控制性能等需求的书面文件，是康复协作组、医生向矫形器师表达完整的矫形器治疗要求的责任文件。

二、处方的主要内容

矫形器处方中应明确标明疾病诊断，脊柱或肢体残障部位、残障程度；使用矫形器的目的、覆盖身体的部位、基本结构、使用部件、铰链的种类（单轴、多轴、其他）、材料、形状及可活动范围等内容。

（一）基本信息

患者的姓名、性别、年龄、联系方式、诊断、功能障碍和开具处方的时间。矫形器处方的基本信息对评估患者生物力学状态的发展十分重要，正确地诊断病情和记录病史，可以使矫形器师依据疾病的自然史和病理判断患者可能发生的改变。如患者已有脊髓灰质炎、脊髓损伤、卒中、脑外伤、糖尿病等，矫形器师就会考虑到患者有肌力减退、感觉缺失、肌张力改变及发生畸形等的可能。

（二）矫形器品种名称

原则上应根据我国矫形器标准，按应用部位命名的原则书写。如腕 - 手矫形器（wrist-hand orthosis，WHO）、手矫形器（hand orthosis，HO）、踝 - 足矫形器（ankle-foot-orthosis，AFO）、膝 - 踝 - 足矫形器（knee-ankle-foot orthosis，KAFO）、胸 - 腰椎矫形器（thoraco-lumbo orthosis，TLO）、颈椎矫形器（cervical orthosis，CO）等。

（三）应用矫形器的目的

稳定和支持、固定和保护、支撑和免荷、预防和矫正、功能代偿、长度补偿、抑制痉挛。

（四）人体关节生物力学运动控制形式要求

应指明控制关节名称、控制方向、控制形式要求。生物力学运动控制基本形式可分以下 6 种。

1. 自由（free，F）　在规定的平面上允许自由运动。

2. 助动（assist，A）　应用外力增加某一运动的范围、速度或运动的力量。

3. 阻动（resist，R）　应用外力减少某一运动的范围、速度或运动的力量。

4. 止动（stop，S）　在某特定方向上完全限制运动。

5. 固定（hold，H）　使某关节的各方向都不能运动。

6. 带锁（lock，L）　指矫形器的铰链带锁。打开锁允许关节运动，锁上锁则限制关节运动。

如为了防止偏瘫患者步行中摆动期垂足、足尖拖地，可以建议定制带有踝关节铰链（如要求步行足跟触底后跖屈阻动，摆动相踝关节背屈助动）的踝 - 足矫形器，这样不但可以改善步行中的垂足，而且能减少步行中前足对地面的拍打。

（五）矫形器主要部件、材料选用要求

如在膝 - 踝 - 足矫形器处方中应写明是塑料还是金属；膝关节是否带锁；膝关节的止动角

度是否需要可调；踝关节运动控制是自由还是固定；踝关节固定或止动的角度；是否要求矫形器能免除或减少肢体轴向承重等。

矫形器处方的描述方法一般有两种：一种是采用国际矫形器标准化名称、以生物力学控制要求为基础的身体包覆部位和关节生物力学控制要求描述法（表 12-3-1）；另一种是根据矫形器品种、用材、各个部件构成、规格型号等进行确切、详细描述的矫形器品种、结构、部件、材料（表 12-3-2，以下肢矫形器处方为例）。

表 12-3-1 身体包覆部位和关节生物力学控制处方表

姓名		性别		年龄		联系方式				
家庭住址										
诊断：					现用矫形器情况：					
治疗目的		稳定和支持 / 固定和保护 / 支撑和免荷 / 预防和矫正 / 功能代偿 / 长度补偿 / 抑制痉挛 / 其他＿＿＿＿＿								
覆盖部位及功能控制：										

上肢矫形器		屈曲	伸展	内收	外展	旋转		免荷
						内旋	外旋	
SEWHO 肩								
EWHO 上臂								
肘								
前臂						旋前	旋后	
WHO 腕		掌屈	背屈	桡侧偏	尺侧偏			
2～5 手指	拇指							
	掌指							
	近节							
	远节							
	腕掌							
	掌指							
	指间							

脊柱矫形器	屈曲	伸展	侧屈		旋转		免荷
			左侧	右侧	左旋	右旋	
CTLSO 颈							
TLSO 胸							
LSO 腰							
腰骶							
SIO 骶髂							

下肢矫形器	屈曲	伸展	内收	外展	旋转		
					内旋	外旋	
HKAO 髋							
KAO 大腿							
膝							
AFO 小腿							
踝	背屈	跖屈					
距下					内翻	外翻	
跗间							
跖趾							

注意事项：				
医生签名：			日期：	

表 12-3-2 下肢矫形器处方表

姓名：	性别：	年龄：	联系方式：		
家庭住址：					
诊断：					
功能障碍（功能丧失、活动受限）：					
预后：					
矫形器品种：	KAFO：左 / 右	AFO：左 / 右	FO：左 / 右	KO：左 / 右	
	HKAFO：左 / 右	HKO：左 / 右	HO：左 / 右		
特殊矫形器：					
躯干部件：	围腰□	骨盆带□	其他		
髋关节铰链：	自由□	落环□	可调□	其他	
股部部分：	金属条：钢□ / 铝□	股箍：钢□ / 铝□ / 碳纤□		塑料壳□	
	臀肌承重□	坐骨承重□	尼龙搭扣带□	皮带□	
膝关节铰链：	单轴自由运动□	后移轴心□	带锁：落环锁□ / 棘爪锁□		
	支撑相控制□	可调角度□	多轴心□	其他	
膝矫形带：	外翻□	内翻□	过伸□	屈曲□	髌上□	髌下□
小腿部分：	小腿后壳□	金属条：钢□ / 铝□	小腿箍：铝□ / 碳□		
	小腿前壳□	尼龙搭扣带□	皮带□	裹腿□	其他
边缘修整线：	前部高边□	中部高边□	后部高边□	后侧弹性式□	
	三点控制式□				
塑料足托：	全长□	标准长□	加垫□	减轻痉挛□	
踝关节铰链：	自由活动□	后通道□	双通道□	塑料铰链□	
	柔性铰链□	硬踝□			
与鞋的连接：	固定足蹬□	分叉形带□	可拆卸足蹬□		
	长钩心：足跟到足趾□ / 足跟到跖骨头□				
鞋：	普通开口□	大开口□	高靿□	高包头□	高跗面□	深帮□
	踇趾囊肿楦□	后跟垫高□	前掌垫高□	鞋底式样□	其他
鞋的系紧方法：	系带□	尼龙搭扣□	反折尼龙搭扣□		
定制足矫形器：	左□	右□	适应性□	矫形性□	
材料：	聚乙烯泡沫材料□	硅橡胶□	皮革□	聚乙烯板□	
	聚丙烯板□	其他			
特性和使用要求：					
以上矫形器是为了满足患者的安全和功能的医疗需求					
需要应用的持续时间：					
处方书写医生：	矫形器师：	日期：			

三、影响处方的主要因素

影响处方的因素包括：①发病部位；②发病原因；③功能障碍的程度；④年龄；⑤患者要求。

（袁志垚）

第十三章

矫形器适配

第一节　手矫形器适配流程

　　手矫形器(hand orthosis，HO)主要是指上肢矫形器中从腕关节以下(不包括腕关节)到远节指骨这一范围中，对掌指关节、指间关节运动进行控制的矫形器，也称手矫形器。因此该类矫形器包括了手指矫形器和掌指矫形器。

　　手矫形器的分类如下。

　　1. 按安装部位分类　可分为手指矫形器、掌指矫形器。

　　2. 按功能分类　可分为矫正性手矫形器、固定性手矫形器、功能性手矫形器。

　　3. 按材料分类　可分为低温热塑类手矫形器、石膏夹板类手矫形器、弹力纤维织物类手矫形器。

　　4. 按形态结构分类　可分为静态手矫形器、动态手矫形器。

　　5. 按产品形式分类　可分为成品手矫形器、半成品手矫形器、定制手矫形器。

一、教学目的

　　1. 掌握手矫形器制作过程中的技术要点和操作流程。

　　2. 掌握手矫形器的适配及适合性检查。

　　3. 熟悉手矫形器的分类。

　　4. 熟悉手矫形器制作前患者的评估及处方的制定。

　　5. 了解手矫形器相关的适应证。

二、设备、工具及材料

　　1. 评估设备器具　评估表、签字笔。

　　2. 制作设备　恒温水箱、毛巾、打磨机、打磨头、热风枪。

　　3. 专用工具　剪刀、强力剪、白纸、笔、木铲等。

　　4. 材料与零部件　低温热塑板、魔术贴、海绵内衬垫、包边条等。

三、操作流程

（一）患者检查评估及处方制定

　　此部分只作为概括性的整体评估，因手矫形器涉及种类较多，对应的适应证也不同，因此针对不同矫形器更为细致的评估检查将在后文各类矫形器制作中详述。

　　1. 检查评估

　　(1) 一般情况检查

　　1)首先询问患者一般情况及现病史、既往史。

2）询问患者有无相关临床检查,结合相关检查明确诊断。

3）观察患者手部情况,是否有创口;手部有无红、肿、热、痛;是否有运动障碍;是否有手部畸形,关节活动度是否受限等。

4）对于术后患者还需观察手术切口缝合处情况,避免切口处压力过大。

(2)感觉检查:无论是固定类还是矫正及预防畸形类手矫形器都要求材质较硬。这类矫形器在使用时都会接触皮肤,如果患者皮肤的浅感觉有异常,可能会导致患者察觉不到皮肤压力而增加皮肤破溃的风险,因此需对患者的感觉功能进行检查。

(3)关节活动度检查:关节活动范围主要包括主动活动范围和被动活动范围。关节活动度检查主要用于矫正及预防畸形类矫形器,有助于后续评估治疗效果;对于单纯的固定类矫形器(如骨折、肌腱韧带损伤患者)不适合进行关节活动度检查。

(4)肌力检查:主要用于损伤后期评估患者恢复情况及治疗效果,可使用徒手肌力检查法,确定患者肌力等级。患者损伤早期(如骨折、肌腱韧带损伤早期)不适合进行肌力检查。

2.处方制定　在康复治疗团队(包括康复医生、护士、物理治疗师、假肢矫形师、作业治疗师等)综合评估后,根据患者的评估结果结合康复目标及家庭经济能力制定矫形器处方。

处方的内容应包括:①经过系统评估及检查后,对于患者主要病情及功能障碍的概括性总结,突出主要功能障碍;②矫形器治疗的目标,包括矫形器治疗的目的及佩戴矫形器后应获得的最低目标;③矫形器建议,包括矫形器的名称、种类、材质、限制或固定角度等;④注意事项,根据患者实际情况制定的其他要求或注意事项。

(二)矫形器制作流程及适配

1.成品矫形器的适配　成品矫形器穿戴方便,舒适性高且适配花费时间短。对于可以使用成品矫形器的患者,可根据患者的矫形器处方,选择适合的成品矫形器进行适配。适配时需要进行矫形器的适合性检查。

(1)选择的成品矫形器是否符合处方要求。

(2)患者是否能够很顺利地穿上矫形器。

(3)矫形器的大小、长度是否合适,有无影响其他手指或掌指关节的活动。

(4)穿戴矫形器后是否有局部卡压,有无明显的压痛或刺痛感。

(5)脱下矫形器后检查是否有明显的红印,若为粉红色且能在20分钟内消失,则压力适中;若为暗紫色或红色印记不能在20分钟内消失,则说明压力过大,需更换其他规格矫形器,若仍不能满足条件则选择定制矫形器。

(6)患者是否明确知道矫形器的作用、治疗效果及预期目标。

(7)患者是否能正确地穿戴矫形器并清楚地知道矫形器的日常护理。

(8)患者对矫形器的重量、外观、舒适程度、矫形效果、质量等是否满意。

(9)患者是否了解穿戴矫形器可能出现的问题,并能及时向治疗师反馈。

2.定制矫形器的制作流程及适配　上肢定制矫形器目前最常使用低温热塑板制作,它是由特殊合成的高分子聚酯经一系列物理和化学方法处理而成的新型高分子材料。在室温(10～30℃)环境中分子处于稳定状态,在65～70℃水中加热1～3分钟后软化,在室温下3～5分钟可硬化,具有重量轻、强度高、透气性能好、不怕水、透X射线、无毒、无味、对皮肤无刺激等特点,并且具有生物降解能力,是一种新型的环保型材料。

常用的低温板材有透明板(记忆性板材,图13-1-1)和不透明板(无记忆性板材,图13-1-2)两大类。根据板材厚度可分为1.6mm、2.4mm、3.2mm及4.0mm板;根据网孔密度又可分为1%、

5%、12%、19% 网孔密度板。在临床使用中，可根据患者年龄、体重、活动强度等及矫形器的设计情况选择不同类别、厚度及网孔密度的低温热塑板。本节所述的手矫形器因骨性标记突出，皮肤软组织少，强度要求较身体其他部位低，因此多选用厚度 1.6mm 或 2.4mm，网孔密度 12% 的记忆性板材制作。

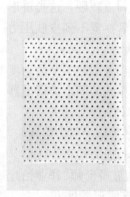 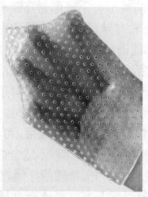 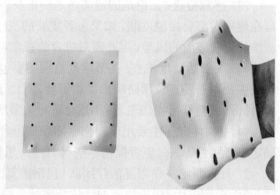

图 13-1-1　记忆性板材　　　　　　　　　图 13-1-2　无记忆性板材

记忆性板材的优点包括：①加热后呈透明状，在患者肢体上塑形时可以明显看到骨性标记点和皮肤状况，可避免矫形器对肢体局部造成压迫；②塑形性极强，板材软化后，在地心引力的作用下即可与肢体自然服帖，不需要增加外力，避免了因局部按压而引起的局部压力过大，适合疼痛部位及上肢小关节等复杂部位的矫形器制作；③具有记忆性，塑形过的板材重新放入热水后，可恢复到塑形前的平整状态（图 13-1-3），能再次在患肢上塑形，有利于根据患者病情变化随时调整矫形器。缺点包括：①抗牵拉性差，牵拉或按压容易造成板材形态的改变，容易留下手指压痕；②硬度较低，仅适合作用范围小或上肢小关节部位。

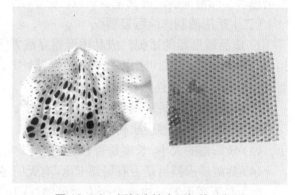

图 13-1-3　板材牵拉变形加热后复原

（1）伸直位手指矫形器：常见的有 U 形或管形伸直位矫形器、两片式伸直矫形器。主要用于固定手指间关节并限制手指活动。适用于远端或中节指骨骨折、手指间关节挛缩、手指关节炎等。

1）U 形伸直位手指矫形器：制作流程如下。①准备工具：包括纸、笔、剪刀、强力剪、低温热塑板、恒温水箱、毛巾、木铲、魔术贴等（图 13-1-4）；②画出纸样：将患者患部手指伸直放于纸面上画出手指大小（图 13-1-5），然后根据患者手指厚度（矫形器两侧包裹高度以大于手指厚度 1/2，小于 2/3 为宜）沿指尖向下将手指宽度向外延伸 0.5cm 左右（图 13-1-6）；③裁剪板材：根据画好的手指纸样剪裁出相应大小的低温热塑板材；④加热塑形：将裁剪好的低温热塑板放入恒温水箱中加热，待板材完全透明软化后取出，并置于毛巾上去除板材表面水分，将软化后的板材置于患部手指，使手指处于伸直位，塑出手指形状（图 13-1-7）；⑤修剪、打磨及装配：待低温热塑板材冷却定型后，用强力剪剪去多余部分并将边缘用打磨机打磨光滑，然后用魔术贴固定（图 13-1-8）。

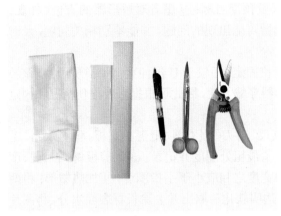

图 13-1-4 工具

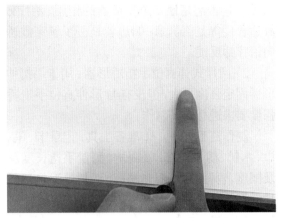

图 13-1-5 画手指

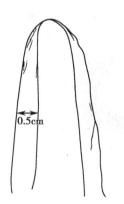

图 13-1-6 U 形伸直位手指矫形器纸样

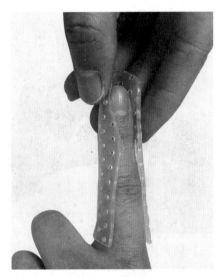

图 13-1-7 U 形伸直位手指矫形器加热塑形

适合性检查包括：①矫形器是否符合处方要求；②指间关节是否处于伸直位，矫形器边缘处理是否光滑；③矫形器的大小、长度是否合适，有无影响其他手指或掌指关节的活动；④患者是否能够很顺利地穿上矫形器；⑤穿戴矫形器后是否有局部卡压，有无明显的压痛或刺痛感；⑥脱下矫形器后检查是否有明显的红印，若为粉红色且能在 20 分钟内消失，则压力适中；若为暗紫色或红色印记不能在 20 分钟内消失，则说明压力过大，需及时调整；⑦患者是否能正确地穿戴矫形器并清楚地知道矫形器的日常护理；

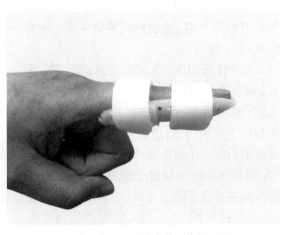

图 13-1-8 U 形伸直位手指矫形器

⑧患者是否清楚地知道矫形器的作用、治疗效果及预期目标；⑨患者对矫形器的重量、外观、舒适程度等是否满意；⑩患者是否了解穿戴矫形器可能出现的问题，并能鉴别相关问题，及时向治疗师反馈。

2）两片式伸直位手指矫形器：用于手指伸直位固定，相较于 U 形伸直位手指矫形器，该矫形器固定强度更大，但没有 U 形伸直位手指矫形器穿戴方便，因此可根据患者损伤情况和固定强度要求进行选择制作。

制作流程如下。①准备工具：记录卡、笔、软尺、剪刀、强力剪、低温热塑板、恒温水箱、毛巾、木铲、魔术贴等；②测量：测量手指长度及手指最粗处围度并记录；③裁剪板材：根据长度及围度裁剪两片低温热塑板，两片低温热塑板的宽度之和应小于手指围度；④加热塑形：将两片低温热塑板放入恒温水箱中加热，待板材完全透明软化后取出并去除板材表面水分，将两片板材置于患部手指上下方，使手指处于伸直位，塑出手指形状（图 13-1-9）；⑤修剪打磨及装配：待低温热塑板材冷却定型后，用强力剪剪去多余部分并将边缘用打磨机打磨光滑，然后用魔术贴固定（图 13-1-10）。

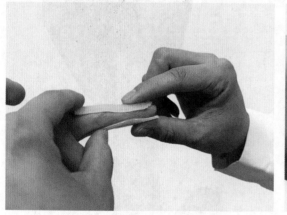

图 13-1-9 两片式伸直位手指矫形器加热塑形

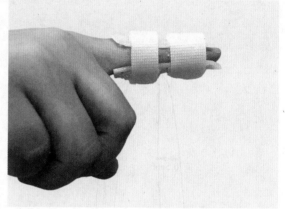

图 13-1-10 两片式伸直位手指矫形器

适合性检查：同 U 形伸直位手指矫形器。

3）槌状指矫形器：主要用于槌状指的固定。槌状指（mallet finger）又称杵状指，主要由远端指间关节的伸肌肌腱损伤引起，临床表现为末节指骨下垂，远端指间关节屈曲、伸展困难（图 13-1-11）。

制作流程如下。①准备工具：纸、笔、剪刀、强力剪、低温热塑板、恒温水箱、毛巾、木铲、魔术贴等；②画出纸样：方法同 U 形伸直位手指矫形器；③裁剪板材：根据纸样剪裁出相应大小的低温热塑板材；④加热塑形：将软化后的板材置于患部手指，保持近端指间关节处于轻度屈曲位，远端指间关节处于过伸位（图 13-1-12），以促进损伤伸肌肌腱的恢复，待板材冷却定型后取下；⑤修

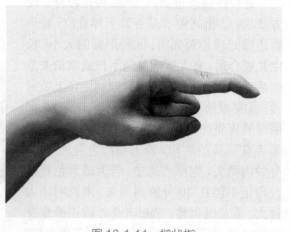

图 13-1-11 槌状指

剪、打磨及装配：用强力剪剪去多余部分并将边缘用打磨机打磨光滑，然后用魔术贴固定，固定位置在近端指骨及远端指间关节处（图13-1-13）。

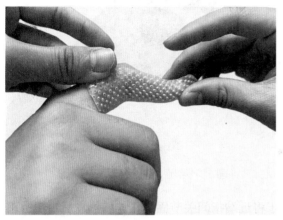

图13-1-12　槌状指矫形器加热塑形

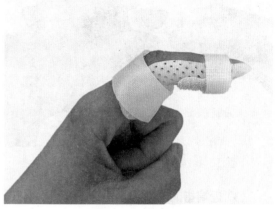

图13-1-13　槌状指矫形器

适合性检查：①矫形器是否符合处方要求；②近端指间关节是否处于微屈位，远端指间关节是否处于过伸位；③矫形器边缘是否光滑，外观是否美观；④矫形器的大小、长度是否合适，有无影响其他手指或掌指关节的活动；⑤患者能否很顺利地穿上矫形器；⑥穿戴矫形器后是否有局部卡压，有无明显的压痛或刺痛感；⑦脱下矫形器后是否有明显的红印，特别是远节指骨区域，若压印能在短时间内消失，则压力适中；若为暗紫色或红色印记不能在短时间内消失，则需及时调整矫形器压力大小；⑧患者是否能正确地穿戴矫形器并清楚地知道矫形器的日常护理；⑨患者是否清楚地知道矫形器的作用、治疗效果及预期目标；⑩患者对矫形器的外观、舒适度等是否满意；⑪患者是否了解穿戴矫形器可能出现的问题，并能及时向治疗师反馈。

（2）手指屈曲固定矫形器：主要用于将手指置于屈曲位。适用于矫正指间关节过伸（如鹅颈畸形）、慢性风湿性关节炎、预防指间关节过伸等。

制作流程如下。①准备工具：细绳、剪刀、强力剪、低温热塑板、恒温水箱、毛巾、木铲、魔术贴等；②确定板材长度：用细绳沿手指近节指骨跨过近端指间关节向中节指骨以"8"字缠绕，确定板材长度；③裁剪板材：根据细绳长度，裁剪宽度1cm的长条；④加热塑形：将裁剪好的板材放入恒温水箱中加热，待完全软化后取出，去除表面水分，于长条一端沿手指近节指骨跨过近端指间关节向中节指骨以"8"字缠绕，长条两端相接（图13-1-14）；⑤修剪、打磨及装配：待低温热塑板冷却定型后，用强力剪剪去多余部分并将边缘用打磨机打磨光滑（图13-1-15）。

适合性检查：①矫形器是否符合处方要求；②近端指间关节是否处于屈曲位；③矫形器边缘处理是否光滑，外形是否美观；④矫形器的大小、长度是否合适，有无影响其他手指或掌指关节的活动；⑤矫形器穿脱是否方便，患者能否够很顺利地完成穿戴；⑥穿戴矫形器后是否有局部卡压，有无明显的压痛或刺痛感；⑦脱下矫形器后检查加压区是否有明显的红印，若红印能在短时间内消失，则压力适中；若为暗紫色或红色印记不能在短时间内消失，则说明压力过大，需及时调整矫形器；⑧患者是否能正确地穿戴矫形器并清楚矫形器的日常护理；⑨患者是否清楚地知道矫形器的作用、治疗效果及预期目标；⑩患者对矫形器的重量、外观、舒适程度等是否满意；⑪患者是否了解穿戴矫形器可能出现的问题，并能鉴别相关问题，及时向治疗师反馈。

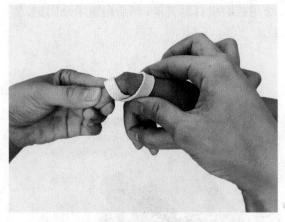

图 13-1-14 手指屈曲固定矫形器塑形

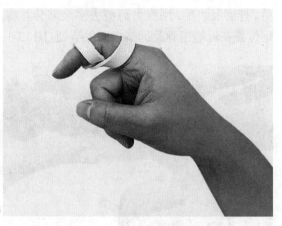

图 13-1-15 手指屈曲固定矫形器

（3）近端指间关节伸展固定矫形器：主要用于将近端指间关节固定于伸展位。适用于矫正指间关节屈曲畸形、预防指间关节屈曲等。

制作流程如下。①准备工具：纸、笔、剪刀、强力剪、低温热塑板、恒温水箱、毛巾、木铲、魔术贴等；②画出纸样：将患者患部手指伸直放于纸面上画出手指大小并标记指间关节位置。然后根据患者手指厚度（矫形器两侧包裹高度以大于手指厚度 1/2、小于 2/3 为宜）将手指纸样宽度向外延伸 0.5cm 左右，于近端指间关节中线处上下 0.5cm 各画一条 1cm 左右的横线（图 13-1-16）；③裁剪板材：选择厚度 1.6mm、网孔密度 12% 的记忆性板材，根据纸样将板材裁剪好，纸样横线处剪开方便手指穿过；④加热塑形：将裁剪好的板材放入恒温水箱中加热，待完全软化后取出，去除表面水分，然后手指穿过两开口，上片覆盖近端指间关节，通过三点力使手指处于伸直位（图 13-1-17）；⑤修剪、打磨及装配：冷却定型后取下，裁剪多余部分，将边缘打磨光滑（图 13-1-18）。

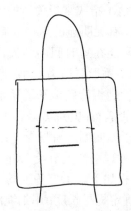

图 13-1-16 近端指间关节伸展固定矫形器纸样

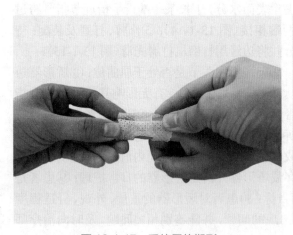

图 13-1-17 手伸展位塑形

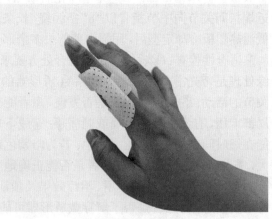

图 13-1-18 近端指间关节伸展固定矫形器

适合性检查：同U形伸直位手指矫形器。

（4）掌指关节固定矫形器

1）拇掌指关节固定矫形器：主要用于固定拇掌指关节，保持拇指的对掌位。适用于急性拇掌指关节炎、拇指韧带损伤、基底部骨性关节炎、类风湿关节炎等。

制作流程如下。①准备工具：纸、笔、剪刀、强力剪、低温热塑板、恒温水箱、毛巾、木铲、魔术贴等；②画出纸样：画出腕手轮廓，根据腕横纹、掌横纹、大鱼际肌画出腕手纸样（图13-1-19）；③裁剪板材：根据纸样将板材裁剪好；④加热塑形：将裁剪好的板材放入恒温水箱中加热，待完全软化后取出，去除表面水分，然后保持拇指对掌位，将软化后的板材置于虎口处，塑出拇指轮廓（图13-1-20）；⑤修剪、打磨及装配：待低温热塑板材冷却定型后，用强力剪剪去多余部分并将边缘用打磨机打磨光滑，然后用魔术贴固定（图13-1-21）。

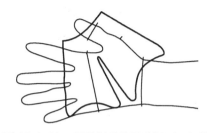

图13-1-19　拇掌指关节固定矫形器纸样

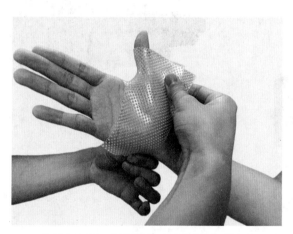

图13-1-20　拇掌指关节固定矫形器塑形

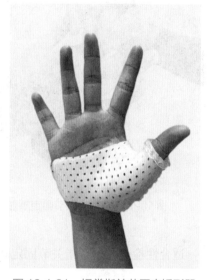

图13-1-21　拇掌指关节固定矫形器

适合性检查：①矫形器是否符合处方要求；②拇指是否处于对掌位，矫形器边缘处理是否光滑；③矫形器的大小、长度是否合适，有无影响其他掌指关节的活动；④患者是否能够很顺利地穿脱矫形器；⑤穿戴矫形器后是否有局部卡压，有无明显的压痛或刺痛感；⑥脱下矫形器后检查是否有明显的红印，若为粉红色且能在20分钟内消失，则压力适中；若为暗紫色或红色印记不能在20分钟内消失，则说明压力过大，需及时调整矫形器；⑦患者是否能正确地穿戴矫形器并清楚地知道矫形器的日常护理；⑧患者是否清楚地知道矫形器的作用、治疗效果及预期目标；⑨患者对矫形器的重量、外观、舒适程度等是否满意；⑩患者是否了解穿戴矫形器可能出现的问题，并能鉴别相关问题，及时向治疗师反馈。

2）掌指关节固定矫形器：主要用于固定掌指关节。适用于近端指骨骨折、急性掌指关节炎、掌指韧带损伤、掌指关节炎、类风湿关节炎等。

制作流程如下。①准备工具：同拇掌指关节固定矫形器；②画出纸样：画出腕手轮廓，画出腕横纹、掌横纹连线，连接桡侧掌横纹及腕横纹起始点，在其连线的中点画一个直径 1.5～2cm 的水滴状开口，将示指宽度向外延伸 0.5cm 左右，再将手掌宽度向外延伸 2～3cm，画出纸样（图 13-1-22）；③裁剪板材：根据纸样将板材裁剪好；④加热塑形：将裁剪好的板材放入恒温水箱中加热，待完全软化后取出，去除表面水分，然后保持拇指外展位、示指伸直或微屈，将软化后的板材穿过拇指置于掌侧，塑出形状（图 13-1-23）；⑤修剪、打磨及装配（图 13-1-24）。

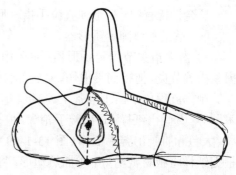

图 13-1-22　掌指关节固定矫形器纸样

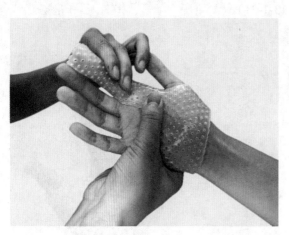

图 13-1-23　掌指关节固定矫形器塑形

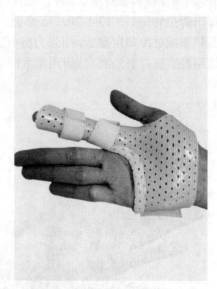

图 13-1-24　掌指关节固定矫形器

适合性检查同拇掌指关节固定矫形器。

四、注意事项

1. 适配矫形器前后一定要对患者进行康复宣教，使患者充分了解矫形器的作用、治疗目标及预期结果。

2. 矫形器制作完成后要对矫形器进行适合性检查，尤其对于感觉功能减退或损伤的患者，确定是否有局部压力过大的情况。

3. 确认患者能正确穿脱矫形器，告知患者矫形器的日常护理。

4. 告知患者穿戴矫形器可能出现的问题，以及哪些问题需要及时联系矫形器师进行修改，因为有的问题短时间内可能难以发现。

5. 定期随访，确保患者穿戴正常。

（刘小梅）

第二节　腕－手矫形器适配流程

腕－手矫形器（wrist-hand orthosis，WHO）主要是指在上肢矫形器中，从前臂到远节指骨对腕关节、掌指关节、指间关节运动进行控制的矫形器。腕－手矫形器包括单纯控制腕关节的腕矫形器，控制腕关节及掌指关节的腕掌矫形器及控制腕关节、掌指关节、指间关节的腕－手矫形器。

1. 按部位分类　可分为腕矫形器、腕掌矫形器、腕－手矫形器。

2. 按功能分类　可分为矫正类腕－手矫形器、固定类腕－手矫形器、预防畸形类腕－手矫形器。

3. 按材料分类　可分为低温热塑类腕－手矫形器、石膏夹板类腕－手矫形器、弹力纤维织物类腕－手矫形器。

4. 按是否有弹力装置分类　可分为静态腕－手矫形器、动态腕－手矫形器。

5. 按产品形式分类　可分为成品腕－手矫形器、半成品腕－手矫形器、定制类腕－手矫形器。

一、教学目的

1. 掌握腕－手矫形器制作过程中的技术要点和操作流程。

2. 掌握腕－手矫形器的适配及适合性检查。

3. 熟悉腕－手矫形器的分类。

4. 熟悉腕－手矫形器制作前患者的评估及处方的制定。

5. 了解腕－手矫形器相关的适应证。

二、设备、工具及材料

1. 评估设备器具　评估表、签字笔。

2. 制作设备　恒温水箱、毛巾、打磨机、打磨头、热风枪。

3. 专用工具　剪刀、强力剪、白纸、记号笔、木铲等。

4. 材料与零部件　低温热塑板、弹性钢丝、弹力绳、魔术贴、海绵内衬垫、包边条等。

三、操作流程

（一）患者检查评估及处方制定

腕－手矫形器涉及种类较多且对应的适应证也不同，因此针对不同矫形器的特定评估检查将在各类矫形器的制作流程中详述，此部分为腕－手矫形器的概括性评估检查。

1. 检查评估

（1）一般情况检查

1）首先询问患者一般情况，以及现病史、既往史。

2）询问患者有无相关临床检查，结合相关检查明确诊断。

3）观察患者前臂及手部情况，是否有创口；有无红、肿、热、痛；是否有运动障碍；是否有腕手部畸形，关节活动度是否受限等。

4）对于术后患者还需观察手术切口情况及手术位置敷贴大小，避免敷贴或损伤部位肿胀过大，后期因去除敷贴或损失部位消肿导致支具过大影响固定效果。

（2）感觉功能检查：同手矫形器，无论是固定类还是矫正及预防畸形类腕－手矫形器材质都较硬，且在使用时都会接触患者皮肤，如果患者皮肤的浅感觉有异常，可能会导致患者察觉不到皮肤压力而增加其皮肤破溃的风险，因此需对患者的感觉功能进行检查，对于有感觉功能异常的患者，嘱患者及家属每天使用矫形器后都要检查皮肤情况，避免皮肤破溃。

（3）关节活动度检查：主要用于帮助评估治疗效果及恢复情况；对于单纯的固定类矫形器（如骨折、肌腱韧带损伤患者）早期不适合进行关节活动度检查。关节活动范围主要包括主动活动范围和被动活动范围。

（4）肌力检查：主要用于损伤后期患者恢复情况及治疗效果的评估，可使用徒手肌力检查法进行检查，确定患者肌力等级。患者损伤早期（如骨折、肌腱韧带损伤早期）不适合进行肌力检查。

2. 处方制定　在康复治疗团队（包括康复医生、护士、物理治疗师、假肢矫形器师、作业治疗师等）综合评估后，根据患者的评估结果结合康复目标及家庭经济能力制定矫形器处方。处方的内容应包括：①经过系统评估及检查后，对患者主要病情及功能障碍进行概括性总结，突出主要功能障碍；②矫形器治疗的目标，包括矫形器治疗的目的及佩戴矫形器后应获得的最低目标；③矫形器建议，包括矫形器的名称、种类、材质、限制或固定角度等；④注意事项，根据患者实际情况的一些其他要求或注意事项。

（二）矫形器制作流程及适配

1. 成品矫形器的适配　成品矫形器穿戴方便，舒适性高且花费时间短。对于可以使用成品矫形器的患者，可根据患者的矫形器处方，选择适合的成品矫形器进行适配。适配时需要进行适合性检查：见本章第一节。

2. 定制矫形器的制作流程及适合性检查　在临床使用中，根据患者年龄、体重、活动强度等情况及矫形器的设计情况选择不同类别、厚度及网孔密度的低温热塑板。本节所述的腕 - 手矫形器多选用无记忆性、厚度一般为 2.4mm 或 3.2mm、网孔密度 5% 或 1% 的板材制作。

无记忆性板材的优点包括：①强度高，适合制作对强度有要求的抗痉挛矫形器、大部位及上下肢矫形器；②抗牵拉性好，牵拉或按压不容易造成矫形器形态改变，不容易留下手指压痕。缺点包括：①加热后不透明，看不到肢体状况，多用于无创伤部位；②塑形性较差，需要治疗师运用手部外力加以塑形，不适用于较复杂部位；③无记忆性，形变后再次加热，无法复原（图 13-2-1），因此不能重复塑形、更改矫形器。

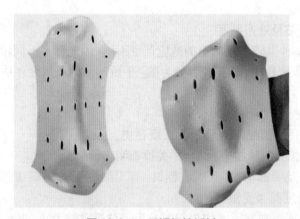

图 13-2-1　无记忆性板材

（1）休息位腕 - 手矫形器：主要用于固定，保持腕、手和手指在休息位或特定位置。适用于外周神经麻痹和弛缓性偏瘫、创伤后的肌腱损伤等。

制作流程如下。①准备工具：纸、笔、剪刀、强力剪、低温热塑板、恒温水箱、毛巾、木铲、魔术贴等；②画出纸样：在纸上描出患者腕手部图样，掌指部分向外延伸1～1.5cm，前臂部分向外延伸2～3cm画出纸样（图13-2-2）；③裁剪板材：根据纸样剪裁好低温热塑板材，放入恒温水箱中加热；④加热塑形：低温热塑板材放入恒温水箱中加热软化后取出，去除表面水分，将软化后的板材置于患部，塑出腕掌部、虎口形状，并保持腕关节处于休息位（图13-2-3）；⑤修剪、打磨及装配：待低温热塑板材冷却定型后，用强力剪剪去多余部分并将边缘用打磨机打磨光滑，然后用魔术贴固定（图13-2-4）。

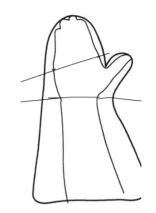

图13-2-2　休息位腕-手矫形器纸样

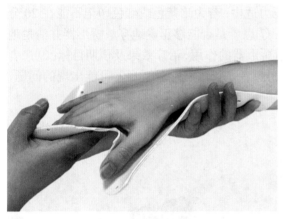

图13-2-3　休息位腕-手矫形器塑形

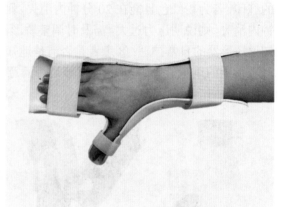

图13-2-4　休息位腕-手矫形器

适合性检查：①矫形器是否符合处方要求；②腕、手是否处于休息位，矫形器边缘处理是否光滑；③矫形器的大小、长度是否合适，有无影响肘关节活动；④患者是否能够很顺利地穿上矫形器；⑤穿戴矫形器后是否有局部卡压，有无明显的压痛或刺痛感；⑥脱下矫形器后检查是否有明显的红印，若为粉红色且能在20分钟内消失，则压力适中；若为暗紫色或红色印记不能在20分钟内消失，则说明压力过大，需及时调整矫形器；⑦患者是否能够正确地穿戴矫形器并清楚地知道矫形器的日常护理；⑧患者是否清楚地知道矫形器的作用、治疗效果及预期目标；⑨患者对矫形器的重量、外观、舒适程度等是否满意；⑩患者是否了解穿戴矫形器可能出现的问题，并能及时向治疗师反馈。

（2）功能位腕-手矫形器：主要用于固定腕关节在功能位，使拇指呈对掌位，手指及掌指关节呈屈曲位，防止及牵拉腕关节屈曲挛缩畸形及虎口粘连。适用于外周神经麻痹和弛缓性偏瘫、创伤后的肌腱损伤、烧伤等。

制作流程如下。①准备工具：纸、笔、剪刀、强力剪、低温热塑板、恒温水箱、毛巾、木铲、魔术贴等；②画纸样：在纸上描出患者腕手部图样，并画出掌横纹及腕横纹，过示指及中指指缝画延长线，再过虎口画该延长线的垂线，两线的交点记为A点；桡侧腕横纹的交点记为B点，将掌指部分向外延伸1～1.5cm，前臂部分向外延伸2～3cm画出纸样，再过A、B两点画出大拇指位置（图 13-2-5）；③裁剪板材：根据纸样大致剪裁好低温热塑板材，放入恒温水箱中加热，加热软化后再取出，进行更为准确的修剪；④加热塑形：低温热塑板材放入恒温水箱中加热软化后取出，去除表面水分，将软化后的板材置于患部，塑出腕掌部及虎口形状，并保持腕关节处于功能位（图 13-2-6）；⑤修剪、打磨及装配：待低温热塑板材冷却定型后，用强力剪剪去多余部分并将边缘用打磨机打磨光滑，然后用魔术贴固定（图 13-2-7）。

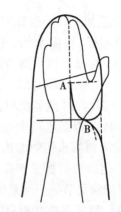

图 13-2-5　功能位腕 - 手矫形器纸样

适合性检查：①矫形器是否符合处方要求；②腕手是否处于功能位，矫形器边缘处理是否光滑；③矫形器的大小、长度是否合适，是否影响肘关节的活动；④患者是否能够很顺利地穿上矫形器；⑤穿戴矫形器后是否有局部卡压，有无明显的压痛或刺痛感；⑥脱下矫形器后检查是否有明显的红印，若为粉红色且能在 20 分钟内消失，则压力适中；若为暗紫色或红色印记不能在 20 分钟内消失，则说明压力过大，需及时调整矫形器；⑦患者是否能够正确地穿戴矫形器并清楚地知道矫形器的日常护理；⑧患者是否清楚地知道矫形器的作用、治疗效果及预期目标；⑨患者对矫形器的重量、外观、舒适程度等是否满意；⑩患者是否了解穿戴矫形器可能出现的问题，并能及时向治疗师反馈。

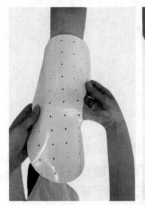
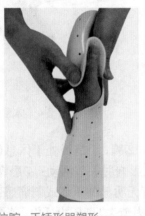
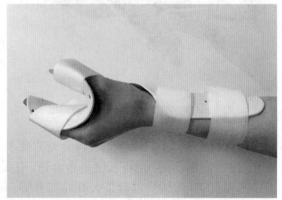

图 13-2-6　功能位腕 - 手矫形器塑形　　　　　图 13-2-7　功能位腕 - 手矫形器

（3）腕关节固定矫形器：主要用于固定腕关节，保持腕、掌在休息、功能或特定的位置。适用于腕关节韧带损伤、软组织损伤、腕骨骨折、尺桡骨远端骨折、迟缓性神经麻痹（桡神经、多发性肌炎等）、腕管综合征等。

制作流程如下。①准备工具：纸、笔、剪刀、强力剪、低温热塑板、恒温水箱、毛巾、木铲、魔术贴等；②画出纸样：在纸上描出患者腕手部图样并标出掌横纹及腕横纹位置，过桡侧掌横纹及腕横纹做连线，并于连线中部开一个直径约 1.5cm 的水滴形孔，再将掌横纹向外延伸 0.5cm，前臂部分向外延伸 2～3cm 画出纸样（图 13-2-8）；③裁剪板材：画好纸样后根据纸样剪裁好低温热塑板材，放入恒温水箱中加热，拇指处开口可以待板材加热软化后再剪开；④加热塑形：低温热塑板材放入恒温水箱中加热软化后取出，去除表面水分，将软化后的板材置于患部，塑出腕掌部形状，将掌部多余部分折叠，以不影响掌指关节活动为准，并根据临床需求保持腕关节处于休息位或功能位（图 13-2-9）；⑤修剪打磨及装配：待低温热塑板材冷却定型后，用强力剪剪去多余部分并将边缘用打磨机打磨光滑，然后用魔术贴固定（图 13-2-10）。

适合性检查：①矫形器是否符合处方要求；②腕关节是否处于特定位置，矫形器边缘处理是否光滑；③矫形器的大小、长度是否合适，有无影响掌指关节及肘关节的活动；④患者是否能够很顺利地穿上矫形器；⑤穿戴矫形器后是否有局部卡压，有无明显的压痛或刺痛感；⑥脱下矫形器后检查是否有明显的红印，若为粉红色且能在 20 分钟内消失，则压力适中；若为暗紫色或红色印记不能在 20 分钟内消失，

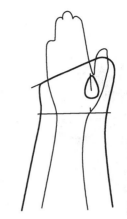

图 13-2-8 腕关节固定矫形器纸样

则说明压力过大，需及时调整矫形器；⑦患者是否能正确地穿戴矫形器并清楚地知道矫形器的日常护理；⑧患者是否清楚地知道矫形器的作用、治疗效果及预期目标；⑨患者对矫形器的重量、外观、舒适程度等是否满意；⑩患者是否了解穿戴矫形器可能出现的问题，并能及时向治疗师反馈。

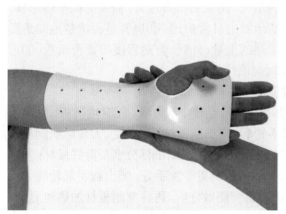

图 13-2-9 腕关节固定矫形器塑形

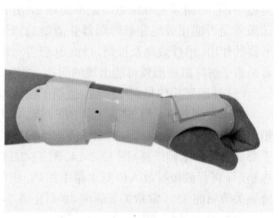

图 13-2-10 腕关节固定矫形器

（4）简易型腕伸矫形器：主要用于将腕关节固定于背伸位。

制作流程如下。①准备工具：纸、笔、剪刀、强力剪、低温热塑板、恒温水箱、毛巾、木铲、魔术贴等；②画出纸样：根据腕横纹、掌横纹、大鱼际肌画出腕手纸样（图 13-2-11）；③裁剪板材：根据纸样裁剪好板材，并放入恒温水箱中加热；④加热塑形：待板材软化后取出，去除表面水分，将软化后的板材置于腕关节处，塑出腕部轮廓并保持腕关节背伸位（图 13-2-12）；⑤修剪、打磨及装配：待低温热塑板材冷却定型后，用强力剪剪去多余部分并将边缘用打磨机打磨光滑，然后用魔术贴固定（图 13-2-13）。

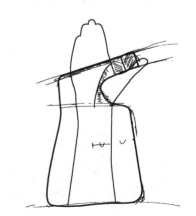

图 13-2-11 简易型腕伸矫形器纸样

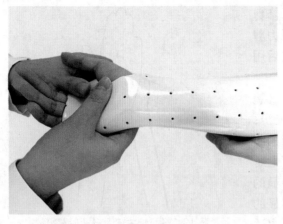

图 13-2-12　简易型腕伸矫形器塑形

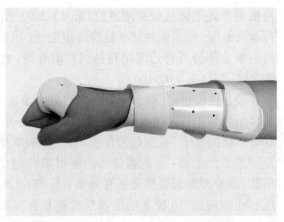

图 13-2-13　简易型腕伸矫形器

适合性检查：①矫形器是否符合处方要求；②腕关节是否处于伸展位，矫形器边缘处理是否光滑；③矫形器的大小、长度是否合适，有无影响掌指关节或肘关节的活动，患者能否顺利握拳；④患者是否能够很顺利地穿上矫形器；⑤穿戴矫形器后是否有局部卡压，有无明显的压痛或刺痛感；⑥脱下矫形器后检查是否有明显的红印，若为粉红色且能在 20 分钟内消失，则压力适中；若为暗紫色或红色印记不能在 20 分钟内消失，则说明压力过大，需及时调整矫形器；⑦患者是否能正确地穿戴矫形器并清楚地知道矫形器的日常护理；⑧患者是否清楚地知道矫形器的作用、治疗效果及预期目标；⑨患者对矫形器的重量、外观、舒适程度等是否满意；⑩患者是否了解穿戴矫形器可能出现的问题，并能及时向治疗师反馈。

（5）屈肌腱损伤早期矫形器：适用于屈肌腱损伤术后早期。

制作流程如下。①准备工具：纸、笔、剪刀、强力剪、指套、弹力绳、低温热塑板、恒温水箱、毛巾、木铲、魔术贴等；②画出纸样：画出腕手轮廓，根据腕横纹、掌横纹、大鱼际肌画出腕手背侧纸样和掌侧纸样（图 13-2-14、图 13-2-15）；③裁剪板材：根据纸样分别裁剪好板材；④加热塑形：将背侧板材放入恒温水箱中加热，将软化后的板材置于腕手处，塑出腕手部轮廓并保持腕关节屈曲 15°，掌指关节屈曲 30°（图 13-2-16）；将背侧做好后，再将掌侧板材加热塑形，掌侧包裹在背侧外面（图 13-2-17）；⑤修剪、打磨及装配：待板材冷却定型后，取下矫形器，将多余部分剪去，边缘打磨光滑，根据手部受损情况，确定弹力绳的长度及固定位置后，用曲别针固定，弹力绳装订完成后再用魔术贴固定（图 13-2-18）。

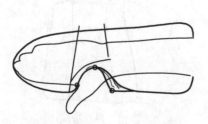

图 13-2-14　腕 - 手背侧纸样

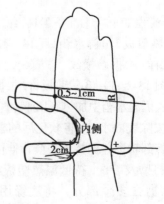

图 13-2-15　腕 - 手掌侧纸样

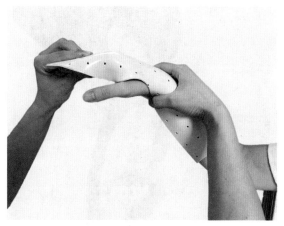

图 13-2-16　背侧塑形

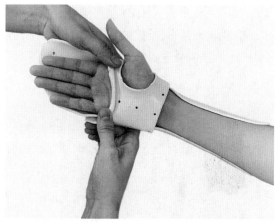

图 13-2-17　掌侧塑形

适合性检查：①矫形器是否符合处方要求；②患者是否能够很顺利地穿上矫形器，矫形器边缘处理是否光滑；③腕关节、掌指关节角度是否合适，弹力绳拉力大小是否适中；④矫形器的大小、长度是否合适，有无影响其他关节的活动；⑤穿戴矫形器后是否有局部卡压，有无明显的压痛或刺痛感；⑥脱下矫形器后检查是否有明显的红印，若为粉红色且能在 20 分钟内消失，则压力适中；若为暗紫色或红色印记不能在 20 分钟内消失，则说明压力过大，需及时调整矫形器；⑦患者是否能够正确地穿戴矫形器并清楚地知道矫形器的日常护理；⑧患者是否清楚地知道矫形器的作用、治疗效果及预期目标；⑨患者对矫形器的重量、外观、舒适程度等是否满意；⑩患者是否了解穿戴矫形器可能出现的问题，并能及时向治疗师反馈。

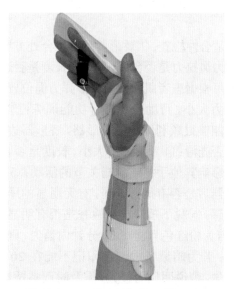

图 13-2-18　屈肌腱损伤早期矫形器

（6）动态腕 - 手屈曲矫形器：主要用于防止及牵拉手背侧面屈曲挛缩畸形，辅助屈曲掌指关节及指尖关节。适用于手指屈肌腱损伤修复术后的功能锻炼，一般在屈肌腱修复术后 4～6 周开始使用，预防及减轻肌腱粘连、关节僵硬等问题。

制作流程如下。①准备工具：动态腕 - 手屈曲矫形器半成品套装（图 13-2-19，包括低温热塑板、指套、弹力绳、螺丝、螺丝刀、魔术贴、海绵内衬）、剪刀、强力剪、低温热塑板、恒温水箱、魔术贴等；②加热塑形：将低温热塑板材放入恒温水箱中加热软化后取出，去除表面水分，将软化后的板材置于手腕部掌侧，塑出掌侧腕臂形状并将掌横纹及大鱼际肌处板材向外翻转，以不影响掌指屈曲为准，最后将板材延伸至掌部背侧塑出形状（图 13-2-20）；③修剪、打磨及装配：待板材冷却定型后，取下矫形器，将多余部分剪去，边缘打磨光滑，根据手部受损情况，确定弹力绳的长度及固定位置后，用螺丝固定，弹力绳装订完成后再用魔术贴固定（图 13-2-21）。

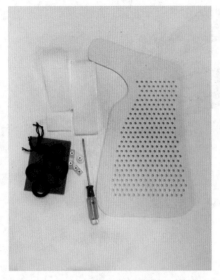

图 13-2-19 动态腕 - 手屈曲矫形器制作工具

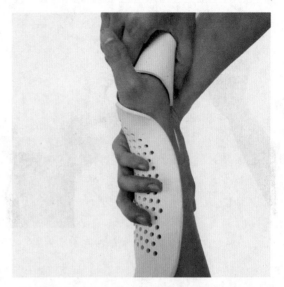

图 13-2-20 动态腕 - 手屈曲矫形器塑形

适合性检查：①矫形器是否符合处方要求；②弹力绳拉力是否合适，弹力绳长度是否适中，后期可根据患者肌力情况调节弹力绳位置以改变拉力大小，帮助患者进行功能训练；③患者是否能够很顺利地穿上矫形器，矫形器边缘处理是否光滑；④矫形器的大小、长度是否合适，有无影响其他手指或掌指关节的活动；⑤穿戴矫形器后是否有局部卡压，有无明显的压痛或刺痛感；⑥脱下矫形器后检查是否有明显的红印，若为粉红色且能在 20 分钟内消失，则压力适中；若为暗紫色或红色印记不能在 20 分钟内消失，则说明压力过大，需及时调整矫形器；⑦患者是否能正确地穿戴矫形器并清楚地知道矫形器的日常护理；⑧患者是否清楚地知道矫形器的作用、治疗效果及预期目标；⑨患者对

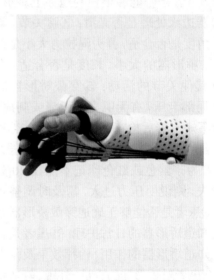

图 13-2-21 动态腕 - 手屈曲矫形器

矫形器的重量、外观、舒适程度等是否满意；⑩患者是否了解穿戴矫形器可能出现的问题，并能及时向治疗师反馈。

(7) 伸肌腱损伤早期矫形器：适用于伸肌腱损伤术后早期。

制作流程如下。①准备工具：纸、笔、剪刀、强力剪、指套、弹力绳、曲别针、低温热塑板、恒温水箱、毛巾、木铲、魔术贴等；②画出纸样：画出腕手轮廓，根据腕横纹、掌横纹、大鱼际肌画出腕手纸样（图 13-2-22）；③裁剪板材：根据纸样分别裁剪好板材；④加热塑形：将板材放入恒温水箱中加热，将软化后的板材置于腕手处，塑出腕手部轮廓并保持腕关节背伸位，掌指、指间关节微屈位（图 13-2-23）；⑤修剪、打磨及装配：待板材冷却定型后，取下矫形器，将多余部分剪去，边缘打磨光滑，根据手部受损情况，确定弹力绳的长度及固定位置（图 13-2-24），弹力绳装订完成后再用魔术贴固定（图 13-2-25）。

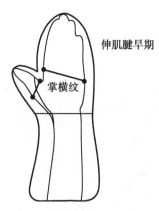

图 13-2-22　伸肌腱损伤早期矫形器纸样

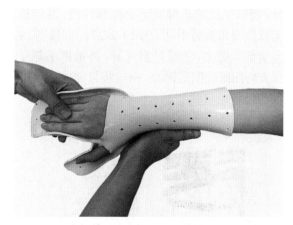

图 13-2-23　伸肌腱损伤早期矫形器塑形

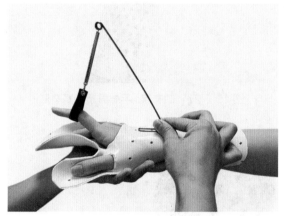

图 13-2-24　确定弹力绳长度及固定位置

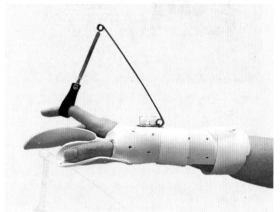

图 13-2-25　伸肌腱损伤早期矫形器

适合性检查：①矫形器是否符合处方要求；②弹力绳拉力是否合适，弹力绳长度是否适中，后期可根据患者肌力情况调节弹力绳位置以改变拉力大小帮助患者进行功能训练；③矫形器的大小、长度是否合适，矫形器边缘处理是否光滑；④患者是否能够很顺利地穿上矫形器；⑤穿戴矫形器后是否有局部卡压，有无明显的压痛或刺痛感；⑥脱下矫形器后检查是否有明显的红印，若为粉红色且能在 20 分钟内消失，则压力适中；若为暗紫色或红色印记不能在 20 分钟内消失，则说明压力过大，需及时调整矫形器；⑦患者是否能正确地穿戴矫形器并清楚地知道矫形器的日常护理；⑧患者是否清楚地知道矫形器的作用、治疗效果及预期目标；⑨患者对矫形器的重量、外观、舒适程度等是否满意；⑩患者是否了解穿戴矫形器可能出现的问题，并能及时向治疗师反馈。

（8）动态腕 - 手伸展矫形器：主要用于防止及牵拉手掌侧面屈曲挛缩畸形，辅助伸直掌指关节及指间关节。适用于手指伸肌腱损伤修复术后的功能锻炼，一般在伸肌腱修复后 4~6 周开始使用，并预防及纠正掌侧屈曲挛缩畸形。

制作流程如下。①准备工具：动态腕手伸展矫形器半成品套装（图 13-2-26，包括低温热塑板、指套、弹性钢丝、弹簧、螺丝、螺丝刀、魔术贴、海绵内衬）、剪刀、强力剪、低温热塑板、恒温水箱、魔术贴等；②加热塑形：将低温热塑板材放入恒温水箱中加热软化后取出，去除表面水分,将软化后的板材置于手腕部背侧,翻转板材至掌横纹处,以掌指关节屈曲不受限为准,再于背侧塑出腕臂形状(图 13-2-27);③修剪、打磨及装配:待板材冷却定型后,取下矫形器,将多余部分剪去,边缘打磨光滑,再根据手部受损情况,确定好钢丝的长度及固定位置后,沿掌骨方向用螺丝固定钢丝,钢丝装订完成后再用魔术贴固定(图 13-2-28、图 13-2-29)。

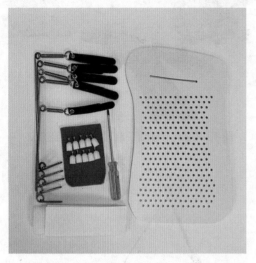

图 13-2-26 动态腕 - 手伸展矫形器半成品套装

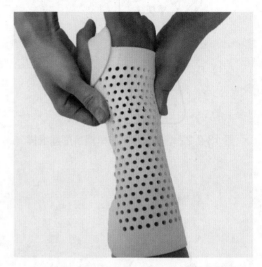

图 13-2-27 动态腕 - 手伸展矫形器塑形

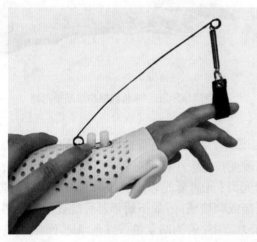

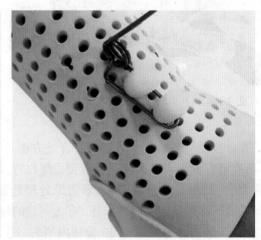

图 13-2-28 确定动态腕 - 手伸展矫形器固定位置

适合性检查:①矫形器是否符合处方要求;②弹簧拉力是否合适,钢丝长度是否适中,后期可根据患者肌力情况调节弹簧及钢丝长度,以调节弹力大小,帮助患者进行功能训练;③矫形器边缘处理是否光滑,矫形器的大小、长度是否合适,有无影响其他手指或掌指关节的活动;④患者是否能够很顺利地穿上矫形器;⑤穿戴矫形器后是否有局部卡压,有无明显的压痛或刺痛感;⑥脱下矫形器后检查是否有明显的红印,若为粉红色且能在 20 分钟内消失,则压力适中;若为暗紫色或红色印记不能在 20 分钟内消失,则说明压力过大,需及时调整矫形器;⑦患者是否能够正确地穿戴矫形器并清楚地知道矫形器的日常护理;⑧患者是否清楚地知道矫形器的作用、治疗效果及预期目标;⑨患者对矫形器的重量、外观、舒适程度等是否满意;⑩患者是否了解穿戴矫形器可能出现的问题，并能及时向治疗师反馈。

（9）分指板：主要用于防止及牵拉腕手部挛缩畸形。适用于卒中偏瘫、脑瘫、四肢瘫等手痉挛患者，矫正及预防手部屈曲挛缩畸形。

制作流程如下。①准备工具：纸、笔、剪刀、强力剪、低温热塑板、恒温水箱、毛巾、木铲、魔术贴等。②画出纸样：让患者将患手五个手指完全伸展开，在纸上描出患者腕手部图样，指尖部向外延伸0.5cm，过各指尖部画平滑曲线，掌部向外延伸1~1.5cm，前臂部分向外延伸2~3cm画出纸样（图13-2-30）。若患手无法伸展开，可使用健侧手或找一个手型相似者画出模型。③裁剪板材：根据画好的纸样剪裁出相应大小的低温热塑板材。④加热塑形：将低温热塑板材

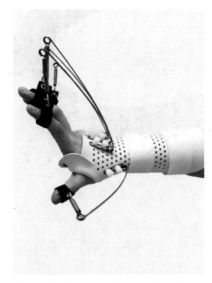

图13-2-29　动态腕-手伸展矫形器

放入恒温水箱中加热软化后取出，去除表面水分，将软化后的板材置于患部，将每个手指均匀分开使手指处于微屈状态，然后塑出手指形状，并保持腕关节处于功能位（图13-2-31）。若无法在患者手上塑形，可先在健康人手上塑好形状后，再在患者手上进行调整。⑤修剪、打磨及装配：待低温热塑板材冷却定型后，用强力剪剪去多余部分并将边缘用打磨机打磨光滑，然后用魔术贴固定（图13-2-32）。

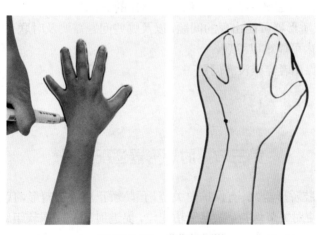

图13-2-30　分指板纸样

适合性检查：①矫形器是否符合处方要求；②指间关节是否处于微曲位，手指是否充分分开，矫形器边缘处理是否光滑；③矫形器的大小、长度是否合适，有无影响其他关节的活动；④患者是否能够很顺利地穿上矫形器；⑤穿戴矫形器后是否有局部卡压，有无明显的压痛或刺痛感；⑥脱下矫形器后检查是否有明显的红印，若为粉红色且能在20分钟内消失，则压力适中；若为暗紫色或红色印记不能在20分钟内消失，则说明压力过大，需及时调整矫形器；⑦患者是否能正确地穿戴矫形器并清楚地知道矫形器的日常护理；⑧患者是否清楚地知道矫形器的作用、治疗效果及预期目标；⑨患者对矫形器的重量、外观、舒适程度等是否满意；⑩患者是否了解穿戴矫形器可能出现的问题，并能及时向治疗师反馈。

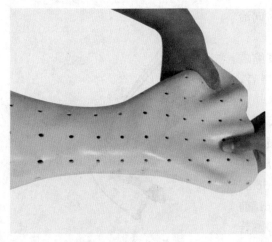

图 13-2-31　分指板塑形

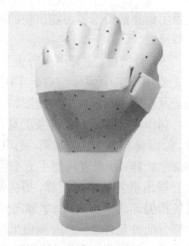

图 13-2-32　分指板

四、注意事项

1. 为患者适配矫形器前后一定要进行康复宣教，使患者充分了解矫形器的作用、治疗目标及预期结果。

2. 矫形器制作完成后要对矫形器进行适合性检查，尤其是对于感觉功能有减退或损伤的患者，确定是否有局部压力过大的情况。

3. 确认患者能正确穿脱矫形器，告知患者矫形器的日常护理。

4. 告知患者穿戴矫形器可能出现的问题，以及哪些问题需要及时联系矫形器师进行修改，因为有的问题短时间内可能难以发现。

5. 定期随访，确保患者穿戴没有问题。

（刘小梅）

第三节　肘矫形器适配流程

肘矫形器属于上肢矫形器，具有保护肘关节，预防矫正肘关节畸形，代偿丧失的功能，对肘关节运动进行控制，使肘关节保持、固定于功能位，促进肘关节周围软组织修复的作用。适用于肘关节骨折脱位、运动性损伤、肘关节术后的固定、肘关节的肌腱炎、滑囊炎和关节炎、保持肘关节功能位等。

肘矫形器的分类如下。

1. **按形状结构分类**　可分为软性肘矫形器（护肘、网球肘和高尔夫球肘肘带）、动态肘矫形器。

2. **按材料分类**　可分为热塑板材肘矫形器、聚酯纤维肘矫形器、金属支条式肘矫形器、高分子材料肘矫形器。

3. **按产品形式分类**　可分为成品肘矫形器、定制肘矫形器。

一、教学目的

1. 掌握肘矫形器制作前患者的功能评定及检查；肘矫形器的适应证。

2. 掌握肘矫形器制作过程中的技术要点和操作流程。

3. 了解肘矫形器的分类。

二、设备、工具与材料

1. 评估设备器具　大头针、医用棉签、量角器、软尺。

2. 制作设备　热风枪、布轮机、低温水箱。

3. 专用工具　画笔、干毛巾、画纸、直尺、宽头镊子、大力剪。

4. 材料与零部件　免压垫、肘关节、子母扣、尼龙搭扣、折弯扳手、低温热塑板。

三、操作流程

（一）患者检查评估

1. 整体观察

（1）观察患者整体情况，是否方便取型。

（2）肘部及周围软组织损伤与畸形程度。

（3）肘部及周围软组织皮肤有无异常，如是否有皮疹、是否有皮下出血、水肿、皮肤颜色及皮肤温度是否改变等。

（4）有无骨折未愈，伤口有无红、肿、热、痛；是否有压疮。

（5）患者坐位平衡是否正常（若能站立则检查重心线所处的位置），其间可以询问有无其他病史。

2. 感觉检查　对肘关节及其周围软组织的轻触觉和痛觉进行评定。

（1）轻触觉：嘱患者紧闭双眼，用棉签依次接触患者的肘部及周围体表，询问患者是否有感觉。

（2）痛觉：嘱患者紧闭双眼，用大头针轻轻刺激患者的肘部及周围体表，询问患者是否有疼痛感。

肘矫形器使用时会接触患者皮肤，如果其皮肤的浅感觉减退，可能会导致患者察觉不到皮肤压力而增加皮肤破溃的风险，所以应嘱患者及家属在使用矫形器时多关注患者皮肤状况。

3. 关节活动度检查　关节活动范围可以通过关节的主动和被动运动来评估。

（1）肘关节伸、屈：患者可取端坐位、站立位、仰卧位，上肢紧贴躯干，肩关节外旋、前臂旋后，将量角器的轴心放在肱骨外上髁，移动臂和桡骨保持平行，固定臂和肱骨干保持平行，先测量并记录肘关节伸展时的活动度，然后做屈曲运动，记录肘关节屈曲的活动度。肘关节伸、屈的正常活动度为 $0°\sim150°$。

（2）前臂旋前或旋后：患者可取端坐位、站立位，上臂紧贴躯干，肘关节屈曲成 $90°$。方法一：量角器的轴心放在尺骨茎突，移动臂和腕关节掌侧横纹保持平行，固定臂和地面保持垂直。方法二：患者手握笔或其他类似的物品，使物品与地面垂直，量角器的轴心放在第三掌骨头处，移动臂和前臂保持平行，固定臂和地面保持垂直。前臂旋前或旋后的正常活动度均为 $0°\sim90°$。

4. 肌力检查　通过运用器械或徒手对患者肌肉主动收缩功能进行检查。

（1）肱二头肌、喙肱肌、肱肌：患者可取端坐位、站立位、仰卧位，前臂旋后，在肘关节屈曲的过程中施加阻力，分别触摸肱肌和肱二头肌的收缩情况。

（2）肱三头肌、肘后肌：患者可取端坐位、站立位、仰卧位，肩关节外展，肘关节屈曲，做伸肘运动，在伸肘过程中施加阻力，分别触摸肘后肌和肱三头肌的收缩情况。

（3）旋前圆肌、旋前方肌：患者可取端坐位、站立位、仰卧位，肘关节屈曲，前臂旋后，告知患者做前臂旋前运动，在前臂旋前的过程中施加阻力，分别触摸旋前圆肌和旋前方肌的收缩情况。

5. 其他　检查肘部是否有包块、瘢痕、瘘管等，有无压痛点，若有压痛点，是否有放射感，患者肘部在不同活动范围有无疼痛及疼痛的分值及变化。

（二）处方制定

在康复协作组综合评估后，根据对患者的评估结果结合装配肘矫形器的治疗目的及家庭经济能力制定矫形器处方。

（三）肘矫形器的选配

1. 静态肘矫形器

（1）护肘：有固定肘关节、防止肘关节过度运动的作用。适用于肘关节炎、肘关节滑囊炎、肘关节肌腱炎、肘关节软组织损伤等（图 13-3-1）。

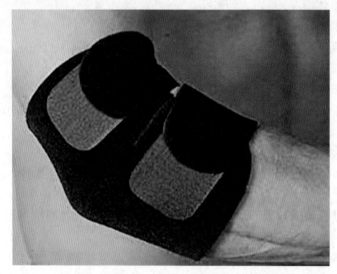

图 13-3-1　护肘

（2）网球肘和高尔夫球肘肘带：肘带通过压迫肘关节伸展肌群，造成伸展肌群紧张，以便减弱伸展肌群对外侧上髁部位的牵引作用。可预防网球肘和高尔夫球肘等肌腱炎的产生。

（3）U 形肘屈曲位矫形器：使肘关节处于功能位，限制肘关节活动，对肘关节畸形进行矫正，保护肘关节。适用于肘关节术后、肘部骨折、肘关节不稳定、肘关节周围软组织损伤的患者。

（4）双片式肘伸展位固定矫形器：该矫形器用低温热塑板材制作，掌侧面的材料比背侧面的材料更长、更宽，掌侧面的材料上端位于上臂中段，下端位于前臂中段。该矫形器可使肘关节制动，使其呈伸直状态，防止肘关节屈曲挛缩。适用于肘关节术后需要保持肘关节伸直的患者，也适用于烧伤后肘关节定位的患者。

2. 动态肘矫形器

（1）定位盘锁定式铰链肘矫形器：该矫形器由定位盘式关节、两根支条、上臂托、前臂托组成，定位盘式关节带有刻度，可根据医嘱调节好准确的肘关节活动度数，使肘关节可以伸展，也可以屈曲。适用于肘关节不稳定、肘关节挛缩、肘关节术后、肘关节损伤、肘关节周围肌力下降等的患者。

（2）铰链式肘屈曲矫形器：选用材料为低温热塑板材，该矫形器带有肘关节铰链，由上臂托、前臂托、金属关节、支条组成。可分为单轴肘关节铰链、双轴肘关节铰链、气压肘铰链。单轴肘关节铰链可用于纠正伸展挛缩、屈曲挛缩。双轴肘关节铰链适用于需要较大的肘关节可动范围。气压肘铰链适用于功能性肘矫形器。

（四）肘矫形器的制作流程

1. 低温热塑静态肘矫形器的制作

（1）网球肘和高尔夫球肘肘带

1）测量并记录：患者可选择站立位、端坐位或仰卧位，肘关节伸直，用软尺在肱骨内上髁下约6cm的部位环绕一周，所测量的长度为前臂周径。

2）剪裁板材：在低温热塑板材上，剪一片两头大、中间小的哑铃形状塑料片，长度为前臂周径（图13-3-2）。

3）塑形：为患者穿戴取型袜，肘关节自然屈曲、伸展，将剪裁好的低温热塑板材浸泡于70℃低温水箱中，待变软后用毛巾擦干，一头敷在患者肱骨外上髁下方，也就是桡侧腕伸肌最丰满的肌腹处；另一头绕前臂一周敷在对侧，用弹力绷带包扎低温热塑板材，绷带拉力适宜，直至低温热塑板材恢复硬度后取下（图13-3-3）。

4）半成品修整：对取下的板材用大力剪进行适当剪裁，如需调整位置或角度可用热风枪加热处理。对矫形器边缘进行翻边、打磨、光滑处理。

5）安装辅助件：在低温热塑板材两头分别安装尼龙搭扣带。

（2）U形肘屈曲矫形器

1）测量并记录：患者可选择站立位、端坐位或仰卧位，肘关节伸直，用软尺在肱二头肌中间部位环绕一周，所测量的长度为上臂周径。用软尺在肱骨内上髁下约6cm的部位环绕一周，所测量的长度为前臂周径。用软尺测量肱二头肌中间部位到肱骨内上髁下约6cm处的长度。用软尺在尺骨、桡骨茎突尖端部位环绕一周，所测量的长度为腕关节周径。

2）剪裁板材：在低温热塑板材上，用所测得的腕关节周径作为梯形的上边长，上臂周径作为梯形的下边长，肱二头肌中间部位到肱骨内上髁下约6cm处的长度作为梯形的高，用直尺和画笔画出一个等腰梯形，并用大力剪裁剪下来（图13-3-4）。

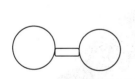　　　　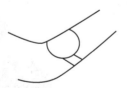　　　　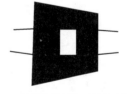

图13-3-2　剪裁板材（肘带）　　　图13-3-3　肘带塑形　　　图13-3-4　剪裁板材（U形肘屈曲矫形器）

3）塑形：为患者穿戴取型袜，使肘关节和肩关节均屈曲90°，前臂保持旋前旋后中立位，虎口向上，将剪裁好的低温热塑板材浸泡于70℃低温水箱中，待变软后用毛巾擦干敷在患者上臂并进行有效调整，低温热塑板材的开口朝上，用弹力绷带包扎低温热塑板材，绷带拉力适宜，直至低温热塑板材恢复硬度后取下（图13-3-5）。

4）半成品修整：对取下的板材用大力剪进行适当剪裁，如需调整位置或角度可用热风枪加热处理。对矫形器边缘进行翻边、打磨、光滑处理。

5）安装辅助件：在前臂远端、肘关节下端、肘关节上端、上臂上端分别安装尼龙搭扣带。

（3）双片式肘伸展位固定矫形器

1）测量并记录：患者可选择站立位、端坐位或仰卧位，肘关节伸直，测量方法同 U 形肘屈曲矫形器，分别测量肱二头肌中间部位到肱骨内上髁下约 6cm 处的长度、上臂周径、前臂周径、腕关节周径。

2）剪裁板材：在低温热塑板材上，用所测得的腕关节周径的 2/3 作为梯形的上边长，上臂周径的 2/3 作为梯形的下边长，肱二头肌中间部位到肱骨内上髁下约 6cm 处的长度作为梯形的高，用直尺和画笔画出一个等腰梯形，并用大力剪剪下，作为掌侧片。再在低温热塑板材上剪出大于肘背部面积的背侧塑料片（图 13-3-6）。

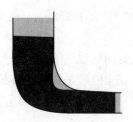 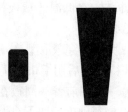

图 13-3-5　双片式肘伸展位固定矫形器塑形　　　　图 13-3-6　剪裁板材（双片式肘伸展位固定矫形器）

3）塑形：为患者穿戴取型袜，使肘关节呈伸展位，肘关节微微屈曲，掌心向上，将剪裁好的 2 个低温热塑板材浸泡于 70℃低温水箱中，待变软后用毛巾擦干，将掌侧片的低温热塑板材敷在患者上臂中段到前臂中段的位置，低温热塑板材的开口朝下。背侧片的低温热塑板材敷在患者的肘关节背面，用弹力绷带包扎低温热塑板材，绷带拉力适宜，直至低温热塑板材恢复硬度后取下（图 13-3-7）。

4）半成品修整：修整方法同 U 形肘屈曲矫形器。

5）安装辅助件：在上臂中段、前臂中段、肘关节上下部位分别安装尼龙搭扣带。

2. 低温热塑动态矫形器的制作

（1）定位盘锁定式铰链肘矫形器：见图 13-3-8。

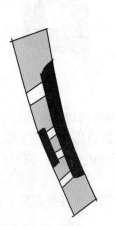 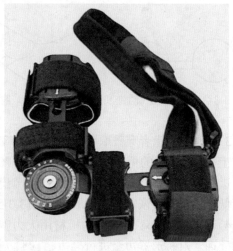

图 13-3-7　低温热塑动态矫形器塑形　　　　　图 13-3-8　定位盘锁定式铰链肘矫形器

1) 测量并记录：患者可选择站立位、端坐位，肘关节伸直，测量方法同 U 形肘屈曲矫形器，分别测量上臂周径、前臂周径、腕关节周径。用软尺测量肱二头肌中间部位到肘关节的长度、肘关节到桡骨茎突的长度。用软尺在肘关节中间部位环绕一周，所测量的长度为肘关节周径。

2) 剪裁板材：在低温热塑板材上，用所测得的腕关节周径作为梯形的上边长，肘关节周径作为梯形的下边长，肘关节到桡骨茎突的长度作为梯形的高，用直尺和画笔画出第一个等腰梯形，并用大力剪裁剪下来。用所测得的肘关节周径作为梯形的上边长，上臂周径作为梯形的下边长，肱二头肌中间部位到肘关节的长度作为梯形的高，用直尺和画笔画出第二个等腰梯形，并用大力剪裁剪下来（图 13-3-9）。

3) 塑形：为患者穿戴取型袜，使肘关节和肩关节均屈曲 90°，前臂保持旋前旋后中立位，虎口向上，将剪裁好的四个低温热塑板材浸泡于 70℃ 低温水箱中，待变软后用毛巾擦干，分别敷在患肢对应位置上，用弹力绷带包扎低温热塑板材，绷带拉力适宜，直至低温热塑板材恢复硬度后取下。

4) 定位：将肘关节放在上臂外侧，使肘关节轴与生理肘关节轴对应，两侧支条与上臂中线和前臂中线一致。在塑形好的低温热塑板材上画出肘关节的对应位置。

5) 肘关节支条处理：用扳手将肘关节两端的支条折弯，支条与板材应服帖，肘关节轴与关节圆盘平面应呈垂直状。

6) 半成品修整：在肘关节上下各 3cm 处，用大力剪将塑形好的矫形器剪开。对矫形器边缘进行翻边、打磨、光滑处理。

7) 组装：在打磨好的矫形器上臂和前臂上，用子母扣将肘关节支条分别固定稳妥。

8) 安装辅助件：在前臂的远端和近端、上臂的远端和近端分别安装尼龙搭扣带。

（2）铰链式肘屈曲矫形器

1) 测量并记录：患者可选择站立位、端坐位，肘关节伸直，测量方法同 U 形肘屈曲矫形器，分别测量上臂周径、前臂周径、腕关节周径。用软尺测量肱二头肌中间部位到肘关节的长度、肘关节到桡骨茎突的长度。用软尺在肘关节中间部位环绕一周，所测量的长度为肘关节周径。

2) 剪裁板材：在低温热塑板材上，用所测得的腕关节周径作为梯形的上边长，肘关节周径作为梯形的下边长，肘关节到桡骨茎突的长度作为梯形的高，用直尺和画笔画出第一个等腰梯形，并用大力剪裁剪下来。用所测得的肘关节周径作为梯形的上边长，上臂周径作为梯形的下边长，肱二头肌中间部位到肘关节的长度作为梯形的高，用直尺和画笔画出第二个等腰梯形，并用大力剪裁剪下来（图 13-3-10）。

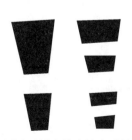

图 13-3-9　剪裁板材（定位盘锁定式铰链肘矫形器）

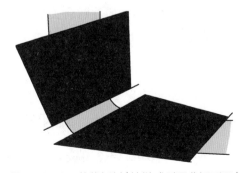

图 13-3-10　剪裁板材（铰链式肘屈曲矫形器）

塑形、定位方法同定位盘锁定式铰链肘矫形器。

3）肘关节支条处理：用扳手将肘关节两端的支条折弯，支条与板材应服帖，肘关节轴与金属关节平面应呈垂直状。

4）半成品修整、组装、安装辅助件方法同定位盘锁定式铰链肘矫形器。

（五）适合性检查

1．矫形器是否符合处方要求，患者是否能够很顺利地穿戴矫形器。

2．矫正的位置和力量是否合适，是否给患者带来很大的不适和很强的疼痛感，矫形器大小是否合适，是否能够起到矫正效果。

3．肘关节功能对线是否正常。

4．穿戴矫形器后是否影响肢体的血液循环。

5．骨性突出部位的处理是否合适，矫形器对骨突处是否有压迫。

6．肘关节的解剖结构是否得到维持。

7．穿戴矫形器后，在肘部运动过程中是否影响肌肉形态的变化。

8．嘱患者穿戴矫形器约 20 分钟，脱下矫形器。观察局部皮肤有无压迫症状，如有红印，能否在 20 分钟内消失，如不能消失，表明压力过大。

9．患者对矫形器的工艺、外观、质量是否满意。

10．患者对矫形器的重量、矫形效果、舒适程度等是否满意。

四、注意事项

1．避免长时间穿戴矫形器造成皮肤受压部位的疼痛、软组织挛缩等，每穿戴 0.5～1 小时应松开粘带，使皮肤得到 5～10 分钟的休息，然后再继续穿戴矫形器。

2．必要时可在矫形器和皮肤之间增加软垫，减轻局部皮肤的压力，还可避免皮肤湿疹的出现。

3．穿戴过程中密切关注患者肢端循环是否良好，若肢端出现肿胀、血供不足等情况，说明佩戴矫形器过紧，影响血液循环，应及时将粘带的松紧程度调整合适。

4．在佩戴静态屈肘矫形器或动态屈肘矫形器时，必要时可用颈部吊带或肩吊带将前臂悬吊在胸前，以减轻手臂出现疲劳感，提高患者佩戴过程中的舒适感，尤其在手臂屈曲 90° 时，若不将前臂悬吊起来，会因产生的剪切力使骨折部位的恢复受到影响。

5．为使肘矫形器能紧扣在手臂上，低温热塑板材应将受伤手臂的 2/3 圆周包裹，以防止受伤手臂消肿后造成肘矫形器与手臂的不合适。

6．肘矫形器的前臂远端可制作得圆滑一点，以便在遵医嘱进行前臂旋转运动时没有阻碍。

7．穿戴矫形器后应注意肩关节、手部、腕关节的功能活动，根据矫形器的不同类型，选择合适的功能训练，并持之以恒。

（吴典点）

第四节　肩矫形器适配流程

肩矫形器能使肩关节保持稳定和固定，有利于肩关节周围软组织的修复，肩矫形器通过三点力系统稳定及支持上臂的肌腱、肩胛、肩关节，且具有牵引的作用，可减免患者肩部疼痛及负荷。

适用于肩关节肌肉迟缓、疼痛、脱位或半脱位的患者。

肩矫形器的分类如下。

1. 按功能分类 可分为肩胛骨保持矫形器、习惯性肩关节脱位用矫形器、肩锁关节脱位用矫形器、肩外展矫形器、肩吊带、护肩、上肢悬吊带。

2. 按材料分类 可分为低温热塑肩矫形器、轻质金属肩矫形器、聚丙烯肩矫形器、合成树脂肩矫形器、棉质肩矫形器、弹性材料肩矫形器。

3. 按产品形式分类 可分为成品肩矫形器、定制肩矫形器。

一、教学目的

1. 掌握肩矫形器制作前患者的功能评定及检查,肩矫形器的适应证。

2. 掌握肩矫形器制作过程中的技术要点和操作流程。

3. 了解肩矫形器的分类。

二、设备、工具与材料

1. 评估设备器具 大头针、医用棉签、量角器、软尺。

2. 制作设备 热风枪、低温水箱。

3. 专用工具 画笔、干毛巾、画纸、直尺、宽头镊子、大力剪。

4. 材料与零部件 免压垫、肩肘关节、子母扣、尼龙搭扣、折弯扳手、低温热塑板。

三、操作流程

(一)患者检查评估

1. 整体观察

(1)观察患者整体情况,是否方便取型。

(2)肩部及周围软组织损伤与畸形程度。

(3)肩部及周围软组织皮肤有无异常,如是否有皮疹、瘢痕,是否有皮下出血、水肿,皮肤颜色及皮肤温度是否改变等。

(4)有无骨折未愈,伤口有无红、肿、热、痛;是否有压疮。

(5)患者坐位平衡是否正常(若能站立则检查重心线所处的位置),其间可以询问有无其他病史。

2. 感觉检查 对肩关节及其周围软组织的轻触觉和痛觉进行评定。

(1)轻触觉:嘱患者紧闭双眼,用棉签依次接触患者的肩部及周围体表,询问是否有感觉。

(2)痛觉:嘱患者紧闭双眼,用大头针轻轻刺激其肩部及周围体表,询问是否有疼痛感。

肩矫形器使用时会接触皮肤,如果患者皮肤的浅感觉有损伤,可能会导致患者察觉不到皮肤压力而增加皮肤破溃的风险,所以应嘱患者及家属在使用矫形器时多关注患者皮肤状况。

3. 关节活动度检查 关节活动范围可以通过关节的主动运动和被动运动来评估。

(1)肩关节屈:患者可取端坐位、站立位、仰卧位,肱骨处于中立位,上肢紧贴躯干,将量角器的轴心放在肱骨侧面的肩峰处,移动臂与肱骨保持平行,固定臂和躯干保持平行,肩关节做屈曲运动,轴心最后应位于三角肌群形成的褶皱末端,记录肩关节屈曲的活动度。肩关节屈的正常活动度为 $0°\sim170°$。

(2)肩关节后伸:患者可取端坐位、站立位、俯卧位,肱骨处于中立位,上肢紧贴躯干,将量角器的轴心放在肱骨侧面的肩峰处,移动臂与肱骨保持平行,固定臂与躯干保持平行,肩关节做后伸运动,轴心位置不变,记录肩关节后伸的活动度。肩关节后伸的正常活动度为 0°～60°。

(3)肩关节外展:患者可取端坐位、站立位、俯卧位,肱骨处于外旋位,将量角器的轴心放在肩峰后部,移动臂与肱骨保持平行,固定臂与躯干保持平行,肩关节做外展运动,记录肩关节外展的活动度。肩关节外展的正常活动度为 0°～180°。

(4)肩关节内收、内旋:患者可取端坐位、站立位,使患者肱骨紧贴躯干,肘关节屈曲 90°,前臂呈中立位,前臂与躯干冠状面垂直,将量角器的轴心放在肘关节的鹰嘴突处,移动臂与前臂保持平行,固定臂也与前臂保持平行,肩关节做内收、内旋动作,量角器固定臂保持不动,移动臂跟随前臂移动,记录肩关节内收、内旋的活动度。肩关节内收、内旋的正常活动度为 0°～60°。

(5)肩关节外展、内旋:患者可取端坐位、站立位、仰卧位,使患者肩关节外展 90°,肘关节屈曲 90°,前臂呈中立位,前臂与躯干冠状面垂直,将量角器轴心放在肘关节的鹰嘴突处,移动臂与前臂保持平行,固定臂也与前臂保持平行,肩关节做内收、内旋动作,量角器固定臂保持不动,移动臂跟随前臂移动,记录肩关节外展、内旋的活动度。肩关节外展、内旋的正常活动度为 0°～70°。

(6)肩关节内收、外旋:患者可取端坐位、站立位,使患者肱骨紧贴躯干,肘关节屈曲 90°,前臂呈中立位,前臂与躯干冠状面垂直,将量角器的轴心放在肘关节的鹰嘴突处,移动臂与前臂保持平行,固定臂也与前臂保持平行,肩关节做内收、外旋动作,量角器固定臂保持不动,移动臂跟随前臂移动,记录肩关节内收、外旋的活动度。肩关节内收、外旋的正常活动度为 0°～80°。

(7)肩关节外展、外旋:患者可取端坐位、站立位、仰卧位,使患者肩关节外展 90°,肘关节屈曲 90°,前臂呈中立位,前臂与躯干冠状面垂直,将量角器的轴心放在肘关节的鹰嘴突处,移动臂与前臂保持平行,固定臂也与前臂保持平行,肩关节做外展、外旋动作,量角器固定臂保持不动,移动臂跟随前臂移动,记录肩关节外展、外旋的活动度。肩关节外展、外旋的正常活动度为 0°～90°。

(8)肩关节水平外展:患者可取端坐位、站立位,使患者肩关节外展 90°,肘关节伸直,掌心呈朝下的姿势,将量角器的轴心放在肩峰突处,移动臂和肱骨保持平行,固定臂与肩峰到头颈的连线保持平行,肩关节做水平外展的动作,量角器固定臂保持不动,移动臂跟随前臂移动,记录肩关节水平外展的活动度。肩关节水平外展的正常活动度为 0°～40°。

(9)肩关节水平内收:患者可取端坐位、站立位,使患者肩关节外展 90°,肘关节伸直,掌心呈朝下的姿势,将量角器的轴心放在肩峰突处,移动臂与肱骨保持平行,固定臂与肩峰到头颈的连线保持平行,肩关节做水平内收的动作,量角器固定臂保持不动,移动臂跟随前臂移动,记录肩关节水平内收的活动度。肩关节水平内收的正常活动度为 0°～130°。

4. 肩关节肌力检查 通过徒手对患者肩关节运动状态和肌肉收缩力量的评定,一般将肌力分为 0～5 级,共 6 个等级。

(1)评定肩关节前屈的肌力:患者取坐位或站立位,肘关节伸直,使上肢尽可能地向上向前举,最高达到 130° 即可,若肩关节前屈达不到 130°,则停留在肩关节前屈到达的最大度数位置。检查者在患者肘关节上方施加反向阻力,若能对抗最大阻力,则肩关节前屈肌力为 5 级;若能对抗一定阻力,则肩关节前屈肌力为 4 级;若肩关节不能对抗任何阻力,但能克服自身重力前屈,则肩关节前屈肌力为 3 级;若肩关节前屈需借助一定辅助才能完成,则肩关节前屈肌力为 2 级;若肩关节不能前屈,但可触及肩胛骨外侧缘和内侧缘肌肉收缩,则肩关节前屈肌力为 1

级；若肢体处于完全瘫痪状态，测不到肩胛骨外侧缘和内侧缘肌肉收缩，则肩关节前屈肌力为0级。

（2）评定肩关节后伸的肌力：患者取坐位或站立位，肘关节伸直，使上肢尽可能地向上向后举，最高达到60°即可，若肩关节后伸达不到60°，则停留在肩关节后伸到达的最大度数位置。肌力评定标准同肩关节前屈。

（3）评定肩关节外展的肌力：患者取坐位或站立位，肘关节伸直，使上肢尽可能地向躯干外侧举，最高达到180°即可，若肩关节外展达不到180°，则停留在肩关节外展到达的最大度数位置。肌力评定标准同肩关节前屈。

（4）评定肩关节内收的肌力：患者取坐位或站立位，肘关节伸直，使上肢尽可能地内收。肌力评定标准同肩关节前屈。

5. 其他　检查肩部是否有包块、瘢痕、瘘管等，有无压痛点，若有压痛点，是否有放射感，患者肩部在不同活动范围有无疼痛，疼痛的分值及变化。

（二）处方制定

在康复协作组综合评估后，根据对患者的评估结果结合装配肩矫形器的治疗目的及家庭经济能力制定矫形器处方。

（三）成品肩矫形器的选配

1. 静态肩矫形器　预防肩部变形，保持肩关节功能位，该矫形器不需要安装关节铰链。

（1）护肩的选配：可对肩关节和周围软组织起到保护、支持、固定、保暖、减轻肩关节负荷及疼痛、预防肩关节脱位等作用。但护肩支撑有限，适用于肩部肌肉拉伤、偏瘫肩、肩关节滑囊炎、肩袖损伤、肩关节周围肌腱和韧带损伤等。选用护肩大小时，需用软尺在上臂中部绕一圈，测量出围长。

（2）热效护肩：采用的弹性复合材料，可以通过释放微波作用于肌肉组织，从而对肌肉组织产生持久的热量。因此该矫形器不仅具有发热保温效果，还对肩关节有固定作用。适用于肩周炎、肩部软组织损伤、肩关节脱位或半脱位的预防及治疗。

（3）上肢悬吊带的选配：属于吊带式肩矫形器，悬吊带悬挂于颈部，将前臂、腕部托起，需要肩关节保持屈肘、内收、内旋的动作，同时前臂呈中立位。上肢悬吊带可防止肩关节脱位，维持肩关节在正常的生理位置，减轻肩关节及周围软组织疼痛。适用于肩关节半脱位、肩关节活动受限、肩关节疼痛、肩关节骨折稳定期。选用上肢悬吊带的大小时，需用软尺测量出前臂的长度。见图13-4-1。

（4）肩带的选配：采用弹性材质材料，制作上予以加厚，提高了穿戴的舒适性和保暖性。肩带穿戴方便，可以左右互换，具有固定肩关节的作用。适用于肩关节脱位或半脱位的预防、治疗、固定；肩关节周围软组织损伤的保护及固定；肩关节术后康复训练的防护。见图13-4-2。

（5）锁骨带的选配：由棉质材料制作，锁骨带有一定宽度和厚度，可以增加受力面积，减轻对皮肤的压迫，提高患者佩戴的舒适度。锁骨带可使肩关节固定于伸展位，达到治疗效果。适用于对不良姿势的矫正、锁骨骨折急性期的制动、术后的外部固定、保守治疗等。见图13-4-3。

（6）软性肩外展矫形器：采用加厚透气材料，穿戴舒适。该矫形器可使肩关节外展30°、60°、90°，肘关节、腕关节、掌关节均处于功能位，腰部托板面积大，降低了局部皮肤压力。适用于肩关节及周围软组织手术后、臂丛神经损伤、肩关节轻度脱位复位后等患者。

（7）枕式肩外展矫形器：通过腰骶部的低温热塑板材腰围和腋下海绵垫、帆布带固定上臂和前臂，使肩关节、肘关节同时固定于功能位。该矫形器穿戴方便，适用于肩关节外展70°以下、肩关节骨折、肩关节术后、肩关节脱位复位后的固定、肩袖断裂等患者。

（8）肩关节半脱位矫形器：该矫形器利用杠杆原理，将放置肘关节和前臂的 U 形臂托在髂前上棘处支撑。可解除肩关节、胸部、颈部的牵引力及压力，使整个上肢呈放松状态。适用于肩关节半脱位恢复期患者。

（9）肩关节运动限制式矫形器：该矫形器由管状前臂托和绕过肩部的帆布带及帆布垫组成，通过改变帆布带的长度调整上肢活动，如前臂旋前和旋后程度、肘关节屈曲角度等。适用于肩关节损伤的患者。

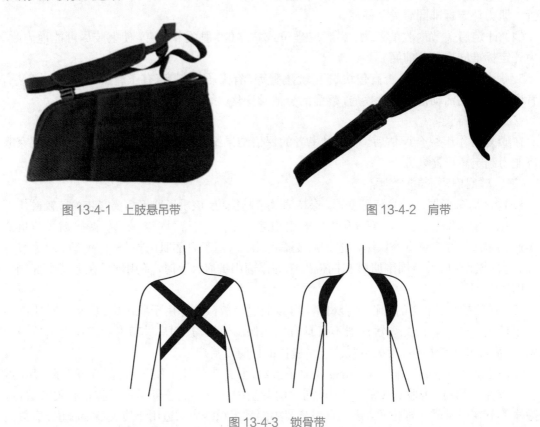

图 13-4-1　上肢悬吊带　　　　　　　　　　　　　图 13-4-2　肩带

图 13-4-3　锁骨带

2．可调式肩外展矫形器　由肘关节金属铰链和塑料板材构成，通过 U 形臂托、金属关节及支条将上臂、前臂、腕部支撑起来，使各关节位于功能位且呈制动状态。调节金属关节的角度，可改变各关节活动范围。适用于急性肩周炎、肩关节脱位修复后、肩关节骨折、腋神经麻痹等患者。

（四）定制肩矫形器的制作流程

1．静态肩矫形器

（1）肩外展矫形器

1）测量并记录：患者可选择站立位、端坐位，肘关节伸直，用软尺测量肩峰到桡骨茎突的长度，此长度为上肢长度。用软尺在肱二头肌中间部位环绕一周，所测量的长度为上臂周径。用软尺在肱骨内上髁下约 6cm 的部位环绕一周，所测量的长度为前臂周径。用软尺在尺骨、桡骨茎突尖端部位环绕一周，所测量的长度为腕关节周径。用软尺在髋部环绕一周，所测量的长度为髋部周径。用软尺在剑突处环绕躯干一周，测量出长度。测量腋下到剑突的垂直距离。

测量腋前线与腋后线的距离。测量肩关节外展 70°～90° 时，肘关节到髂嵴上方的距离。测量剑突到双侧髋部连线的垂直距离。

2）剪裁板材：在低温热塑板材上，用所测得的腕关节周径作为梯形的上边长，上臂周径作为梯形的下边长，上肢长度作为梯形的高，用直尺和画笔画出梯形 A；以上臂周径为上边，腋下到剑突的垂直距离为高，剑突处环绕躯干一周的长度为下边，画图形 B；用所测得的剑突处环绕躯干一周的长度作为梯形的上边长，髋部周径作为梯形的下边长，剑突到双侧髋部连线的垂直距离作为梯形的高，用直尺和画笔画出梯形 C。将梯形 A、图形 B、梯形 C 合为一个图形，并用大力剪裁剪下来（图 13-4-4）。

3）塑形：患者取站立位，衣服保持平整，肘关节屈曲 90°，遵医嘱使肩关节屈曲 70°～90°，前臂保持中立位，虎口向上，将剪裁好的低温热塑板材浸泡于 70℃ 低温水箱中，待变软后用毛巾擦干，一端敷在患者上肢，低温热塑板材的开口朝上，然后经过腋下，另一端敷在患者胸腹部。在患者上肢、躯干进行有效的调整，用弹力绷带包扎低温热塑板材，绷带拉力适宜，直至低温热塑板材恢复硬度后取下（图 13-4-5）。

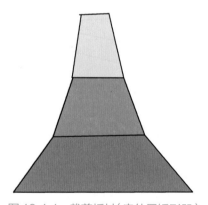

图 13-4-4　裁剪板材（肩外展矫形器）

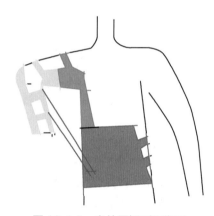

图 13-4-5　肩外展矫形器塑形

4）半成品修整：对取下的板材用大力剪进行适当剪裁，如需调整位置或角度可用热风枪加热处理。对矫形器边缘进行翻边、打磨、光滑处理。

5）组装：在打磨好的矫形器肘关节处、髂嵴上方，用子母扣将支条分别固定稳妥。

6）安装辅助件：在腕关节上部、肘关节下端、肘关节上端、上臂上端、胸部、腰部分别安装尼龙搭扣带。

（2）枕式肩外展矫形器

1）测量并记录：患者可选择站立位、端坐位，肘关节伸直，软尺测量上臂中段到腕关节的长度。用软尺绕腰部一周，测量腰围。

2）剪裁板材：在低温热塑板材上，用所测得的上臂中段到腕关节的长度，用直尺和画笔画出一个正方形，用大力剪裁剪下来（图 13-4-6）。

3）塑形：患者取站立位，衣服保持平整，肘关节屈曲 90°，遵医嘱使肩关节屈曲 70° 以下，前臂保持旋前旋后中立位，虎口向上，将剪裁好的正方形低温热塑板材浸泡于 70℃ 低温水箱中，待变软后用毛巾擦干敷在患者上臂并进行有效调整，低温热塑板材的开口朝上，用弹力绷带包扎低温热塑板材，绷带拉力适宜，直至低温热塑板材恢复硬度后取下。

4）半成品修整：修整方法同肩外展矫形器的制作。

5）安装辅助件：帆布带两端分别连接在矫形器开口上端，斜挎在对侧肩部以便将患肢悬挂在腰间。在腰部用腰围带将海绵垫固定好，以便患肢靠在海绵垫上，遵医嘱选择海绵垫厚度。

（3）肩关节运动限制式矫形器

1）测量并记录：患者可选择站立位、端坐位，肘关节伸直，软尺测量上臂中段到腕关节的长度。用软尺在肱骨内上髁下约 6cm 的部位环绕一周，所测量的长度为前臂周径。用软尺在尺骨、桡骨茎突尖端部位环绕一周，所测量的长度为腕关节周径。示指、中指、无名指、小拇指并拢，用软尺在四指根部环绕一周，所测量的长度为手掌周径。测量前臂中段到四指根部的长度。

2）剪裁板材：在低温热塑板材上，用所测得的前臂周径作为梯形的上边长，手掌周径作为梯形的下边长，前臂中段到四指根部的长度作为梯形的高，用直尺和画笔画梯形，在该梯形上标记出大拇指根的地方，然后用大力剪将等腰梯形裁剪下来，最后在标记大拇指根的地方裁剪一个洞口（图 13-4-7）。

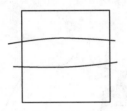 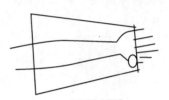

图 13-4-6　剪裁板材（枕式肩外展矫形器）　　　　图 13-4-7　剪裁板材（肩关节运动限制式矫形器）

3）塑形：患者取站立位，衣服保持平整，肘关节屈曲 90°，前臂保持旋前旋后中立位，虎口向上，将剪裁好的低温热塑板材浸泡于 70℃ 低温水箱中，待变软后用毛巾擦干敷在患者四指根和前臂中段之间，形成一个管状支托，用弹力绷带包扎低温热塑板材，绷带拉力适宜，直至低温热塑板材恢复硬度后取下。

4）半成品修整：修整方法同肩外展矫形器的制作。

5）安装辅助件：为了增加肩部受压面积，肩部用宽且厚的帆布垫，帆布垫两端连接帆布带。通过帆布带对腕关节进行牵拉。

2. 可调式肩外展矫形器

（1）测量并记录：患者可选择站立位、端坐位，肘关节伸直，用软尺测量上肢长度、上臂周径、前臂周径、手掌宽度、胸围、腰围。测量上臂中段到肘关节的距离，测量肘关节到前臂中段的距离。测量腋下到剑突的垂直距离，脐到髋部的垂直距离。

（2）剪裁板材：在低温热塑板材上，用所测得的上臂周径作为长，上臂中段到肘关节的距离作为宽，用直尺和画笔画长方形 A；用所测得的前臂周径作为长，肘关节到前臂中段的距离作为宽，用直尺和画笔画长方形 B；用所测得的胸围的一半长度作为长，腋下到剑突的垂直距离作为宽，用画笔画图形 C；用所测得的腰围的一半长度作为长，脐到髋部的垂直距离作为宽，用画笔画图形 D。将以上四个图形均用大力剪裁剪下（图 13-4-8）。

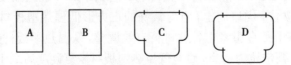

图 13-4-8　剪裁板材（可调式肩外展矫形器）

（3）塑形：患者取站立位，衣服保持平整，肘关节及肩关节屈曲90°，掌心向下，将剪裁好的长方形 A、长方形 B、图形 C、图形 D 浸泡于 70℃低温水箱中，待变软后用毛巾擦干分别敷在患者相应位置，低温热塑板材的开口向上，用弹力绷带包扎低温热塑板材，绷带拉力适宜，直至低温热塑板材恢复硬度后取下（图 13-4-9）。

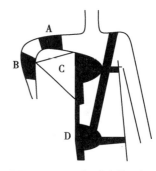

图 13-4-9　可调式肩外展矫形器塑形

（4）半成品修整：修整方法同肩外展矫形器的制作。

（5）安装辅助件：在上臂中段、前臂中段、图形 B 和图形 C 两端分别安装尼龙搭扣带。用金属支条和金属关节连接上臂托、前臂托和手掌。

（五）适合性检查

1. 矫形器是否符合处方要求，患者是否能够很顺利地穿戴矫形器。

2. 矫正的位置和力量是否合适，是否给患者带来很大的不适和疼痛感，矫形器大小是否合适，是否能够起到矫正效果。

3. 肩关节力线是否正常。

4. 佩戴矫形器后是否影响肢体的血液循环。

5. 骨性突出部位的处理是否合适，矫形器对骨突处是否有压迫。

6. 肩关节的解剖结构是否得到维持。

7. 是否影响手部伸展、屈曲、抓握动作。

8. 让患者穿戴矫形器约 20 分钟，脱下矫形器。观察局部皮肤有无压迫症状，如有红印，能否在 20 分钟内消失，如不能消失，表明压力过大。

9. 患者对矫形器的工艺、外观、质量是否满意。

10. 患者对矫形器的重量、矫形效果、舒适程度等是否满意。

四、注意事项

1. 避免长时间穿戴矫形器造成皮肤受压部位的疼痛、软组织挛缩等，所以每穿戴 2 小时应松开粘带，使皮肤得到 5～10 分钟的休息，注意保持肩部的正确体位，皮肤得到休息后再继续穿戴矫形器。

2. 必要时可在矫形器和皮肤之间增加软垫，减轻局部皮肤的压力，还可避免皮肤湿疹的出现。

3. 穿戴过程中注意关注肢端循环是否良好，若肢端出现肿胀、血供不足等情况，说明佩戴矫形器过紧，影响血液循环，应及时将固定粘带的松紧程度调整合适。

4. 穿上矫形器后应注意肩关节、手部、腕关节的功能活动，根据矫形器的不同类型，选择合适的功能训练，并持之以恒。

（吴典点）

第五节　足矫形器适配流程

足矫形器（foot orthosis，FO）是作用于踝关节以下矫形器的总称。在广义上，包括鞋垫、鞋等应用于足踝部位的所有矫形器；在狭义上，主要指矫形鞋垫。

足矫形器的分类如下。

1. 按功能作用分类 可分为全接触式足矫形器、功能性足矫形器及补高型足矫形器。

（1）全接触式足矫形器：利用压力分散的全接触原理，使足底受力均匀，避免压力集中区，又称舒适型鞋垫。

（2）功能性足矫形器：利用生物力学原理调整人体的异常力线，从而引导肢体实现正常功能。

（3）补高型足矫形器：采用长度补偿的方式，使足底均匀负重，改善下肢对线，预防并发症的进一步发生。

2. 按材料分类 制作足矫形器的常用材料有热塑性塑料、EVA 泡沫材料、皮革、碳纤材料等。按使用材料分为硬性、半硬性和软性。

（1）硬性足矫形器：主要采用聚丙烯或聚乙烯材料制作，对足的支撑性和耐用性较强。其中最具代表性是 UCBL（University of California Biomechanics Laboratory）矫形器（图 13-5-1）。

（2）半硬性足矫形器：兼具硬性和软性足矫形器的优点，采用皮革、软木或部分塑料化合物制成。主要是各类成品的全足垫或半足垫。

（3）软性足矫形器：主要采用泡沫板材制作，舒适性较好。主要是各类半成品鞋垫或全定制鞋垫（图 13-5-2）。

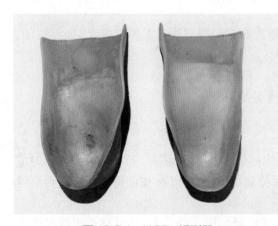

图 13-5-1 UCBL 矫形器

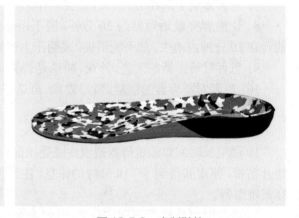

图 13-5-2 定制鞋垫

随着材料的不断更新，现在各类高分子材料，如硅胶、橡胶等，兼顾耐用性、透气性、工艺性的材料将大大提高足矫形器的使用效果。

一、教学目的

1. 掌握足矫形器适配前的足部功能检查评估和处方制定。

2. 掌握 UCBL 矫形器制作过程中的技术要点，具备测量取型和修型操作，制作 UCBL 矫形器成品的能力。

3. 掌握 UCBL 矫形器的适合性检查，具备对足矫形器质量和功能进行评价的能力。

4. 熟悉成品足矫形器的种类和应用。

5. 熟悉 CAD/CAM 制作定制鞋垫的过程，了解矫形鞋垫的软件设计技术要点。

二、设备、工具及材料

1. 评估工具和设备　检查床、评估表等。

2. 测量工具　量角器、皮尺等。

3. 取型工具和材料　取型床、保鲜膜、凡士林、记号笔、水槽、橡胶手套、石膏绷带等。

4. 修型工具和材料　砂箱及固定架、圆锉、半圆锉、平锉、石膏碗、石膏调刀、石膏粉。

5. 成型设备和材料　台钳、抽真空管、真空泵、剪刀、平板加热器或烘箱、曲线锯、高温热塑板等。

6. 组装调整设备和材料　震动锯、打磨机、打磨抛光轮、热风枪、激光对线仪等。

三、操作流程

（一）检查评估

由于不同患者的功能障碍情况各不相同，矫形器师需要为患者进行全面的功能检查，包括外观形态检查、生物力学检查和步态分析等，另外通过一些物理试验来检查足踝部位肌肉或韧带的功能情况，并结合患者的康复目标，综合考虑其他因素后为患者提供个性化的矫形器处方。

1. 主观资料　记录患者的个人信息、患者的主诉、目前的症状、主要的功能障碍情况、询问患者既往的相关病史、既往矫形器的使用情况、希望达到的康复目标、经济状况、家庭工作环境的特殊要求等。

2. 客观检查

（1）感觉功能检查：主要包括对足部的浅感觉（触觉、压觉、痛觉）和深感觉（震动觉、位置觉、本体感觉）的检查，这些检查都应该在患者闭眼时进行。对于感觉损伤的患者，应嘱患者及家属在使用矫形器时关注患者的皮肤情况。

（2）外观形态检查：在足和踝关节表面检查相关解剖学结构的位置和状况，以及足的形状（有无扁平足或高弓足等）、骨骼排列（有无蹚外翻、横弓塌陷、足舟骨异常降低等）、皮肤表面情况（如有无肿胀、溃疡、胼胝等）。

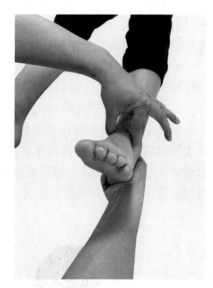

图 13-5-3　距下关节中立位

（3）确定距下关节中立位：可以通过触摸距骨头来确定距下关节的中立位。在患者足部旋前时，矫形器可在内侧触及距骨头，而足部旋后时，可在外侧触及距骨头。当足部旋转到某一位置时，在内外侧触及到的距骨头大小相同，即为距下关节的中立位（图 13-5-3）。此外，也可以根据 Root 理论，使用量角器来测量距下关节的内外翻角度，使用如下公式计算得出距下关节的中立位。

距下关节中立位 =[（内翻角度＋外翻角度）/3]－外翻角度

（4）生物力学检查：①关节活动度的检查，包括足踝关节活动度、距下关节活动度、跗骨间关节活动度及第一跖趾关节的活动度；②根据代偿模式的检查，确定足部畸形情况，如后足的内、外翻畸形，前足内翻畸形，前足外翻畸形，第一序列硬性跖屈等；③足踝部相关肌肉的肌力检查；④足底压力分析等。

（5）步态评估：正常行走涉及多个系统的协调合作。骨骼、神经、肌肉系统发生病变，很容易表现为步态异常。需要根据患者的损伤情况评估导致步态异常的可能原因。

（6）平衡功能检查：平衡功能包含静态平衡和动态平衡两个方面。静态平衡主要检查患者静止站立时的姿态稳定能力；动态平衡主要检查患者在站立面发生改变、失去静态平衡的情况下，身体能否重新达到平衡状态。对平衡功能的检查方式有：①临床试验，如通过闭目直立试验、双脚前后站立试验，可以通过肉眼观察患者睁眼和闭眼时的身体晃动状况来评估其静态平衡能力；通过双脚前后行走试验，观察患者在行走时的身体晃动程度，进而评估其动态平衡能力。②仪器检查，如可以通过在压力板上站立时的压力中心轨迹来评估静态平衡能力，通过运动捕获系统来评估动态平衡能力。

（7）其他：通过鞋的评估也可以判断足部的动态特征，进一步确定下肢的功能障碍：①鞋底磨损，正常鞋底的磨损通常由后跟外侧开始，接着负重沿鞋底外侧向前转移至第五趾，之后传至整个足趾最后到跗趾。如果鞋的内侧或外侧有过多的磨损，原因可能为鞋太窄，或足有过度旋前或旋后问题；②后跟杯变形，后跟杯形状也是足部旋前、旋后问题的重要体现，后跟杯的变形或磨损可反映足部偏移向鞋的哪一侧；③鞋前帮异常，若鞋前帮有过多折纹可说明鞋过长；④内里磨损，鞋内里过度磨损，表明鞋太紧。鞋后方内里过度磨损，表明足跟可能有过度滑移的情况。

（二）处方制定

在康复协作组综合评估后，根据评估结果并结合患者的康复目标及家庭经济能力制定矫形器处方。

矫形器处方的主要内容包括患者信息、病史、功能评估、矫形器品种、材料、使用时间等。通过对患者下肢神经-肌肉、骨与关节运动系统检查和系统的生物力学分析，对患者功能障碍进行总结，从而确定使用矫形器的目的和处方建议。

矫形器处方中应明确注明：①疾病诊断、功能障碍情况及程度；②使用矫形器的目的、矫形器覆盖的身体部位；③矫形器的基本结构、使用部件、所需的特殊设计；④矫形器的材料、形状。

（三）成品足矫形器的选配

成品足矫形器主要包括内侧纵弓垫、外侧纵弓垫、跖骨垫（横弓垫）、半足垫和全足垫等。其主要作用是提供缓冲和轻度支撑，以减轻患者在承重状态下的疼痛；将疼痛的跖骨头处的承重转移到足部其他部位；提升跖趾关节和内侧纵弓的对线；保护受损的皮肤；促进压疮处皮肤的修复等。矫形器师应依据患者病症和足部大小选择合适的成品足矫形器（图 13-5-4）。

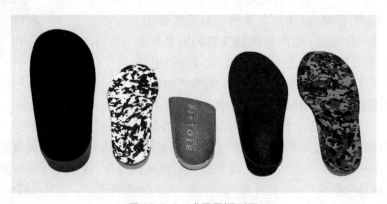

图 13-5-4 成品足矫形器

1. 内侧纵弓垫　放置于足内侧纵弓处，起支撑和缓冲的作用。

2. 外侧纵弓垫　放置于骰骨正下方，可以抬高骰骨内侧缘，起到分散足底压力、支撑稳定外侧足弓的作用。

3. 跖骨垫　放置于一个或几个跖骨头的后方，作用是将压力从跖骨头转移到跖骨体。用于治疗前足或横弓存在的压力集中问题。通常将放于第二、三、四跖骨头后方的跖骨垫称为横弓垫。

4. 趾骨垫　通常位于脚趾窝处，远端趾间关节与跖趾关节之间，用以减轻脚趾趾腹或趾背的过度负荷。用于治疗如锤状趾。

5. 神经瘤垫　放置于足底跖骨头之间的小而窄的垫片。用于增加跖间空间，缓解跖间神经瘤或跖骨滑囊炎引起的症状。

6. 后跟垫　覆盖在后跟杯上，起缓冲作用，用于增加后足减震性，缓解跟腱炎等引起的症状。

7. 马蹄形垫　是围绕后跟外缘的 U 形垫，可以在后跟中心区创建一个凹槽，以减轻跟骨负荷，用于缓解跟骨骨刺、跟骨滑囊炎、足跟痛等引起的症状。

8. 全足垫　覆盖整个足底区域，融合了内侧纵弓垫、跖骨垫、后跟垫的全部或部分功能，可以根据患者自身的需求，选择带有不同类型、不同垫高程度的全足垫。

（四）定制足矫形器的制作流程

1. UCBL 矫形器的制作

（1）测量、取型：是获得正确的足部模型的手段。通常情况下，可以使用石膏绷带、泡沫盒等材料，在正确的足踝定位下，获得足部阴型。在此过程中，足的定位准确与否，直接影响足部模型的质量，从而决定最终产品的效果。测量、取型的主要步骤如下。

1）测量、取型相关的工具和材料

①取型工具，包括皮尺、卡尺、石膏剪刀、记号笔、水槽等。

②取型材料，包括石膏绷带、橡胶手套等。

2）测量

①标记：患者俯卧位，用记号笔标记内踝、外踝、足舟骨、跟骨结节内侧突、跟骰关节、第一跖骨头、第五跖骨头、第五跖骨基底、跟骨载距突、跟骨中线及其他敏感区域，如跟骨刺、蹬囊炎、胼胝等压力。

②测量：包括患者承重时第一跖骨头到第五跖骨头之间的宽度、足跟的宽度、足舟骨到地面的距离，以及非承重时的足舟骨到地面的距离。

3）石膏取型

①取型体位：患者俯卧于检查床上，自然放松，将一侧足放于另一侧小腿腿腹部位，呈 4 字形。注意维持下肢的整体对线，保证跟骨与下肢对线重合。

②取型手法：使用正确的手法将足定位于距下关节中立位，从而获取最佳的足底和足弓形状。具体方法为（以右足为例）：左手拇指和示指分别放于距骨头的内侧和外侧，定位距下关节中立位；右手放于第四、五跖骨头下方，用于锁定足的外侧柱。

③取型操作：准备三条石膏条。第一条从内侧第一跖趾关节跨过足跟到外侧第五跖趾关节；第二条从内侧第一跖趾关节向上 5cm 跨过足趾到外侧第五跖趾关节向上 5cm；第三条覆盖整个足底面（图 13-5-5）。

④取型完成后，将患者肢体清洁干净并转移至安全位置。根据需要用记号笔加深石膏模

型的标记,并在模型上标记患者信息。最后整理取型材料和工具。

(2)灌制石膏阳型

1)调整石膏阴型:将取得的石膏阴型放置在水平面上,沿第一跖骨头和第五跖骨头的连线,将石膏阴型切开,仅保留中足和后足部分。确保石膏阴型与平面的三点(第一跖骨头、第五跖骨头和跟骨)接触,且跟骨中线刚好垂直于水平面。如果石膏阴型无法达到,可将第一跖骨头或第五跖骨头下方垫高。然后使用石膏绷带封口加固,注意尽可能地不破坏内侧足弓的轮廓且封口处要高于整个石膏阴型。

2)灌制石膏阳型:对石膏阴型涂抹凡士林或肥皂水作为脱模分离剂,灌入搅拌均匀的石膏浆,使其灌制成石膏阳型。待石膏剪完全固化变硬后,剥离表面石膏绷带,获得石膏阳型,对石膏尺寸和表面标记进行复核(图13-5-6)。

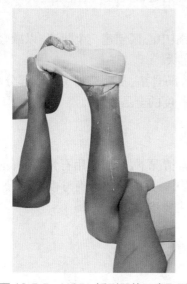

图 13-5-5 UCBL 矫形器的石膏取型

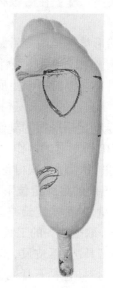

图 13-5-6 UCBL 矫形器的石膏阳型

(3)修整石膏阳型:矫形器师也可以根据患者具体情况、矫形鞋垫的设计、外科医师的处方要求等,对足部阳型进行修整,从而实现足弓的正确支撑、足跟的良好包裹及前足的矫正等。

1)加深标记:将复刻到石膏阳型上的标记全部进行加深处理,以方便修型操作和复核尺寸。

2)确定足底三点承重:将阳型放于桌面前后滑动,观察阳型底面的滑动印迹是否位于第一跖骨头、第五跖骨头和后跟位置。若印迹在以上三点以外的位置,应使用锉刀削减该位置的石膏,直至印迹只在三点承重位置(图13-5-7)。

3)矫正前足畸形:根据前足平面的类型和畸形角度确定钉子的位置和高低。前足平面内翻则在第一跖骨头中心位置钉入钉子,前足平面外翻则在第五跖骨头中心位置钉入钉子。

4)支撑足弓:舟骨下缘至足底面的距离为足弓高度,根据患者畸形程度、柔韧性、体重、年龄等,确定鞋垫足弓部位的支撑高度。

5)矫正足跟:Kirby 削减法是足跟矫正的一种方法,直接在石膏阳型上锉削足跟内侧或外侧石膏,对足跟的外翻或内翻进行矫正。通常用于较严重的外翻平足或马蹄内翻足患者(图 13-5-8)。

6)外延区填补:在模型的内侧、外侧和后侧适当填补石膏,为软组织提供延展空间。

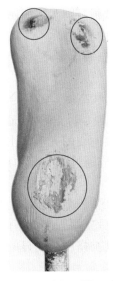

图 13-5-7 石膏阳型的三点承重

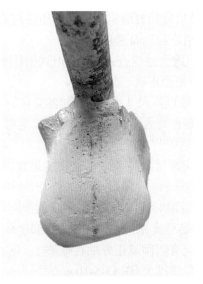

图 13-5-8 石膏阳型修型

7）复核石膏阳型的对线和尺寸，确保符合处方要求。

8）使用细砂网将石膏阳型打磨光滑，放置于指定区域，打扫工作台，完成修型工作。

（4）真空热塑成型：是根据矫形器设计和患者功能需求，以足部模型为基础，选择正确材料加工制作矫形鞋垫半成品的过程。传统方法是将热塑性材料加热后置于足部石膏阳型上，通过抽真空设备成型。

1）设备和工具：设备包括平板加热器或红外线烘箱、真空泵、台钳。工具包括曲线锯、真空管、剪刀、石棉手套、绳子等。

2）成型前准备

①石膏模型干燥：常用的方法是将石膏模型置于红外线烘箱中以 80℃ 左右的温度烘干。将干燥处理的模型插入真空管中并固定在台钳上。

②板材下料：测量石膏模型的整体长度、足弓处的最大围长，并相应加长 3～5cm，将所得数据在热塑板材上画出相应形状，接着使用曲线锯切割裁剪，再用刮边器对板材进行刮平修整，最后用酒精将板材擦拭干净。一般建议使用 3mm 的聚丙烯板材。

3）加热板材：将平板加热器或红外烘箱升温到 180℃ 左右，将裁剪好的板材光面朝上放入其中，加热时间一般为 15～20 分钟，直至板材到熔融透明状态。

4）模型成型：操作者戴双层石棉手套后，将加热好的板材从平板加热器或红外线烤箱中拿出，比对好长度、宽度后从模型近端开始将板材搭接在抽真空管上，留出 5cm 左右的长度，然后从后向前、从近到远包围阳型，最后将全部板材在模型前方粘接在一起。

5）抽真空成型：用绳子在板材与真空管的搭接处进行封口，同时打开真空泵进行抽真空成型，观察各个位置的搭接处是否紧密粘合，如出现漏气现象应立刻进行封堵，确保熔融状态下的板材能在真空负压作用下紧密吸附在模型上，最后等待模型冷却，关闭真空泵，完成真空成型过程。

6）在真空成型后，使用两层厚 5mm 的 EVA 泡沫板，加热后贴覆在后跟处，并用弹力绷带包裹，冷却定型后取下，并将泡沫板牢固粘贴在矫形器的后跟处（图 13-5-9）。

（5）成品加工：使用记号笔将矫形器所需要的形状轮廓描画出来后，用震动锯沿线条进行切割,然后使用打磨机将矫形器边缘打磨光滑。同时将后跟处的泡沫板打磨为平面,使矫形器的后跟刚好与地面垂直。

(6)适合性检查:矫形器正式使用前,需要对患者进行试穿,检查矫形器是否达到处方要求、对线是否正确、是否舒适。

1)矫形器尺寸检查:矫形器穿戴好后,检查矫形器的大小、长度和高度等是否合适,矫形器形状是否与人体服帖,足跟包裹、足弓支撑、滚动边位置、跟的高度等是否正确/合适。

2)踝关节对线:从前方分别画出小腿中轴线和足的中轴线,观察两线的夹角。注意,小腿中轴线应通过踝关节中点和小腿最宽部位的内1/3处,足的中轴线应通过踝关节中点和第二趾上。

3)后跟对线:观察后跟中线的走向。注意,后跟的正确对线为后跟中线与地面垂直。

4)足弓支撑:观察内侧纵弓部位软组织被挤压的程度,判断足弓支撑程度。若内侧纵弓与鞋垫尚有间隙或正好贴在鞋垫上,则表明支撑不够;若内侧纵弓处被挤压出明显的软组织,则表明支撑过大(图13-5-10)。

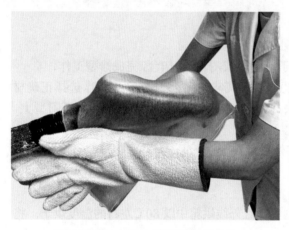 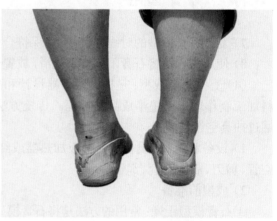

图 13-5-9 UCBL 矫形器真空成型　　　　图 13-5-10 UCBL 矫形器的适合性检查

5)矫形器调整:使用内侧或外侧楔形块调整跟骨内外翻的对线(也可以使用将后跟的泡沫板向外侧/内侧延伸的方式),使用贴片或垫片调整骨突点压力或填充在足底与矫形器之间的空隙处。

(7)产品交付:将制作完成的矫形器交付给患者使用,并指导患者进行穿戴。患者需要穿宽松的鞋子,使足部和矫形器可以同时穿进鞋中。在穿脱矫形器时,应保证矫形器在鞋内的位置准确,跟骨处于稳定的位置。

(8)随访:对长期使用足矫形器的患者,应进行定期随访,一般3个月或半年随访一次。以了解矫形器的使用效果及病情变化,必要时进行修改和调整。特别是对处于发育阶段的儿童,要了解矫形器是否仍然适配,若足部变长导致足弓、距骨头位置相对矫形器发生变化,则需要重新制作矫形器。

2. 计算机辅助设计/计算机辅助制造(CAD/CAM)定制矫形鞋垫

(1)标记:用记号笔标记第一跖骨头、第五跖骨头、足舟骨下缘、跟骨载距突、横弓,以及其他需要注意的区域,如压痛点、胼胝等。

(2)录入患者信息:打开足底扫描软件,新建患者档案,录入患者的基本信息,包括姓名、性别、出生年月、身高、体重、鞋码及之前评估的内容和矫形器处方内容。

（3）足底扫描：该步骤主要使用足底扫描仪扫描患者足部的二维和三维图像。具体操作步骤如下。

1）足底二维扫描：指导患者站在承重台上，双足均放置在扫描区域内，设置软件进行扫描。

2）足底三维扫描：患者坐位，矫形器师调整患者足部至距下关节中立位，提醒患者保持该足部位置不动，设置软件进行扫描（图 13-5-11）。

3）完成后，将扫描文件传输至鞋垫设计软件进行设计修改。

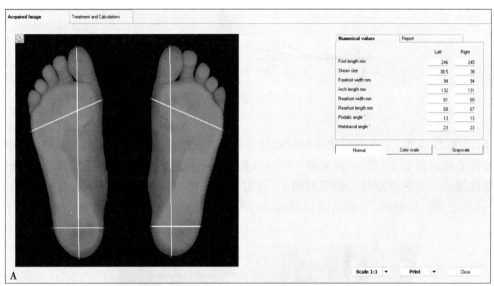

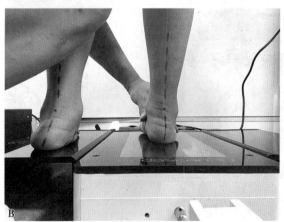

图 13-5-11　足底二维及三维扫描（A、B）

（4）矫形鞋垫设计：可以利用软件对患者足部进行必要的修型，包括足弓对线的调整、跖骨头近端材料的移除、骨性标记处材料的增加或减少等。在进行设计时，还可以选择软件自带的模块化工具进行快速修型，包括：①跖骨垫，用以提供横弓支撑；②足跟杯，增加足部与矫形器的接触面积；③趾状组合形，增加足底的本体感觉；④前足旋前/旋后楔形，控制前足的旋后/旋前运动；⑤后足旋后楔形，控制跟骨的过度外翻。此外，还可以通过自定义区域，使用填补材料或削减材料的方式进行特定区域的设计（图 13-5-12）。

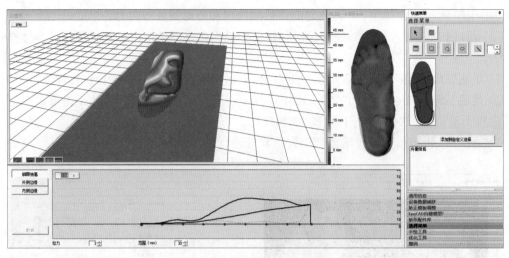

图 13-5-12 矫形鞋垫设计

（5）矫形鞋垫加工：在完成矫形鞋垫设计后，相关数据可以通过计算机辅助制作软件传输到数控铣磨机进行加工制作。首先将一整块鞋垫母板放入数控铣磨机，并使用真空仪吸附，然后设置软件自动开始矫形鞋垫的雕刻加工，该过程一般需要几分钟到十几分钟。完成后，取出母板，裁剪下刻好的鞋垫，并将边缘打磨光滑（图 13-5-13）。

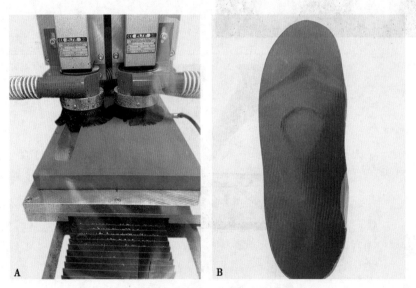

图 13-5-13 矫形鞋垫加工（A、B）

（6）适配与调整：患者赤脚站于矫形鞋垫内，观察矫形鞋垫是否达到处方要求，足底是否全贴覆，力线是否得到矫正，是否舒适，并根据实际情况进行必要的调整。

（7）成品加工：在完成适配调整后，根据需要在矫形鞋垫表面粘贴合适的表层材料，主要有彩色 EVA 板、黑白 EVA 板或绒布材料。取出患者鞋内的普通鞋垫，将矫形鞋垫的底部形状加工成普通鞋垫的形状，使其可以恰好放进鞋内（图 13-5-14）。

（8）交付使用：矫形鞋垫制成交付使用时，应认真向患者（小儿患者向其父母）说明矫形鞋垫的使用方法、清洁方式，指导患者穿用矫形器期间产生综合征（皮肤压红、疼痛等）时的临时处理方法和出现故障时的对策，穿戴矫形鞋垫期间应同时进行的康复训练和功能训练等。此指导内容是有效使用矫形鞋垫的关键，不可忽视。

（9）随访：矫形鞋垫应进行定期随访，一般 3 个月或半年随访一次。以了解矫形鞋垫的使用效果，必要时可返回进行修改和调整。由于矫形鞋垫材料的特性，长期穿戴后会被压缩导致变形，从而无法达到预设的矫正效果（图 13-5-15）。一般来说，需要在 1 年左右进行更换。

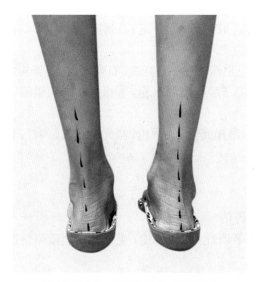

图 13-5-14　矫形器鞋垫成品适配

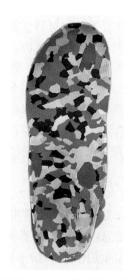

图 13-5-15　矫形鞋垫磨损

（吴　文　李　磊）

第六节　踝 - 足矫形器适配流程

踝 - 足矫形器（ankle-foot orthosis，AFO）是指下肢矫形器中具有从小腿到足底结构、对踝关节运动进行控制的矫形器，也称小腿矫形器。

踝 - 足矫形器的分类如下。

1. 按功能作用分类　分为固定性踝 - 足矫形器、矫正性踝 - 足矫形器、免荷性踝 - 足矫形器、长度补偿性踝 - 足矫形器。

2. 按材料分类　分为金属踝 - 足矫形器、热塑性塑料踝 - 足矫形器、碳纤踝 - 足矫形器、布制踝 - 足矫形器等。

3. 按形状结构分类　分为静态踝 - 足矫形器、带踝关节铰链踝 - 足矫形器、动态踝 - 足矫形器。

4. 按产品形式分类　分为成品踝 - 足矫形器、半成品踝 - 足矫形器、定制踝 - 足矫形器。

一、教学目的

1. 掌握踝 - 足矫形器适配前的功能检查评估和处方制定。

2. 掌握踝 - 足矫形器制作过程中的技术要点，具备测量取型和修型操作，制作踝 - 足矫形器成品的能力。

3. 掌握踝 - 足矫形器的适合性检查，具备对踝 - 足矫形器质量和功能进行检验和评价的能力。

4. 熟悉成品踝 - 足矫形器的种类和应用。

5. 了解踝 - 足矫形器的分类。

二、设备、工具及材料

1. 评估工具和设备　检查床、阅片机、评估表等。

2. 测量工具　量角器、游标卡尺、皮尺、直尺、线锤等。

3. 取型工具和材料　取型椅、保鲜膜、凡士林、取型袜、记号笔、石膏剪、切割刀、切割条、水槽、橡胶手套、跟高模块、石膏绷带。

4. 修型工具和材料　砂箱及固定架、圆锉、半圆锉、平锉、石膏碗、石膏调刀、石膏粉。

5. 成型设备和材料　台钳、抽真空管、真空泵、剪刀、恒温水箱、平板加热器或烘箱、曲线锯、低温热塑板、高温热塑板、纱套等。

6. 组装调整设备和材料　震动锯、打磨机、打磨抛光轮、热风枪、激光对线仪、铆杠、铆钉、子母扣、踝关节模块、尼龙搭扣等。

三、操作流程

（一）矫形器处方前的信息收集、检查和需求评估

1. 信息收集　记录患者的个人信息，询问患者既往史、现病史、主要的功能障碍情况、既往矫形器的使用情况、矫形器的使用环境等。

2. 感觉功能检查　重点检查肢体与矫形器接触部分的感觉功能，对于感觉损伤的患者，应嘱患者及家属在使用矫形器时关注患者的皮肤情况。

3. 关节活动度检查　根据实际需求，测量相应关节的主动运动和被动运动角度，采用中立位 0° 记录方法。

4. 肌力检查　根据实际需求情况，通过徒手肌力检查来确定相应肌肉的肌力等级。

（二）处方制定

在康复小组综合评估后，根据评估结果并结合患者的康复目标及家庭经济能力制定矫形器处方。

（三）成品踝 - 足矫形器的选配

成品踝 - 足矫形器是按照小腿和足部的轮廓形状进行批量生产的一类矫形器。适配时，通常是根据患者的肢体尺寸，选配对应规格大小的矫形器，便可直接使用，一般不需要对矫形器进行修改，或只需要对足底进行部分修剪以方便穿鞋。成品踝 - 足矫形器相对定制踝 - 足矫形器价格便宜、容易购买、适配简单，一般适用于功能障碍程度较轻、对固定和矫正功能要求不高的患者，但需要注意的是成品踝 - 足矫形器与肢体的贴合度一般，由此产生的活塞运动可能会损伤肢体皮肤，因此对于畸形严重、肌张力高、感觉功能障碍等患者应慎重选用。临床常用的成品踝 - 足矫形器主要是整体式的碳纤踝 - 足矫形器和塑料踝 - 足矫形器。

1. 碳纤踝 - 足矫形器　由碳纤维和树脂材料合成，具有良好的动态力学特性、能够更好地存储和释放能量、强度高、质量轻、价格相对昂贵等特点。临床上可根据患者的病情、功能障碍情况、经济承受能力等进行综合选配。

2. 塑料踝 - 足矫形器　具有重量轻、方便穿戴、应用范围广、可一定程度修改、价格相对便宜等特点。临床上可根据患者的功能障碍情况和肢体尺寸进行综合选配。

（四）定制踝 - 足矫形器的制作流程

1. 低温热塑踝 - 足矫形器的制作

（1）对患者进行评估：根据患者功能障碍和需求情况，确定矫形器处方。

（2）获取肢体轮廓线图：在冠状面上参照小腿和足部外形画出相应的形状，获得该肢体轮廓线图。

（3）制作纸样：先将轮廓线图参照一定的比例进行放大（一般为肢体围长的1/4），获得矫形器板材的基础样式即纸样，然后将纸样剪裁，在患者肢体上进行试样，观察大小和长短是否合适，并根据实际情况进行调整。

（4）剪裁板材：根据调整好的纸样在低温热塑板材上画出相应的形状，然后用大力剪进行裁剪，获得制作用的板材。

（5）肢体塑形：患者取俯卧位，暴露肢体，操作者将剪裁好的低温热塑板材放入恒温水箱，浸泡于70℃温水中3～5分钟，待板材软化后取出，用毛巾擦干，抹少量滑石粉，从后向前置于患者肢体进行塑形，塑形时注意保持踝关节在功能位或所需体位，用弹力绷带均匀缠绕直至板材冷却定型。

（6）矫形器试样：将获得的模型进行适当剪裁、打磨和抛光后，与肢体进行适配，观察关节角度、轮廓大小和局部压力情况等是否符合要求，如需修改可使用热风枪对矫形器进行局部加热或将矫形器局部置于水箱中加热并进行相应调整。

（7）附件安装：将修改好的矫形器安装尼龙扣带或魔术贴，必要时可加免压垫，完成制作过程。

2. 高温热塑踝 - 足矫形器的制作（带踝关节铰链）

（1）取型

1）准备取型相关的工具和材料

①取型工具：包括皮尺、直尺、卡尺、量角器、石膏剪刀、记号笔、水槽等。

②取型材料：包括石膏绷带、保鲜膜、凡士林、棉纱套、切割软管、橡胶手套、楔形块等。

2）测量

①标记：患者肢体涂抹凡士林后套上取型袜或缠绕保鲜膜，用记号笔标记腓骨小头、内踝、外踝、第一跖骨头、第五跖骨头、第五跖骨基底、跟腱、压痛点及其他需要特别注意的部位。

②测量：包括地面到腓骨小头的高度（图13-6-1）、腓骨小头下方2.5cm处的围长、小腿最粗处围长（图13-6-2）、小腿最细处围长（图13-6-3）、内踝高度（图13-6-4）、外踝高度（图13-6-5）、踝关节宽度（图13-6-6）、脚前掌宽度（图13-6-7）、全足长度（图13-6-8）、有效跟高等。以上测量数据根据临床实际需要进行加减，并记录在尺寸表中（图13-6-9）。

3）石膏取型

①一般在坐位下进行，嘱患者坐在椅子上，髋关节和膝关节保持90°位，踝关节保持0°位。如患者无法在坐位下进行取型，则需要借助取型床在仰卧位下进行。

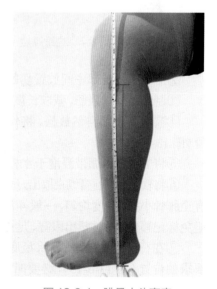

图 13-6-1 腓骨小头高度

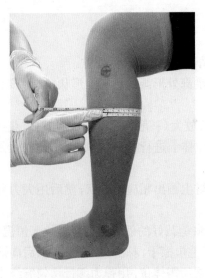

图 13-6-2 小腿最粗处围长

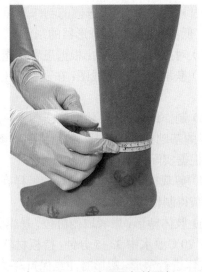

图 13-6-3 小腿最细处围长

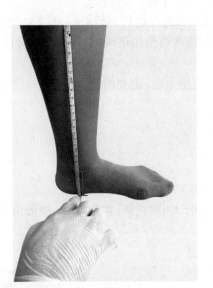

图 13-6-4 内踝高度

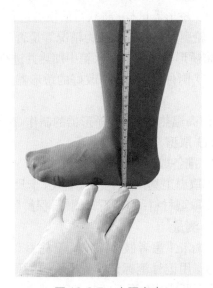

图 13-6-5 内踝高度

②沿小腿及足部中间放置切割软管。

③制作足底加强筋，截取长度约为大踇趾到跟腱距离的 4 层厚石膏绷带条，浸泡于水槽中。

④嘱患者足部自然放松，将作为加强筋的 4 层石膏绷带条均匀敷在足底和跟腱并揉抹光滑（图 13-6-10）。

⑤将 1 卷石膏绷带浸泡于水槽中，使其充分吸收水分软化。

⑥将软化后的石膏绷带取出，适当挤压水分，从足远端开始由内而外缠绕石膏绷带（图 13-6-11），直至腓骨小头，厚度均匀，一般 4 层左右为宜。边缠绕绷带，边用手将石膏表面抹光滑，要注意避免标记移位，同时塑出跟腱、足弓、内外踝等关键部位的形状（图 13-6-12）。

⑦在石膏开始凝固前，将足底置于地面，足跟置于跟高楔形块，使踝关节保持中立位或所要求的位置（图 13-6-13），必要时对肢体进行手法矫正，并用直尺在模型前面和外侧面分别画出对线参考线。

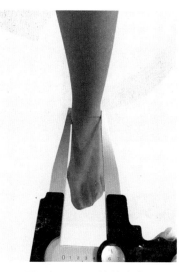

图 13-6-6 踝关节宽度

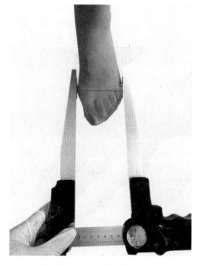

图 13-6-7 脚前掌宽度

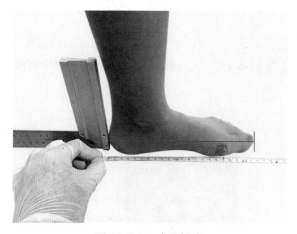

图 13-6-8 全足长度

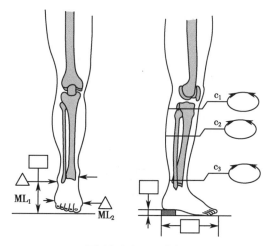

图 13-6-9 尺寸表

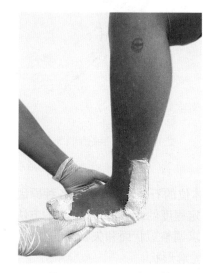

图 13-6-10 足踝加强筋

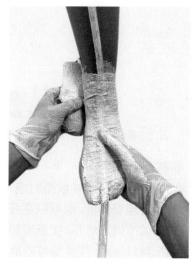

图 13-6-11 缠绕石膏绷带

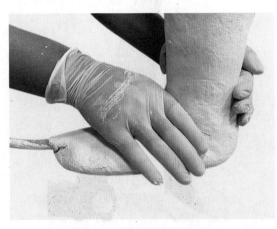

图 13-6-12 关键部位塑形

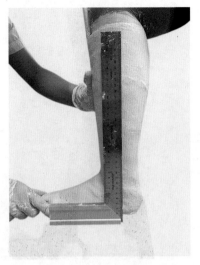

图 13-6-13 中立位

⑧石膏固化后，在模型前面画出横向对接线，用石膏剪刀沿切割软管剪开石膏绷带，取下石膏模型（图 13-6-14）。

⑨将患者肢体清洁干净并转移至安全位置。

⑩根据需要用记号笔加深石膏模型的标记（图 13-6-15），然后参照对接线用石膏绷带将模型重新对接，并在模型上标记患者信息。

⑪打扫卫生，整理取型材料和工具。

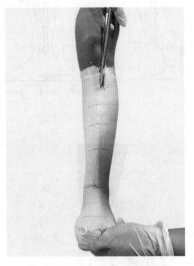

图 13-6-14 剪开石膏阴型

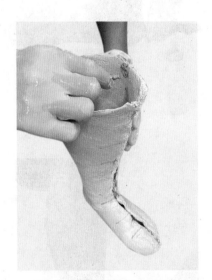

图 13-6-15 描绘加深标记

（2）灌制石膏阳型

1）调整石膏阴型：常规取型时应尽可能获得理想体位的石膏阴型，如因各种原因在取型过程中无法获得理想体位，则可以在石膏阴型上进行一定程度的调整修正，调整的方法是先在石膏阴型的踝关节周围切开，按照矫形器处方的角度要求调整冠状面和矢状面的基准线，然后使用石膏绷带封口加固，注意尽可能地不破坏踝关节的轮廓形状。

2）定位踝关节轴：在额状面内，以外踝顶点的高度为基准，用记号笔标记出石膏模型的内外侧等高线。矢状面内,以内踝顶点位置为基准点,通过该点做内侧等高线的垂线,交点即为内踝的关节轴心(图 13-6-16);以外踝顶点前 8～10mm 的位置为基准点,通过该点做外侧等高线的垂线,交点即为外踝的关节轴心(图 13-6-17),最后使用激光对线仪进行校对。确定好踝关节轴心后,沿轴线插入相应的踝关节轴心模块,密封加固。

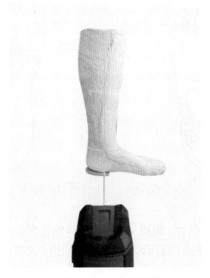
图 13-6-16 内踝对线

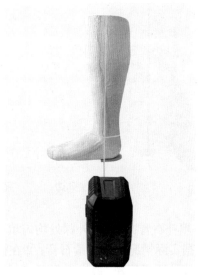
图 13-6-17 外踝对线

3)灌制石膏阳型

①在石膏阴型涂抹凡士林或注入肥皂水作为脱模分离剂,接着参考对线情况将石膏阴型固定于砂箱中,插入弯制好的 L 形钢管,然后调制适量的石膏浆,搅拌均匀后注入阴型中。同时调制钢管的位置,使其尽量位于阴型的中间位置。注意钢管下端不能接触阴型,钢管上端超过阴型端面10cm左右,最后用夹持夹将钢管固定好,等待石膏浆固化,完成石膏阳型的灌制。

②待石膏完全固化变硬后,将患者姓名或编号记录于阳型端面。将石膏阴型上的对线基准线转移到阳型上,剥离表面石膏绷带,获得石膏阳型。对石膏尺寸和表面标记进行复核。

(3)修整石膏阳型

1)将阳型置于水平面上,检查额状面和矢状面对线基准线,确保基本符合对线要求,如不符合则通过修整足底进行调整。

2)参照测量数据尺寸,使用锉刀对阳型进行均匀修整,注意避免涉及骨突点及压痛点等敏感部位,使各尺寸达到目标尺寸,与肢体轮廓相符合。

3)确定前进方向线和滚动边:前进方向线为跟骨中点和大踇趾中点(或大踇趾和第二趾之间的中点)的连线,是额状面内前后对线基准线在足底的投影(图 13-6-18)。滚动边为过第一跖骨头、第五跖骨头连线的中点,做前进方向线的垂线,该垂线即为滚动边(图 13-6-18)。

4)修足底支持面:用平锉修整足跟底部区域,使足跟底部区域与滚动边处于同一水平面,共同构成足底支持面,同时观察冠状面和矢状面对线基准线是否符合要求,如有偏差可根据实际情况在足底支持面区域削减或填补石膏,整个过程需要考虑跟高因素。

5)修前翘:以滚动边为界限,使用平锉将前足区域修成与水平面成5°左右的斜面。

6)修足弓:使用半圆锉或圆锉将中足区域的内侧纵弓、外侧纵弓(图 13-6-19)和横弓(图 13-6-20)修整出连续完整的弧面。

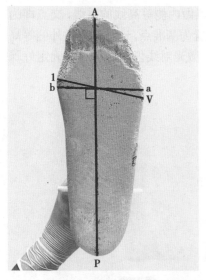

图 13-6-18 前进方向线和滚动边

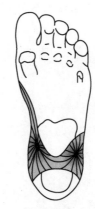

图 13-6-19 内侧纵弓和外侧纵弓

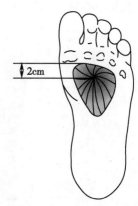

图 13-6-20 横弓

7）填补石膏：①在内外踝处均匀填补厚约 5mm 的石膏，跟腱、足舟骨、其他骨突点或免荷区域根据实际情况填补适量石膏；②在模型的上缘填补适量石膏，做出免压翻边；③在模型内外侧缘填补适量石膏，做出弧形开口；在足跟周围适当填补石膏，增加足跟支撑面积；④在模型前足区域填补石膏，使整个前翘斜面均匀延长 1cm。

8）参照确定好的转动轴心，在踝关节轴心模块的两侧安装上踝关节铰链，确保内外侧关节面相互平行，且与矢状面平行、与地面垂直，并用石膏进行固定。

9）复核石膏阳型的对线和尺寸，确保符合处方要求。

10）使用细砂网将石膏阳型打磨光滑，放置于指定区域，打扫工作台，完成修型工作。

（4）真空热塑成型

1）设备和工具：设备包括平板加热器或红外线烘箱、真空泵、台钳。工具包括曲线锯、真空管、剪刀、石棉手套、绳子等。

2）成型前准备

①石膏模型干燥：常用的方法是用保鲜膜在石膏模型表面进行缠绕以隔离水分，或将石膏模型放置于红外线烘箱中以 80℃ 左右的温度烘干。将干燥处理的模型插入真空管并固定在台钳上，再套上纱套或棉质袜套。

②根据实际需要制作加强筋和软垫，并固定于相应的部位。

③板材下料：测量石膏模型的整体长度、小腿最大围长、跟骨到足背的围长，并相应加长 3～5cm。首先将所得数据在热塑板材上画出相应形状，使用曲线锯切割裁剪，然后用刮边器对板材进行刮平修整，最后用酒精将板材擦拭干净。一般建议成人踝 - 足矫形器使用 4mm 的板材，儿童踝 - 足矫形器使用 3mm 的板材，具体根据实际情况选择。

3）热塑成型

①加热板材：将平板加热器或红外烘箱升温到板材标定的温度（聚丙烯 180℃ 左右，聚乙烯 160℃ 左右）后，将裁剪好的板材光面向上放入其中，加热时间一般为 15～20 分钟，直至板材到熔融透明状态。

②模型成型：操作者戴双层石棉手套，将加热好的板材从平板加热器或红外线烤箱中取

出，从后向前、由近到远包围真空管和石膏阳型，到踝关节附近时要注意板材容易在此处折叠，需要沿模型长轴呈 45°的方向牵拉板材，最后将全部板材在模型前方粘接在一起，用剪刀把多余的板材裁剪掉。

③抽真空成型：用绳子在板材与真空管的搭接处进行封口，同时打开真空泵进行抽真空成型，观察各位置搭接处是否紧密粘合，如出现漏气现象应立刻进行封堵，确保熔融状态的板材能在真空负压作用下紧密吸附在模型上，最后等待模型冷却，关闭真空泵，完成真空成型过程（图 13-6-21）。

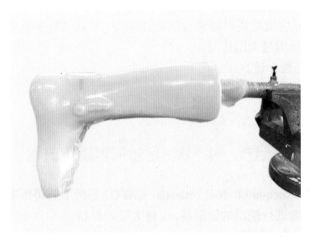

图 13-6-21　真空热塑成型

（5）组装与调整

1）使用记号笔将矫形器所需的形状轮廓描画出来后，用震动锯沿线条进行切割，再将切割得到的矫形器进行打磨和抛光。

2）安装踝关节铰链，确保关节同轴，必要时可以进行微调。

3）在矫形器上缘和踝关节处安装尼龙扣带，粘贴免压垫，如有需要可根据实际情况添加其他附件。

（6）适合性检查

1）试穿前检查：①矫形器的内面和边缘是否平整光滑；②踝关节铰链安装是否牢固，转动轴是否与行进方向垂直、与地面平行；③螺钉连接、尼龙扣带的安装是否牢固。

2）坐位和站立位检查：①矫形器的形状轮廓是否与患者肢体相符合；②坐位时是否容易穿脱矫形器、鞋的大小是否合适；③坐位时是否能屈膝 105°而不会对大腿部产生压迫不适；④站立时是否稳定安全，是否有明显的身体前倾或后倾；⑤站立时鞋底是否能够全部承重平放于地面；⑥矫形器上缘是否压迫腓总神经，其高度一般为腓骨小头下 2.5cm 左右；⑦踝关节铰链与内外踝顶点之间是否有合适的间隙，一般为 5～8mm；⑧踝关节矫正带的位置和矫正力量是否合适，是否能达到矫形效果的同时不引起明显的疼痛不适。

3）步行检查：①矫形器是否能改善患者步态；②鞋和矫形器的前足部分是否有利于患者完成蹬离活动；③步行时是否会出现非疾病因素的异常步态；④步行时矫形器是否会出现变形；⑤步行过程中肢体与矫形器之间是否有明显的移位或活塞运动。

4）脱去矫形器的检查：①穿戴是否舒适，穿脱是否方便；②观察压痕，免荷的部位应无明显压痕，可施加压力的部位出现压痕应在短时间内逐渐消退；③其他需要的检查事项。

（7）使用训练：踝-足矫形器初检合格后移交康复治疗师进行使用训练，详见第十四章第二节。

（8）随访：为保证患者的功能进展情况与矫形器的处方要求相匹配，应进行定期随访。随访间隔时间视具体情况而定，如1个月、3个月、6个月或1年一次。对于随访中发现的问题，能够修改调整时应及时进行修改调整，无法修改调整时应对患者进行重新评估、制定新的矫形器处方并进行新的矫形器适配。

四、注意事项

1. 适配矫形器前后应对患者进行康复训练，以取得更好的效果。

2. 矫形器制作完成后应对矫形器进行适合性检查，尤其是对于感觉功能有减退或损伤的患者，确定是否有局部压力过大的情况。

3. 确认患者用鞋是否合适。

（吴　文　陈　欢）

第七节　膝-踝-足矫形器适配流程

膝-踝-足矫形器（knee-ankle-foot orthosis，KAFO）是指下肢矫形器中具有从大腿部到足底结构、对膝踝关节运动进行控制的矫形器，也称大腿矫形器。

膝-踝-足矫形器的分类如下。

1. **按功能作用分类**　分为固定性膝-踝-足矫形器、矫正性膝-踝-足矫形器、免荷性膝-踝-足矫形器、长度补偿性膝-踝-足矫形器。

2. **按材料分类**　分为金属膝-踝-足矫形器、塑料膝-踝-足矫形器、碳纤膝-踝-足矫形器等。

一、教学目的

1. 掌握膝-踝-足矫形器适配前的功能检查评估和处方制定。

2. 掌握膝-踝-足矫形器制作过程中的技术要点，具备测量取型和修型操作、制作膝-踝-足矫形器成品的能力。

3. 掌握膝-踝-足矫形器的适合性检查，具备对膝-踝-足矫形器质量和功能进行检验和评价的能力。

4. 了解膝-踝-足矫形器的分类。

二、设备、工具及材料

1. **评估工具和设备**　检查床、阅片机、评估表等。

2. **测量工具**　量角器、游标卡尺、皮尺、直尺、线锤等。

3. **取型工具和材料**　取型椅、保鲜膜、凡士林、取型袜、记号笔、石膏剪、切割刀、切割条、水槽、橡胶手套、跟高模块、石膏绷带。

4. **修型工具和材料**　砂箱及固定架、圆锉、半圆锉、平锉、石膏碗、石膏调刀、石膏粉。

5. **成型设备和材料**　台钳、抽真空管、真空泵、剪刀、恒温水箱、平板加热器或烘箱、曲线锯、低温热塑板、高温热塑板、纱套等。

6. 组装调整设备和材料　震动锯、打磨机、打磨抛光轮、热风枪、激光对线仪、铆杠、铆钉、子母扣、膝关节模块、膝关节支条、尼龙搭扣等。

三、操作流程

（一）矫形器处方前的信息收集、检查和需求评估

1. 信息收集　记录患者的个人信息，询问患者既往史、现病史、主要的功能障碍情况、既往矫形器的使用情况、矫形器的使用环境等。

2. 感觉功能检查　重点检查肢体与矫形器接触部分的感觉功能，对于感觉损伤的患者，应嘱患者及家属在使用矫形器时应关注患者的皮肤情况。

3. 关节活动度检查　根据实际需求情况，测量相应关节的主动运动和被动运动角度，采用中立位 0°记录方法。

4. 肌力检查　根据实际需求情况，通过徒手肌力检查来确定相应肌肉的肌力等级。

（二）处方制定

在康复小组综合评估后，根据评估结果并结合患者的康复目标及家庭经济能力制定矫形器处方。

（三）定制膝 - 踝 - 足矫形器的制作流程

1. 低温热塑膝 - 踝 - 足矫形器的制作

（1）对患者进行评估，根据其功能障碍和需求情况，确定矫形器处方。

（2）获取肢体轮廓线图：在冠状面参照大腿、小腿和足部外形画出相应的形状，获得该肢体轮廓线图。

（3）制作纸样：先将轮廓线图参照一定的比例放大（一般为肢体围长的 1/4），获得矫形器板材的基础样式即纸样，然后将纸样剪裁，在患者肢体上进行试样，观察大小和长短是否合适，并根据实际情况进行调整。

（4）剪裁板材：根据调整好的纸样在低温热塑板材上画出相应的形状，然后用大力剪进行裁剪，获得制作用的低温板材。

（5）肢体塑形：进行膝 - 踝 - 足矫形器取型时，应根据患者的实际功能障碍情况采取最合适的取型体位。一般情况下患者取俯卧位，暴露肢体。将剪裁好的低温热塑板材放入恒温水箱，浸泡于 70℃温水中 3～5 分钟，待板材软化后取出，用毛巾擦干，涂抹少量滑石粉，从后向前放置于患者肢体上进行塑形，建议双人配合操作，一人负责膝关节及以上部分，另一人负责小腿及踝足部分，塑形时注意保持膝踝关节在功能位或所需体位，用弹力绷带均匀缠绕直至板材冷却定型。

（6）矫形器试样：将获得的模型进行适当剪裁、打磨和抛光后，与肢体进行适配，观察关节角度、轮廓大小和局部压力情况等是否符合要求，如需修改可使用热风枪对矫形器进行局部加热或将矫形器局部放置于水箱中加热并进行相应调整。

（7）附件安装：将修改好的矫形器安装尼龙扣带或魔术贴，必要时可加上免压垫，完成制作过程。

2. 高温热塑膝 - 踝 - 足矫形器的制作（带膝关节铰链）

（1）取型

1）取型相关的工具和材料：包括皮尺、直尺、卡尺、量角器、石膏剪刀、记号笔、水槽、石膏绷带、保鲜膜、凡士林、棉纱套、切割软管、橡胶手套、足底平板等。

2）测量

①标记：患者肢体涂抹凡士林后套上取型袜或缠绕保鲜膜，用记号笔标记大转子、髌骨、膝间隙、腓骨小头、内踝、外踝、第一跖骨头、第五跖骨头、第五跖骨基底、跟腱、压痛点及其他需要特别注意的部位。

②测量：包括地面到大转子的高度、地面到会阴的高度、大转子到会阴处的围长和宽度、股骨髁上处的围长和宽度、地面到膝间隙的高度、膝关节的左右宽度（图 13-7-1）、膝关节的前后宽度（图 13-7-2）、地面到腓骨小头的高度、腓骨小头下方 2.5cm 处的围长、小腿最粗处围长、小腿最细处围长、内踝高度、外踝高度、内外踝宽度、有效跟高、第一跖骨头到第五跖骨头之间的宽度、全足长度等。以上数据根据临床实际需要进行测量，并记录在尺寸表中（图 13-7-3）。

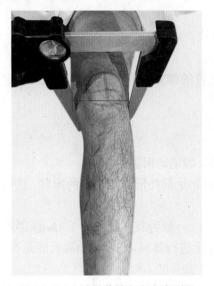

图 13-7-1　膝关节的左右宽度测量

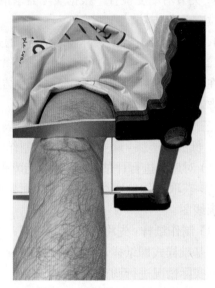

图 13-7-2　膝关节的前后宽度测量

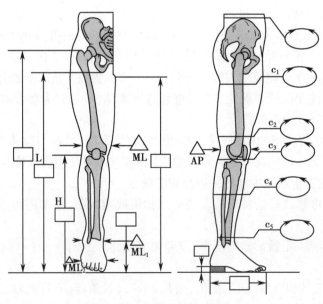

图 13-7-3　尺寸表

3）石膏取型

①患者仰卧于取型床上，髋关节、膝关节和踝关节保持放松。

②沿大腿、小腿和足部中间放置切割软管。

③根据患者实际情况，准备3卷左右的石膏绷带及若干石膏绷带条，绷带条作为加强筋使用，主要用于足定跟腱、腘窝、膝关节内外侧等部位（图13-7-4）。

④将石膏绷带浸泡于水槽中，建议双人配合操作，一人负责抬起下肢及肢体定位，另一人由耻骨联合向大转子方向缠绕石膏绷带，由上而下，厚度均匀，一般4层左右为宜，边缠绕绷带，边用手将石膏表面抹光滑，同时塑出髌骨轮廓、各骨突点、跟腱及足弓等部位的形状。

⑤在石膏开始凝固前，将足底置于平板上，使踝关节保持中立位，膝关节保持5°左右的屈曲位，髋关节轻度外展位，注意避免石膏阴型的跟骨和小腿后侧部分受压变形，有需要时可对肢体进行手法矫正，确保肢体保持在所要求的对线位置（图13-7-5）。

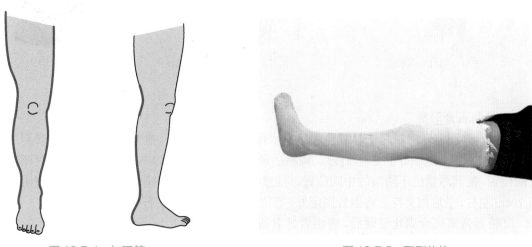

图 13-7-4　加强筋　　　　　　　　　　　图 13-7-5　取型体位

⑥石膏固化后，在模型前面画出横向对接线，用石膏剪刀沿切割软管剪开石膏绷带（图13-7-6），取下石膏模型。

⑦将患者肢体清洁干净并转移至安全位置。

⑧根据需要用记号笔加深石膏模型的标记，然后参照对接线用石膏绷带将模型重新对接，并在模型上标记患者信息。

⑨打扫卫生，整理取型材料和工具。

（2）灌制石膏阳型

1）调整石膏阴型：常规取型时应尽可能获得理想体位的石膏阴型，如因各种原因在取型过程中无法获得理想的体位，则可以在石膏阴型上进行一定程度的调整修正，调整的方法是先在石膏阴型的膝关节和踝关节周围切开，按照矫形器处方的角度要求调整冠状面和矢状面的基准线，然后使用石膏绷带封口加固，注意尽可能不破坏膝关节和踝关节的轮廓形状。

2）定位膝关节轴：膝关节机械转动轴的高度位于内收肌结节和膝关节间隙的中间，一般为膝关节间隙上20～25mm；在此高度，转动轴心位于膝关节前后径的6∶4的交点处（图13-7-7）。根据实际工作需要，借助工作台（图13-7-8）检查石膏阴型冠状面和矢状面的对线情况并校对膝关节转动轴，然后沿轴线插入相应的膝关节轴心模块（图13-7-9），最后密封加固石膏阴型。

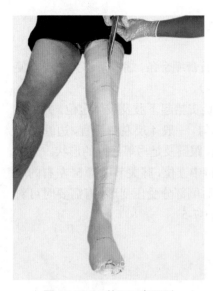

图 13-7-6　剪开石膏阴型

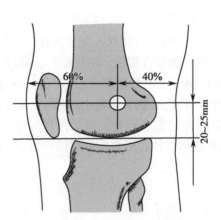

图 13-7-7　膝关节轴心

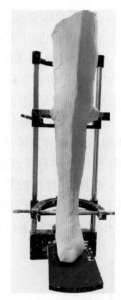

图 13-7-8　工作台对线

3) 灌制石膏阳型

①在石膏阴型上涂抹凡士林或注入肥皂水作为脱模分离剂。参考对线情况将石膏阴型固定于砂箱中，插入弯制好的 L 形钢管。调制适量的石膏浆，搅拌均匀后注入阴型，同时调制钢管的位置，使其尽量位于阴型的中间位置。注意钢管下端不能接触阴型，钢管上端超过阴型端面 10cm 左右，最后用夹持夹将钢管固定好，等待石膏浆固化，完成石膏阳型的灌制。

②待石膏浆完全固化变硬后，将患者姓名或编号记录于阳型端面。将石膏阴型上的对线基准线转移到阳型上。剥离表面石膏绷带，获得石膏阳型。对石膏尺寸和表面标记进行复核（图 13-7-10）。

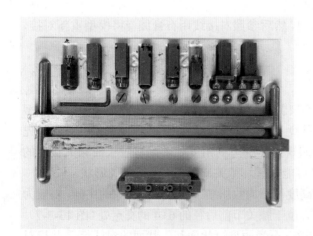

图 13-7-9　关节模具

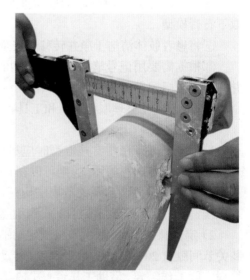

图 13-7-10　尺寸复核

（3）修整石膏阳型

1）将阳型置于水平面上，检查额状面和矢状面对线基准线，确保基本符合对线要求，如不符合则通过修整足底进行调整。

2）参照测量数据尺寸，使用锉刀对阳型进行均匀修整，注意避免涉及骨突点及压痛点等敏感部位，使各尺寸达到目标尺寸，与肢体轮廓相符合。

3）确定前进方向线和滚动边

①前进方向线：跟骨中点和大踇趾中点（或大踇趾和第二趾之间的中点）的连线，是额状面内前后对线基准线在足底的投影。

②滚动边：过第一跖骨头、第五跖骨头连线的中点，做前进方向线的垂线，该垂线即为滚动边。

4）修足底支持面：用平锉修整足跟底部区域，使足跟底部区域与滚动边处于同一水平面，共同构成足底支持面，同时观察冠状面和矢状面对线基准线是否符合要求，如有偏差可根据实际情况在足底支持面区域削减或填补石膏，整个过程需要考虑跟高因素。

5）修前翘：以滚动边为界限，使用平锉将前足区域修成与水平面成5°左右的斜面。

6）修足弓：使用半圆锉或圆锉将中足区域的内侧纵弓、外侧纵弓和横弓修整出连续完整的弧面。

7）填补石膏：①在膝关节内外侧均匀填补厚约 10mm 的石膏；在内外踝处均匀填补厚约 5mm 的石膏；跟腱、足舟骨、其他骨突点或免荷区域根据实际情况填补适量石膏。②在小腿上缘、大腿的下缘和大腿的上缘分别填补适量石膏，做出免压翻边；在模型内外侧缘填补适量石膏，做出弧形开口。注意小腿上缘和大腿下缘距离膝关节铰链转动轴心的距离一般是相等的（图 13-7-11）。③在足跟周围适当填补石膏，增加足跟支撑面积。④在模型前足区域填补石膏，使整个前翘斜面均匀延长 1cm。

8）复核石膏阳型的对线和尺寸，确保符合处方要求。

9）使用细砂网将石膏阳型打磨光滑，放置于指定区域，打扫工作台，完成修型工作。

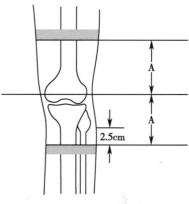

图 13-7-11　大腿下缘和小腿上缘

（4）真空热塑成型

1）设备和工具：设备包括平板加热器或红外线烘箱、真空泵、台钳。工具包括曲线锯、真空管、剪刀、石棉手套、绳子等。

2）成型前的准备

①石膏模型干燥：常用的方法是用保鲜膜在石膏模型表面进行缠绕以隔离水分，或将石膏模型放置于红外线烘箱以 80° 左右的温度烘干。将干燥处理的模型插入真空管并固定在台钳上，再套上纱套或棉质袜套。

②制作加强筋和软垫：根据实际需要制作，并将加强筋和软垫固定于相应的部位。

③板材下料：测量石膏模型的整体长度、大腿最大围长、跟骨到脚背处的围长，并相应加长 3～5cm，将所得数据在热塑板材上画出相应形状，接着使用曲线锯切割裁剪，然后用刮边器对板材进行刮平修整，最后用酒精将板材擦拭干净。一般建议成人膝 - 踝 - 足矫形器使用 5mm 的板材，儿童膝 - 踝 - 足矫形器使用 4mm 的板材，具体根据实际情况选择。

3）热塑成型

①加热板材：将平板加热器或红外烘箱升温到板材标定的温度（聚丙烯180℃左右，聚乙烯160℃左右）后，将裁剪好的板材光面向上、横向放入其中，加热时间一般为20分钟左右，直至板材到熔融透明状态。

②模型成型：两位操作者戴双层石棉手套后，将加热好的板材从平板加热器或红外线烤箱中取出，比对好长度及宽度后将板材敷在石膏模型上，双人配合操作，一人负责大腿和膝关节部分的搭接，抽真空管处留出5cm左右的长度，另一人负责小腿和足底部分的搭接，要注意板材容易在踝关节附近折叠，需要沿模型长轴呈45°的方向牵拉，最后将全部板材在模型前方粘接在一起，用剪刀剪掉多余的板材。

③抽真空成型：用绳子在板材与真空管的搭接处进行封口，同时打开真空泵进行抽真空成型，观察各个位置的搭接处是否紧密粘合，如出现漏气应立刻进行封堵，确保熔融状态的板材能在真空负压作用下紧密吸附在模型上，最后等待模型冷却，关闭真空泵，完成真空成型过程。

（5）组装与调整

1）使用震动锯沿膝关节轴周围切开板材，放入膝关节模块，对大腿支条进行定位（图13-7-12），保证膝关节与膝关节铰链之间留出8～10mm的间隙。

2）将支条按照矫形器内外侧面的轮廓，使用马口扳手进行弯曲加工，直至支条和矫形器表面贴合（图13-7-13），注意不要使支条发生扭转，同时确保膝关节铰链及双侧支条相互平行，且与矢状面平行、与地面垂直，最后标记支条与矫形器的位置对应关系，并截去多余的支条。

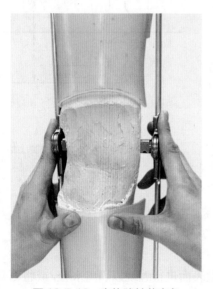

图13-7-12 定位膝关节支条

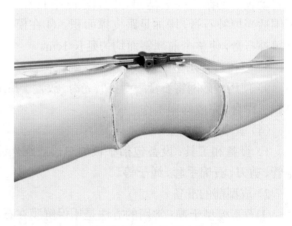

图13-7-13 加工支条

3）确定支条的打孔位置，对支条和板材进行打孔。

4）使用记号笔将矫形器所需要的形状轮廓描画出来后，用震动锯沿线条进行切割，再将切割得到的矫形器进行打磨和抛光，同时对支条进行打磨和抛光。

5）将矫形器膝、膝关节关节铰链和大腿支条进行组装和固定。

6）在矫形器大腿上缘、大腿下缘、小腿上缘和踝关节处安装尼龙扣带，粘贴免压垫，如有需要可根据实际情况添加其他附件,初步完成膝-踝-足矫形器的制作(图 13-7-14)。

（6）适合性检查

1）试穿前检查:①矫形器的内面和边缘是否平整光滑;②矫形器与支条之间的连接是否牢固;③膝关节铰链安装是否牢固,转动轴是否与行进方向垂直、与地面平行;④小腿的上缘和大腿的下缘距离膝关节铰链转动轴心的距离是否相等;⑤螺钉连接、尼龙扣带的安装是否牢固。

2）坐位和站立位检查:①矫形器的形状轮廓是否与患者肢体相符合;②坐位时是否容易穿脱矫形器,鞋的大小是否合适;③坐位时是否能屈膝 105° 而不对腿部产生压迫不适感;④站立时是否稳定安全,是否有明显的身体前倾或后倾;⑤站立时鞋底是否能够全部承重平放于地面;⑥矫形器小腿部分的上缘是否压迫腓总神经,其高度一般为腓骨小头下 2.5cm 左右;⑦矫形器大腿部分的上缘内侧应在会阴下 2～3cm,上缘外侧应在大转子下 2～3cm;⑧内外踝顶点

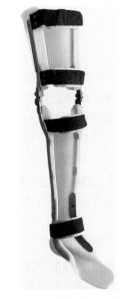

图 13-7-14　膝-踝-足矫形器

与矫形器边缘之间是否有合适的间隙,一般为 5～8mm;⑨膝关节与膝关节铰链之间是否有合适的间隙,一般为 8～10mm;⑩膝关节矫正带及膝压垫的位置和矫正力量是否合适,是否能达到矫形效果的同时不引起明显的疼痛不适;⑪膝关节铰链锁是否容易开启和闭合,锁止是否稳定可靠;⑫患者进行坐位和站立位相互转换时,膝关节与矫形器之间是否会产生明显的位移,皮肤是否会因摩擦产生疼痛不适。

3）步行检查:①矫形器是否能改善患者步态;②鞋和矫形器的前足部分是否有利于患者完成蹬离活动;③步行时是否会出现非疾病因素的异常步态;④步行时矫形器是否会出现变形;⑤步行过程中肢体与矫形器之间是否有明显的移位或活塞运动。

4）脱去矫形器的检查:①穿戴是否舒适,穿脱是否方便;②观察压痕,免荷的部位应无明显压痕,可施加压力的部位出现的压痕应在短时间内逐渐消退;③其他需要的检查事项。

（7）使用训练:膝-踝-足矫形器初检合格后移交康复治疗师进行使用训练,详见第十四章第二节。

（8）随访:为保证患者的功能进展情况与矫形器的处方要求相匹配,应进行定期随访。随访间隔时间视具体情况而定,如 1 个月、3 个月、6 个月或 1 年一次。对于随访中发现的问题,能够修改调整时应及时进行修改调整;无法修改调整时应对患者进行重新评估、制定新的矫形器处方并进行新的矫形器适配。

四、注意事项

1. 适配矫形器前后应对患者进行康复训练,以取得更好的效果。

2. 矫形器制作完成后应对矫形器进行适合性检查,尤其是对于感觉功能有减退或损伤的患者,确定是否有局部压力过大的情况。

3. 确认患者用鞋是否合适。

（吴　文　陈　欢）

第八节 膝矫形器适配流程

膝矫形器(knee orthosis,KO)是指髋关节以下、踝关节以上、跨过膝关节的矫形器。
膝矫形器的分类如下。

1. 按功能分类 分为固定性膝矫形器和矫正性膝矫形器。

2. 按材料分类 分为金属支条式膝矫形器、塑料膝矫形器和软性膝矫形器。

3. 按关节铰链分类 分为单轴自由活动膝关节铰链矫形器、轴心后置膝关节铰链矫形器、扇形可调式膝关节铰链矫形器、内齿形可调式膝关节铰链矫形器和多轴膝关节铰链矫形器。

4. 按产品形式分类 分为成品膝矫形器和定制膝矫形器。

一、教学目的

1. 掌握膝矫形器制作前患者的评估及处方的制定。

2. 熟练膝矫形器制作过程中的技术要点和操作流程。

3. 了解膝矫形器的分类。

二、设备、工具与材料

1. 评估设备器具 检查床、角度尺、信息记录卡。

2. 制作设备 恒温水箱、高温烤箱、台钳、真空泵、震动锯、激光对线仪、打磨机、砂箱及固定架、热风枪等。

3. 专用工具 皮锤、剪刀、游标卡尺、内六角扳手、马口扳手、铆杠、标记笔、圆锉、半圆锉、软尺、石膏剪刀、石膏调刀、石膏碗、石膏搅拌器、壁纸刀、石棉手套、切割防护条等。

4. 材料与零部件 石膏绷带、石膏粉、铆钉、尼龙搭扣、丙纶纱套、聚丙烯塑料板、低温热塑板、袜套、膝关节模块等。

三、操作流程

(一)患者检查评估及处方制定

1. 检查评估

(1)整体观察

1)观察患者整体情况,是否方便取型。

2)膝关节状态,是否有运动障碍,关节活动度是否受限。

3)有无骨折未愈,伤口有无红、肿、热、痛;是否有压疮。

4)患者坐位平衡是否正常(若能站立则检查重心线所处的位置),其间可以询问有无其他病史。

(2)感觉检查:膝矫形器使用时会接触患者皮肤,如果患者皮肤的浅感觉有损伤,可能会导致患者察觉不到皮肤压力而增加其皮肤破溃的风险,所以应嘱患者及家属在使用矫形器时关注患者皮肤状况。

(3)关节活动度检查:关节活动范围可以通过关节的主动运动和被动运动来评估。

(4)肌力检查:通过徒手肌力检查来确定肌力等级。

2. 处方制定 在康复协作组综合评估后,根据评估结果并结合患者的康复目标及家庭经济能力制定矫形器处方。

（二）成品膝矫形器的选配

1. 成品膝关节铰链矫形器 是一种膝关节带锁角度可调的矫形器（图13-8-1），该矫形器可以将膝关节固定于可调范围内，穿戴使用方便。主要适用于膝关节术后或损伤后的限位固定，如髌骨脱位、髌骨骨折和膝部韧带损伤等疾病。

2. 可调膝内外翻矫形器 主体为高强度铝合金，主要提供膝关节内外翻的矫正力，两侧膝关节铰链处带有关节限位插件（图13-8-2）。主要适用于膝关节骨性关节炎、前后交叉韧带断裂重建及半月板手术后稳定或限制关节活动。

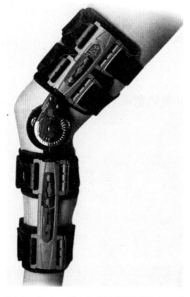

图 13-8-1 成品膝关节铰链矫形器

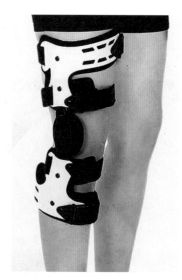

图 13-8-2 可调膝内外翻矫形器

3. 运动护膝 运动护膝内外侧通常带有弹簧支条（图13-8-3），可以轻度稳定膝关节。主要适用于膝关节扭伤、轻度骨性关节炎及运动时的膝关节保护。

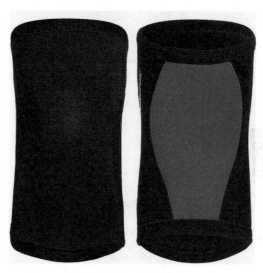

图 13-8-3 运动护膝

（三）定制膝矫形器的制作适配流程

1. 低温热塑膝矫形器的适配流程

（1）测量并记录：测量小腿最粗处围长、大腿最粗处围长、大转子到外踝的距离（图 13-8-4），并做好记录。

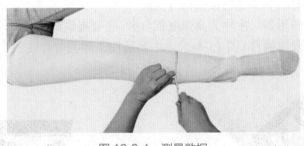

图 13-8-4　测量数据

（2）剪裁板材：适当放宽测量尺寸，裁剪相应大小的低温热塑板（图 13-8-5）。

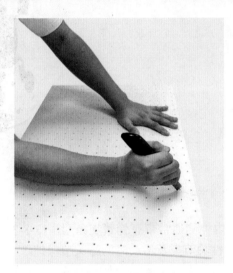

图 13-8-5　裁剪板材

（3）塑形：为患者穿戴下肢取型袜，将剪裁好的低温热塑板材浸泡于 70℃ 的恒温水箱中，待变软后用毛巾擦干敷在患者患肢处并进行有效的调整，包括中立位调整、内外旋调整等，直至低温热塑板材恢复硬度后取下（图 13-8-6）。

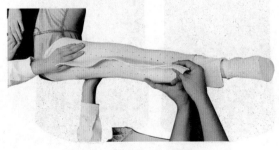

图 13-8-6　塑形

（4）半成品修整：对取下的板材进行适当剪裁，包括矫形器翻边、髌骨免荷和开口方向调整，如需调整位置或角度可用热风枪加热处理，之后使用打磨机对矫形器进行打磨抛光（图13-8-7）。

（5）安装辅助件：在矫形器大腿、小腿上各安装两条尼龙搭扣带（图13-8-8）。

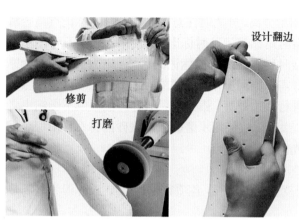

图13-8-7 修剪、翻边、打磨

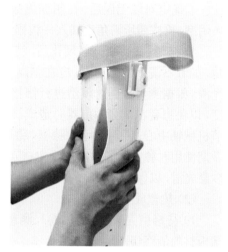

图13-8-8 安装配件

（6）适合性检查

1）检查矫形器边缘是否平滑。

2）检查矫形器绑带是否牢靠。

3）检查矫形器是否达到患者临床固定需求。

4）检查患者穿戴矫形器是否存在异常压迫及疼痛。

5）确认患者或家属是否了解矫形器的正确使用方法。

6）患者穿戴矫形器30分钟后，脱下矫形器，检查其皮肤状况，确认皮肤完好。

2. 高温热塑膝矫形器的适配流程（动态膝外翻矫形器）

（1）测量、标记、取型和修型

1）测量：膝关节宽度、股骨内侧髁上宽度、股骨内侧髁下宽度，腓骨小头下2.5cm处的围长、宽度及与膝间隙的垂直距离，大腿相同距离处的围长及宽度。

2）标记：为患者穿上取型专用袜套后，使用记号笔标出髌骨轮廓、膝间隙位置、腓骨小头位置、股骨内侧髁上及髁下边缘线、腓骨小头下2.5cm位置及大腿相应上边缘位置。

3）取型

①取型时的患者体位：患者取仰卧位，髋关节外旋5°左右，膝关节放松微屈以模拟膝关节的正常站立位。

②取石膏阴型：首先放置切割防护条，把石膏绷带浸入温水中（水温不能过高，否则石膏绷带固化速度会过快），在大腿标记上2cm处从上到下缠绕石膏绷带，初始阶段完整缠绕2圈后慢慢向下缠绕，用均匀的拉力缠绕，缠绕至小腿标记下2cm时多缠绕2~3层，之后在膝关节正后方多缠2层石膏绷带（主要目的是加强阴型关节处强度），在石膏绷带未硬化前及时塑出膝关节周围形状。在前方切割的部位画出横向封口对合线，待石膏凝固后沿切割线用石膏剪剪开或用壁纸刀割开，小心取下石膏阴型，注意不要划伤患者。

③简单清洗患肢，清理场地，修整石膏阴型，用记号笔重新在阴型内部加深所画的标记，用石膏绷带封口。

④先检查石膏阴型的对线，如果对线误差较大则先进行阴型调整，将石膏阴型调整到正确对线。

⑤确定对线无误后，在阴型内涂抹凡士林或肥皂水作为脱模剂。将搅拌均匀的石膏浆灌入阴型，再按照所需角度插入一根固定钢管，待石膏浆硬化后再进行后续操作。

4）修型：①待石膏浆硬化后，将阴型与阳型分离，分离时注意观察石膏阳型标记点是否清楚，如有不清晰的标记点，应在剥离石膏阴型时用标记笔及时标出；②使用锉刀将石膏阳型锉光滑，根据测量数据对模型进行修整；③修型时所有涉及骨性标记的区域，应适当增加石膏厚度，以免患者在试穿矫形器时造成挤压，同时需在膝间隙水平面取前后连线中点，以确定膝关节机械轴中心；④对模型的膝上、膝下部分进行翻边处理，膝关节后侧翻边位置以不影响患者后期使用时膝关节屈曲功能为主；⑤待修型结束后，应使用水磨砂纸或铁砂网将石膏阳型表面砂磨光滑，以保证成型时的板材内表面平整光滑。

（2）热塑成型

1）待修型完成后，使用卷尺测量模型长度及上下围长，各项数据均增加5cm即为高温热塑板材的最终切割尺寸。

2）材料选用：常用板材有聚丙烯（PP）板材。PP板相对强度、刚性及抗弯曲疲劳强度较高，但价格成本高。板材厚度常见有3mm、4mm、5mm三种规格，需根据患者体重、活动强度等情况及矫形器的设计情况选择板材。

3）将石膏模型固定在真空抽型台钳上，先套1层保鲜膜隔绝模型的剩余水分，再在保鲜膜外层套1层成型袜套，注意袜套不能存在明显的褶皱。

4）根据板材产品标定的温度设置烘箱温度，将裁好的板材放入已达到温度的烘箱中，待板材加热至透明状，将其取出覆盖石膏模型并进行合缝，将板材粘接缝放置在模型正前方，确保侧后方板材光滑，无褶皱现象。用封口绳将板材与真空管处密封，打开真空泵进行抽真空成型。若板材没有吸附则检查是否漏气，密封后裁剪多余的边料继续抽真空，直至板材冷却后停止。

（3）组装金属支条

1）待成型冷却后，使用震动锯切割机械转动中心处的板材，暴露机械轴，以方便后续支条对线。

2）分别将两侧支条的转动轴与模型机械轴重合，再使用马口扳手将金属支条弯折并与模型表面贴合。

3）将弯折好的金属支条切割成合适长度，去除超出矫形器边缘的金属支条。

4）将弯折切割好的支条上下各钻两个孔，再根据钻好的孔确定矫形器上的钻孔。

（4）组装矫形器

1）将矫形器外壳分为上下两片，使用震动锯将其沿着边缘翻边线从模型上切割下来。

2）用打磨机对矫形器外壳进行打磨抛光。

3）使用螺丝将打磨好的外壳与金属支条组装在一起，检查组装后的对线是否正确。

4）在矫形器上下各装订两条子母扣绑带。

（5）适合性检查

1）穿戴检查：主要检查矫形器是否符合处方要求，穿戴是否有困难等。

2）坐位检查：主要检查坐位时，矫形器小腿后侧上边缘是否过高，大腿下边缘与小腿上边缘距离是否合适,有无屈曲障碍,有无挤压患者皮肤。

3)站立检查:主要检查矫形器尺寸是否合适,以及穿戴后患者的站立稳定性。

4)步行检查:主要观察患者穿戴矫形器后,有无异常步态,以及矫形器是否有位移等现象。穿戴矫形器时,应无异常,无杂音。

(四)注意事项

1. 适配矫形器前后应对患者进行康复训练。

2. 矫形器制作完成后要对矫形器进行适合性检查,尤其是对于感觉功能减退或损伤的患者,确定是否有局部压力过大的情况。

3. 确认患者着装是否合适,避免贴身穿戴矫形器,以及避免矫形器外层衣物过紧。

(王艳洋)

第九节　髋‐膝‐踝‐足矫形器适配流程

髋‐膝‐踝‐足矫形器(hip-knee-ankle-foot orthosis,HKAFO)多采用双侧膝‐踝‐足矫形器或双侧踝‐足矫形器,通过矫形器髋关节铰链和/或膝关节与硬式腰骶矫形器相连接构成,又称截瘫步行器(walking orthosis),分为无助动功能步行矫形器和助动功能步行矫形器,多应用于脊髓损伤患者。

临床上使用的截瘫步行矫形器类型比较多,可从患者损伤平面和截瘫步行器的功能对髋‐膝‐踝‐足矫形器进行分类。

1. 根据患者损伤平面分类

(1)交替行走矫形器系统:用于 T_{10} 节段以下、L_2 节段以上截瘫。

(2)交互迈步矫形器系统:用于 T_4 节段以下、L_2 节段以上截瘫。

2. 根据截瘫步行器的功能分类

(1)无助伸功能的截瘫步行器:以产自美国的往复式截瘫步行器(RGO)和中国往复式截瘫步行器(CRGO)系统为代表。

(2)带助伸功能的截瘫步行器:以产自英国的改进性往复式截瘫步行器(ARGO)系统为代表。

(3)带助动功能的截瘫步行器:以产自英国和中国截瘫步行机器系统为代表。

一、教学目的

1. 掌握髋‐膝‐踝‐足矫形器适配前的功能检查评估和处方制定。

2. 掌握髋‐膝‐踝‐足矫形器制作过程中的技术要点,具备测量取型、修型操作和制作髋‐膝‐踝‐足矫形器成品的能力。

3. 掌握髋‐膝‐踝‐足矫形器的适合性检查,具备对髋‐膝‐踝‐足矫形器质量和功能进行检验和评价的能力。

4. 了解髋‐膝‐踝‐足矫形器的分类。

二、设备、工具及材料

1. 评估工具和设备　检查床、阅片机、评估表等。

2. 测量工具　量角器、游标卡尺、皮尺、直尺、线锤等。

3. 取型工具和材料　取型椅、保鲜膜、凡士林、取型袜、记号笔、石膏剪、切割刀、切割条、水槽、橡胶手套、跟高模块、石膏绷带等。

4. 修型工具和材料　砂箱及固定架、圆锉、半圆锉、平锉、石膏碗、石膏调刀、石膏粉等。

5. 成型设备和材料　台钳、抽真空管、真空泵、剪刀、恒温水箱、平板加热器或烘箱、曲线锯、低温热塑板、高温热塑板、纱套等。

6. 组装调整设备和材料　震动锯、打磨机、打磨抛光轮、热风枪、激光对线仪、铆杠、铆钉、子母扣、膝关节模块、膝关节支条、尼龙搭扣等。

三、操作流程

（一）矫形器处方前的信息收集、检查和需求评估

1. 信息收集　记录患者的个人信息，询问患者既往史、现病史、主要的功能障碍情况、既往矫形器的使用情况、矫形器的使用环境等。

2. 感觉功能检查　重点检查肢体与矫形器接触部分的感觉功能，对于感觉损伤的患者，应嘱患者及家属在使用矫形器时关注患者的皮肤情况。

3. 关节活动度检查　根据实际需求，测量相应关节的主动运动和被动运动角度，采用中立位 0° 记录方法。

4. 肌力检查　根据实际需求情况，通过徒手肌力检查来确定相应肌肉的肌力等级。

（二）处方制定

在康复小组综合评估后，根据评估结果并结合患者的康复目标及家庭经济能力制定矫形器处方。

（三）定制髋 - 膝 - 踝 - 足矫形器的适配流程

1. 新型互动式截瘫步行器（Walkabout）的制作与适配流程

（1）取型体位：患者仰卧位，膝关节处于 5°～15° 伸展位，踝关节处于 2°～3° 背屈位，足尖外展 5°～10°（图 13-9-1）。

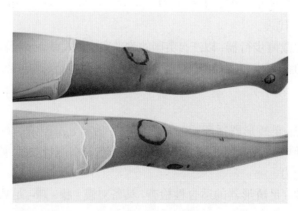

图 13-9-1　取型体位

（2）取型：常见石膏绷带取型和画轮廓图两种方法。

1）石膏绷带取型：①在患肢缠绕保鲜膜或套上棉质袜套；②画出下肢体表骨性标记，分别测量足底到膝间隙、会阴和耻骨联合的距离；③从近端向下或从远端足部向上缠绕石膏绷带（图 13-9-2）。

2）画轮廓图：①在一张纸上画出双下肢在冠状面的轮廓图；②轮廓图应包括所有常规信息，如小腿最粗处和最细处位置及围长等；③画图时必须标明膝间隙、会阴和大转子的高度；④准确标记大转子下10mm位置，并测量该处内外侧宽度。

（3）修整：修整完的两侧石膏阳型内外踝关节及膝关节的角度和高度要一致，确保左右两侧的石膏阳型可以重合（图13-9-3）。阳型上必须标注行进线和安装内外侧支条的位置。

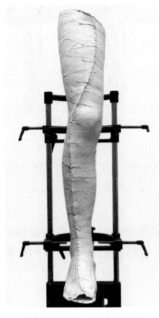

图13-9-2　石膏阴型

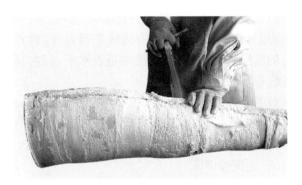

图13-9-3　石膏阳型

（4）成型加工

1）热塑成型：使用5mm的聚丙烯热塑板准备踝部加强筋，以及整体成型材料。首先踝部加强筋成型，然后整体成型。

2）支条制作

①支条选择：下肢支条通常选用棘爪锁带拉绳膝关节或落环锁膝关节。

②支条对线：关节应垂直于前进线，使用矫形器的定位工艺给关节定位，力求做到精准。支条应置于大腿的侧中线上，左右两侧支条的位置要相同，确保Walkabout的正常功能。

3）切割和打磨：①膝关节后部无夹痛感；②踝-足矫形器部分的边缘要尽可能地保留；③保证踝部有足够的强度；④大腿外侧边缘线位于大转子下缘10～15mm，大腿内侧边缘线位于会阴下15～20mm（注：此标准对女性患者尚无影响，但会影响男性患者的外生殖器官）。

4）组装

①膝-踝-足矫形器组装：在组装Walkabout前，先按照装配KAFO的原理和对线要求组装好膝-踝-足矫形器各部分零件，包括左右两侧KAFO内外侧支条走向一致，膝关节铰链的高度一致；左右两侧踝关节角度约为跖屈5°，以便于鞋的适配。

②关节与矫形器连接：卸下Walkabout关节与KAFO相连接的卡片，通过可调节松紧箍与KAFO的内侧支条相连接，并把连接好的两侧KAFO与Walkabout关节组装在一起。

③调整足踝对线：调整Walkabout各部位的对线及尺寸，行走器的足踝与前进线一般保持外展5°，两脚间距离保持23cm左右。如果未达到要求可在Walkabout关节的卡片与KAFO内

侧支条间加楔形块进行调节。铰链对线调整：调整步行器的铰链垂直于两侧矫形器的内侧壁。高度调整：通过调整 Walkabout 关节卡片与 KAFO 内侧支条间的松紧箍，确定步行器会阴部位的顶部应与矫形器内侧缘水平。调整宽度：检查大转子下缘向下 10mm 处矫形器的宽度，应与测量时的宽度相等。见图 13-9-4。

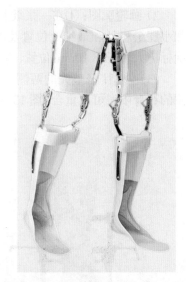

图 13-9-4　新型互动式截瘫步行器（Walkabout）

（5）适合性检查

1）装配好步行器后，将整个矫形器立起来检查双脚的间距。一般情况：①身高 1.5～1.65m，双脚应分开 22～23cm；②身高 1.65～1.75m，双脚应分开 24.5cm（最大）；③身高超过 1.75m，双脚应最大分开至 26cm（注：双脚的间距宽度可通过加减步行器与内侧支条间不同厚度的楔片来调整）。

2）试穿前检查所有的螺钉和螺母是否锁紧；检查所有带子的固定是否适当；检查所有边缘是否光滑；检查足底部分与鞋的适配；检查步行器的顶端是否水平，同时还要垂直于行进线等。

3）穿上左右两侧 KAFO 后，再安装 Walkabout 关节连接两侧的下肢矫形器并锁住。将双腿锁定在伸展位，并检查步行时内侧高度是否高于会阴。检查塑料板材的边线及内外踝等骨突部位。标出需要改动的地方，如有必要立刻修改。

（6）适配性训练

1）穿戴训练

① KAFO 的穿戴：首先患者坐在与膝盖等高的床上或轮椅上，解锁膝关节铰链，然后双手握住截瘫步行器的双侧大腿支条，从头部套下，自上而下将矫形器穿上。

② Walkabout 关节的穿戴：穿戴好双侧 KAFO 后，用 Walkabout 关节将两侧 KAFO 连接在一起。

③鞋的穿戴：用拾物器将鞋放在手里，把腿伸直放在与膝等高的凳子上，将鞋穿上。最后，绑好膝部的带子，使用助行架撑起站立。

2）平行杠训练：从正常的站立位开始。

①提左足训练：将患者的右手前移，躯干稍前倾，通过左手支撑将身体重心向右侧支撑腿移动。此时，左脚可以轻轻地离开地面。

②提右足训练：与提左足训练相反，将左手前移，躯干稍前倾，右手支撑将身体重心向左侧支撑腿移动，右脚可以轻轻地离开地面。

③迈步训练：通过伸展躯干将臀部回缩，双手向下撑住平行杠，互动钢缆即带动左足或右足向前迈出。

重复训练，直到患者完全掌握重心转移的技巧，实现迈步时手脚的协调性。

另外，在行走训练时要特别注意：①在步行过程中患者强有力的摆动对迈步很重要；②对于儿童，必须帮助他们被动地迈步，直到完全掌握；③平行杠训练时是用手推平行杠而不是拉平行杠，如果在训练中习惯了用手拉平行杠迈步，随后的更高级的助行架训练和肘杖训练将很难完成；④过度屈曲髋部和躯干会使行走很累，并且容易拉伤髋部和肩部；⑤摆动腿时过度侧方倾斜，后倾式的摆动耗能较大，安全性较差。

步行训练最重要的是在步行初期形成一个良好的行走习惯。不好的步行习惯一旦形成，就难以纠正。为了便于患者步行训练时自我矫正，可在其前面摆放一面镜子，有利于步态的改善。同时，在步行训练过程中应教会患者在平行杠里向后、向侧方行走和转身。

3）助行架和肘杖训练：患者使用助行架和肘杖时步态是不同的。

①使用肘杖行走：肘杖更容易操纵，可以提供更快和更有效率的步行，而且适合在不平坦的路面上行走。

②使用助行架行走：助行架可以提供更好的稳定性和安全性，并且使站起和坐下更加容易。但是使用助行架行走比使用肘拐要慢，使用助行架时每向前迈一步都要停顿一下。

③不同行走阶段的转换：大部分患者在训练过程中都是从平行杠到助行架，然后到肘杖。如果患者希望最终使用肘杖，而且符合条件，则从平行杠直接进展到使用肘杖是很有利的，因为两者的行走方式都是四点步行。

助行架训练：当患者能够在平行杠中行走，且平衡性良好时，就可以开始训练使用助行架。助行架的选择非常重要，需注意：应有足够的宽度和深度，并且前面两脚带轮，后面两脚无轮。前方膝部以下不应有横梁，以免限制步幅；扶手应向后延伸，与助行架的后脚等长，以便帮助患者站起和坐下；助行架的重量并不重要，但应该容易在地板上移动。

肘杖训练：使用肘杖训练需要良好的平衡和自信。当患者在平行杠中或使用助行架行走比较平稳流畅后，可以过渡到肘杖训练。训练预备：在训练之初，可以通过一侧使用肘杖，另一侧放在平行杠上练习的方式加强锻炼，两侧交替进行；训练姿势：训练过程中提醒患者身体不要过度前倾，否则容易引起双臂过度疲劳，而且还会限制行走步幅；肘杖要求：为了避免拐杖训练时发生滑倒现象，建议在肘杖头安装防滑头。

台阶、石阶和楼梯训练：有条件的患者可尝试台阶、石阶和楼梯训练，但是需要患者有足够信心和强壮的上肢力量。训练时先尝试小的台阶和石阶，上台阶需用摆动步态，选用肘杖较好。对于非常矮和宽的台阶可以使用一个合适的助行架。

2. 往复式截瘫步行器（RGO）的制作与适配流程

（1）检查评估与测量

1）明确患者是否存在不适合装配 RGO 的疾病或功能障碍。

2）检查患者双下肢关节活动度是否正常，各关节是否能够达到功能位。

3）检查脊柱屈伸及旋转活动是否受限，有无脊柱侧凸，脊柱是否稳定。

4）评估患者的长坐位和端坐位是否达到 3 级。

5）评估患者上肢功能是否正常。

6）测量足底到膝间隙的距离、足底到大转子的距离、大转子到脊柱损伤部位的距离、从后面测量两侧大转子部位臀围的围长、两侧大转子间的距离。

（2）取型

1）石膏绷带缠绕：从膝间隙上 50～100mm 处开始向下缠绕石膏绷带（约 4 层）至足趾，或从足趾向上开始缠绕石膏绷带至股骨内侧髁位置。

2）对线调整：调整脚和踝的位置，保证足底与下肢成 90°，避免出现跟骨内外翻或前足内收 / 外展的情况。为了达到最佳的取型角度，可定制一个直角板，并酌情留出鞋跟的高度。避免任何膝部或踝部的旋转。

3）取下阴型：待石膏固化后，从患者腿上取下阴型并沿开口处封好，以免变形。如阴型潮湿不便运输，应进行包装或存于塑料袋内。

（3）修型

1）灌型：用传统方法灌入液体石膏浆，在石膏硬化前从阴型顶端插入长度、形状合适的钢筋棍，深度应距离足底 10~15cm。

2）脱阴型：石膏固化好后即可脱去阴型，注意将阴型收藏好以备必要时参考，如需调整跖屈或背屈角度等，可在填充石膏浆前进行。

3）核查尺寸：在石膏阳型上画出标记点，并核查尺寸。

4）填补石膏：阳型上任何可能引起压迫的部位增补 3~5mm 的石膏。例如：跖趾关节内侧和外侧、第五跖骨基底部、舟骨、内踝、外踝、跟腱、腓骨小头、膝部中心部位等。

5）膝关节部位修整：阳型膝关节部位的内侧缘需要包住股骨内侧髁，外侧缘到腓骨下约2cm 的位置；跖趾关节修整：前足内外侧跖趾关节应保持水平，并有向上 3°~5° 的角度；对称性检查：将修整完的石膏模型放在同一水平面，检查角度、高度等是否一致。

6）模型砂光：将修整完的石膏阳型表面砂光。

（4）成型加工

1）加强筋成型：首先把踝部和膝部加强筋加热至柔软（加热加强筋时烘箱温度一般调到120~150℃，以免加强筋变形），然后将其置于石膏阳型上。在矢状面上，将加强筋放于踝关节中部、切割线向后 25mm 处的适当位置，即踝的内外侧各一个；在水平面上，放于小腿腘窝、腓骨小头下约 25mm 处。

2）加强筋打磨：将加强筋边缘打磨成朝向石膏阳型的斜面，在抽真空时起到弹力紧缩的作用，避免加强筋脱落。

3）整体成型：将加强筋用去头的铁钉固定在阳型上，然后选用 5mm 的聚丙烯材料整体加热成型。

4）组装：根据患者的身高，把预先定制好的髋部装置和躯干控制支条与下肢踝 - 足矫形器组装起来。见图 13-9-5、图 13-9-6。

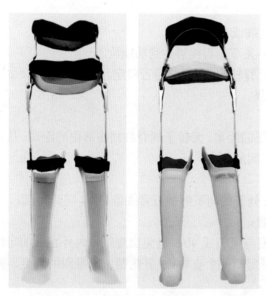

图 13-9-5　往复式截瘫步行器（RGO）

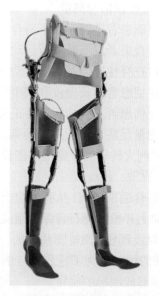

图 13-9-6　改进性往复式截瘫步行器（ARGO）

（5）适合性检查

1）骨突点检查：截瘫步行器的踝足部分是否磨伤患者下肢皮肤，尤其检查内外踝、舟骨、股骨内侧髁等位置。

2）铰链检查：截瘫步行器膝关节铰链应在膝间隙上 2cm，前后宽度的前 60% 和 40% 的位置；髋关节铰链在大转子上 2cm，并向前 1cm 的位置，两侧髋关节铰链到大转子的距离保持在 1~2mm，并且两侧的铰链应水平且相互平行。

3）腰间支条检查：腰间支条高度在脊髓损伤功能平面的上两节椎体的位置。

4）骨盆箍检查：骨盆箍的位置应与臀大肌的最高点平齐。

5）其他功能检查：站立时是否具有良好的对线，能否自如地坐下；足托部位是否能配置合适的鞋（一般需配置后跟稍高，且弹性较好的运动鞋）。

（6）适配性训练

1）穿戴训练

①骨盆箍的穿戴：首先患者坐在与膝盖等高的床上或轮椅上，解锁髋关节铰链，然后双手握住截瘫步行器的双侧大腿支条，从头部套下，自上而下将矫形器穿上。注意穿戴时，矫形器的骨盆箍位置要对准患者骨盆。

②下肢部分的穿戴：分别解锁两侧膝关节铰链，把小腿穿于踝-足矫形器内。

③鞋的穿戴：用拾物器将鞋放在手里，把腿伸直放在与膝等高的凳子上，将鞋穿上。最后，分别绑好膝部和腰间的带子，并锁住髋关节锁，使用助行架撑起站立。

2）平行杠训练：从正常的站立位开始。

①提左足训练：将患者的右手前移，躯干稍前倾，通过左手支撑将身体重心向右侧支撑腿移动。此时，左脚可以轻轻地离开地面。

②提右足训练：与提左足训练相反，将左手前移，躯干稍前倾，通过右手支撑将身体重心向左侧支撑腿移动，右脚可以轻轻地离开地面。

③迈步训练：通过伸展躯干将臀部回缩，双手向下撑住平行杠，互动钢缆即带动左脚或右脚向前迈出。重复进行这样的训练，直到患者完全掌握重心转移技巧，实现迈步时手脚的协调性。

另外，在行走训练时要特别注意：①在步行过程中患者强有力的摆动对于迈步很重要；②对于儿童，必须帮助他们被动迈步，直到完全掌握；③患者平行杠训练时是用手推平行杠而不是拉平行杠，如果患者在训练中习惯了用手拉平行杠迈步，接下来更高级的助行架训练和肘杖训练将很难完成；④过度屈曲髋部和躯干会使行走变得很累，并且容易拉伤髋部和肩部；⑤摆动腿时过度的侧方倾斜，后倾式的摆动耗能较大，安全性较差。

步行训练最重要的是在步行之初形成一个良好的行走习惯。不好的步行习惯一旦形成，就难以纠正。为了便于患者步行训练时自我矫正，可在患者前面摆放一面镜子，有利于步态的改善。同时，在步行训练过程中应教会患者在平行杠里向后、向侧方行走和转身。

3）助行架和肘杖训练：患者使用助行架和肘杖时步态是不同的。

①使用肘杖行走：肘杖更容易操纵，可以提供更快和更有效率的步行，而且适合在不平坦的路面上行走。

②使用助行架行走：助行架可以提供更好的稳定性和安全性，并且使站起和坐下更加容易。但是使用助行架行走比使用肘拐要慢，使用助行架每向前迈一步都要停顿一下。

③不同行走阶段的转换：大部分患者在训练过程中都是从平行杠到助行架，然后到肘杖逐步进展。如果患者希望最终使用肘杖，而且符合条件，那么从平行杠直接进展到肘杖是很有利

的，因为两者的行走方式都是四点步行。

助行架训练：当患者能够在平行杠中行走，且平衡性良好时，就可以开始训练使用助行架。助行架的选择非常重要，需注意几点：①助行架应该有足够的宽度和深度，并且前面两脚带轮，后面两脚无轮；②前方膝部以下不应该有横梁，以免限制步幅；③扶手应该向后延伸，与助行架的后足一样长，以便帮助患者站起和坐下；④助行架的重量并不重要，但应该容易在地板上移动。

肘杖训练：使用肘杖训练需要良好的平衡和自信。当患者在平行杠中或使用助行架行走比较平稳流畅后，可以过渡到肘杖训练。①训练预备：在训练之初，可以通过一侧使用肘杖，另一侧放在平行杠上练习的方式加强锻炼，两侧交替进行。②训练姿势：训练过程中提醒患者身体不要过度前倾，容易引起双臂过度疲劳，而且还会限制行走步幅。③肘杖要求：为了避免肘杖训练时发生滑倒现象，建议在肘杖头安装防滑头。

4）台阶、石阶和楼梯训练：有条件的患者可尝试台阶、石阶和楼梯训练，但是需要患者有足够信心和强壮的上肢力量。训练时先尝试小的台阶和石阶，上台阶需用摆动步态，选用肘杖较好。对于非常矮和宽的台阶可以使用一个合适的助行架。

（四）截瘫步行器的适应证

1. 新型互动式截瘫步行器（Walkabout）　适用于各种原因所致的截瘫患者，包括 T_{10} 或 T_{10} 以下、L_2 以上完全性截瘫或部分高位不完全性截瘫患者。

2. 往复式截瘫步行器（RGO）　适用于脊髓脊膜膨出症患儿、小儿脑瘫、多发性硬化患者、肌营养不良患者及外伤导致脊髓损伤神经平面在 $T_4 \sim L_2$ 之间完全性损伤的截瘫患者。

3. 改进性往复式截瘫步行器（ARGO）　多用于上胸段脊髓损伤的患者（一般损伤平面在 $T_{4 \sim 10}$ 的患者）、上肢力量比较弱的脊髓损伤患者。

（五）注意事项

1. 适配矫形器前后应对患者进行康复训练。

2. 矫形器制作完成后要进行适合性检查，尤其是对于感觉功能有减退或损伤的患者，确定是否有局部压力过大的情况。

3. 确认患者用鞋是否合适。

（王艳洋）

第十节　头－颈－胸椎矫形器适配流程

头－颈－胸椎矫形器可分为头部、颈椎、颈－胸椎矫形器。

一、头部矫形器

头部矫形器主要用于纠正颅骨生长时期的畸形，覆盖颅骨缺损的部分，避免脑部损伤。适用于颅骨修复术后、颅骨缺损及对不能自主控制运动的患者头部起到保护作用。对于头部有皮肤炎症、颅缝早闭患者不适用。头部矫形器的作用原理是对头部形成保护层，减缓外界因素对头部的刺激，从而起到保护和固定头部的作用，针对发育畸形的颅骨，头部矫形器可对畸形颅骨的凸出部位施加压力，释放凹陷部位，从而引导颅骨正常生长，促进对畸形颅骨的矫正。适用于斜头、短头、不规则头、舟状头等的矫正，矫正过程见图13-10-1。

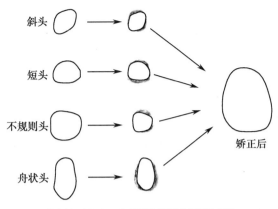

斜头

短头

不规则头

舟状头

矫正后

图 13-10-1 头部矫形器的矫正过程

头部矫形器的分类：①按照覆盖颅骨的程度分类，分为覆盖全部颅骨、覆盖部分颅骨；②按照产品形式分类，分为预制式矫形器、个性化定制矫形器；③按照材料分类，分为热塑板材头部矫形器、合成树脂头部矫形器、硅胶头部矫形器。

（一）教学目的

1. 掌握头部矫形器制作前患者的评估。

2. 掌握头部矫形器制作过程中的技术要点和操作流程。

3. 了解头部矫形器的分类。

（二）设备、工具及材料

1. 评估设备器具　卡钳、信息记录卡。

2. 制作设备　抽真空管、真空泵、激光对线仪、打磨机及打磨头、砂箱及固定架、热风枪、抽真空管夹具、恒温水箱。

3. 专用工具　包括剪刀、标记笔、软尺、石膏剪刀、石膏调刀、石膏碗、石膏搅拌器、石棉手套、切割防护条、干毛巾等。

4. 材料与零部件　石膏绷带、石膏粉、尼龙搭扣、聚丙烯塑料板材、低温热塑板材等。

（三）操作流程

1. 患者检查评估及处方制定

（1）检查评估：

1）整体观察：①观察患者整体情况，是否方便取型；②观察头部损伤与畸形程度；③观察头部活动范围；④观察头部皮肤有无异常；⑤观察有无骨折未愈，伤口有无红、肿、热、痛。

2）感觉功能检查：头部矫形器使用时会接触患者皮肤，如果患者皮肤的浅感觉有障碍，可能会导致患者察觉不到皮肤压力，从而增加其皮肤破溃的风险，所以应嘱患者及家属在使用矫形器时多关注患者皮肤状况。

（2）处方制定：在康复协作组综合评估后，根据对患者的评估结果结合装配头部矫形器的治疗目的及家庭经济能力制定矫形器处方。

2. 头部矫形器的选配

（1）覆盖全部颅骨矫形器的选配：可以保护全部颅骨，有较高的安全性，患者佩戴头部矫形器后也可以随意地向任何方向翻滚。根据患者的病情、适应能力、家庭经济承受能力等选择矫形器。

（2）覆盖部分颅骨矫形器的选配：可以保护头部特定区域，可以对特定区域施加压力，使颅骨向正常方向发育。根据患者的病情、适应能力、家庭经济承受能力等来选择矫形器。

（3）预制式矫形器的选配：可以选择的型号样式多样，通过对颅骨的测量选择适合患者的头部矫形器，还可针对患者的使用需求，对预制式矫形器进行改装。

（4）个性化定制矫形器的选配：可根据患者需求和处方进行量身定制，个性化定制矫形器可分为计算机辅助加工和传统手工加工两类，计算机辅助加工较传统手工加工更方便快捷。个性化定制矫形器见图13-10-2。

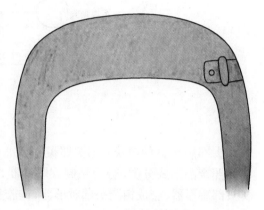

图 13-10-2　个性化定制矫形器

3. 定制头部矫形器的制作流程

（1）低温热塑头部矫形器的制作

1）测量并记录：为患者穿戴取型袜，用记号笔标记骨突处及需要特殊注意的部位，如颅骨异常凸出或凹陷部位。

测量头围：患者取立位、坐位或仰卧位，软尺的零点置于两眉弓连线的中点，将该处作为起点，软尺沿眉毛水平，绕过脑后枕骨结节，最后绕至起点处即为头围的长度，测量手法松紧适宜。

测量头顶弧长：患者取坐位，两眼平视前方。用力将头发压平，测量冠状面上通过头顶部的左右耳屏点间的表面距离。

测量头宽：患者取坐位，两眼平视前方。用卡钳与皮肤保持轻微接触，测量头部经过耳部上缘水平的最大宽度。

测量头长：患者取坐位，两眼平视前方。用卡钳与皮肤保持轻微接触，测量两眉弓连线的中点与头后部的最大尺寸，尽力压平头后面的头发。

测量最小额宽：患者取坐位，两眼平视前方。用卡钳与皮肤保持轻微接触，测量左右颞骨顶前颞间的直线距离，横过眉弓上方。

测量最大额宽：患者取坐位，两眼平视前方。用卡钳与皮肤保持轻微接触，测量左右眼窝框上缘颧骨间的直线距离，横过眉眼之间。

测量脸宽：患者取坐位，两眼平视前方，牙关合拢。测量两颧骨弓间的最大水平宽度。

2）剪裁板材：按照测量尺寸适当放宽，裁剪相应大小的低温热塑板材。

3）塑形：为患者穿戴取型袜，将剪裁好的低温热塑板材浸泡于水温为70℃的恒温水箱中，待其变软后用毛巾擦干敷在患者头部并进行有效的调整，包括颅骨凸出及凹陷处等，直至低温热塑板材恢复硬度后取下。

4）半成品修整：对取下的板材进行适当剪裁，如果颅骨凸出或凹陷部位需进行调整，可用热风枪加热处理。

5）安装辅助件：在头部矫形器前后段安装尼龙搭扣带。

（2）高温热塑头部矫形器的制作

1）测量、取型和修型

①测量：为患者穿戴取型袜，用记号笔标记骨突处及需要特殊注意的部位，如颅骨异常凸出或凹陷部位。填写患者基本信息及测量尺寸，测量尺寸包括头围、头顶弧长、头宽、头长、最

小额宽、最大额宽、脸宽，描画头部轮廓。

②取型：患者取坐位，两眼平视前方，头部保持在中立位。取石膏阴型：首先放置切割防护条，将石膏绷带浸入温水中（水温不能过高，否则石膏绷带固化速度会过快），头部缠绕石膏绷带，缠绕石膏时要按一定方向沿头部表面滚动，勿用力抽拉绷带，可用手掌塑形，塑出合适的头部形状，石膏阴型取到患者的发际线。在石膏未干前，注意勿使凸出部位受压。在前方切割的部位画出横向封口对合线，待石膏凝固后沿切割线用石膏剪剪开或用壁纸刀割开，小心取下石膏阴型，注意不要划伤患者。为患者简单清洗头部，清理场地，对石膏阴型进行修整，用记号笔重新在阴型内部加深所画的标记，然后用石膏绷带封口。先检查石膏阴型的对线，如果对线误差较大则先进行阴型调整，将石膏阴型调整到正确对线。使用激光对线仪进行精确定位。在阴型内涂抹凡士林或肥皂水作为脱模剂。

2）修型

①灌阳型：在石膏碗中倒入适量水，再加入适量石膏粉，用石膏搅拌器沿同一方向均匀缓慢搅拌，将搅拌均匀的石膏浆灌入阴型，待石膏凝固后剥出石膏阳型，复核阴型上的标记。整理阳型表面多余的石膏，将模型放在水平桌面检查对线，确保石膏阳型对线基本正确，若不正确需先进行调整。

②整体修型：检查石膏阳型尺寸，在石膏阳型上画出骨性标记点、压痛区及敏感区等需要免荷的区域。用砂网打磨光滑石膏阳型表面。最后检验整个石膏模型的对线、形状、尺寸等信息是否符合要求。

3）热塑成型

①材料选用：常用板材有聚丙烯（polypropylene，PP）板材。PP板相对强度、刚性及抗弯曲疲劳强度较高，但价格成本高。板材厚度常见的有3mm、4mm、5mm三种规格，需根据患者体重、活动强度等情况及矫形器的设计情况选择板材，然后根据石膏阳型尺寸切割合适大小的热塑成型板材。

②热塑成型：固定好已干燥的石膏阳型，先套好袜套，根据板材产品标定的温度设置烘箱温度，将裁好的板材放入已达到温度的烘箱中，待板材加热至透明状，将其取出覆盖石膏模型并进行合缝，确保板材光滑，无褶皱现象。用封口绳将板材与真空管处密封，打开真空泵进行抽真空成型。若板材没有吸附则检查是否有漏气，密封后裁剪多余的边料继续抽真空，直至板材冷却后停止。

4）组装与调整：待板材冷却后根据轮廓线进行切割，将切割下来的塑料部分在打磨机上进行精细打磨并抛光。

5）成品加工：在矫形器的前侧近端部位安装尼龙搭扣带，粘贴免压垫。

（3）合成树脂、硅胶头部矫形器的制作

1）测量、取型和修型方法同上。

2）合成树脂、硅胶成型：将融化的合成树脂或硅胶均匀地涂抹在石膏阳型上。待冷却后根据轮廓线进行切割，将切割下来的材料在打磨机上进行精细打磨并抛光。在矫形器的前侧近端部位安装尼龙搭扣带，粘贴免压垫。

（4）计算机辅助加工头部矫形器的制作：采用计算机辅助设计/计算机辅助制造（CAD/CAM）技术，用激光扫描仪扫描患者头部取型，用软件系统设计出合适的矫形器，最后使用加工系统制作出成品。

（5）个性化定制头部矫形器：一般采用的材料为热塑板材、合成树脂、硅胶，内衬可加泡沫。该类矫形器需要根据患者的病情及其他情况进行量身定制。矫形器的功能更符合患者的需求,辅助效果较成品矫形器更明显,但制作周期相对较长。

（6）适合性检查

1）保护帽与头发和皮肤不必贴合得过紧,且不应超过头发的边缘线,矫形器的边缘应平整光滑。

2）是否符合处方要求,患者是否能够很顺利地戴上矫形器。

3）对发育异常的头部进行矫正时,矫正的位置和力量是否合适,是否给患者带来很大的不适和疼痛感,矫形器大小应合适,是否能够起到矫正效果。

4）头部活动时观察矫形器是否有较大移位,有无特殊的响声。

5）患者穿戴矫形器约 20 分钟,脱下矫形器。观察局部皮肤有无压迫症状,如有红印,能否在 20 分钟内消失,如不能消失,表明压力过大。

6）患者对矫形器的工艺、外观、质量是否满意。

7）患者对矫形器的重量、矫形效果、舒适程度等方面是否满意。

（四）注意事项

1. 疾病类型、颅骨畸形程度、年龄、颅骨异常形成原因等因素均会影响头部矫形器的矫正效果。

2. 矫形器制作完成后要对矫形器进行适合性检查,尤其对于感觉功能有减退或损伤的患者,确定是否有局部压力过大的情况。

3. 确认患者佩戴头部矫形器是否合适。

4. 头部矫形器适用范围为 3~18 个月的婴幼儿,矫正效果最佳的年龄段为 4~8 个月的婴儿。

5. 对有颅骨缺损的头部安装矫形器时,应选择塑料板材模塑成型,可对颅骨缺损部位进行全面覆盖,同时具有较好的散热效果。

6. 患者每天穿戴头部矫形器的时间为 23 小时,使用头部矫形器 1 周需随访一次,如无异常,之后每 2 周随访一次,佩戴期间若出现任何不适,应及时就医。

二、颈椎矫形器

颈椎矫形器起于下颌骨和后枕部、止于颈肩部和胸骨柄,可轻度或完全限制颈椎前屈、后伸、侧屈、旋转运动,保护和固定颈部,支撑头部,减轻头部对颈椎的压迫。

颈椎矫形器的分类:①按照制作方法分类,分为预制矫形器、定制模型矫形器;②按照材料和结构分类,分为软性颈椎矫形器、半硬性颈椎矫形器、硬性颈椎矫形器。

（一）教学目的

1. 掌握颈椎矫形器制作前患者的评估。

2. 掌握各类颈椎矫形器的临床选配及适应证。

3. 掌握颈椎矫形器制作过程中的技术要点和操作流程。

4. 了解颈椎矫形器的分类。

（二）设备、工具及材料

1. 评估设备器具　检查床、关节活动度量角器、感觉评估系列工具、信息记录卡。

2. 制作设备　包括恒温水箱、工具刀、剪刀、隔热手套、打磨机、热风枪。

3. 专用工具　包括软尺、石膏剪刀、石膏刀、记号笔、水盆、石膏碗、石膏调刀、脊柱管、石膏粉、凡士林、干毛巾等。

4. 材料与零部件 石膏绷带、保鲜膜、纱套、切割条、尼龙搭扣、免压垫等。

（三）操作流程

1. 患者检查评估及处方制定

（1）检查评估

1）整体观察：①观察患者整体情况，是否方便取型；②观察头部、颈、胸损伤程度，如斜颈、颈部过度屈曲等；③观察有无骨折未愈，伤口有无红、肿、热、痛，是否有压疮；④患者坐位平衡是否正常（若能站立则检查重心线所处的位置），其间可以询问有无其他病史。

2）感觉检查：嘱患者紧闭双眼，用棉签依次接触患者的颈胸部及周围体表，询问患者是否有感觉。嘱患者紧闭双眼，用大头针轻轻刺激患者的颈胸部及周围体表，询问患者是否有疼痛感。颈-胸椎矫形器使用时会接触患者皮肤，如果其皮肤的浅感觉有损伤，可能会导致患者察觉不到皮肤压力而增加皮肤破溃的风险，所以应嘱患者及家属在使用矫形器时多关注患者皮肤状况。

3）关节活动度检查：患者取坐位，颈部下颌内收，自然伸直。用关节活动度量角器测量颈椎主动及被动关节活动度，如屈曲、后伸、左右侧屈、左右旋转的角度。

①颈椎屈曲活动度测量：患者取坐位。在两臂交点处放测量尺轴心，测量尺移动臂位于外耳道与鼻尖的连线，固定臂与地面垂直，保持患者胸部固定，使其下颌尽量接近胸部，并记录角度。向患者头部施加适当推力，并记录颈椎屈曲角度。颈部屈曲一般在0°～45°。

②颈椎伸展活动度测量：患者取坐位。在两臂交点处放测量尺轴心，测量尺移动臂位于外耳道与鼻尖的连线，固定臂与地面垂直，保持患者胸部固定，使其后枕部尽量靠近颈后，并记录角度。向患者额头施加适当推力，并记录颈椎伸展角度。颈部伸展一般在0°～45°。

③颈椎侧屈活动度测量：患者取坐位。在C_7棘突处放测量尺轴心，测量尺移动臂位于头后部中线，固定臂位于沿胸椎棘突与地面的垂直线上，保持患者胸部及肩固定，嘱其左右侧屈，使同侧耳尽可能地靠近同侧肩，并分别记录角度。患者向左侧屈时，向其右侧颞部施加适当推力，并记录颈椎屈曲角度。患者向右侧屈时，向其左侧颞部施加适当推力，并记录颈椎屈曲角度。颈部侧屈一般在0°～180°。

④颈椎旋转活动度测量：患者取坐位。在头顶中心线处放测量尺轴心，测量尺移动臂位于头顶与鼻尖的连线上，固定臂与两侧肩峰连线平行，保持患者胸部及肩固定，头部以头顶中心线为轴尽力左右旋转，并分别记录角度。患者向左旋转时，检查者向左施加适当推力，并记录颈椎旋转角度。患者向右旋转时，检查者向右施加适当推力，并记录颈椎旋转角度。颈部侧屈一般在0°～60°。

4）生理曲度：测量患者生理曲度的方法为在齿状突后缘作一条连线，将每个颈椎椎体连接成一条线，这条线是弧线，从齿状突后上缘至第7颈椎椎体后下缘作一条直线，这条直线和弧线之间的最大距离即为颈椎生理曲度的数值，一般在（12±5）mm。颈椎生理曲度大于17mm提示生理曲度过大，小于7mm提示生理曲度变直。

5）其他：检查颈胸部是否有包块、瘢痕、瘘管等，有无压痛点，若有压痛点，是否有放射感；患者颈胸部在不同体位下和不同活动范围有无疼痛，疼痛的分值及变化。

（2）处方制定：在康复协作组综合评估后，根据评估结果并结合患者的康复目标及家庭经济能力制定矫形器处方。

2. 颈椎矫形器的选配

（1）软性颈椎矫形器的选配：选用的材料为软性泡沫海绵或橡胶或记忆棉，对中段颈椎起限制作用,但无法完全限制颈椎旋转、侧屈、后伸运动。适用于轻度颈椎病、颈部组织疼痛或损伤等。

(2)半硬性颈椎矫形器的选配:分为内外两层,内层是软性泡沫海绵,外层是塑料板材。适用范围介于软式颈椎矫形器和硬性颈椎矫形器之间。

(3)硬性颈椎矫形器的选配:材质为热塑板材,因为材料的特性可更好地控制颈椎活动,支撑头部,减轻颈椎负荷及压力。适用于轻度颈椎骨折、颈部严重扭伤、颈椎退行性病变等,见图13-10-3。

3. 颈椎矫形器的制作流程 患者取端坐位,两眼平视前方。用软尺测量下颌到胸骨柄上缘的垂直距离,根据所测得的值选择合适的颈椎矫形器型号。颈椎矫形器后侧闭合处可由尼龙搭扣或自粘式结构固定。

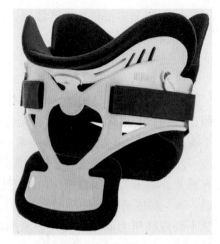

图 13-10-3 硬性颈椎矫形器

三、颈-胸椎矫形器

(一)教学目的

1. 掌握颈-胸椎矫形器制作前患者的评估。
2. 掌握各类颈-胸椎矫形器的临床选配及适应证。
3. 掌握颈-胸椎矫形器制作过程中的技术要点和操作流程。
4. 了解颈-胸椎矫形器的分类。

(二)设备、工具及材料

1. 评估设备器具 检查床、关节活动度量角器、感觉评估系列工具、信息记录卡。
2. 制作设备 包括恒温水箱、工具刀、剪刀、隔热手套、打磨机、热风枪。
3. 专用工具 包括软尺、石膏剪刀、石膏刀、记号笔、水盆、石膏碗、石膏调刀、脊柱管、石膏粉、凡士林、干毛巾等。
4. 材料与零部件 石膏绷带、保鲜膜、纱套、切割条、尼龙搭扣、免压垫等。

颈-胸椎矫形器是指固定于胸骨、枕骨和下颌骨的矫形器。该矫形器限制颈椎旋转、侧屈、前屈、后伸运动,对颈部加以固定,使颈椎保持正常的生理曲线,消除头颈部疼痛,解除颈部肌肉痉挛,减少对椎间盘压力,减轻对神经的压迫,从而治疗各种颈部疾病。

(三)颈-胸椎矫形器的选配

1. 带金属支条或连杆式颈椎矫形器 由金属杆和塑料板支撑,可通过调节支条的位置和长度来调节颈椎的旋转、侧屈、前屈、伸展运动。适用于颈椎关节炎、椎体滑脱、颈椎骨折等,在牵引治疗中对 $T_{1\sim2}$ 椎体和颈椎有固定作用。见图13-10-4。

2. 索米式颈-胸椎矫形器 由枕托、下颌托、胸骨托、背侧带、前侧杆式连接件组成。穿脱方便、体积小、重量轻,因背侧无硬物,平躺床上也可使

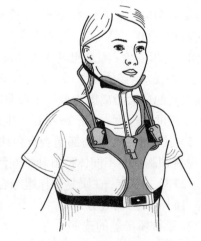

图 13-10-4 带金属支条或连杆式颈椎矫形器

用。适用于颈椎关节炎、颈椎稳定性骨折、颈椎融合术后、去除头环式颈-胸椎矫形器后。因该矫形器对颈椎后伸限制性小，不建议颈椎不稳定者使用。

3. 头环式颈-胸椎矫形器　由颅骨环、穿透颅骨的外板、胸托板、背托板、4个带螺杆的立杆组成。该矫形器固定性好，能限制颈椎活动，减轻头颈部的负荷，避免骨折处移位，保留少量活动，可刺激并改善局部血运，促进骨折的愈合。适用于需强行外固定的颈椎术后或颈椎外伤、多发性脊柱骨折、脊柱侧凸术后等。长期使用可出现躯体活动能力及肌力下降的现象，应根据患者病情变化情况调整穿戴时间。

（四）颈-胸椎矫形器的制作流程

1. 低温热塑颈-胸椎矫形器的制作

（1）测量并记录：将低温热塑颈-胸椎矫形器分为前面部分和后面部分两片。

1）前面部分的测量：嘱患者取仰卧位，双侧肩部外展15°左右，头部呈中立位。用软尺测量下颌到 T_{12} 椎体、肩部两喙突、两腋前线、两腋中线的距离；测量腋下5cm、耳垂下缘分别到第12肋骨的距离；测量耳垂下缘垂直于锁骨上缘的距离；从面部方向测量两耳垂的距离。其中需要注意的是在两耳垂、两腋中线的距离数值上再加2cm。

2）后面部分的测量：嘱患者取仰卧位，双侧肩部外展15°左右，头部呈中立位。用软尺测量头枕部分别到 T_{12} 椎体、颈肩部的距离；测量腋下5cm到第12肋骨、两腋后线、两肩峰内侧2~4cm间、两颈椎侧面中心线的距离；从枕后方向测量两耳垂上缘的距离；从背部方向测量两腋中线的距离。

（2）剪裁板材：按照测量尺寸适当放宽，裁剪相应大小的低温热塑板材。

（3）塑形

1）前面部分制作：嘱患者取仰卧位，双侧肩部外展15°左右，头部呈中立位，注意使胸前衣服保持平整。将剪裁好的低温热塑板材浸泡于水温为70℃的恒温水箱中，待变软后用毛巾擦干敷在患者下颌及胸前，用手掌和指腹轻柔地进行有效的调整，需特别注意下颌、颈部、胸廓的形状，低温热塑板材应尽量贴合皮肤，直至恢复硬度后取下。

2）后面部分制作：嘱患者取俯卧位，双侧肩部外展15°左右，头部呈中立位，注意使脊柱背面的衣服保持平整。将剪裁好的低温热塑板材浸泡于水温为70℃的恒温水箱中，待变软后用毛巾擦干敷在患者胸背部及后枕部，用手掌和指腹轻柔地进行有效的调整，需特别注意后枕部、颈部、胸背部的形状，低温热塑板材应尽量贴合皮肤，直至恢复硬度后取下。

（4）半成品修整：对取下的板材进行适当剪裁，为避免矫形器影响肩部活动，应将肩部周围多余的板材进行裁剪。对板材进行裁剪时还应注意使矫形器与腋下保持5cm。如需调整板材的位置或角度可用热风枪加热处理。将裁剪好的板材边缘在打磨机上进行精细打磨并抛光。

（5）安装辅助件：将尼龙搭扣对称地安装在矫形器的胸部、腋下、颈肩部、下颌部、头枕部。在矫形器内侧位于下颌、肩胛骨骨性凸出、胸骨柄上下端、第12肋骨下缘肋弓处增加免压垫。

2. 高温热塑颈-胸椎矫形器的制作

（1）测量、画标记点、取型和修型

1）测量：患者可取站立位或卧位，头部处于中立位，两眼平视正前方，双肩自然外展约15°，保持躯干端正。测量下颚到锁骨、枕骨到 C_7 的距离，两侧颞骨宽度，测量颈部、肋弓下缘、肋弓最突出处呼吸差和胸下缘围长。

2）画标记点：前侧标记的部位为颞骨乳突、下颌线、喉结、肩峰、锁骨、剑突、乳房、肋弓呼吸最突出处、肋弓下缘、肋弓走向。后侧标记的部位为枕骨下缘、 C_7 棘突、肩胛骨。基准线为上下边缘线、腋中线、矢状面正中线。

3）取型

①患者取站立位，两眼平视前方，头部保持在中立位。

②取石膏阴型：首先放置切割防护条，将石膏绷带浸入温水中（水温不能过高，否则石膏绷带固化速度会过快），用石膏绷带条从下向上逐渐覆盖腹部、胸部、颈部、下颌部位。取型方法采用前后两片式，在取型过程中需注意枕骨部位的对线是否准确，下颌部的塑形是否到位。

4）修型

①阴型修整：阴型的缺损部位需修补好，为了使模型立住不倒，应将底部削平，立住的模型需保持良好的对线，前后两片需按照画好的标志对接吻合。

②灌阳型：用记号笔重新在阴型内部加深所画的标记，灌入隔离剂，将搅拌均匀的石膏浆灌入阴型，将脊柱管放在阴型重心线上，待石膏凝固后剥出石膏阳型，复核阴型上的标记，复查石膏阳型尺寸并做好相应记录。

③阳型修整：削减下颌部位，填补骨突点，如棘突、锁骨、喉结/咽喉等，根据处方和患者需求设计矫形器的形式，对模型进行抛光。

（2）成型准备：用保鲜膜在阳型上进行缠绕，用纱套套在缠好保鲜膜的阳型上，找到腋中线并用记号笔画出。将模型的侧面向下并固定好，在侧面腋中线处进行成型时的合缝。检查真空泵的气密性，并连接真空泵。将板材按照模型的尺寸进行裁剪，板材的长度为模型的最大围长，宽度为模型的高度加10cm。对板材边缘进行处理，用恒温180℃的平板加热器对板材进行加热，加热时间为10～15分钟，注意板材的光面应向上进行加热。

（3）热塑成型：待板材加热至透明状，将其取出覆盖石膏模型并进行合缝，确保颈部板材光滑，无褶皱现象，用封口绳将板材与真空管处密封，缓缓打开真空泵进行抽真空成型，并不断拍打颈部，以免出现褶皱。若板材没有吸附则检查是否有漏气，密封后裁剪多余的边料继续抽真空，直至板材冷却固化后，关闭真空泵停止抽真空。

（4）组装与调整：根据模型上画好的边缘线进行切割，将切割下来的塑料部分在打磨机上进行精细打磨并抛光。成品加工：在矫形器的头枕部、下颌部、颈肩部、腋下、胸部对称安装尼龙搭扣带，粘贴免压垫。颈-胸椎矫形器成品见图13-10-5、图13-10-6。

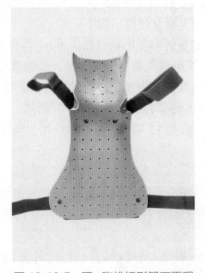
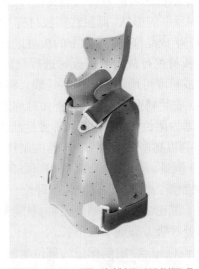

图13-10-5 颈-胸椎矫形器正面观　　　图13-10-6 颈-胸椎矫形器侧面观

3．适合性检查

（1）矫形器边缘处理是否光滑。

（2）试穿检查

1）是否符合处方要求，是否达到要求的功能。

2）患者是否能够顺利地穿戴矫形器，穿戴后是否服帖。

3）矫形器是否托住下颌与枕骨。

4）矫形器对线是否有问题，边缘是否光滑。

5）矫形器是否限制颈椎的屈伸、侧屈、旋转功能。

6）矫正带的位置和力量是否合适，是否给患者带来疼痛感、头晕、上肢麻木等不适感，是否能够起到矫正效果。

7）矫形器是否限制上肢和上肢带骨运动。

8）矫形器是否影响呼吸运动和吞咽。

9）矫形器轴心位置是否符合设计要求。

10）观察矫形器是否有较大移位。

11）有无特殊的响声。

（3）脱去矫形器的检查要求：患者穿戴矫形器约 20 分钟，脱下矫形器。

1）局部皮肤有无压迫症状，如有红印，能否在 20 分钟内消失，如不能消失，表明压力过大。

2）患者对矫形器的工艺、外观、质量是否满意。

3）患者对矫形器的重量、矫形效果、舒适程度等方面是否满意。

四、注意事项

1．适配矫形器前后应对患者进行康复训练，可进行呼吸训练和颈部等长肌肉收缩训练。

2．矫形器制作完成后要对矫形器进行适合性检查，尤其对于感觉功能有减退或损伤的患者，确定是否有局部压力过大的情况。

3．确认患者佩戴是否合适，若不合适，应及时进行相应的调整，如穿戴后是否影响上肢正常活动、是否影响呼吸及吞咽、是否产生疼痛等。

4．为避免长时间穿戴矫形器造成皮肤受压部位的疼痛，所以每穿戴 2 小时应在正确的仰卧位下松开粘带，使皮肤得到 5～10 分钟的休息，然后再继续穿戴。

（刘　敏）

第十一节　胸 - 腰 - 骶椎矫形器适配流程

胸 - 腰 - 骶椎矫形器（thoraco-lumbo-sacral orthosis，TLSO）是作用于胸腰骶脊柱节段的用于胸椎、腰椎、骶椎固定、免荷、矫正畸形的体外装置。通过限制胸椎、腰椎、骶椎运动，减少相应脊椎节段及其周围肌肉韧带的活动，提高椎体稳定性，缓解疼痛，促进受损组织的康复；通过施加外力，对异常胸椎、腰椎、骶椎节段生理曲线进行矫正，促进脊柱正常生理对线。

一、教学目的

1．掌握胸 - 腰 - 骶椎矫形器制作前的评估和处方制定。

2. 掌握胸 - 腰 - 骶椎矫形器的适配流程和注意事项。

3. 熟悉各类胸 - 腰 - 骶椎矫形器的特点和形式。

4. 熟悉胸 - 腰 - 骶椎矫形器的制作过程。

5. 了解胸 - 腰 - 骶椎矫形器的应用目标。

6. 了解胸 - 腰 - 骶椎矫形器的矫正原理。

二、分类

1. 按照装配部位分类 分为骶 - 髂矫形器（sacro-iliac orthosis，SIO）、腰 - 骶椎矫形器（lumbo-sacral orthosis，LSO）及胸 - 腰 - 骶椎矫形器（thoraco-lumbo-sacral orthosis，TLSO）。

2. 按照生物力学功能分类 分为固定型胸 - 腰 - 骶椎矫形器、免荷型胸 - 腰 - 骶椎矫形器、矫正型胸 - 腰 - 骶椎矫形器。需要注意，不同类型的矫形器不仅仅具有一种生物力学功能，可以具备多种功能。

3. 按照材料分类 根据使用的材料主体可以分为塑料式胸 - 腰 - 骶椎矫形器、金属式胸 - 腰 - 骶椎矫形器、布制胸 - 腰 - 骶椎矫形器、皮制胸 - 腰 - 骶椎矫形器等。不同材料制作的胸 - 腰 - 骶椎矫形器各有优劣，需根据患者实际情况进行选择。如金属式胸 - 腰 - 骶椎矫形器具有耐磨性好，零部件更换周期长，价格便宜的优点，但是整体质量较大，较为笨重，对患者肌力有要求，且要考虑患者是否对制作金属材料过敏等问题。

4. 按照产品状态分类 分为成品矫形器、定制矫形器。软性腰围为最常见的成品胸 - 腰 - 骶椎矫形器；定制胸 - 腰 - 骶椎矫形器需要根据患者躯体结构特点进行设计和制作。

本节结合临床常见的胸 - 腰 - 骶椎矫形器，阐述胸 - 腰 - 骶椎矫形器的制作流程和适合性检查。

三、软性胸 - 腰 - 骶椎矫形器

软性胸 - 腰 - 骶椎矫形器（flexible thoraco-lumbo-sacral orthosis，F-TLSO）又称为软性腰围。覆盖范围上缘可至低位胸椎，下缘包住髂前上棘。一般采用高弹性、通气性好的织物或皮革材料制作，通过增加符合人体生理曲线的金属支条或塑料垫片来增强对脊柱运动的控制，并对背部提供良好的支撑，减少腰部负荷；可通过调整拉力带的松紧，提高腹压，借以减轻椎间盘及其周围肌肉的承重，对腰椎起到支撑、保护作用，也可对脊柱的运动起限制作用。常用于治疗下腰痛、L_1～S_1 椎间盘突出、腰骶部软组织损伤、腰肌劳损等。对有严重呼吸疾病的患者慎用。

1. 制作流程 多为成品矫形器，对患者进行评估和尺寸测量，选配合适尺码的成品腰围。根据需要固定的范围确定需要测量的部位，参考厂家需要测量的尺寸要求。

2. 适合性检查

（1）选配的成品腰围大小合适，无过松或过紧的情况。

（2）分清腰围的上下缘。

（3）弹力带的松紧应合适，佩戴后不影响正常呼吸。

（4）穿戴后矫形器的腹部及腰骶不影响坐姿。

（5）调整腰围支撑条，确保与身体接触部分服帖，避免支撑条上下缘局部压迫身体。

3. 长期穿戴腰围的副作用

（1）长期使用会使一些患者出现不同程度的心理依赖性。

（2）长期使用固定性强的腰围，可能会引起腰椎关节功能障碍。

（3）某个部位被长期固定后会引起其他部位的代偿。

四、模塑式硬质胸-腰-骶椎矫形器

模塑式硬质胸-腰-骶椎矫形器（custom-molded rigid thoraco-lumbo-sacral orthosis，CMR-TLSO）又称固定式脊柱矫形器。结构上可分为前后两片或左右两片，用固定带或尼龙搭扣连接固定，由于固定范围和结构不同，有多种此类矫形器，可根据患者实际情况进行选配。

常见的模塑式硬质胸-腰-骶椎矫形器多为石膏模型模塑成型，可与身体全面接触，对胸椎、腰椎、骶椎有良好的固定、支撑、限制运动和保持生理对线的作用。主要用于需要很大程度脊柱制动和支撑的患者，如脊柱术后固定、脊柱不稳定性骨折。对于皮肤不能承受压力和对热敏感的患者，应当慎用。

1. 制作流程　可用低温热塑板材直接在患者身上进行塑形，也可以用高温热塑板材在患者石膏模型上进行真空成型。

（1）低温热塑材料制作方法：①使胸椎处于伸展位，保持骨盆水平稳定，对胸椎、腰椎或腰椎上部的躯干伸展运动加以限制；②测量胸廓（颈动脉切迹下 2cm 处）、下胸、腰部最细处、骨盆水平的围长，髂前上棘之间的距离，剑突至肚脐的距离；③根据测量所得数据，画出纸样轮廓图，并剪切出低温热塑板材；④将剪切好的低温热塑板材放入设定为 75～85℃的恒温水箱中，直至低温热塑板材变软变透明；⑤取出低温热塑板材，用毛巾擦干，将板材至于患者背部，可沿着后侧中线捏合增加材料强度，同时应将手轻放于患者两侧肋骨处，以便对外侧板材进行塑形；⑥待板材开始变硬，嘱患者翻身，仰卧于治疗床上，用胶带固定矫形器后片，以保持外侧壁的形状；⑦将根据患者腹侧剪样后制作矫形器前片的低温热塑板材放置于恒温水箱中，直至低温热塑板材变软变透明，取出后用毛巾擦干；⑧将板材置于患者身体前面，重点塑出髂嵴的形状；⑨在患者身体上塑形后，修剪打磨矫形器，并进行装订组装。

（2）高温热塑材料制作方法：①平卧位取型时，对于脊柱术后或脊柱不能负重的患者，可使胸椎处于伸展位，保持骨盆水平稳定，对胸腰椎或腰椎上部的躯干伸展运动加以限制；站立位取型时，患者直立，骨盆保持水平，双臂轻微张开至于身体两侧，双脚分开与肩同宽；对患者暴露躯干缠绕保鲜膜；②测量胸廓（颈动脉切迹下 2cm 处）、下胸、腰部最细处、骨盆水平的围长，髂前上棘之间的距离，剑突至脐的距离；③画出骨突标记；④选择适量的石膏绷带，对患者躯干缠绕石膏绷带，并对髂嵴进行塑形；⑤待石膏绷带硬化后，取下石膏阴型；⑥通过灌型得到石膏阳型，并对石膏阳型进行修整；⑦对修整好的石膏进行高温热塑板材成型，将剪裁好的高温热塑板材放入平板加热器中进行加热；⑧将得到的高温热塑模型进行切割打磨，装订组装；⑨患者进行初次佩戴，对不合适处进行调整，最终交付患者。

2. 适合性检查（图 13-11-1）

（1）矫形器的各部位都能与躯干的皮肤全面接触，能将脊柱固定在合适的位置。

（2）骨突部位（髂前上棘、髂嵴、耻骨联合上缘）无压痛，不影响呼吸，尤其对于女性患者佩戴时胸部无压迫。

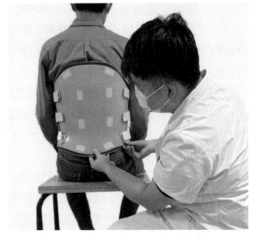

图 13-11-1　模塑式硬质胸-腰-骶椎矫形器适合性检查

（3）坐位时，矫形器下缘无卡压。

（4）穿戴矫形器后，不明显影响上下肢运动。

五、抗腰椎前凸腰-骶椎矫形器

抗腰椎前凸腰-骶椎矫形器（lordosis resist lumbo-sacral orthosis，LR-LSO）结构上采用塑料板材定制，可分为前后两片式或后侧开口一片式，前块为腹部压力板，上缘包容到肋弓下缘，下缘在耻骨联合向上 2cm 的位置；后侧板有开窗，开窗上缘达胸腰过渡段及胸廓背部，下缘达骶骨位置。适用于腰椎前凸角度大、骨盆前倾、椎间关节负重增加、引起代偿性胸椎后凸的患者。对于有严重呼吸障碍的患者，应慎用抗腰椎前凸腰-骶椎矫形器。

1. 制作流程

（1）尺寸测量：高度为胸骨与锁骨连接处至耻骨联合的距离；宽度为髂前上棘连线的距离。此外，测量骨盆及腰部最细处的围长。

（2）在 X 线片上测量 Cobb 角：矢状面上腰椎前凸、胸椎后凸的角度。

（3）画出标记点：根据 X 线片，确定抗前凸矫形器的作用范围，用记号笔在躯干上做标记，包括矫形器上下缘的范围、双侧髂前上棘、双侧髂骨嵴、耻骨上缘、肋弓下缘、剑突、双侧腋中线等。

（4）取型体位：患者取站立位，上肢自然下垂于躯干两侧，双目平视前方，两腿间距同肩宽，稍微屈曲避免腰椎过度前凸，骨盆保持水平，若骨盆不水平，需使用增高垫进行高度补偿。

（5）取型手法：从躯干远端逐渐向近端均匀缠绕石膏绷带，尤其注意髂嵴塑形，可提前准备石膏绷带条进行塑形。若患者站立位时取型困难，可采用分片式取型手法，进行前后片逐片取型，注意画好腋中线及两片的重叠线，方便阴型封口。

（6）对线检查：观察骨盆位置是否正确、躯干有无旋转。前后正中线和腋中线应分别画在石膏阴型的前侧面、后侧面和外侧面。

（7）石膏阳型修型：按照设计的三点力系统对压力区和释放区进行修型。

（8）最后进行真空成型、切割、打磨、组装、适配。

2. 适合性检查

（1）矫形器的腹部及腰骶部不影响坐姿。

（2）骨突部位（髂前上棘、髂嵴、耻骨联合上缘）无压痛，不影响呼吸，尤其对于女性患者佩戴时胸部无压迫。

（3）腋下应留有一定宽度，避免压迫腋神经。

（4）穿戴矫形器后，无明显影响下肢运动。

六、背姿矫正带

背姿矫正带（图 13-11-2）通常由弹性好、透气性好、强度高的编织材料制成，主要由前后背带、腰带及背部整体依托的矫正板构成。利用腰部固定的力量和腋下束带向后牵拉的力量来预防和矫正胸腰椎因姿势不当所导致的轻微驼背。主要适用于青少年因姿势不当造成的轻微驼背，或

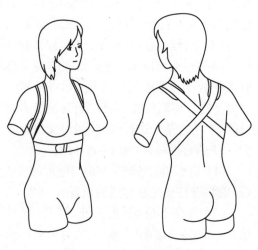

图 13-11-2　背姿矫正带

可用于长期单一体位引起的肩背部肌肉韧带损伤、颈肩痛患者的治疗。不适用于先天性脊柱发育不良等其他脊柱疾病引起的驼背。

1. 制作要点　多采用成品适配。根据临床检查和影像学检查，适度选择适合宽度的背带和腰带，确保达到预期的矫正效果。

2. 适合性检查

（1）弹力带的松紧应合适，佩戴后不影响正常呼吸。

（2）两侧肩部的弹力带应具有适度的张力，既可以对驼背姿势起到限制作用，又不压迫腋下造成不适。

（3）穿戴后符合背部生理弯曲，确保施加的压力适中。

七、屈-伸控制式胸-腰-骶椎矫形器

屈-伸控制式胸-腰-骶椎矫形器（flexion-extension control thoraco-lumbo-sacral orthosis，F-E-C-TLSO）又称泰勒（Taylor）型矫形器，主要由两条胸-腰-骶后支条向下连接骨盆托构成。两个支条以肩胛骨带相连，并固定在腋下束带上。矫形器的前面附有围腰或前腹托及相应束带，腋下束带上连接侧支条的顶端，向前绕过肩部，向下绕过腋窝，最终扣在肩胛带的两侧。可以利用胸部束带固定矫形器。每条腋下束带都从支条出发，向前绕过肩部，向后穿过腋下，再绕过肩胛肩带下面的绕圈，在胸前与对侧的腋下束带固定在一起（图13-11-3）。

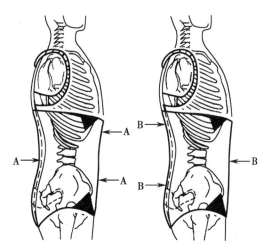

图 13-11-3　泰勒型矫形器结构及三点力系统

泰勒型矫形器主要通过提供两个三点力系统实现对脊柱前屈和后伸的控制。腋下束带与围腰下缘或骨盆带分别提供向后的作用力，以及胸腰区后支条提供向前的作用力，三者共同构成三点力系统限制胸段和上腰的前屈运动（力系 A）。腹托或腰围提供两个向后的力，骨盆带、肩胛带及胸部后支条提供向前的作用力，三者共同构成三点力系统（力系 B），限制胸段和上腰段的后伸运动。腹托向腹部提供向后的作用力，提高腹内压，在一定程度上减轻脊柱及其周围软组织的负荷。

这种矫形器主要适用于辅助治疗脊柱结核病，可将脊柱控制在伸直位，预防脊柱畸形。目前多用于治疗老年人脊柱骨质疏松症，预防驼背畸形。但由于该矫形器对活动的限制较大，且整体结构硬度高，舒适性弱，对于老年穿戴者长期使用有一定的局限性。

1．制作流程

（1）一般根据测量的尺寸进行制作，测量数据包括股下、腰部、髋部的围长、宽度及它们之间的距离，剑突到耻骨联合上缘、自肩胛冈经肩到肩胛下角的距离及两侧髂前上棘的背侧距离。

（2）标记出 C_7 棘突至尾骨的侧面曲线。

（3）后侧骨盆托延伸至髂前上棘的外侧，骨盆托上装有位于棘突两旁高至肩部的支条，支条上部稍向外弯曲。

（4）将侧横在胸椎中间位置的胸椎条连接于支条上。

（5）腹托部分用束带固定在骨盆托两端和支条上，同时安装上自支条顶端绕过肩与腋下到胸椎条的腋下束带上，腹托部分也可以用围腰来代替。

（6）对股下束带感觉不舒适的患者，可以用胸部压力垫来代替腋下束带。此外，如果需要增加胸椎部的运动限制，还可以增加胸椎支条来限制脊柱的旋转和侧屈运动。

（7）骨盆托通常采用宽 2.5cm、厚 2.5mm 的钢条制作，支条则采用宽 2.0cm、厚 2.5mm 的铝合金板制作，腋下束带采用垫有毛毡的宽 2.5cm 的皮带制作而成。

2．适合性检查

（1）固定脊柱处于伸直位。

（2）腹托或腹带要有合适的压力，以保证对骨盆有良好的固定性能。

（3）肩带不过多地妨碍上肢活动。

（4）腋窝无明显不适感。

八、屈-伸-侧屈控制式胸-腰-骶椎矫形器

屈-伸-侧屈控制式胸-腰-骶椎矫形器（flexion-extension-lateral control thoraco-lumbo-sacral orthosis，F-E-L-TLSO）又称奈特-泰勒式胸-腰-骶椎矫形器（Knight-Taylor TLSO），主要由左、右胸-腰-骶椎后侧支条和左、右两侧支条连接骨盆围带和腰围带构成。肩胛带作为腋下束带的附件固定于后侧支条上，腹托则固定在侧方支条上。

由于骨盆围带和胸围带的末端与侧方支条连接，因此，这种矫形器除有一般胸-腰-骶椎矫形器的屈伸控制能力外，还可以限制脊柱的侧屈和旋转。矫形器前部分上、下两端向躯体提供 2 个向后的作用力，而其后部分中部提供向前的作用力，形成控制胸腰椎前屈运动的三点力系统。腹托向腹部提供向后的作用力，矫形器背部部分上、下两端提供 2 个向前的作用力，三者构成三点力系统，控制胸腰椎后伸运动。左、右侧支条结合其周围连接件，为躯体提供 2 个侧向的三点力系统控制胸腰椎左、右侧向屈曲运动。腹托向腹部提供向后的作用力，可有助于提高腹内压，一定程度上减轻此部分胸腰节段的负荷。

一般适用于脊柱前凸、脊柱后凸、脊柱侧凸、脊柱术后固定等对制动、支撑功能较高的患者。慎用于有严重呼吸障碍的患者。

1．制作要点　此矫形器根据患者尺寸或样品组装而成，通常可以调整矫形器尺寸大小。

2．适合性检查

（1）胸带位置应尽量高，但应位于肩胛骨以下，不影响肩胛骨的运动，不影响呼吸运动。

（2）金属骨盆带的前端应达到腋中线与大转子的连线，置于髂前上棘的下方，但不影响坐下，应能抱住骨盆的侧方。

（3）后背条位于脊柱两侧肌肉的丰满部位，站立位时后背条与腰部应保持足够的间隙，以便拉紧腹带时可以适当地减少腰椎前凸，以提高坐位时的舒适度。

（4）腹带拉紧后能提供合适的腹部压力。

（5）对某些驼背畸形、乳房下垂或剑突凸起的患者，胸带可以低于肩胛下角，使腹带上缘、胸带上缘位于剑突以下。

九、屈曲旋转控制式胸-腰-骶椎矫形器

屈曲旋转控制式胸-腰-骶椎矫形器（flexion-lateral-rotary control thoraco-lumbo-sacral orthosis，F-E-R-TLSO）又称超伸展式胸-腰-骶椎矫形器，主要包括朱厄特式胸腰骶矫形器和前十字脊柱过伸型胸-腰-骶椎矫形器。

（一）朱厄特式胸-腰-骶椎矫形器

朱厄特式胸-腰-骶椎矫形器（Juwett thoraco-lumbo-sacral orhosis，J-TLSO）由前躯干框和附有两个侧垫、一个胸骨垫、一个耻骨垫和胸腰垫的框架组成。胸骨垫与耻骨上垫提供向后的两个作用力，背部胸腰垫提供向前的作用力，形成三点力系统，限制胸腰段脊柱前屈运动，促进胸腰椎过伸，增加腰椎前凸。两侧压力垫，结合矫形器侧方上下端，可提供两个侧向的三点力系统，限制胸腰椎的左右侧曲运动。但由于缺少外侧支条，故对侧曲运动的控制较弱。两个侧垫、一个胸骨垫、一个耻骨垫和胸腰垫结合躯干框，在水平面提供多对反旋转力偶，可一定程度上限制胸腰椎的旋转运动。

多用于 T_6 以下胸腰椎压缩性骨折、胸腰椎结核、预防类风湿性脊柱炎引起的驼背畸形。由于该矫形器胸腰垫向前的力位于胸腰椎部位，胸骨垫向后的力大致位于胸骨或 T_5 水平，因此该矫形器对胸椎屈曲畸形控制力量不够，治疗效果不好。

1. 制作要点　一般根据患者尺寸或样品制作组装而成，通常可以调节矫形器尺寸大小。

2. 适合性检查

（1）胸骨垫位于胸骨部位，上缘不超过胸骨切迹。

（2）耻骨垫位于耻骨联合部位。

（3）胸腰垫位于胸腰部。

（4）各个压垫的面积合适，患者无明显不适感。

（5）控制脊柱于合适的伸直位。

（二）前十字脊柱过伸型胸-腰-骶椎矫形器

前十字脊柱过伸型胸-腰-骶椎矫形器（cruciform anterior spinal hyperextension thoraco-lumbo-sacral orhosiss，CASH-TLSO）由胸骨垫和耻骨垫通过一个位于前正中线的支条连接，支条可以截弯，以便调节胸骨垫和耻骨垫压力的大小，支条中点处附有一个水平杆，末端与侧垫相连，背部的压力垫与水平杆上的胸腰束带相连。这种矫形器比朱厄特式胸-腰-骶椎矫形器更容易穿脱，而且对胸骨和腋下位置的压力释放效果更理想。控制前屈运动，胸骨垫与耻骨垫提供向后的两个作用力，背部胸腰垫提供向前的作用力，形成三点力系统，限制胸腰段脊柱前屈运动，促进胸腰椎过伸，增加腰椎前凸。由于缺少外侧支条，对侧屈运动的控制较弱，因此该矫形器对胸腰椎旋转运动的限制较弱。

1. 制作要点　一般根据患者尺寸或样品制作组装而成，通常可以调节矫形器尺寸大小。

2. 适合性检查

（1）胸骨垫位于胸骨部位，上缘不超过胸骨切迹。

（2）耻骨垫位于耻骨联合部位。

（3）胸腰束带位于胸腰部。

（4）各个压垫的面积合适，患者无明显不适感。

（5）控制脊柱于合适的伸直位。

十、前屈－侧屈－旋转控制式胸－腰－骶椎矫形器

前屈－侧屈－旋转控制式胸－腰－骶椎矫形器（flexion-lateral-rotary control thoraco-lumbo-sacral orthosis，F-E-R-TLSO）主要包括斯坦德勒式胸－腰－骶椎矫形器和 Cowhorn 胸－腰－骶椎矫形器。

（一）斯坦德勒式胸－腰－骶椎矫形器

斯坦德勒式胸－腰－骶椎矫形器（Steindler type thoraco-lumbo-sacral orthosis，ST-TLSO）由金属框架和塑料框架制成，包括骨盆支条、后背支条、胸部支条、侧方支条、前方支条、两个胸骨垫和一个耻骨垫。

在水平面上，矫形器牢固地固定在骨盆上，而两个胸骨垫分别位于锁骨下、胸廓的两侧，因此能较好地控制胸腰椎的屈曲、侧屈及旋转运动。胸骨垫与耻骨垫分别向躯体提供 2 个向后的作用力，而矫形器后方中部则提供向前的作用力，三者共同构成三点力系统，限制胸腰椎向前运动。由侧方支条及其连接件共同向躯体提供 2 个侧向的三点力系统，限制胸腰椎左右方向的侧曲运动。由矫形器各个结构共同向躯体提供水平面上反旋转运动的力矩，控制胸腰椎的旋转运动。

该矫形器适用于胸腰椎骨折或脊柱结核的辅助治疗，对于 T_6 以上的椎体损伤禁用。

1. 制作要点　一般需要用石膏取型的方法，用高温热塑板材真空成型。金属框架部分采用厚 1mm、宽 17mm 的钢条制作。钢条的内侧衬有毛毡，外侧用皮革或尼龙布装饰。

2. 适合性检查

（1）胸托、耻骨托位置正确，局部无明显压痛。

（2）固定脊柱于伸直位。

（3）病变椎体位于 T_8 以下时，矫形器后上缘应位于肩胛下角下约 2cm 处。

（4）矫形器的后上缘位于病变椎体棘突上两个棘突的位置。

（二）Cowhorn 胸－腰－骶椎矫形器

Cowhorn 胸－腰－骶椎矫形器（Cowhorn thoraco-lumbo-sacral orthosis，C-TLSO）由左、右两根腰骶椎后侧条和左、右两根侧方支条连接骨盆带和胸围带构成。腹部托板与侧方支条相连接，两侧胸围带分别从左、右向前上方延伸连接到前方的锁骨下衬垫上。

锁骨下方的衬垫与腹托板向躯体提供向后的作用力，胸围带提供向前的作用力，三者共同构成三点力系统，限制胸腰椎前屈运动。此外，腹托板向腹部提供向后压力，有利于增大腹内压，可一定程度上减轻胸腰椎及其周围软组织的负荷。骨盆带和胸围带提供向前的作用力和腹部托板提供向后的作用力，三者共同构成三点力系统，可以限制下腰段的背伸。侧向支条与其周围的连接件共同向躯体提供 2 个侧向的三点力系统，分别控制胸腰椎左、右方向的侧曲运动。骨盆带和胸围带两端水平方向上的力，为躯体提供抗旋转的多个力矩，从而控制胸腰椎的旋转运动。腹托向腹部提供向后的作用力，有助于提高腹内压，一定程度上减轻此部分胸腰节段的负荷。

该矫形器适用于胸腰椎骨折或脊柱结核的辅助治疗，对于 T_6 以上的椎体损伤禁用。

1. 制作要点　多为半成品组装而成，应根据对矫形器的功能要求及其生物力学原理，设置压力垫位置，调整压力大小；设计应符合人体生理外形，避免不适当的高压力区，提高矫形器舒适度。

2. 适合性检查

（1）胸托、耻骨托位置正确，局部无明显压痛。

（2）固定脊柱于伸直位。

（3）病变椎体位于 T_8 以下时，矫形器后上缘应位于肩胛下角下约 2cm 处。

（4）矫形器的后上缘位于病变椎体棘突上两个棘突的位置。

十一、后伸控制式腰-骶椎矫形器

后伸控制式腰-骶椎矫形器（extension resist lumbo-sacral orthosis，ER-TLSO）也称为威廉斯型腰-骶椎矫形器（Williamns LS0），为一款动态矫形器，由骨盆带、胸带、一对侧向支撑条、腹带构成，无后支撞条。胸带铝条前端与侧方铝条上端呈铰链连接，侧方铝条下端与骨盆带支条不相连，而是通过骨盆皮带相连，弹性腹托绑在侧方支条上，配以腹部压垫以提供硬性作用点，腹部压垫配有可调式束带，绕过斜侧支条上的绕圈，通过向后牵拉侧支条的自由端而束紧矫形器。

由腹托提供向后的压力及骨盆带和胸带提供向前的压力，三者组成三点力系统，控制腰椎后伸运动；而腹托向腹部提供向后的压力，亦可以提高腹内压，可一定程度上对腰椎起到免荷的作用。尽管腹托的使用使腹内压增高，但不会影响腰椎的前屈运动，一定程度上还可以促进前屈运动，对腰椎前凸起到一定的矫治作用。由骨盆带和胸带的末端，配合侧向支条，可以提供两个侧向的三点力系统，控制腰椎的左右侧向运动。

1. 制作要点　应根据患者体型，调整矫形器各部分的尺寸和形状，使其符合人体生理形态。受力区能提供有效的作用力，以确保矫形器的预期作用。

2. 适合性检查

（1）限制腰椎的后伸、侧屈运动，不限制腰椎的前曲运动。

（2）对于脊椎前移的患者，保持腰骶椎的屈曲位。

（3）胸带铝直条前端与侧方铝直条上端呈铰链连接，侧方铝直条下端与骨盆铝直条不连接，而通过皮带与骨盆皮带连接，腹带是有弹性的。

（4）矫形器的后上缘位于病变椎体棘突上两个棘突的位置。

（5）佩戴好矫形器后，脊柱应处于伸直位。

（6）腹部垫压力合适，对骨盆的固定性稳定。

（7）肩带不能过多妨碍上肢活动，腋窝无明显不适感。

十二、屈-伸控制式腰-骶椎矫形器

屈-伸控制式腰-骶椎矫形器（fexion-extension control lumbo-sacral orthosis，F-E-LSO）又称椅背式矫形器。此类型矫形器后侧有两根腰骶部支条，通常是铝合金或塑料材质，一般置于椎旁肌上方，分别与下方的骨盆带及上方的胸带相连，并通过束带绑住前侧的腹托，束带可调松紧，以便调整腹压大小。胸带位于肩胛下角向下 2.5cm，向侧面延伸到腋中线，骨盆带向侧面延伸到大转子中线，在不影响坐位舒适的情况下，尽可能地向前下方延伸。

该矫形器通过提供两个三点力系统，实现对脊柱前屈和后伸运动的控制。骨盆带和胸带向后的直接压力及腰部后侧支条向前的直接压力，主要作用于 $L_{1\sim4}$ 水平。腹托向后的直接压力和骨盆带及胸带向前的直接压力，既可以限制脊柱后伸，也可提高腹内压，起到脊柱及其周围软组织免荷的作用。若压力足够大且患者可以忍受，则有助于减轻腰椎前凸。但矫形器对旋转运动的控制较弱。

该矫形器适用于腰椎间盘突出症、下腰痛、中腰段的稳定性骨折、腰椎失稳和滑脱等。对于胸腰椎不稳定性骨折患者慎用。

1. 制作要点　确保矫形器压力区可提供足够的作用力,限制脊柱活动;同时,应避免压力过大,引起皮肤磨损。

2. 适合性检查

(1) 胸带位置应尽量高,但应位于肩胛骨以下,不影响肩胛骨的运动,不影响呼吸运动。

(2) 金属骨盆带的前端应达到腋中线与大转子的连线,置于髂前上棘的下方,但不影响坐下,应能抱住骨盆的侧方。

(3) 后背条位于脊柱两侧肌肉的丰满部位,站立位时后背条与腰部应保持足够的间隙,以便拉紧腹带时可以适当地减轻腰椎前凸。

(4) 腹带拉紧后能提供合适的腹部压力。

(5) 对某些驼背畸形、乳房下垂或剑突凸起的患者,胸带可以低于肩胛下角,使腹带上缘、胸带上缘位于剑突以下。

十三、骶髂带

骶髂带(sacro-iliac belt)可由帆布或弹性织物材料、皮革制成,主要覆盖于髂嵴和大转子之间,环绕骨盆。环绕骨盆的骶髂带/骨盆带可提供水平面上的向心作用力,以及增加腹内压;在限制骶髂关节或耻骨联合运动的同时,为这些结构提供支撑、保护作用,提高其稳定性,减少受损结构的负荷,减少疼痛,促进组织愈合。

骶髂带适用于骶髂关节或耻骨联合不稳(分离)骶髂关节劳损的患者。有膀胱等盆腔内结构相关疾病、不能忍受腹内压增高的患者应慎用。

1. 制作要点

(1) 尺寸测量:测量前应标记好患者的解剖学标志,测量髂前上棘和臀部的围长、宽度及二者之间的垂直距离,注意在测量时,皮尺不应拉得过紧或过松;测量骨盆高度,即从髂骨上缘至骶骨下缘的距离。

(2) 材料选择:可根据患者具体情况选择非弹性帆布、弹性织物或皮革。

(3) 修剪线:上缘应达骨盆上缘,下缘至大转子,但应确保患者可屈髋至少90°,不明显影响其日常活动。

2. 适合性检查

(1) 穿戴时骶髂带必须位于髂前上棘下方,坐下时不应压迫股直肌肌腱。

(2) 在运动过程中,对会阴处无压迫无摩擦。

十四、骶髂腰围

骶髂腰围(sacro-iliac corset)较骶髂带宽,上缘位于髂嵴水平稍上方或腰下,前下缘至耻骨联合水平或稍下方,后下缘位于臀部最隆起水平。由于骶髂腰围与躯体接触面积更大,故可提供更大的水平向心作用力和更高的腹内压,对骶髂关节或耻骨联合的制动、支撑功能更好。值得一提的是,骶髂腰围主要为骶髂关节或耻骨联合提供制动、支撑作用,而对下腰段的控制较少。

骶髂腰围适用于骶髂关节或耻骨联合分离、骶髂关节劳损、下腰痛等需要制动、支撑、保护的患者。对于盆腔不能受压的患者禁用。

1. 制作要点

（1）尺寸测量：测量前应标记好患者的解剖学标志，测量髂前上棘和臀部的围长、宽度及二者之间的垂直距离，注意在测量时，皮尺不应拉得过紧或过松；测量骨盆高度，即从髂骨上缘至骶骨下缘的距离。由于骶髂腰围高度高于骶髂带，因此还需要测量腰围及其到髂前上棘水平的垂直距离。

（2）材料选择：可根据患者具体情况选择非弹性帆布、弹性织物或皮革。

（3）修剪线：上缘应达骨盆上缘，下缘至大转子，但应确保患者可屈髋至少90°，不明显影响其日常活动。

2. 适合性检查

（1）注意分清上下边缘。

（2）仰卧位穿戴，系紧后站起来检查。

（3）围腰的各部位与体形相符。

（4）骶髂腰围前上缘位于胸骨剑突水平，前下缘位于耻骨联合，后上缘应位于肩胛下角以下，后下缘男性达臀的最隆起部位，女性达臀围线。

十五、鸡胸矫正带

鸡胸矫正带（pectus carinatum belt/pigeon chest belt）（图 13-11-4）是一种带胸垫的矫正带，采用胸部的金属压力垫和金属支条与可以调节的皮带相连接。通过调节对胸部的压力达到矫正鸡胸的目的。适用于矫治小儿鸡胸畸形和肋骨外翻畸形。对于有严重呼吸功能障碍的患者应慎用。

1. 制作要点

（1）胸垫应符合患者前胸受力区域的体表形状，可适当内置软垫，以使体表压力更均匀，防止局部异常高压力。

（2）肩背带的宽度应适中，过窄可引起局部高压力，过宽可能影响双侧肩关节活动，且不美观；金属支条应尽可能接近躯体表面轮廓。

2. 适合性检查

（1）胸垫置于胸骨突出的最高点，其他检查同背姿矫正带。

（2）其他检查同背姿矫正带。

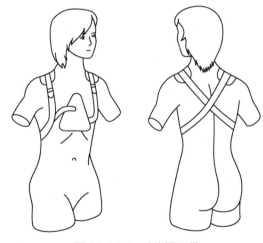

图 13-11-4　鸡胸矫正带

（曹建刚）

第十二节　脊柱侧凸矫形器适配流程

脊柱侧凸是一种常见的影响许多儿童和青少年的脊柱疾患。根据国际脊柱侧凸研究学会（Scoliosis Research Society，SRS）的定义，脊柱侧凸是指在 X 线片上测量出大于 10°的脊柱侧向弯曲。脊柱侧凸是脊柱在冠状面、矢状面及水平面上的一种三维畸形，患者的脊柱不是沿着背部中间直线向下,而是呈现出像字母"C"或"S"的一种弯曲。脊柱侧凸患者的骨骼也可能出现旋转,使人的腰部或肩不对称。研究显示,脊柱矢状面形状和脊柱侧凸曲度有显著相关性。

脊柱侧凸矫形器是用于矫正脊柱侧向弯曲和因侧凸引起的畸形,防止脊柱侧凸弯曲和椎体旋转继续加重的脊柱矫形器。对于脊柱侧凸矫形器的使用者来说,矫形器可以矫正初始角度。脊柱侧凸矫正器可以是刚性的,也可以是柔性的。既往有关脊柱侧凸矫形器治疗的效果曾长期存在争议,直至 2013 年,Weinstein 等的一项多中心随机对照试验肯定了脊柱侧凸矫形器治疗的效果。该研究显示,脊柱侧凸矫形器可以有效预防青少年特发性脊柱侧凸患者 Cobb 角进展至手术阈值,即 Cobb 角超过 50°。

目前用于脊柱侧凸的矫形器系统可分为五类:①具有上部结构的矫形器,如密尔沃基矫形器;②带矫正垫的对称刚性二维矫形器,如波士顿矫形器、Wilmington 矫形器、大阪医大矫形器和里昂矫形器;③专为夜间使用设计的过矫式二维矫形器,如查尔斯顿矫形器、普罗维登斯矫形器;④高级三维矫正矫形器如 Cheneau 矫形器衍生产品(GBW、RSC、WRC)、L.A. 矫形器等;⑤柔性矫形器如 SpineCor 矫形器。

一、教学目的

1. 掌握脊柱侧凸矫形器制作前的评估和处方的制定。

2. 掌握脊柱侧凸矫形器的适配流程和注意事项。

3. 掌握关于 2016 国际脊柱侧凸矫形康复治疗科学学会关于脊柱侧凸矫形器的应用指导。

4. 熟悉各类脊柱侧凸矫形器的特点和形式。

5. 熟悉脊柱侧凸矫形器的制作过程。

6. 了解脊柱侧凸矫形器的应用目标。

7. 了解脊柱侧凸矫形器的矫正原理。

二、设备、工具及材料

1. 评估设备和仪器 包括检查床、身高测量仪、角度尺、Scoliometer 测量尺、信息记录卡等。

2. 制作设备(脊柱侧凸矫形器的制作以 CAD/CAM 工艺为例) 3D 扫描仪、笔记本电脑、脊柱侧凸矫形器设计软件、雕刻机、台钳、抽真空管、真空泵、震动锯、激光对线仪、打磨机、打磨头、砂箱及固定架、热风枪、抽真空管夹具。

3. 专用工具 包括铆杠、石棉手套。

4. 材料与零部件 包括石膏粉、铆钉、尼龙搭扣、丙纶纱套、聚乙烯或聚丙烯塑料板、袜套等。

三、操作流程

(一)患者检查评估

1. 检查评估 制作脊柱侧凸矫形器前,应首先确定脊柱侧凸形成的原因。一般来说矫形器制作师接诊时,患者已经过脊柱外科或骨科医生的确诊。如果是由治疗师或矫形器师首诊的患者,应由专门从事脊柱畸形治疗的临床医生确诊后方可进行矫形器的制作。

根据病因可将脊柱侧凸分为先天性脊柱侧凸(由于椎体在子宫内无法正常形成而导致的出生缺陷)、神经肌肉原因(导致脊柱畸形的神经或肌肉疾病,如脑瘫、肌营养不良或脊柱裂)、结缔组织疾病（连接骨骼和支持器官的韧带、肌肉和其他组织疾病，如马方综合征或埃勒斯 - 丹洛斯综合征）、染色体异常（如雷特综合征）、与年龄相关的脊柱退行性改变和特发性脊柱侧凸病例（原因不明且无法确定）。不同原因形成的脊柱侧凸在选择矫形器治疗时方法会有明显不同。

目前临床最为常见的两种脊柱侧凸类型是青少年特发性脊柱侧凸和成人退行性脊柱侧凸。当排除了脊柱侧凸的所有其他可能原因时，就可以诊断为特发性脊柱侧凸。

青少年特发性脊柱侧凸是脊柱侧凸最常见的类型，通常在青春期被诊断。青少年脊柱侧凸发生于 10～18 岁，约占儿童特发性脊柱侧凸的 90%。

青少年特发性脊柱侧凸症状表现有隐匿性，患者很少能察觉到不适，尤其是年龄偏小或轻度的脊柱侧凸患者。早期、轻度的青少年特发性脊柱侧凸患者脊柱畸形很可能在患者毫无察觉的情况下发展，可能失去保守治疗的机会，而手术治疗也会大大增加手术风险及并发症等。

（1）姿态检查评估：患者需脱去外衣，充分暴露检查部位。由脊柱外科医生、治疗师或矫形器师（如患者为未成年人则需要同性监护人在场；如为女性患者，必须要有女性医务人员参与检查）评估患者的身体姿态。主要观察双肩是否等高、双侧肩胛骨是否等高、骨盆是否倾斜、胸廓变形程度、背部肌肉情况等（图 13-12-1）。

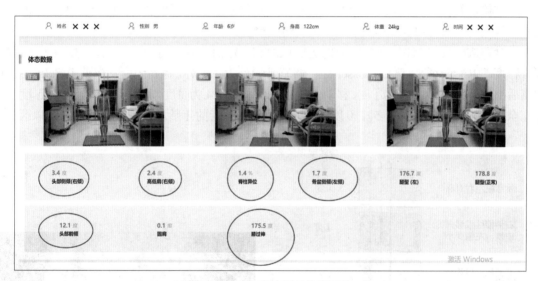

图 13-12-1　脊柱侧凸体态评估

（2）临床脊柱侧凸检查

1）使用 Scoliometer 测量尺在患者进行 Adam 向前弯曲测试（Adam's forward bend test）时确定脊柱各节段处的倾斜度（图 13-12-2）。Adam 向前弯曲测试的方法为：患者赤裸上身，双足并拢站立，双膝伸直，双臂自然悬垂，躯干自腰部开始向前弯曲直至背部达到水平面。检查者站在患者的背后，沿水平面观察患者的脊柱、胸廓及腰背部的异常变化。脊柱侧凸患者向前弯腰后出现剃刀背畸形，正常人群则无此畸形。

2）脊柱侧凸的 X 线评估：包括 Cobb 角测量、椎体旋转度评估、骨骼成熟度评估及脊柱韧性检查。

①Cobb 角测量：在 X 线正位片上找到弯曲的上位端椎和下位端椎，沿上位端椎上缘延长线向下作垂线，沿下位端椎下缘延长线向上作垂线，两条垂线的交角即为 Cobb 角（图 13-12-3）。

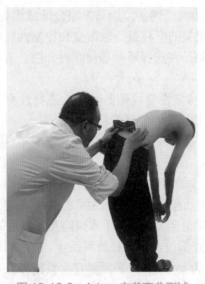

图 13-12-2　Adam 向前弯曲测试

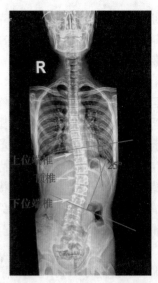

图 13-12-3　Cobb 角测量

②椎体旋转度评估：Nash 和 Moe 根据 X 线正位片上椎弓根的位置，将旋转度分为 0～Ⅳ度五个级别（图 13-12-4），级别越高，代表旋转越严重。

③骨骼成熟度：在评估脊柱侧凸的进展风险和决定治疗方法时非常重要，常用髂骨骨骺的闭合程度即 Risser 征来评估。Risser 征将髂嵴骨骺分为 4 等分，骨骺闭合从髂前上棘开始逐渐向髂后上棘后移，移动 1/4 为Ⅰ度，移动 1/2 为Ⅱ度，移动 3/4 为Ⅲ度，移动到髂后上棘为Ⅳ度，骨骺完全闭合为Ⅴ度（图 13-12-5）。0 度和Ⅴ度需要根据患者的年龄和其他身体特征来加以区分。

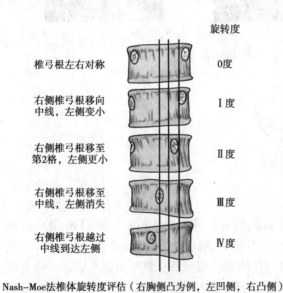

Nash-Moe 法椎体旋转度评估（右胸侧凸为例，左凹侧，右凸侧）

图 13-12-4　Nash-Moe 法椎体旋转度评估

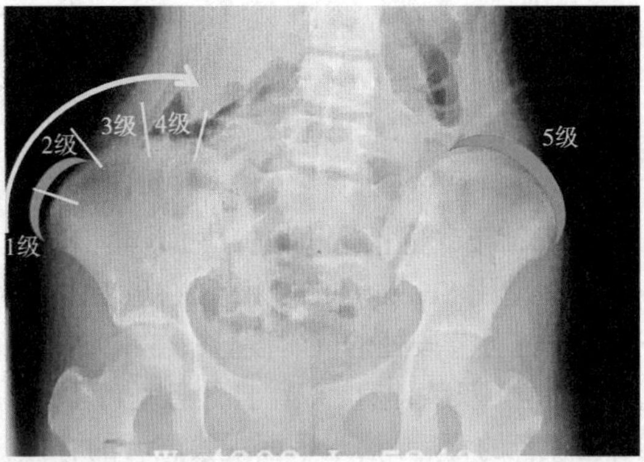

图 13-12-5　Risser 征骨骼成熟度评估

④脊柱韧性检查：X 线正位片需要患者在最大程度向左弯曲和最大向右弯曲时拍摄，并用 Cobb 角的测量方法测出左侧屈和右侧屈的角度后，与原本所测量的 Cobb 角相减，即为脊柱关节本身的韧性指数，代表脊柱侧凸可能恶化或减轻的度数空间。

3）双下肢长度测量：放松骨盆后，进行双下肢长度测量，以确定是否存在双下肢不等长。下肢长度的测量标准是以髂前上棘到内踝的距离。对于存在明显双下肢长度差异的脊柱侧凸患者，应该观察腿长差异消除且脊柱侧凸角度变化后再决定脊柱侧凸的治疗方式。

4）足部畸形检查：可通过足底压力测试（图 13-12-6）、3D 足部形态扫描（图 13-12-7）触诊、足部关节活动度测量等方法排除或确认足部是否存在异常。

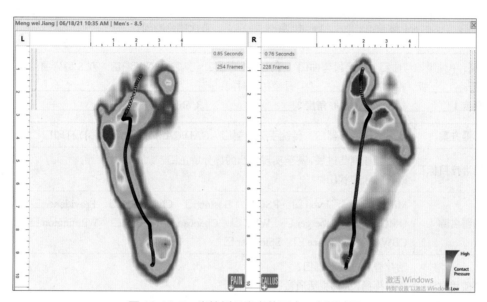

图 13-12-6　脊柱侧凸患者的足底压力测试图

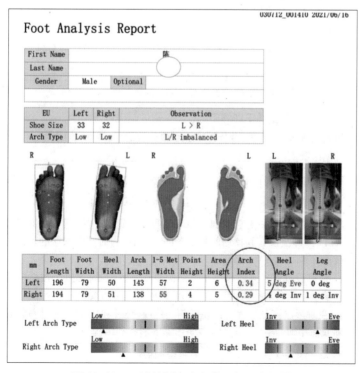

图 13-12-7　脊柱侧凸患者的足部形态扫描

（二）处方制定

医生、矫形器制作师、治疗师汇总上述所有检查信息和数据，掌握患者的侧凸程度和特点，制定出合适的脊柱侧凸矫形器处方（表 13-12-1）。

表 13-12-1 脊柱侧凸矫形器处方

基本信息

姓名：_____ 性别：_____ 年龄：_____ 病历档案号：_____

身高：_____cm 体重：_____kg 电话：_____ 首次确诊时间：_____

诊断：_____

弯曲类型：单纯腰椎弯曲□ 胸腰段弯曲□ 单纯胸椎弯曲□ 胸腰段双弯曲□ 双 S 型弯曲□

Risser 征：_____级 椎体旋转度_____° 月经初潮时间：_____

Cobb 角度 1_____ **Cobb 角度 2**_____ **Cobb 角度 3**_____

矫形器方案	成品柔性矫形器□ 传统手工定制□ CAD/CAM 矫形器□ 3D 打印□
矫形器治疗目标	防止脊柱侧凸进展，甚至实现侧凸的部分矫正□ 改善临床症状□
矫形器名称	Milwaukee□ Lyon□ RSC□ Boston□ Charleston□ Providence□ OMC□ Rosenberger□ WRC□ Cheneau□ GBW□ Wilmington□ CBW□ L.A Brace□ SpineCor□
矫形器使用方法	治疗脊柱三维畸形□ 缓解疼痛，提高生活质量□ 避免 Cobb 角进展达到手术阈值□
佩戴时间	23 小时连续使用□ 夜间及休息时使用□ 日间使用□ 使用_____小时_____分钟，取下间隔_____小时_____分钟，交替进行□ 备注：_____
佩戴方法	穿贴身棉质内衣，坐位或仰卧位穿戴
康复训练	医生/治疗师指导下训练□ 每天训练 2 次，上午 30 分钟，晚上 30 分钟□ 遵循医嘱_____
复诊时间	第一次复诊时间：　　　　　　第二次复诊时间： 第三次复诊时间：　　　　　　第四次复诊时间：
注意事项	1. 请家长或监护人定期测量孩子的身高并记录，当孩子身高在穿矫形器后长高超过 3cm 时，即使没有到预约的复诊时间，也请第一时间联系您的首诊医生、责任矫形器师或治疗师。 2. 请家长或监护人监督孩子按照医嘱佩戴矫形器和按时、按质按量进行体操训练，您和孩子的配合对于保证矫形器的治疗效果非常重要。 3. 在矫形器穿戴过程中出现任何问题或有疑问时，请第一时间联系首诊医生、矫形器师或治疗师，请不要随意修改矫形器的形状和结构。

医生：_____ 矫形器师：_____ 治疗师：_____

_____年____月____日

（三）国际脊柱侧凸矫形康复治疗科学学会关于脊柱侧凸矫形器的应用指导

2016 年的国际脊柱侧凸矫形康复治疗科学学会（Society on Scoliosis Orthopedic and Rehabilitation Treatment，SOSCORT）指南提出脊柱侧凸矫形器作为脊柱侧凸保守治疗的首选治疗方案，可避免或至少推迟手术至更合适的年龄。

1. 建议每个治疗团队向患者提供团队最了解的矫形器形式，由于每个治疗人员知识的局限性，最好使用自己最熟悉和擅长的矫形器。

2. 建议 Cobb 角在 25°以上且处于生长发育期的特发性脊柱侧凸患者使用矫形器；在这种情况下，除非有脊柱侧凸专家的处方，否则不应该在没有使用矫形器的情况下单独进行物理治疗性脊柱侧凸专项体操（physiotherapeutic scoliosis-specific exercises，PSSE）训练。

3. 建议使用石膏（或刚性矫形器）治疗婴儿特发性脊柱侧凸，以稳定弯曲的进展。

4. 建议除非有脊柱侧凸专业保守治疗的临床医生的意见，否则不要对 Cobb 角低于 15°±5°的患者使用矫形器。

5. 建议除非有专门从事脊柱畸形保守治疗的临床医生意见，否则 Cobb 角超过 20°±5°且仍在生长发育（Risser 征 0~3 级），并有明显畸形进展或恶化风险的患者，建议使用矫形器。

6. 建议使用非常硬的刚性矫形器（石膏）治疗弯曲度在 45°~60°的患者，以尽量避免手术。

7. 建议除非有专门从事脊柱畸形保守治疗的临床医生的意见，否则在治疗开始时全天佩戴矫形器或每天佩戴时间不少于 18 小时。

8. 由于治疗存在"剂量反应"，建议每天的矫形器佩戴时间与畸形严重程度、患者年龄、治疗阶段、目标和总体结果及可实现的依从性成比例。

9. 建议除非有专门从事脊柱畸形保守治疗的临床医生的意见，否则应将矫形器一直佩戴到脊椎骨骼生长结束，然后逐渐缩短佩戴时间。

10. 建议在进行矫形体操练习时，逐渐缩短矫形器的佩戴时间，以适应姿势系统并保持效果。

11. 建议使用任何方法来鼓励遵守 SOSORT 指南中的脊柱侧凸治疗建议，包括遵守矫形器治疗的建议。

12. 建议通过合规监测设备定期检查矫形器是否需要调整。

13. 建议通过穿戴矫形器时的 X 线检查进行评估矫形器的质量。

14. 建议处方医生和矫形器师是符合矫形器治疗 SOSORT 指南中定义的标准的专家。

15. 建议由训练有素的治疗团队（包括医生、矫形器师和治疗师）根据 SOSORT 指南中定义的标准进行矫形器治疗。

16. 建议根据 SOSORT 指南中定义的标准，仔细遵循每个单个矫形器的所有制作阶段（处方、制作、检查、调整、随访）。

17. 建议矫形器要根据患者的弯曲类型进行个性化设计。

18. 建议用于治疗冠状面和水平面上脊柱侧凸畸形的矫形器应尽可能考虑矢状面的对线。

19. 建议使用与临床情况相关的侵入性最小的矫形器，以减少对患者的心理影响并确保更好的患者依从性。

20. 建议矫形器不要以降低呼吸功能的方式限制胸部偏移。

21. 建议在门诊环境中使用、制作和安装矫形器。

22. 根据脊柱侧凸专家的判断，建议根据生长和 / 或特定的病理需要定期更换矫形器。

23. 建议定期脱掉矫形器进行 X 线检查,以检查矫形器治疗的有效性:X 线检查前脱掉矫形器的时间应与每日穿戴矫形器的时间一致。

(四)矫形器治疗脊柱侧凸的理论依据和治疗目标

1. **矫形器治疗矫正脊柱侧凸的理论依据** 包括冠状面的三点力系统、局部力对系统、Hueter-Volkmann 定律。

(1)三点力系统:指处于同一平面但不在同一直线的三点的受力情况,当其中一点的受力方向与另外两点相反时,根据作用力与反作用力、力的分解定律及杠杆平衡原理,三点力相互作用而产生矫正作用。

(2)局部力对系统:由两个相反方向的力组成,它们自不同方向施加于躯干某个较宽部分,使其旋转(即局部旋转)。"力对系统"必须施加于椎骨旋转最多的顶椎水平,以实现力的最大化。

(3)Hueter-Volkmann 定律:也可为矫形器治疗提供依据,即"骨骺受压增加,骨生长受抑制;骨骺受压减小,骨生长加速"。因此,增加侧弯脊柱凸侧的骨骺压力,减小凹侧的骨骺压力,可逐步矫正脊柱侧凸。

2. **脊柱侧凸矫形器的治疗目标** 2016 年国际脊柱侧凸与康复治疗协会(Society on Scoliosis Orthopedic and Rehabilitation treatment,SOSORT)的治疗指南中提出矫形器治疗脊柱侧凸的主要目标如下。

(1)防止脊柱侧凸进展,甚至实现脊柱侧凸的部分矫正。

(2)改善临床症状。

(3)治疗脊柱三维畸形。

(4)缓解疼痛,提高生活质量。

(5)避免 Cobb 角进展达到手术阈值。

(五)脊柱侧凸矫形器常见类型和特点

很多文献都报道了各种矫形器在治疗脊柱侧凸方面的有效性,常见的矫形器如下。

1. **密尔沃基(Milwaukee Brace)矫形器** 是一种颈胸腰骶矫形器。该矫形器被广泛用于脊柱畸形的非手术治疗。该矫形器的形式经过多次更新,变成了现在使用的形式(图 13-12-8)。密尔沃基矫形器适用于顶椎在 T_6 以下、Cobb 角小于 50° 的脊柱侧凸患者。

2. **波士顿(Boston)矫形器** 该矫形器系统不使用上部结构和下颌衬垫或咽喉模块(图 13-12-9)。其作用是在冠状面上利用三点力系统进行矫正,利用压力垫减少水平面上的旋转,利用腹托减少腰椎前凸和提高腹腔内压,以产生对脊柱的牵引力。使用该矫形器的关键是脊柱的压力垫使用要得当。波士顿脊柱侧凸矫形器适用于顶椎在 T_{10} 以下、Cobb 角小于 50° 的脊柱侧凸患者。

3. **大阪医大(Osak Medical College,OMC)矫形器** 特点为隐蔽性设计、重量轻、对胸腔运动的限制少。该矫形器是在波士顿脊柱侧凸矫形器的基础上改良而成,是在胸椎主弯曲对面的腋下安装高位胸椎垫提高矫正高胸段弯曲的能力。这种矫形器的理念是维持整个身体的对线和平衡。为了实现这些目标,工艺上采用石膏取型的方法制作,压力垫和金属支条可以直接在试样时根据侧凸的位置和高度进行适配,调整压力垫的部位和压力强度,使矫形器达到最佳的矫正效果。该矫形器适用于顶椎在 T_8 以下、Cobb 角小于 50° 的脊柱侧凸患者。

4. **斯塔格纳拉(Stagnara)矫形器** 也称里昂(Lyon)矫形器。该矫形器是一种以骨盆为基础,腰椎和胸椎的环形压力垫可根据患者的情况进行上下调节的腋下式矫形器,由前后各一根金属支条将两块骨盆托和腋下的环形托连接在一起。该矫形器不仅可以治疗脊柱侧凸,还可

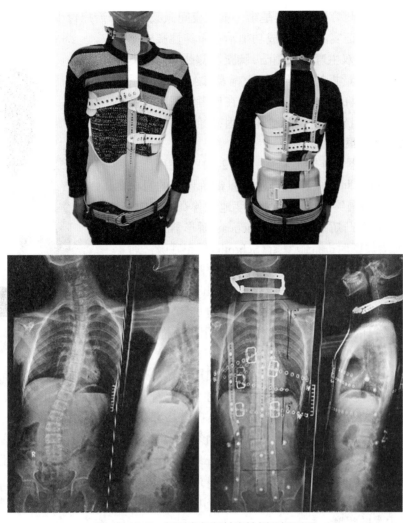

图 13-12-8 新型密尔沃基脊柱侧凸矫形器

以作为脊柱固定矫形器，用于术后胸椎、腰椎的固定，起到固定和支撑脊柱的作用；适用于顶椎在 T_6 以下、Cobb 角小于 50° 的脊柱侧凸患者。

5. Wilmington 矫形器　该矫形器穿着轻便，由于没有缝隙或开口，被称为全接触胸腰骶椎矫形器。

6. 查尔斯顿（Charleston）矫形器　该矫形器仅在夜间佩戴，增加了患者的依从性。该矫形器通过消除与日间矫形器相关的压抑和限制，患者可不受限制地充分参与日常活动，且被证明与 23 小时矫形器系统同样有效，特别是对于小于 35° 的弯曲，对患者的心理健康大有裨益。因此，该矫形器已经成为现代治疗青少年特发性脊柱侧凸的金标准。

7. Providence Brace® 系统　是另一种在夜间使用的脊柱侧凸矫形器，其过矫设计可有效治疗在消除重力影

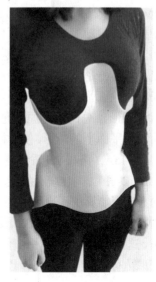

图 13-12-9 波士顿脊柱侧凸矫形器

响的躺姿时的脊柱侧凸。该矫形器是第一款在夜间佩戴的用于治疗青少年特发性脊柱侧凸的过矫式矫形器。研究证实，它可以成功地治疗单纯性腰椎侧凸、胸椎侧凸、结构性双主弯曲型侧凸、胸腰段侧凸等弯曲类型。该系统结合了测量板的精确网格坐标及 CAD/CAM 系统，可有效地建立精确的脊柱矫正策略。在患者睡眠时积极矫正脊柱侧凸弯曲，且对肥胖的青少年和因神经肌肉原因引起的脊柱侧凸患者也很有效。

8. Cheneau 矫形器　该矫形器（图 13-12-10）是使用压力区和释放区在三维空间积极影响脊柱。佩戴矫形器的目标至少是稳定弯曲，但最终目标是某种程度地改善脊柱弯曲。与其他类型的脊柱侧凸矫形器不同，Cheneau 矫形器是非对称的，它允许患者佩戴时进行施罗斯（Schroth）矫正呼吸。通过向凸起侧和凹陷侧的间隙施加压力来进行呼吸和扩张，从而策略性地形成矫正呼吸模式。设计良好的 Cheneau 矫形器集中于脊柱在冠状面（减少弯曲）、水平面（对抗旋转）和矢状面（改善生理曲线）的三维矫正。该矫形器适用于顶椎在 T_6 以下、Cobb 角小于 50° 的脊柱侧凸患者。

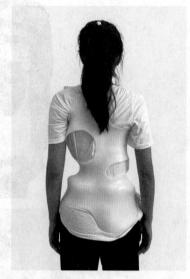

图 13-12-10　Cheneau 矫形器

9. GBW（Gensigen Brace Weiss）脊柱侧凸矫形器　是 Cheneau 矫形器发展而来。该矫形器利用 CAD/CAM 技术，结合施罗斯体操，有独特的分型体系，为个性化的 GBW 脊柱侧凸矫形器。因此，GBW 脊柱侧凸矫形器和施罗斯体操合二为一，被称为施罗斯疗法。

10. RSC（Rigo System Cheneau）矫形器　该矫形器像一个螺旋形的贝壳，可以旋转变形的躯干，其内置有明显的压力和释放区域，可在三维平面上提供矫正。该矫形器的生物力学设计实现了理疗练习，并使用了基于施罗斯方法的弯曲特定模块。该矫形器贴合感更高，可使患者对矫形器治疗的依从性更高。超过 90% 的使用 RSC 矫形器治疗的脊柱侧凸弯患者最后达到了不需要外科手术的程度。

11. WCR（Wood-Cheneau Rigo）矫形器　是由 Rigo 于 2010 年通过结合 Rigo、Wood.G 和 Cheneau 的脊柱侧凸新分型方法，进一步发展了最初的 Cheneau 矫形器。WCR 矫形器是一种独特构造的热塑形矫形器，可使躯干和脊柱达到最佳姿势对线。压力区和释放区域的位置、形状和走向可将矫正力应用到躯干的选定区域，使患者获得很好的三维矫正效果，同时最大限度地提高患者舒适度。WCR 矫形器采用局部反向旋转，使用独特的压力系统来引导冠状面对线和矢状面轮廓平衡。通过这种设计，WCR 矫形器在治疗患者脊柱侧凸的同时可以防止腰椎前凸。该矫形器总的矫正原则是弯曲和旋转的复位及矢状面生理曲度的标准化，因此可矫正冠状面和水平面上的畸形，使脊柱得到纵向拉伸，而没有任何明显的牵引力。

12. L.A.（洛杉矶）矫形器　通过对人体脊柱部分的三维重塑与智能选模制作该矫形器（图 13-12-11）。与传统只凭经验、无量化数据的石膏模型制作完全不同，该矫形器基于大数据积累的人工智能算法预测数据更全面、更精准；与单纯借助计算机辅助设计软件 Rodin4D、canfit3D 等制作的矫形器也不同，3D 设计软件只是设计工具，在设计过程中仍需根据矫形器师经验来调整，这种调整结果往往依赖于矫形器师的个人经验。L.A. 脊柱侧凸矫形器设计制作系统通过获取人体关键部位数据，以 AGP 计算机智能预测算法来设计矫形器，实现精准制模与精准治疗。

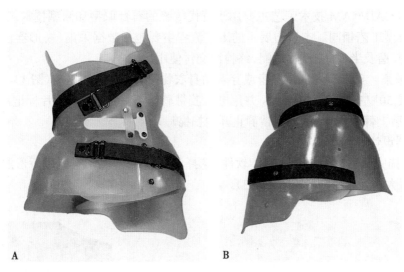

图 13-12-11 L.A. 矫形器

A. 前侧；B. 后侧。

L.A. 矫形器从最初的设计到临床应用历经五大流程：数据测量与评估、智能选型、CAD/CAM数据建模、3D 模具雕刻与成品制作、矫形器适配与指导。在这五大流程中应用众多先进的计算机技术，在建模过程中结合了 King 分型和 SRS 脊柱侧凸分类，在三维设计中重新定位脊柱侧凸，精准对侧凸脊柱施压使其恢复正位。

13. SpineCor 矫形器　不同于传统的脊柱侧凸刚性或半刚性矫形器，后者会限制运动，导致肌肉萎缩，该矫形器可抑制脊柱畸形的发展。此外，它允许全方位运动，同时平衡和加强肌肉组织，改善姿势，加强和整合神经反馈。该矫形器可以帮助治疗 Cobb 角 15°～50°的青少年特发性脊柱侧凸，最常见的年龄组是 12～16 岁。SpineCor 矫形器在患者第一次快速生长前即所谓的 Risser 征 0 级开始时最有效。然而，SpineCor 矫形器已被证明在更成熟的年龄，即 Risser征 1～3 级也有效。依从性较好的患者矫正效果更好。对于大多数患者来说，穿戴该矫形器舒适、矫正效果较好，因此，接受度很高。

14. 其他　色努 - 波士顿 - 威士巴登（Cheneau-Boston-Wiesbaden，CBW）矫形器、Triac 矫形器等对脊柱侧凸治疗也有效。

（六）脊柱侧凸矫形器的计算机辅助设计 / 计算机辅助制造流程

用于刚性脊柱侧凸矫形器的制造方法是通过石膏绷带为患者取型，随后用石膏浆填充产生阳型，然后通过在不同区域填补 / 消减石膏来修改该阳型。这种传统手工技术需要耗费大量时间并消耗大量材料，劳动强度相对较大，并且精确度低。

很多学者通过研究证明，与石膏模型方法相比，CAD/CAM 技术可以将 X 线片与数字模型更好地结合，提高了制作的精确度和治疗效果，同时还提高了生产率（2.5 倍），并允许存储患者数据以供将来作为参考。因此，近年来 CAD/CAM 技术已经越来越多地应用于脊柱侧凸矫形器的制作。

通过 CAD 设计好的文件可以通过机器人或雕刻机雕刻，可供用于真空成型的模型，也可以直接通过 3D 打印技术制作出矫形器。

本节中的 CAD/CAM 技术工艺主要用于替代传统的石膏取型和修型技术,其他的工艺和传统的石膏模型工艺相同。本节中展示的工艺流程主要包括数据采集、矫形器设计、雕刻、真空热塑成型、打磨及半成品制作、适配、终检和交付使用。

1. 数据采集 要求患者裸露上身或穿着贴身衣物进行 3D 光学扫描(图 13-12-12)。嘱患者肩关节外展 50° 左右,不遮挡躯干,并用电工胶带勒出髂嵴走向,用垫片标记出骨性标志如髂前上棘、髂后上棘和锁骨,然后保持静止开始扫描。

2. 矫形器设计流程

(1) 将扫描完成后的数据导入修型软件,选择相对应的"胸 - 腰 - 骶椎矫形器"类型,将模型剪裁至合适大小开始修型(图 13-12-13)。

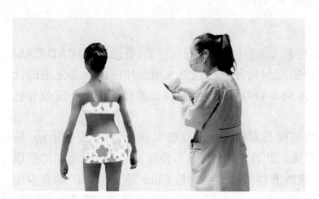

图 13-12-12　3D 光学扫描

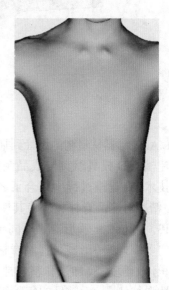

图 13-12-13　裁剪扫描好的文件,准备设计

(2) 将剪裁好的形状导入主界面,使用"高级工具 - 添加测量标志线"工具确定事先标记好的锁骨和髂后上棘位置,随后插入 X 线片,将标志线与锁骨和髂后上棘对应,确定 X 线片的位置,将其与形状配准(图 13-12-14)。

(3) 根据 X 线片显示的端椎和顶椎的位置进行施力,利用三点力系统的原理,在腰椎凸出位置施加反向的压缩,同时对侧胸椎凸出处和骨盆处施加与前者相对应的压缩(图 13-12-15)。

(4) 施力后在对应区域进行"开口"处理,即在施力对侧建立一个压力释放区,目的是让受挤压的弯曲脊柱有空间向中心位移,同时减小整个矫形器与躯体的接触面积,减小因佩戴矫形器所产生的"副作用"(图 13-12-16)。

(5) 选中"边缘线 - 边缘线工具",设计矫形器的轮廓边缘,通过调动初始边缘线上黄色按钮的位置实现矫形器最终轮廓的确定(图 13-12-17)。

(6) 设计好边缘线后,选择 STL,拖动鼠标即可观察设计好的矫形器在不同角度下的样式(图 13-12-18)。

(7) 经过以上流程设计完成矫形器的面片模型,图 13-12-19 可见矫形器与扫描模型的匹配程度,最后将设计好的矫形器导出为 STL 格式文件。

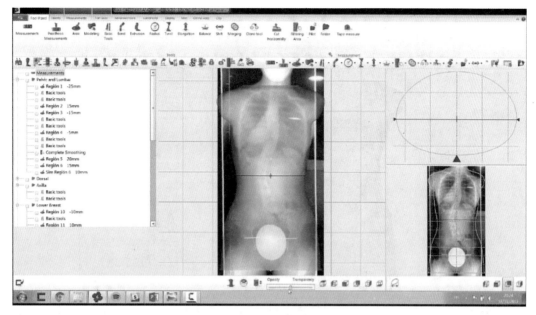

图 13-12-14　X 线与形状配准

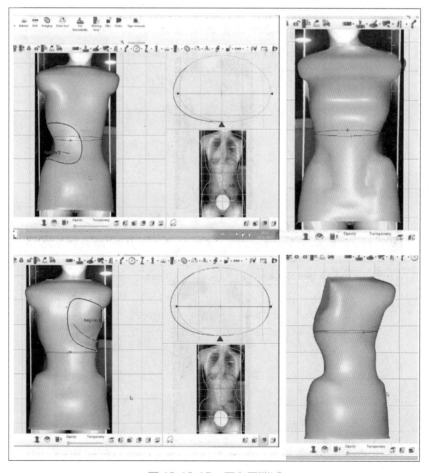

图 13-12-15　压力区消减

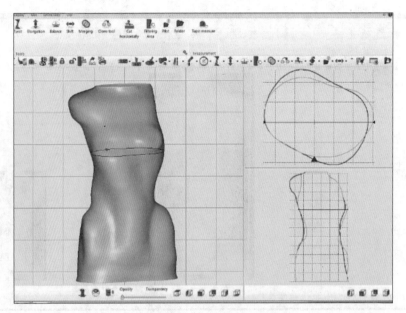

图 13-12-16 压力释放区调整

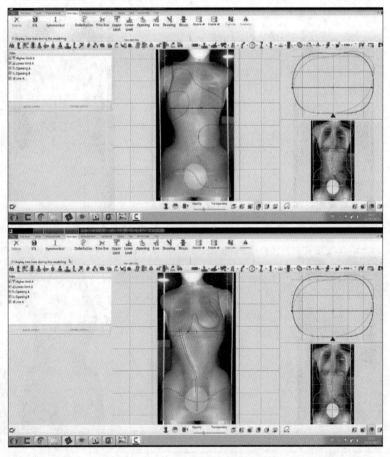

图 13-12-17 画出矫形器边缘线

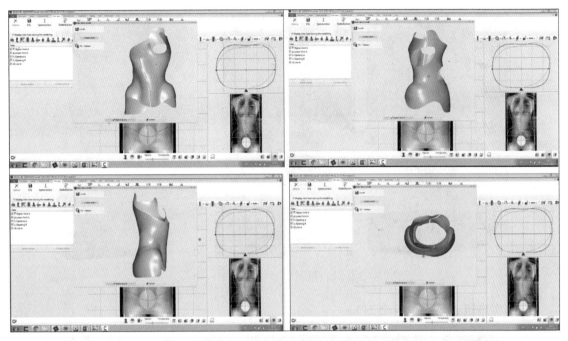

图 13-12-18 设计好的矫形器样式

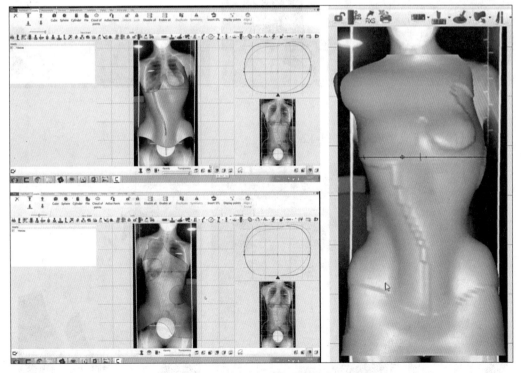

图 13-12-19 设计好矫形器后与模型匹配并保存

3. 用机器人或雕刻机雕刻出设计好的文件（图 13-12-20）。

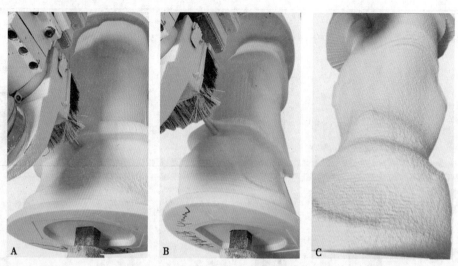

图 13-12-20 雕刻出设计好的模型（A~C）

4. 真空热塑成型（图 13-12-21）。

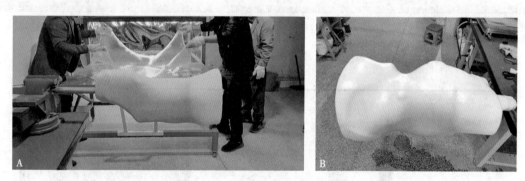

图 13-12-21 真空热塑成型（A、B）

5. 切割打磨制作成半成品（图 13-12-22）。

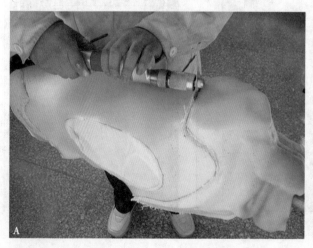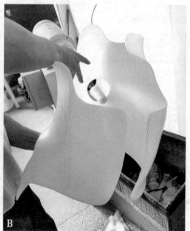

图 13-12-22 切割，打磨（A、B）

（七）矫形器适合性检查

1. 穿专用的矫形器内衣（防止褶皱）后戴矫形器，矫形器应从身体外侧到内侧穿戴，穿好后嘱患者平卧。

2. 检查矫形器的位置。髂嵴在平卧时应该没有压迫，评估抗旋的测试，确定矫形器的位置。

3. 膝关节屈曲 80° 左右时，闭合矫形器，以避免腰椎区域的张力过大。用透明胶带充分封闭矫形器（不要太紧）。在此过程中，观察患者是否出现急性疼痛时的表现。闭合矫形器后，再次进行适合性检查（体积、长度）。

4. 帮助患者站立后，标记修改位置，检查腋下高度和平衡。在开始标记修改线前，应确保患者在佩戴矫形器时可以正常站立。

（1）标记边缘的走向：考虑患者穿矫形器后的形态并观察 X 线图像，屈髋时标记矫形器前侧下缘，以便使患者能保持良好的坐姿。

（2）根据需要修剪释放区域：保持矫形器的刚性即可。

（3）检查腋窝的高度：关于腋窝的处理，既要考虑有足够的矫正压力，并且压力能通过顶椎对应的肋骨转移到脊柱（而不是仅仅抬起肩膀），也要保证腋下的神经、血管未被压迫。

5. 确认所有标记都完成后，帮助患者脱下矫形器，并进行切割打磨，打磨完成后安装尼龙搭扣。尼龙搭扣应平行且铆接良好，并留有小间隙用于紧固或松开矫形器。此外，在下次适配前，要注意处理好边缘，防止因锐利的边缘而刮伤患者。

6. 修改完成后，第二次试穿矫形器

（1）第二次试穿时，可让患者在监督下佩戴矫形器。为了使患者从一开始就能正确穿戴矫形器，解释穿戴中有可能出现的错误非常重要。

（2）应确保释放区可用。如果不能有效地进行释放，需检查抗旋区的压力和位置。

（3）腰椎压力垫和腰部压痕不应压迫脊柱和髂嵴的骨突部位。可以在矫形器中安装衬垫或压力垫，以提高穿着舒适性或压力区的矫正度，但同时要确保矫形器的功能不被改变。

7. 检查患者在仰卧位、站立位和坐位的情况。患者在坐位时应能够稍微向前弯曲，而不会挤压股动脉或使臀部肌肉夹在椅子和矫形器之间。如果坐位状态下存在任何不适，则必须进行返工。

8. 矫形器在交付前的修改/成品加工

（1）骨盆压力侧的大转子必须露在矫形器外面。

（2）避免对胸部结构施加边缘压力，否则应将胸部边缘向外翻。

（3）塑料的两面要彻底均匀加热，用垫子定型，以使向外翻后没有任何锋利的边缘。

9. 在上传到数据库存档之前，拍照记录，借助激光对线仪再次确认对线，适配完成后，应在正确佩戴矫形器的情况下，在前、后、左、右 4 个面对患者进行拍照。

四、矫形器治疗效果评价

2016 年的 SOSORT 指南指出，评估矫形器治疗有效性的标准应包括以下几点。

1. 骨骼成熟时，弯曲进展 <5° 的患者所占百分比及弯曲进展 >6° 患者所占百分比。

2. 骨骼成熟时，弯曲 >45° 的患者所占百分比及被建议或实施手术的患者所占百分比。

3. 随访时间超过骨骼成熟后 2 年，以确定随后接受手术患者所占百分比。

4. SRS 和 SOSORT 达成共识，同意将"以患者为中心的治疗结果（包含外观、残疾、疼痛、生活质量）"作为评估有效性的主要指标，而将影像学检查结果作为次要指标。

五、脊柱侧凸矫形器的使用说明

1. 要保证矫形器治疗的有效性,需指导患者在适配完成后的 2～3 周内逐渐延长每天佩戴的时间,直至达到目标;适应矫形器后,每天坚持 20～23 小时佩戴矫形器,夜用矫形器每天佩戴 8～12 小时(除非医生另有规定)。

2. 每天对皮肤进行护理。

3. 在矫形器下必须穿一件贴身的、没有褶皱的、纯棉吸汗的衬衣(对于女孩,胸罩穿在衬衣下)。

4. 适配时需教会患者如何正确穿脱矫形器,对于年龄较小的患者需教会监护人如何正确地穿脱矫形器。

5. 每天按照医生要求进行施罗斯(或医生指定的其他矫形体操)矫形体操锻炼。

6. 定期脱下矫形器进行 X 线检查,以检查矫形器治疗的有效性:X 线检查前脱下矫形器的时间应与每日穿戴矫形器的时间一致。

7. 随着患者身高的增长和体形的变化及时更换矫形器。

8. 矫形器的停用必须在医生的指导下完成,应逐渐缩短佩戴时间,若弯曲保持稳定无进展则继续减少佩戴时间直至完全脱下矫形器。

(曹建刚)

第十四章
矫形器的使用训练

第一节　上肢矫形器使用训练

一、穿脱训练

（一）掌指矫形器

1. 静态掌指矫形器（图 14-1-1）

（1）穿戴前检查：①矫形器是否达到处方要求；②矫形器边缘是否有毛刺；③搭扣连接装置是否连接牢固。

（2）穿戴方法：掌心向上，将需固定的手指正确地轻放于矫形器内，先将手指搭扣固定后再固定好掌部搭扣。

（3）脱矫形器：松开掌部搭扣，再将指部搭扣松开后脱下矫形器。

2. 掌指关节固定矫形器（图 14-1-2）

（1）穿戴前检查：①矫形器是否达到处方要求；②矫形器边缘是否有毛刺；③搭扣连接装置是否连接牢固。

（2）穿戴方法：掌心向下，将需固定的掌指关节正确地轻放于矫形器内，先将手掌部搭扣固定后再固定好拇指处搭扣。

（3）脱矫形器：松开掌部搭扣，再将拇指处搭扣松开后脱下矫形器。

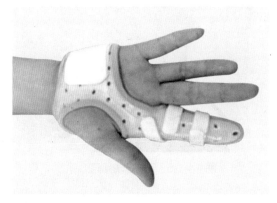

图 14-1-1　静态掌指矫形器

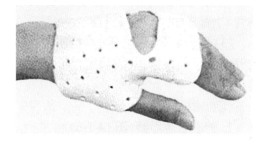

图 14-1-2　掌指关节固定矫形器

（二）腕 - 手矫形器

1. 静态腕 - 手矫形器（图 14-1-3）

（1）穿戴前检查：①矫形器是否达到处方要求；②矫形器边缘是否有毛刺、锐角；③搭扣连接装置是否连接牢固。

（2）穿戴方法：掌心向下，将手掌及腕部部分正确地轻放于矫形器内，先将手掌部、拇指处搭扣固定后再固定好腕关节及前臂搭扣。

（3）脱矫形器：松开腕关节及前臂搭扣，再将手掌、拇指处搭扣松开后脱下矫形器。

2. 动态腕 - 手矫形器（图 14-1-4）

（1）穿戴前检查：①矫形器是否达到处方要求；②检查矫形器的弹性结构是否正常；③搭扣连接装置是否连接牢固。

（2）穿戴方法：掌心向下，先将腕关节及前臂轻放于矫形器内，手指伸展在健侧手辅助下轻放于指套内，再扣合前臂处尼龙搭扣。

（3）脱矫形器：先将手指从弹簧指套处取出，再将前臂处搭扣松开后脱下矫形器。

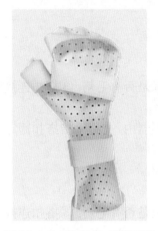

图 14-1-3　静态腕 - 手矫形器

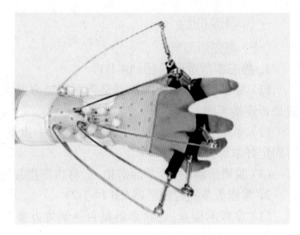

图 14-1-4　动态腕 - 手矫形器

（三）肘关节矫形器（图 14-1-5）

（1）穿戴前检查：①矫形器是否达到处方要求；②矫形器边缘是否有毛刺；③搭扣连接装置是否连接牢固。

（2）穿戴方法：掌心向下，肘关节屈曲90°，将肘关节正确轻放于矫形器内，再将前臂、上臂搭扣固定。

（3）脱矫形器：肘关节处保持屈曲90°，松开前臂及上臂搭扣，将固定部分从矫形器中取出。

（四）肩矫形器

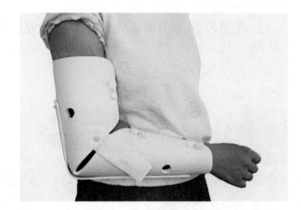

图 14-1-5　肘关节矫形器

1. 静态肩矫形器（图 14-1-6）

（1）穿戴前检查：①矫形器是否达到处方要求；②矫形器各部位是否符合正常关节功能位；③搭扣连接装置是否连接牢固。

（2）穿戴方法：将肩关节和肘关节固定于功能位，将一条帆布固定带置于对侧的肩部，分别下延到前、后腰部，将帆布固定带固定在较舒适的位置即可，再将腰部固定带穿过回形扣并系紧，通过固定的腰带高度对肩关节固定带进行调整。

（3）脱矫形器：脱矫形器前应由治疗师托扶患者上肢，先松开对侧肩部的帆布固定带，再将腰部的固定带松开后上肢从矫形器中取出。

2. 动态肩矫形器（图 14-1-7）

（1）穿戴前检查：①矫形器是否达到处方要求；②矫形器腋下的金属支架是否符合要求；③搭扣连接装置是否连接牢固。

（2）穿戴方法：掌心向下，上肢轻微抬起，先将矫形器置于患者腋下，将一条帆布固定带固定在对侧肩部合适位置，对侧腋下固定带固定好，上肢肩关节固定在功能位，再将上臂、前臂、腕关节处搭扣固定好。

（3）脱矫形器：治疗师将患者上肢轻微抬起，将对侧肩关节上的帆布固定带取下，再将对侧腋下固定带取出，将上臂、前臂、腕关节尼龙搭扣松开后脱下矫形器。

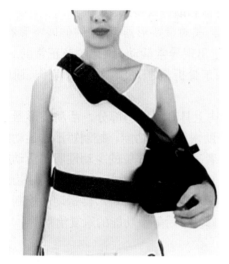

图 14-1-6　静态肩矫形器

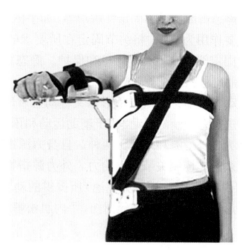

图 14-1-7　动态肩矫形器

二、适应性训练

（一）静态上肢矫形器

静态上肢矫形器是将上肢固定于功能位置或治疗需要位置，用于固定肢体、限制肢体异常活动、减轻疼痛、促进病变痊愈。它的形态通常与上肢治疗部位的形态基本吻合，结构简单。静态上肢矫形器是将上肢固定于功能位置或治疗需要位置，用于固定上肢、限制上肢异常活动、减轻疼痛、促进病变痊愈。它的形态通常与上肢治疗部位的形态基本吻合，结构简单。静态上肢矫形器是上肢康复治疗的一部分，一般情况下需要根据患者具体情况决定穿戴矫形器时间，分为全日佩戴（22 小时以上）、夜间佩戴或部分时间佩戴，患者应严格按照要求，确保佩戴时间。第一次穿戴矫形器时应在 1～2 小时内取下矫形器，检查皮肤状况。可用酒精擦拭皮肤受压区。1 小时后再戴上。逐步增加穿戴时间，一般情况下，需要 2～3 周的适应才可达到全日佩戴。

在治疗和训练期间通常会脱下矫形器，以便治疗师和患者对受累结构组织进行如热疗、超声波治疗及关节活动、关节活动度等康复训练。需长期固定的在有效固定 3～4 周后，应由治疗师每天取下矫形器，进行固定关节的被动活动，维持关节活动范围以防止关节僵硬。日常训练中，治疗师应指导患者进行固定部位肌肉的等长收缩、未固定上肢的主动运动，以防止肌肉萎缩。出院时，应教会患者及其家属简易、实用的康复训练方法，坚持训练。

（二）动态上肢矫形器

动态上肢矫形器使用带有弹性的材料来活动特定组织，以达到增加关节活动度的目的。大部分动态矫形器带有基底部，使其能附着矫形器支架和其他部件。应用动态矫形器所产生的动态拉力在特性上是有弹性的（伸展性），如橡胶、绷带、弹簧或有弹性的绳索。即使上述弹性物体已经达到其弹性范围的临界，但只要弹性部件收缩，拉力将始终持续存在。穿戴动态上肢矫形器时将牵伸装置固定在合适的位置，尽量选择在康复训练之后穿戴，此时关节、肌肉、软组织、肌腱等结缔组织处于放松状态，对关节挛缩的恢复效果较好。

三、功能训练

上肢矫形器按照功能可分为静态矫形器、动态矫形器和渐进式矫形器。

静态矫形器又称固定性矫形器，如手休息位矫形器、长对掌矫形器、抗挛缩伸展矫形器等。其主要作用为支撑，将关节固定在所要求的位置，防止出现异常活动，维持关节正常的对线，使被固定部位获得有效休息和保护。静态矫形器适用于骨折、关节炎、腱鞘炎、烧伤、肌腱修复或肌腱移植术后等。

动力及渐进式上肢矫形器又称动态矫形器，在结构上具有可动的部分。活动矫形器允许关节进行有控制的运动，用于辅助运动和预防畸形、帮助恢复关节功能。控制矫形器运动的力源分为自身力源和外力源两种。自身力源指通过使用者身体某些部位的主动性肌肉活动或肌肉电刺激来控制关节运动的力。外力源指物体的弹力（弹力橡皮带、弹簧）、滑轮牵引系统、气（如压缩空气罐）或电（如电池）所提供的动力，借助这些外力可实现对矫形器运动的控制。动态矫形器适用于外周神经损伤、手内肌松解术后、肌腱修复术后等手功能的康复治疗。

（袁志垚）

第二节　下肢矫形器使用训练

一、穿脱训练

（一）正确的穿脱方法

指导患者家属掌握正确的穿脱方法，操作时按照程序逐一进行，做到安全、便利。

（二）穿戴时间

根据治疗需要确定穿戴矫形器的时间，有的患者需要持续穿戴，有的只需训练、工作时穿戴；有的需穿戴数周，有的则需穿戴数月。对于脑卒中后的偏瘫，早期穿戴上肢吊带对预防和治疗肩关节半脱位有积极意义，在痉挛期的患者通常不会出现拉伤或肩关节半脱位，无须继续使用吊带，否则会导致肩关节内收、内旋畸形。

（三）稳定牢靠

矫形器穿在肢体上要稳定，避免松脱而影响治疗效果，矫形器的辅助件如螺丝、弹簧、弹力皮筋要牢靠，否则会造成组织损伤。

二、适应性训练

（一）偏瘫用矫形器

康复训练：偏瘫患者佩戴矫形器前的训练主要包括呼吸训练、患肢被动诱导和主动控制训练、坐位平衡、体位转移、站立平衡和日常生活技能训练等。这些训练可以提高患者心肺功能和运动安全等方面的能力，可为佩戴矫形器后的各项训练奠定良好的基础。

偏瘫患者佩戴矫形器后延续以上大部分康复训练内容，还需进一步加强平衡、转移和更大范围的日常生活技能训练，并增加步行、上下楼梯和职业技能训练等。其中转移性训练主要为优化患者步态，提高步行速度、步行效率和安全性（图 14-2-1）。

（二）下肢骨折用矫形器

康复训练：第一阶段康复可于术后 2～3 天开始行持续被动运动治疗，在麻醉尚未消退即开始，麻醉作用消失后开始等长收缩肌肉训练，1～2 周后开始关节主动运动训练。第二阶段康复需 2～3 个月，至骨折临床愈合。关节运动需在矫形器的控制下进行，争取短期实现关节全范围主动活动，同时需进行肌肉等长收缩训练，逐渐过渡到等张收缩训练，防止肌肉萎缩。骨痂生长较好、骨折线模糊时开始站立训练和部分负重训练。第三阶段为骨折临床愈合期，脱下矫形器后开始股四头肌、股二头肌、胫前肌、胫后肌肌力训练，以及本体感觉、平衡功能和步行训练等（图 14-2-2）。

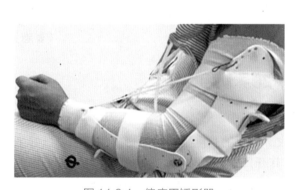

图 14-2-1　偏瘫用矫形器

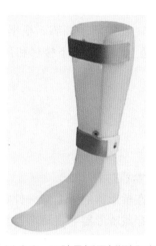

图 14-2-2　下肢骨折用低温矫形器

三、功能训练

（一）目标与原则

使用矫形器的目的是希望改进功能。有效的使用训练和患者教育是矫形器装配过程中一个极其重要的部分。功能训练是关系到矫形器能否发挥功能的重要步骤。在为患者设计矫形器时，必须明确使用矫形器的目标。这个目标必须能被康复医生、矫形器师、治疗师，更重要的是患者和家属所理解、接受。

使用矫形器是为了防止畸形，保护无力或疼痛的肌肉、骨骼，或改进功能。在改进功能的应用中，最重要的是要了解和确定患者生物力学上存在的缺陷，并且正确评价、比较可采用的矫形器系列的特征，特别是在设计功能改进性矫形器时，必须正确评价使用矫形器的限制因素和有利因素。在患者使用矫形器时，对患者进行再次评估是保证矫形器有效性和适合性的基础。训练患者正确使用矫形器是矫形治疗整体中的一个组成部分。

（二）训练项目

主要为步态和日常生活活动训练。对成年患者要求通过训练达到步态和日常生活能力改善的目的。对儿童要求通过适当的锻炼和日常生活活动来增加使用矫形器的适应能力。一个完整的训练项目需要根据患者的具体情况来确定,一般来说,可以由以下顺序来进行。

1．步态评估 步态评估是为测定患者步行方式与正常步行的差异而进行的,需要对患者的步态进行系统观察、分析、评估,因此也是步态训练的基础。在步态分析和评估的同时,还可配合肌力测定、关节活动范围的测定进行分析和评价。

2．使用矫形器前的康复训练 可采用适当的理疗等康复训练手段来增加肌力、关节活动范围和肌力的协调功能,同时也可增加患者的耐力和灵活性,以便更好地完成日常生活活动。在矫形器交付使用之后,患者可继续进行锻炼。

3．穿戴矫形器训练 教会患者穿戴矫形器对其独立自主生活十分重要。这项训练可在矫形器交付使用后立即开始,也可经过一个时期使用后再进行,对于带锁的下肢矫形器,也要教会患者正确开锁和闭锁。

4．平衡训练 患者在学会穿戴矫形器步行前应具备足够的保持身体稳定和平衡的能力。首先患者应学会双下肢承重时的平衡,然后再练习两侧下肢交替承重时保持身体的平衡。训练时应注意纠正患者不良姿势,开始训练时可使用平行杠、拐杖或手杖来帮助。

5．功能活动训练 根据不同损伤程度、不同矫形器品种进行必要的功能活动训练,如行走、坐下、起立、上下楼梯和正确使用拐杖或其他行走辅助器的练习。

(袁志垚)

第三节 脊柱矫形器使用训练

一、穿脱训练

在矫形器的下面穿一件贴身无缝纯棉上衣。衣服的长度要超过矫形器的长度。最好采取卧位穿戴矫形器。将矫形器置于身体侧面,从其开口处穿入。调整好位置,注意将矫形器的主要压力点置于正确的位置。将搭扣穿过扣环,一手推矫形器的压力侧,另一手将与之对应的尼龙带拉紧,尼龙搭扣由下至上束紧,重复拉紧每个搭扣,直到矫形器穿到要求的位置。确保矫形器的位置合适,没有移位。如果穿戴长时间后发现有所移位,则躺下重新穿戴,防止皮肤受压破溃。如果有局部疼痛和皮肤过分发红、发紫,则应立即停止佩戴矫形器。

每天洗澡,保持皮肤清洁,坚持按摩和热敷,直到皮肤有很好的耐受性为止。经常观察皮肤的颜色,正常情况下穿戴矫形器一段时间后,脱去矫形器,压力点的皮肤可以是樱桃红色,应在30分钟内消退。矫形器应尽量束紧,避免上下窜动,以保证其矫正作用并避免磨破皮肤。穿戴矫形器一段时间后,受压力部位的皮肤会出现色素沉着,属于正常现象,治疗结束后会自然恢复。

治疗师根据患者具体情况决定穿戴矫形器时间,分为全日佩戴(22 小时以上)、夜间佩戴或部分时间佩戴,患者应严格按照医嘱,确保佩戴时间。第一次穿戴矫形器应在 1～2 小时内取下,检查皮肤状况,可用酒精擦拭皮肤受压区,1 小时后再戴上,逐步增加穿戴时间。对于全日佩戴患者,一般情况下,需要 1～2 周的适应,最后达到全日佩戴 22 小时,其余时间用作锻炼和处理个人卫生。第一次尝试晚上睡觉穿戴可选在周末,如确实难以入睡,可脱下矫形器,第二次试戴直至适应。

二、适应性训练

矫正目的性强的脊柱侧凸矫形器在穿戴初期会给患者带来不适,如压痛、腰背部肌肉酸痛、胸闷、气短等,应根据患者的侧凸程度、年龄、矫正程度大小等,确定一定的适应性练习步骤,给患者作出适应性练习的建议,以帮助患者逐步适应矫形器的穿戴。

第1~2天,每天白天分3~4次,每次穿戴0.5~1小时;夜间入睡前穿戴0.5~1小时,脱下后检查皮肤是否发红、患者有无不适感。

第3~4天,每天白天分3~4次,每次穿戴2~3小时;夜间入睡穿戴1~2小时,然后脱下。

第5~6天,每天白天持续穿戴,每4个小时脱下检查皮肤;夜间入睡穿戴1~2小时,然后脱下。

第二个星期,每天白天持续穿戴,每4个小时脱下检查皮肤;夜间入睡穿戴,若入睡困难可脱下,尽量延长穿戴时间。

以上练习过程往往需要根据患者的适应能力而调整,使患者尽早地适应矫形器。装配实践证明,穿戴矫形器的适应性练习过程非常重要,它不仅直接影响患者对矫形器的接受程度,而且便于医生、家长监控检查矫正效果和患者的生理状况,有利于矫形器的修改、调整和适配。

三、功能训练

(一)神经肌肉电刺激

神经肌肉电刺激是对肌肉进行被动锻炼的一种方式,脊柱侧凸患者脊柱肌肉一般是凸侧较弱,凹侧较强,双侧平衡性电刺激治疗是矫正脊柱侧凸并维持正确姿势的重要保证。电刺激在部分患者的治疗可以替代矫形器,有"电子矫形器"之称。神经肌肉电刺激治疗对部分原发性脊柱侧凸患者来说与矫形器的效果一致,患者年龄、侧凸位置和程度及是否伴有并发症是影响疗效的最主要因素,一般神经肌肉电刺激治疗对Cobb角在20°~40°的进行性脊柱侧凸疗效较好。

(二)呼吸训练

脊柱侧凸矫形器的使用大多会限制胸廓运动,长期佩戴会导致患者呼吸功能的下降,需进行呼吸训练。伴有椎体旋转畸形的侧凸患者,本来就存在因侧凸畸形导致的胸廓活动度减小,佩戴矫形器后虽然有所缓解,但主动呼吸训练仍不可或缺。训练以胸式呼吸为主,患者取卧位,全身放松,双手置于头后,双肘打开,保证胸廓无旋转和明显侧凸,呼气时双肘合拢,吸气时双肘打开,尽最大努力进行深呼吸,牵张胸廓和呼吸肌,长期坚持呼吸训练可以很好地改善患者的心肺功能。

(三)运动训练

佩戴矫形器期间原则上不能做负重和剧烈运动,否则会导致患者心肺功能降低,应鼓励患者进行力所能及的运动项目,以保持或提高心肺功能。对侧凸脊柱周围的肌肉进行调节性锻炼也是重要内容之一,脊柱侧凸矫形体操就是最具针对性的锻炼方案,是功能性软组织性侧凸的理想矫正方法,也是治疗结构性侧凸的重要辅助方法。侧凸体操的原理是主动增强凸侧的肌肉力量,被动拉伸凹侧的肌肉,促进双侧的肌肉平衡和协调,更好地维持脊柱稳定性。此外,可适当地做一些文体训练,做文体训练时部分患者必须穿戴矫形器,但需选择一些顺应生物力学原理的活动方式,不应选择使躯干做对抗矫形器的运动。文体训练内容宜选用娱乐性较强的群体性活动,如传球等。

（四）牵引训练

对脊柱侧凸患者而言，一旦发现脊柱侧凸即可进行牵引治疗，除专业牵引设备治疗外，患者还可以采用悬吊方式自行牵引，如借用单杠、双杠等。

（袁志垚）

第四节　矫形器的不良作用及预防

（一）关节固定造成挛缩

挛缩是由于关节、肌肉或其他软组织活动受到限制而引起的关节主动和被动活动范围不足。相关研究表明，关节在任何位置的长时间制动均会造成肌纤维及其他软组织胶原纤维缩短，而且肢体的位置、制动的时间、关节活动范围及原发病等均会直接影响挛缩发生的速度。预防关节挛缩的方法是在穿戴矫形器过程中，每天在物理治疗师帮助下做2～3次被动运动使关节活动度达到最大。还应注意的是，除对骨折移位明显处的邻近关节一同固定外，其他的肢体骨折治疗均应避免矫形器对邻近关节活动功能造成的限制，以防止正常关节因制动而发生挛缩。

（二）制动诱发骨质疏松

机体全身或某个肢体完全制动可诱发全身性或局部性骨质疏松，这种情况常见于骨折后、四肢瘫、截瘫、脊髓灰质炎或脑血管意外等患者。即便是正常人，如经过较长时间卧床后，也有可能出现骨质疏松等并发症。肢体一般经制动3个月后，采用放射学方法即可发现机体有骨量丢失。

（三）导致肌痉挛程度加重

痉挛是一种运动性功能障碍，是上运动神经元损伤的基本表现之一。其病理机制是由于患者牵张反射兴奋性增高，导致速度依赖性的张力性牵张反射亢进同时伴随腱反射亢进。目前对穿戴矫形器能否降低患者过高的肌张力有两种不同的观点：一种观点认为穿戴矫形器不但不能降低肌张力，反而会刺激肌张力越来越高；另一种观点则认为通过矫形器的持续牵伸作用能反射性地抑制过高的肌张力。

（四）压疮

压疮可发生于身体软组织任何部位，引起压疮的原因很多，最重要的是压力作用，其主要影响因素包括3个方面，分别是压力强度、压力持续时间及组织对压力的耐受能力。矫形器对机体长时间、持续性的机械压力作用可造成压疮。

（五）心理依赖性

矫形器使用中的一个重要原则是将其视为暂时使用的工具，一旦患者功能恢复、症状改善就应及早放弃矫形器治疗，但临床上经常有患者在使用矫形器并取得疗效后，自认为矫形器既然能缓解病痛、治疗疾病，那么穿戴时间越长则疗效越佳，所以对矫形器的依赖性日渐增强，这种现象在斜颈、慢性颈椎病、急慢性腰痛患者中比较突出，还有部分患者在下肢矫形器的帮助下进行站立行走训练，早期取得明显疗效，由此逐渐产生对矫形器的依赖，如没有矫形器的辅助，患者往往缺乏安全感并忽视自主运动功能训练，有的患者甚至在功能完全恢复、症状明显改善的情况下仍然希望得到矫形器的支撑与保护，这都不利于机体组织功能的完全恢复。

（袁志垚）

第十五章

矫形器使用效果评价

矫形器的种类繁多，各种矫形器的治疗目的也不尽相同，无法用统一的标准进行效果评价。在对上肢、下肢及脊柱矫形器的使用效果评价时，首先要明确治疗的目的，由此着手选取适当的效果评价工具。在效果评价的过程中，可从患者症状的改善程度、患者的满意程度、使用矫形器后达到的功能、影像学检查等客观检查标准的变化来进行。

第一节 上肢矫形器使用效果评价

上肢矫形器的主要作用包括保护肢体、限制活动、矫正畸形、维持功能位、防止关节或肌肉挛缩、辅助运动等。上肢矫形器种类繁多，治疗目的各不相同，因此对上肢矫形器使用效果进行评定时，首先要明确治疗目的，才能着手选取适当的评估工具。评估工具及方法可参考第八章第一节。

（柴晓珂）

第二节 下肢矫形器使用效果评价

下肢矫形器的作用包含减轻或免除负荷、保护肢体、限制活动、稳定关节、矫正畸形、调整下肢力线等。下肢矫形器在评估时同样需要根据治疗目的选取评估工具。

（一）步行能力评价

大多数下肢矫形器使用者会穿戴矫形器进行步行训练，步速、步频、步长、步态周期时间、步行对称指数是常用的评价指标，其中步速是评估穿戴矫形器后步行效果的最重要指标。通过三维步态分析系统等设备，还可以进行运动学分析（关节活动范围、角度、加速度）、动力学（关节受力及力矩）及肌电信号分析。此外，计时起立 - 行走测验（TUGT）、6 分钟步行试验（6MWT）、10 分钟步行试验（10MWT）等功能评价方法也同样适用于下肢矫形器使用效果的评估。

（二）平衡功能评价

可采用临床常用的平衡功能评价方法对矫形器使用者进行评估，如 Fugl-Meyer 评定法、Lindmark 平衡量表、Berg 平衡量表、运动功能评估量表（motor assessment scales，MAS）等。

（三）特定功能障碍专用的评定工具

1. 矫形鞋实用性评价问卷（the questionnaire for the usability evaluation of orthopedic shoes，QUE） 包含矫形鞋适配前（QUE-pre）和适配后（QUE-post）两部分，主要关注矫形鞋配置前后的实用性，包含可用性、效率、满意度和使用环境。QUE-pre 应在患者适配矫形鞋前完成，包含 56 个问题，评估足部问题的不同方面，以及矫形鞋使用的有效性（疼痛、不稳定性、茧和伤口）、效率（穿脱矫形鞋）和对其使用的满意度（是否夹脚、是否易滑、鞋的重量、保暖性能、排汗性能、保养和外观)。QUE-post 由 45 个问题组成,这些问题衡量了一系列足部问题,以及患者对矫形鞋可用性的体验,包括有效性、效率和满意度。建议患者在穿矫形鞋至少 3 个月后填写问卷。大多数问题的回答形式都是二分法(是 / 否),而与疼痛相关的项目则采用视觉模拟量表(visual analogue scales,VAS)评分。该问卷被证实在退行性足部疾病穿戴矫形鞋的患者中具有良好的一致性和有效性。

2. 矫形鞋监测(monitor orthopedic shoes,MOS) 与冗长耗时且针对具体患者人群 QUE 相比,MOS 是一份简短易用的问卷,可用于评估患者矫形鞋的使用情况和可用性。MOS 也分为矫形鞋适配前(MOS-pre)和适配后(MOS-post)的评估。MOS-pre 由 15 道多选题、12 道疼痛相关题、5 道开放题和 2 道基于照片的问题组成,评估患者在收到矫形鞋前的状态及患者对矫形鞋可用性方面的期望。MOS-post 由 11 道多选题、19 道疼痛相关题、7 道开放题和 2 道基于照片的问题组成,评估患者对其矫形鞋可用性的实际使用情况和体验,其范围是测量前预期和实际体验之间的差异。

3. 脊髓损伤步行指数(walking index for spinal cord injury,WISCI) 是临床用来评定脊髓损伤患者步态的一个指标,优点是简单易行。它将患者行走 10m 的能力分为 21 个等级,如"0 级代表不能站立或在帮助下也不能行走""10 级代表使用单拐或手杖,带支具,有一人帮助,能走 10m""20 级代表无辅助具、不带支具、无人帮助,能走 10m"。缺点是只反映患者在平地上走 10m 的能力,没有考虑步态、行走速度或耗氧量等因素,也没有考虑不同矫形器的差异。

4. AOFAS 踝 - 后足评分量表(AOFAS ankle-hindfoot scales) 对于使用踝 - 足矫形器、护具及矫形鞋的患者,可使用 AOFAS 来评定其使用效果。AOFAS 踝 - 后足评分量表包括患者自评和医师检查共 9 个项目,用于评估疼痛、功能、肿胀、踝关节的稳定性、步态、体重承受、踝关节运动范围、踝关节外观及患者的满意度。此评分满分 100 分,不需要转换,直接相加即可。分级标准:优为 90~100 分;良为 75~89 分;尚可为 50~74 分;差为 <50 分。

(柴晓珂)

第三节　脊柱矫形器使用效果评价

脊柱矫形器的主要作用可以简单划分为两类,一类为保护、固定、支持类矫形器,另一类为矫正畸形类矫形器。在前一类矫形器的使用效果评价时,主要考虑患者的症状是否改善、脊柱损伤的程度有无发展、未制动的脊柱节段有无改变、有无并发症的出现。后一类矫形器在使用效果评价时往往从疼痛、肺功能、心理影响、生活质量、侧弯的发展程度等方面进行。

（一）Cobb 角

在脊柱侧凸的患者康复中,通常采用 Cobb 角评估侧凸程度及治疗效果,患者拍摄直立位脊柱正侧位 X 线片,测量脊柱侧凸的 Cobb 角。在 X 线正位片中找出上位端椎和下位端椎,在上位端椎的椎体上缘画横线,在下位端椎的椎体下缘画另一条横线,在两条横线处各作一条垂线,垂线的交角为 Cobb 角(Cobb's angle)。当 Cobb 角 <25° 时,无须治疗,定期随访,进行动态观察;当 25°<Cobb 角 <45° 时,需要装配矫形器治疗;当 Cobb 角 >45° 时,建议手术治疗。

（二）脊柱旋转角度测量

脊椎旋转是结构性脊柱侧凸的主要特征,也是影响脊柱侧凸预后的主要因素。脊柱侧凸的脊柱旋转情况较为复杂,常用的简易评估方法为 Nash-Moe 法。在脊柱 X 线片上将脊柱从中间平分为左右两等份,再将其中一半划分为三等份,然后观察椎弓根偏离程度,将脊柱椎体的旋转分为五级:一度为双侧椎弓根对称;二度为凸侧椎弓根移向中线,未超过第二格;三度为凸侧椎弓根移至第二格;四度为凸侧椎弓根移至中线;五度为凸侧椎弓根超过中线靠近凹侧。

还有一种快速定性测量方法,方便临床快速检查。具体方法为:患者自然站立,裸露整个腰背部,双足与双肩等宽,双目平视,手臂自然下垂,双膝伸直,使躯干由颈至腰逐渐向前弯曲,检查者从后方将水平测量尺中心凹陷处置于被检查者的骶骨中点,顺躯干中线逐渐向上移动,过程中读取测量尺中水银珠所示的最大角度,即为体表旋转度。虽然体表旋转度受肌肉、脂肪、肋骨等组织的影响,但脊柱椎体旋转越大,体表旋转度就越大。通常当测量角度 $>5°$ 时,建议 X 线进一步检查。

（三）肺功能评估

用力肺活量（forced vital capacity,FVC）是指尽力最大吸气后,尽力尽快呼气所能呼出的最大气量。第 1 秒用力呼气容积（forced expiratory volume in one second,FEV_1）是最大深吸气后进行最大呼气,最大呼气第 1 秒呼出气量的容积,FEV_1 测定是判定哮喘和慢性阻塞性肺疾病的一个常用指标,也可用于脊柱侧凸患者肺功能的评估。

（四）心理学评估

贝克抑郁自评量表（Beck depression inventory,BDI）是专门评测抑郁程度的量表,有 21 组项目,每组有 4 句陈述,可根据一周来的感觉,选择最适合自己情况。自尊调查表（self-esteem inventory,SEI）最初是为青少年和儿童设计的,适用于在校学习的儿童和青少年。SEI 是近年来心理学家常用的自尊问卷。上述量表在脊柱侧凸患者中使用具有良好的一致性。随着 Cobb 角改善,会显著影响心理量表的评估结果。

（五）Quebec 辅助技术使用者满意度评估

Quebec 辅助技术使用者满意度评估 2.0（Quebec user evaluation of satisfaction with assistive technology 2.0,QUEST 2.0）用来评估辅助技术产品的满意度,适用范围广,包含 12 个评估项目。该量表由两个分量表组成,包括设备满意度（包含八项:尺寸、重量、调整、安全性、耐久性、易用性、舒适性、有效性）和对服务的满意度（包含四项:服务提供、维修和保养、专业服务和后续服务）。评分采用五分制,1 代表不满意,5 代表非常满意。

（柴晓珂）

第十六章

矫形器新技术、新进展

科技不断地改变着人们的日常生活，近几年医疗保健领域出现了很多新亮点，尤其是矫形器技术取得了长足的进步，新技术的不断提高进一步改善了矫形器的耐用性和舒适性。

第一节　矫形器新材料

新的高科技材料可以使矫形器更加多元化和合理化。使用这些材料制作的矫形器有更高的柔韧性，增加了矫形器的功能并进一步延长了矫形器的使用时间。近几年，随着科技的发展和 3D 打印技术日趋成熟，越来越多的新型材料应用在矫形器中。

一、Cast21 快速固化的液态树脂

该树脂为一种防水、轻便、透气的外固定矫形器材料，无须水、热能或额外设备即可使用。

使用 Cast21 快速固化的液态树脂制作桡骨远端骨折固定矫形器只需 3 分钟和 3 个简单的步骤。首先，将套筒滑动到位，然后用快速固化树脂填充套管，最后等待 3 分钟，即可完成了矫形器的制作。该矫形器由一个宽大的网状管构成，网状管内填充两种液态树脂，模压成适合患者的正确体位，而且有多种颜色可供选择。

这种材料可使用临床剪刀剪断标签并轻松地打开，可避免使用石膏锯。

可生物降解的尼龙材料 Polyamide-11（PA11）是一种从蓖麻油中提取的可生物降解的尼龙材料，可以使用激光烧结的方式进行 3D 打印，是增材制造（additive manufacturing，AM）领域增长最快的材料之一。PA11 还具有很高的强度和柔韧性，是一种抗冲击的韧性材料，具有很高的断裂延伸率，并有很强的弹性和抗冲击尼龙特性。PA11 适合高冲击定制零件，如假肢、矫形器、矫形鞋垫和其他外用医疗产品的制造。PA11 是天然白色表面，但也可以染成任何想要的颜色。

二、Windform GT 材料

Windform GT 是一种聚酰胺基玻璃纤维增强复合材料，呈深黑色。手工抛光后，这种材料光滑而富有光泽。Windform GT 是用于增材制造的 Windform GT 材料系列中的活力产品，具有弹性、延展性和抗冲击性。因此，在减震和缓冲方面，是一种非常有价值的材料。

Windform GT 也是一种防水材料，能够抵抗水分和液体的吸收。它还非常轻，每单位密度具有优异的机械性能。

Windform GT 是一种绝缘材料。与 Windform GT 材料相结合的增材制造和 3D 打印在新的应用领域中有显著的优势，特别是在性能和适合性方面，因为矫形器专门为满足患者的解剖需求而制作。应用 Windform GT 制作的矫形器更美观，更适应患者。

三、Bamboolite

Bamboolite 是具有改良的超耐用竹织物表层。这种耐磨、天然、抗菌、抗微生物和气味的材料具有很好的缓冲性能。Bamboolite 耐冲击、良好的剪切性及透气性的特性适用于运动型矫形鞋垫表层敷料。

四、Microcel Puff PE

Microcel Puff PE 是一种高度耐用、绝缘、可热成型和有弹性的交联聚乙烯，与 PE-Lite 相当，但成本却很低。与其他材料相比，Puff PE 不会因水或光而变质，并且具有优异的耐酸和耐碱化学性。Microcel Puff PE 具有天然的抗剪切性，主要用于足部矫形支撑层、假肢衬垫等。

五、Poron Vive

Poron Vive 是一种具有支撑、减震、高弹性和记忆功能的聚氨酯材料。Poron Vive 可减少步行时震动对关节和肌肉的冲击。Poron Vive 开孔的网络结构可以保持该材料重量轻、透气，使足部凉爽、干燥，可反复使用。Poron Vive 可提供承重能力，同时均匀分布压力，还可支持关键压力点，减少不适或疼痛。

Poron Vive 可以作为定制矫形器的外表面，舒适持久。在使用过程中，这种材料符合足部的轮廓，可提供柔软的定制贴合感。Poron Vive 还可保持原始形状的记忆，患者每走一步都能重新塑造足部轮廓，增加支撑力并减少压力点。与典型的记忆泡沫塑料不同，Poron Vive 在反复使用后仍能保持缓冲性能和相应能力。

六、软木

软木可以与橡胶粘合剂结合，制成一种优良的热成型板材。该材料有多种重量和厚度，并且真空处理良好，可以提供牢固且宽松的矫正，常用于制作足矫形器，制作好的矫形器很容易用砂轮进行打磨和调整。

七、热塑性聚氨酯

热塑性聚氨酯俗称 TPU，是一种热塑性弹性体，是橡胶和塑料的混合物。TPU 坚韧、柔韧、耐用、耐磨。由于 TPU 的减震性能可使之用于假肢、矫形器（矫形鞋垫）及体育用品和运动设备的制作。

TPU 也常用于矫形器或假肢的 3D 打印工艺，由于其独特的性能，打印较困难，但打印质量很好，并且可长久使用。TPU 常以中等速度（20～50mm/s）和温度（225～250℃）打印。TPU 具有很高的伸长率和拉伸性，但这些特性可导致轻微的堵塞和架线。

（曹建刚）

第二节 矫形器新工艺

矫形器技术正在快速发展，尤其是在可定制性方面。计算机辅助设计／计算机辅助制造（CAD/CAM）和 3D 打印等技术的使用能够更快地提供一些定制设备，同时还可通过电脑或数据存储设备无限期地保存和存储信息，以方便后续使用。

一、3D 打印工艺

20 世纪 80 年代初，随着 3D 打印技术：增材制造技术（additive manufacturing technology，AMT）的兴起，激光固化快速成型技术的引入使得 3D 模型的构建成为可能。AMT 属于快速成型技术（rapid prototyping technology，RPT）领域，可直接通过 3D 模型生产全功能部件，无须加工过程。在生物医学工程的背景下，需要能够正确适应患者解剖形状的个性化矫形器，因此 RPT 发展迅速。RPT 有助于矫形器实现工业化生产。这些矫形器必须完全适应身体形状，不仅要达到矫正效果，而且要避免废用。目前，3D 打印技术已经应用于脊柱侧凸矫形器、外骨骼矫形器部件和固定式矫形器的制造。此外，RPT 在定制矫形器的设计方面具有优势：矫形器可以高度个性化定制、精度高，能够适应复杂的身体结构，并且这些矫形器在成本、交付时间和质量方面都具有优势。

本节以 3D 打印脊柱侧凸矫形器为例，介绍 3D 打印矫形器的制作工艺。3D 打印脊柱侧凸矫形器的制作工艺包括数据采集、使用软件进行矫形器设计、将 3D 设计模型文件转换为 3D 打印工程文件、打印成品。

1. 数据采集、矫形器设计详见第十三章第十二节。

2. 设计软件所制作的仅仅是一个面片模型，即只有单面但不能打印的模型，所以需要对该模型进行后处理，使其可以被打印成成品。将设计好的矫形器模型文件导入 Geomagic studio 进行"重画网格 - 网格细化 - 光滑"表面的处理可以大幅度提高表面质量，但会造成文件过大和后续计算量过大的问题，所以在光滑后可以适当减少网格数量，为后续操作留出余地。

3. 将 Geomagic studio 中处理后的文件导出为 STL 格式，并导入 3-matic Research 进行加厚和倒角处理。使用工具"Design-uniform offset"选中需要加厚的模型，选择"External offset" "4mm"，点击"Apply"，完成矫形器加厚。选择"Finish-Fillet"进行倒角，选中矫形器轮廓线 "Radius"，根据实际情况选择从 0.5~2mm 中的任意一个数值，倒角完成后即可安排打印。

4. 根据实际需求，选择是否将上述已经完成的矫形器进行打孔处理，如果需要可以将 STL 文件导入 Materialise Magics 软件进行优化处理。

5. 将制作好的数据文件导入 3D 打印系统，使用 PPBF（SLS）技术在打印机 EP-P380 中进行打印，打印过程用时 17 小时。打印件采用 TPT 改性高分子材料，可通过加热进行局部调整。该改性高分子材料密度较常规尼龙偏小，即相同体积的矫形器更轻；熔点 149℃，软化点 118℃，二次塑形时加热至 110℃时开始有软化能力；较传统材料，该材料机械强度 22MPa，冲击强 35.5kJ/m²，韧性佳，可保证成品不易断裂的同时提供高强度的矫形力度。

打印结束后，对产品进行表面打磨和清洗的后处理操作，目的是提高表面的光滑程度，而不会改变产品的设计，减少与患者身体接触所产生的不良反应，提高患者穿戴的舒适度。

3D 打印矫形器目前已经在脊柱、上肢和下肢中均有应用，相信随着性能更好的增材的出现，3D 打印矫形器的应用将会越来越广。

二、计算机数控铣磨工艺

计算机数控（computer numerical control，CNC）技术广泛应用于医疗产品的制造。CNC 已经被证明在假肢矫形器领域是非常实用的技术工艺。假肢矫形器的手工制作通常需要很长时间，需要大量的经验和技能。因此需要一种工程解决方案以提高生产质量，缩短生产时间、降低生产成本和人力成本，改善生产环境，所以出现了用于制造矫形器的各种数控机床或用于矫形器生产的模具。定制的商用数控车床和铣床及工业机械臂被普遍使用，同时高度专业化的设计生产工具也在不断发展。

CNC 简单可靠，最常用于铣削 EVA 和乳胶矫形鞋垫，也可铣磨矫形器阳型。CNC 可以通过平板电脑和计算机进行控制。

CNC 铣磨矫形鞋垫的工艺包括数据采集、使用修型软件进行矫形器设计、转化成 CNC 铣磨文件、铣磨鞋垫。

一些高端、高性能机床甚至可以双面铣削鞋垫，节省手动研磨和精加工的时间，铣削一双 EVA 鞋垫只需要 10～20 分钟。CNC 具有坚固的内部框架，包括真空台、真空泵和除尘系统，也包括用于控制矫形铣床的平板电脑。

（曹建刚）

第三节　矫形器学新进展

新的高性能的材料、3D 打印技术、传感技术、功能性电刺激、人工智能等影响着矫形器行业的发展。近几年有许多代表先进技术、先进工艺的矫形器也在不断地改变着人们的生活。

一、MyoPro 矫形器

MyoPro 矫形器是一款电动上肢矫形器，旨在帮助患者瘫痪或虚弱的上肢恢复功能，并完成一些目前可能无法完成的功能动作和日常生活活动。MyoPro 矫形器还可以帮助康复功能训练，包括肌肉再训练和增加运动范围。

MyoPro 矫形器设备最初由麻省理工学院与哈佛大学医学院合作开发，其工作原理是从皮肤表面读取微弱的神经信号（肌电信号）（无植入物），然后激活小型电机，按照患者的意图移动肢体（无电刺激）；机械臂支架放大微弱的肌电信号，以帮助移动上肢，称为"手臂的动力转向"。患者可完全控制自己的手、腕、肘和上臂。

MyoPro 矫形器适用于臂丛神经损伤、高位脊髓损伤、卒中、多发性硬化或肌萎缩性侧索硬化等神经系统疾病。

MyoPro 矫形器可帮助完成备餐、搬运物体、辅助站立、保持平衡和一些轻量级家务。

二、3D 打印肌电手矫形器

尽管脊髓损伤的医学研究和治疗手段有所进展，但目前大多数治疗方案的目标是最大限度地减少继发性并发症和利用残余功能。因此，矫形器已经成为脊髓损伤患者康复的支柱，并且许多手部瘫痪的患者利用手矫形器来补偿身体功能。

Abdallah 等为卒中患者开发了一种 3D 打印的肌电手矫形器。该系统可以被视为一个连续被动运动装置，帮助手指运动。研究证明该矫形器对手指的活动范围有积极的影响。

随着技术的发展，人们对新型矫形器的需求越来越高。使用 3D 打印的新型肌电手矫形器使用肌腱固定原理，以肌电信号作为控制器的输入指令，为颈椎脊髓损伤患者提供功能性握力。这种矫形器在定制的肌电图设置下操作，可以了解患者的运动意图，有助于更直观地控制矫形器动作。3D 打印技术可以制造个性化的低成本矫形器，同时保持基本功能。

三、C-Brace 微处理器传感器技术

C-Brace 从根本上改变了矫形器。C-Brace 是世界上第一个机电一体化支撑期和摆动期控制的矫形器（SSCO®）系统。它通过膝关节微处理器传感器技术与液压方式控制支撑期和摆动期。

该矫形系统主要由专门定制的大腿、小腿和足部件组成。动态纤维复合弹簧连接足部和小腿部件，这是足踝力矩传感器集成的位置，能检测到患者足部负重的载荷，确定患者是行走在平坦还是崎岖的道路上。足踝力矩传感器将这些信号传输给微处理器控制的液压膝关节装置，与其他电子元件一起嵌入碳纤维结构中，然后膝关节传感器会继续检测膝盖弯曲度和膝关节的角加速度，确定患者是否正在慢走或快走、小步走或大步走。

传统的用于瘫痪的矫形器只能提供两个功能选择，即支撑期"锁定"（在负荷情况下膝关节伸直）或摆动期"解锁"。C-Brace 智能下肢矫形器能进行实时回应，通过膝关节的自然屈伸，可以让患者自如地行走或坐下，且即使在崎岖的路面，斜坡或崎岖的路面上也能安全行走。该矫形器能识别患者目前的运动阶段，帮助其进行各种活动。此外，技术人员会根据患者的需要设置个人操作模式（如骑自行车模式），患者可以轻松进行选择。该系统有助于扩大活动范围，患者可根据自己的喜好安排活动并感知周围的人和事物。C-Brace 智能下肢矫形器可以持续检测患者步行状态，不断识别患者的步态周期，调节液压阻尼并控制膝关节的屈伸运动。与常规系统相比，C-Brace 能减少患者行走时的体力消耗并减轻单侧的过度压力。

四、WalkAide® 系统

WalkAide® 系统是一种先进的功能性电刺激（functional electrical stimulation，FES）系统，用于治疗由上运动神经元损伤引起的足下垂，如多发性硬化症、卒中、不完全性脊髓损伤、脑瘫和创伤性脑损伤。

WalkAide® 系统利用倾斜传感器和加速度传感器技术，在步态周期中的正确时间刺激腓总神经抬起足部，从而获得更自然、高效和安全的步行模式。从急性期到康复后期患者均可以使用 WalkAide® 系统。WalkAide® 系统可以提高步行速度、减轻疲劳、改善步态质量、减少肌肉萎缩，以及改善血液循环、肌肉状况和骨密度并促进神经可塑性。

WalkAide® 系统可取代用于限制足下垂的传统的踝-足矫形器，重新将患者现有的神经通路和肌肉结合，减少传统踝-足矫形器可能引起的肌肉萎缩和步行疲劳等常见副作用。

（曹建刚）

第十七章
矫形器典型案例分析

一、腕－手矫形器案例

（一）病例信息

患者，女，41岁。半年前无明显诱因下出现右手拇指、示指、中指麻木，活动及握力可，自行热敷后未给予特殊处理。1个月前患者手部麻木加重，严重影响生活。肌电图检查提示右侧正中神经传导速度减慢。1周前收治入骨科，行臂丛神经阻滞麻醉下腕管松解术。术中见正中神经卡压严重，充分松解，术后麻木症状好转。

（二）评定

现患者术后3天，右腕部伤口稍有肿胀，数字评定量表（numerical rating scales，NRS）评分4分，右手指及肘关节活动度正常，右腕屈曲25°，背伸30°，尺侧偏斜15°，桡侧偏斜10°。手腕各屈肌和伸肌肌力均4⁻级。

（三）矫形器处方

1. 基本信息　患者，女，41岁。腕管综合征，各指间关节微屈；腕关节背曲约25°，尺侧偏斜15°。

2. 矫形器品种名称　低温热塑板腕－手矫形器。

3. 应用矫形器的目的　稳定及保护手腕。

4. 人体关节生物力学运动控制形式要求　矫形支具太小容易导致腕关节处卡压；太大容易影响固定效果。

5. 矫形器主要部件、材料选用要求　白色K板5%网孔，厚度3.2mm。

（四）制作

1. 与患者沟通选定拟佩戴的低温热塑板类型（白色K板5%网孔，厚度3.2mm）。

2. 使用工具包括纸、笔、剪刀、强力剪、低温热塑板、恒温水箱、毛巾、尼龙搭扣等。

3. 为患者进行测量，记录各数据并画取纸样。

4. 裁剪制作所需的板材。

5. 打开恒温水箱加热至70℃，放入板材。

6. 嘱患者摆好体位（右腕功能位，腕关节背伸约20°，尺侧偏斜约10°）。

7. 立即取出加热好的板材在患者肢体上塑形。

8. 待冷却后取下并修整，保持周边圆钝并加装附件。

9. 交付使用并建立患者档案。

（五）适合性检查

给患者进行试样，依据检查表进行适合性检查。

1. 矫形器本体检查　矫形器是否符合处方要求；矫形器边缘处理是否光滑；矫形器粘扣松紧度是否适中。

2. 功能性检查　矫形器是否达到制动稳定的目的；肘关节活动时是否有不适感；上肢活动时矫形器是否有较大移位；矫形器边缘轮廓是否与前臂的轮廓相符；对骨突部位是否进行相应的免压处理。

3. 取下矫形器检查　表面皮肤是否有明显擦伤、变色；施力部位受力是否合适。

（六）康复训练

1. 穿脱矫形器训练　示范并指导患者及家属正确穿脱矫形器，交代矫形器的使用时间、使用频率及注意事项，注意保持清洁，并做好个人卫生。嘱患者及家属每天使用矫形器后都要检查皮肤情况，避免皮肤破溃。

2. 肘关节及肩关节训练　为防止腕手制动造成的肩肘继发性关节运动障碍，患者需要进行肘关节及肩关节的活动度训练。嘱患者于仰卧位进行肘关节屈伸训练，肩关节进行屈伸、外展、内收及外旋、内旋活动度训练。

（七）效果评价

患者可借助矫形器将腕关节置于功能位，同时制动腕关节及指间关节，防止术后过度活动引起进一步损伤，效果良好。术后在医师指导下，可脱下矫形器及时开展康复训练。

二、膝-踝-足矫形器案例

（一）病例信息

患者，女，37 岁。从高处坠落致脊髓损伤。无传染病病史，无矫形器装配史。

（二）评定

患者双侧 L_1 平面轻触觉、针刺觉减退，L_2 及其以下平面轻触觉、针刺觉消失，下肢肌张力低，改良 Ashworth 痉挛分级：左下肢 0 级、右下肢 0 级。双上肢肌力正常，双下肢肌肉萎缩，肌力减退：左侧髂腰肌 1 级，股四头肌 0 级，胫前肌 0 级，小腿三头肌 0 级，右侧髂腰肌 0 级，股四头肌 0 级，胫前肌 0 级，小腿三头肌 0 级，双髋关节、膝关节、踝关节活动无明显受限。患者不能自行翻身和坐起、不能做腰部大范围运动，ADL 部分依赖。

（三）矫形器处方

为改善和代偿下肢功能障碍，为下一步康复治疗创造良好的站立和步行训练条件，结合康复团队的治疗建议和评定结果，确定矫形器方案为膝踝足矫形器。膝-踝-足矫形器主要材料为高温聚丙烯材料、金属落环锁铰链膝关节、金属铰链踝关节，膝关节铰链为支撑期锁定膝关节，坐位时打开落环锁膝关节，踝关节铰链为摆动相背屈可自由运动、跖屈运动限制。

（四）矫形器制作

1. 测量、取型

（1）测量：在患肢做标记，用记号笔标记大转子、髌骨、膝间隙、腓骨小头、内踝、外踝、第一跖骨头、第五跖骨头、第五跖骨基底、跟腱、压痛点及其他需要特别注意的部位。测量尺寸：地面到会阴的高度、地面到大转子的高度、会阴到大转子的围长、髁上宽度、地面到膝间隙的高度、膝关节的左右宽度、膝关节的前后宽度、地面到腓骨小头的高度、腓骨小头下方 2.5cm 处的围长、小腿最粗处围长、小腿最细处围长、内踝高度、外踝高度、内外踝宽度、有效跟高、第一跖骨头到第五跖骨头之间的宽度、全足长度。

（2）取型：患者仰卧于取型床上，髋关节、膝关节和踝关节保持放松。在石膏开始凝固前，将足底置于平板上，使踝关节保持中立位，膝关节保持 5° 左右的屈曲位，髋关节轻度外展位，注意避免石膏阴型的跟骨和小腿后侧部分受压变形，有需要时可对肢体进行手法矫正，确保肢体保持在所要求的对线位置。

2. **修型**　复核石膏阳型尺寸，确定矢状面和冠状面对线，参照测量数据尺寸修整模型，达到目标尺寸，与肢体轮廓相符合。确定前进方向线和滚动边，将足跟底部区域进行修整，使足跟底部区域与滚动边处于同一水平面，修整足弓。在膝关节内外侧、内外踝、跟腱、足舟骨、其他骨突点或免荷区域根据实际情况填补适量石膏。最后复核石膏模型的对线、形状、尺寸等是否符合要求。

3. **热塑成型**　依据患者体重、运动强度及康复功能需求，选择 4mm 的聚丙烯板材裁剪至合适模型的尺寸，板材放入已达到温度的烘箱并加热至透明状，取出覆盖石膏模型，抽真空直至板材冷却后从模型上取下。

4. **成品加工**　将矫形器所需的形状轮廓描画出来后，用震动锯沿线条进行切割，然后将切割下来的塑料部分在打磨机上进行精细打磨并抛光。将支条按照矫形器轮廓形状进行弯制，使支条和矫形器表面贴合，将矫形器膝关节铰链和大腿支条进行组装和固定。在矫形器大腿上缘、大腿下缘、小腿上缘和踝关节处安装尼龙扣带，粘贴免压垫，如有需要可根据实际情况添加其他附件。

（五）适合性检查

矫形器成品符合处方要求，矫形器的长度和高度合适，矫形器形状与包容肢体形状服帖，矫形器与支条之间的连接牢固，膝关节铰链安装牢固，转动轴与行进方向垂直，与地面平行。小腿的上缘和大腿的下缘距离膝关节铰链转动轴心的距离相等。足跟包裹好，足弓支撑适度，滚动边位置正确，患者使用矫形器时无不舒适感，脱下矫形器检查患肢皮肤表面压力区分布合理。

（六）使用训练

示范并指导患者及家属正确穿脱矫形器，告知矫形器使用时间、使用频率及注意事项，指导患者进行站立训练、重心转移训练、迈步训练、平行杠内步行训练、使用助行器步行训练，注意保持清洁，做好个人卫生。嘱患者按照康复治疗要求合理使用矫形器。

（七）效果评价

患者可借助膝 - 踝 - 足矫形器代偿肌肉功能，稳定下肢力线，可在矫形器辅助下站立、步行，步行能力恢复，6 分钟步行试验（6MWT）步行距离 350m。

三、踝 - 足矫形器案例

（一）病例信息

患者，男，46 岁。突发脑出血行开颅手术。脑出血恢复期伴右侧肢体瘫痪。无传染病病史，无矫形器装配史。

（二）评定

患者右侧肢体肌张力 2 级，右上肢肌力 2 级，右下肢肌力 3 级，左侧肢体肌力 5 级，肌张力正常，病理征未引出，各关节活动度无异常。步行能力 2 级，步行时下肢生物力线异常，膝关节过伸，踝关节跖屈、内翻。

（三）矫形器处方

为改善步行时下肢力线异常，膝关节过伸，踝关节跖屈、内翻的功能障碍，并为下一步康复治疗和步行训练创造良好的步行训练条件，结合康复团队的治疗建议和评定结果，确定矫形器方案为可背屈活动的踝 - 足矫形器。矫形器主要材料为高温聚丙烯材料和金属铰链踝关节，踝关节铰链为摆动相背屈可自由运动、跖屈运动限制。

（四）矫形器制作

1. 测量、取型

（1）测量：在患肢做标记，用记号笔标记内踝、外踝、足舟骨、跟骨结节内侧突、跟骰关节、第一跖骨头、第五跖骨头、第五跖骨基底、跟骨载距突、跟骨中线以及其他敏感区域，测量小腿各围长、第一跖骨头到第五跖骨头之间的宽度、足跟的宽度、足舟骨到地面的距离，描画双足轮廓。

（2）取型：取型时维持下肢的整体对线，保证跟骨与下肢的正常对线。使用正确的手法将足定位于距下关节中立位，从而获取最佳的足底和足弓形状。

2. 修型　复核石膏阳型尺寸，确定足底三点承重、足弓支撑、前足矫正等，适当削减石膏，在免荷部位填补适量石膏，修整足底各区域形状，在足跟周围适当填补石膏，加长足尖区域，对踝关节模具位置进行修整，最后检验石膏模型的对线、形状、尺寸等信息是否符合要求。

3. 热塑成型　依据患者体重、运动强度及康复功能需求，选择 4mm 的聚丙烯板材裁剪至合适模型的尺寸，板材放入已达到温度的烘箱并加热至透明状，将其取出覆盖石膏模型，抽真空直至板材冷却后从模型上取下。

4. 成品加工　将矫形器所需要的形状轮廓描画出来后，用震动锯沿线条进行切割，然后将切割下来的塑料部分在打磨机上进行精细打磨并抛光，在抛光的矫形器前侧近端和踝关节处安装尼龙搭扣带，粘贴免压垫。

（五）适合性检查

矫形器成品符合处方要求，矫形器的长度和高度合适，矫形器形状与包容肢体形状服帖，足跟包裹好，足弓支撑适度、滚动边位置正确、跟高等正确。矫形器功能上达到了改善患肢下肢生物力学异常的功能，患者使用矫形器时无不舒适感，脱下矫形器检查患肢皮肤表面压力区分布合理。

（六）使用训练

示范并指导患者及家属正确穿脱矫形器，告知矫形器使用时间、使用频率及注意事项，注意保持清洁，做好个人卫生。嘱患者按照康复治疗要求合理使用矫形器。

（七）效果评价

6 分钟步行试验（6MWT）步行距离增加，踝关节的跖屈、内翻及膝关节过伸状态均有明显改善，患肢承重能力提高，重心可在健侧和患侧充分转移，患侧支撑相时长较穿戴矫形器前延长，健侧步长增加。步态有明显改善。

四、矫形鞋垫案例

（一）病例信息

患儿，男，4 岁。幼儿主诉步行后足部易感疲劳和疼痛，家长发现孩子足部扁平，站立时足呈外翻状。经休息后，症状可消失，患儿神志清楚，其余各项检查未见异常。

（二）评定

患儿双下肢感觉功能与肌力正常，各关节活动度均正常。左右外踝与足跟处按压疼痛（+），NRS 3 分，双足弓严重塌陷，左右足跟骨中度外翻。左右足弓类型均为低（+++）。

（三）矫形器处方

1. 基本信息　患儿，男，4 岁。扁平足。站立足弓情况：左右足均为重度扁平足（+++）；左足外翻 6°，右足外翻 7°。

2.矫形器品种名称　定制型功能性矫形鞋垫。

3.应用矫形器的目的　支撑足弓,矫正足部力线。

4.人体关节生物力学运动控制形式要求　分散足底压力;着／离地时有效支撑足弓,提高缓冲能力;改善人体力线,提供稳定支撑。

5.矫形器主要部件、材料选用要求　乙烯醋酸乙烯酯(EVA)。

（四）矫形鞋垫制作

1.测量、取型

（1）测量:在患儿足部标记骨突处及需要特殊处理的部位,测量前足宽度等尺寸,描画双足的轮廓。

（2）取型:使踝关节、跟骨保持在中立位,用石膏绷带取足部石膏阴型。

2.修型　复核石膏阳型尺寸,按照足部各功能区修整足底形状,在足跟周围适当填补石膏,加长足尖区域,最后检验石膏模型的对线、形状、尺寸等是否符合要求。

3.热塑成型　先用乙烯醋酸乙烯酯作为内衬成型在阳型上,再选择 3mm 的聚丙烯板材裁剪至合适模型的尺寸,板材放入已达到温度的烘箱并加热至透明状,将其取出覆盖石膏模型,抽真空直至板材冷却后从模型上取下。

4.成品加工　在高分子材料模型上寻找压力点,加压、成型、修整边缘,打磨出鞋垫的半成品。随后患儿试穿,医生再对细节进行调整,加上软性材料等。

（五）适合性检查

给患儿进行矫形鞋垫试样,依据检查表进行适合性检查。

1.鞋垫本体检查　鞋垫是否符合处方要求;鞋垫表面及边缘处理是否光滑;鞋垫滚动轴是否跖趾关节一致。

2.站立位检查　站立时是否给患儿带来不适或疼痛感;鞋垫边缘高度是否合适;鞋垫边缘轮廓是否与足部轮廓相符;鞋垫施力位置、方向和大小是否合适;有效鞋跟高度是否适合穿戴鞋垫。

3.步行时检查　步行时是否有不舒适感;是否有异常步态;鞋垫是否有较大移位。

4.取下鞋垫检查　表面皮肤是否有明显擦伤、变色;施力部位受力是否合适。

5.功能评估检查　足弓支撑高度是否合适;疼痛部位是否免荷;跟骨对线是否符合;中高强度运动时是否穿戴舒适。

（六）康复训练

1.鞋垫的使用与训练　要慢慢适应,可以从每天穿 1 小时开始,然后每天增加半小时。可做双脚脚趾抓地提脚后跟与踩圆棒等训练。

2.鞋的选配要求　鞋底不能太软,鞋垫放入鞋内后要合适,不能被鞋帮架起,鞋不能太松要合脚,能稳稳固定脚于鞋垫上,鞋垫不能在鞋内随意移动。

（七）效果评价

穿戴矫形鞋垫后,足部力线恢复正常,足弓支撑效果明显,达到矫形鞋垫预期效果。

五、脊柱侧凸矫形器案例

（一）病例信息

患儿,女,11 岁。家属主诉发现驼背 1 月余。否认药物过敏史。神志清楚,心肺未见异常。

（二）评定

患儿右侧剃刀背;Scoliometer:9°。全脊柱 X 线片示:骨盆倾斜(右高左低),胸段 Cobb 角 26°。

（三）矫形器处方

1. 矫形器品种名称　脊柱侧凸矫形器。

2. 应用矫形器的目的　控制脊柱侧凸恶化，防止角度进一步增加，同时希望降低 Cobb 角至 25°以下。

3. 人体关节生物力学运动控制形式要求　从腋窝至髋关节，通过给侧凸施加压力而发挥作用，利用三点力系统原理，在凸起部位放置压垫，在凹陷部位设置伸展空间。通过压力区和与之相对应的释放空间引导患儿的脊柱运动，主要用于纠正腰弯或胸腰弯。白天全天佩戴不少于 10 小时，确保舒适性。矫形器主要部件、材料采用塑料。

（四）矫形器制作

1. 测量、取型、修型

（1）测量：患儿依靠取型架站立，应尽量正常站立。注意使肩、骨盆保持正常。在患儿身上用记号笔做标记，按尺寸表测量并记录尺寸。

（2）取型：均匀缠绕石膏绷带后辅以手法，石膏完全固化后脱模取出。灌注石膏前先对阴型力线的偏移进行调整。

（3）修型：按照空间三点力系统原理，分别在冠状面、矢状面、水平面对偏离中线或发生旋转的椎体位置对石膏进行消减矫正，对应位置填补石膏进行压力释放，最后检验石膏模型的对线、形状、尺寸等是否符合要求。

2. 热塑成型　根据患者体重、侧弯情况及康复功能需求，选择 4mm 的聚乙烯板材裁剪至合适模型的尺寸，板材放入已达到温度的烘箱并加热至透明状，将其取出覆盖石膏模型，抽真空直至板材冷却后从模型上取下。

3. 成品加工　将切割下来的矫形器在打磨机上进行精细打磨并抛光。

（五）适合性检查

1. 矫形器本体检查　患儿穿戴脊柱侧凸矫形器前，假肢师对矫形器本体进行检查，矫形器成品符合处方要求，矫形器边缘处理光滑，矫形器踝关节轴平行。

2. 穿戴矫形器后的检查

（1）站立位检查：患儿站立时没有不适或疼痛感，站立时矫形器边缘高度合适，矫形器边缘轮廓与小腿的轮廓相符，矫形器施力位置、方向和大小合适，有效鞋跟高度适合穿戴矫形器。

（2）坐位检查：矫形器边缘高度合适。

（3）步行时检查：步行时无不适感、异常步态和较大移位。

（4）取下矫形器检查：表面皮肤无明显擦伤、变色，施力部位受力合适。

（六）康复训练

1. 穿脱矫形器训练　示范并指导患儿及家属正确穿脱矫形器，交代矫形器的使用时间、使用频率及注意事项，注意保持清洁，并做好个人卫生。

2. 特定矫正体操训练　根据侧弯状况进行特定体操训练。

（七）效果评价

脊柱偏移中线有所改善，穿戴 3 个月后影像学检查发现 Cobb 角没有继续增加，穿戴半年后 Cobb 角降低至 25°以下。

（牛传欣　张艳艳）

推荐阅读

[1] 方新. 假肢学. 北京: 中国社会出版社, 2019.

[2] 黄品高, 黄剑平, 黄博俊, 等. 实现下肢假肢智能仿生控制的神经功能重建及行走意图识别方法. 中国科学基金, 2021, 35 (S1): 227-235.

[3] 孔翎宇, 杨涵, 杨建伟, 等. 痉挛型脑瘫儿童上肢矫形器的研究进展. 中国矫形外科杂志, 2021, 29 (15): 1387-1391.

[4] 雷宗恒, 李其志, 程政, 等. 青少年特发性脊柱侧凸矫形器的研究进展. 中医正骨, 2021, 33 (8): 51-55.

[5] 励建安. 假肢矫形器技术与临床应用. 北京: 人民邮电出版社, 2020.

[6] 李晓轩. 玻纤增强对聚乙烯 (PE) 塑料性能影响研究. 橡塑技术与装备, 2022, 48 (5): 54-58.

[7] 卢山. 假肢矫形实践指导. 北京: 人民卫生出版社, 2020.

[8] 全国残疾人康复和专用设备标准化技术委员会. 抗痉挛踝足矫形器 (GB/T 41172—2021). [2021-12-31]. https://max.book118.com/html/2022/0208/6023241055004114.shtm.

[9] 全国残疾人康复和专用设备标准化技术委员会. 假肢和矫形器 矫形器和矫形器部件的分类和描述 (GB/Z 40839—2021). [2021-12-11]. https://max.book118.com/html/2022/0208/5042312120004141.shtm.

[10] 全国残疾人康复和专用设备标准化技术委员会. 假肢和矫形器 软性矫形器用途、功能、分类和描述 (GB/T 41178—2021). [2021-12-31]. https://www.doc88.com/p-98373203159087.html.

[11] 全国残疾人康复和专用设备标准化技术委员会. 组件式髋部、膝部和大腿假肢 (GB 14722—2008). [2021-11-22]. https://std.samr.gov.cn/gb/search/gbDetailed?id=E116673E63AFA3B7E05397BE0A0AC6BF.

[12] 任武, 袁志垚, 杨秀如, 等. 可调式踝足矫形器结构设计和临床应用研究. 中国康复医学杂志, 2022, 37 (3): 377-380.

[13] 盛维青, 卢建峰, 王淑新. 青年外伤截肢患者的心理分析及援助方法. 中国矫形外科杂志, 2019, 27 (14): 1340-1341.

[14] 孙祁, 张一弛. 3d 打印技术及材料在假肢矫形器领域的应用. 技术与市场, 2020, 27 (10): 38-39.

[15] 王磊. 高分子材料在康复辅具应用中的标准化研究与思考. 中国标准化, 2020, (S1): 145-148.

[16] 武继祥. 矫形器学. 北京: 人民卫生出版社, 2020.

[17] 谢雁春, 顾洪闻, 赵予辉, 等. 3D 人体扫描系统在青少年特发性脊柱侧弯支具治疗中的应用. 局解手术学杂志, 2021, 30 (1): 40-45.

[18] 熊宝林, 周大伟, 徐静, 等. 3D 打印在假肢矫形器技术领域的应用前景初探. 中国康复, 2018, 33 (6): 523-525.

[19] 徐纯鑫, 赵菁, 元相喜, 等. Rodin 4D 技术与传统石膏技术制作青少年特发性脊柱侧凸矫形器的临床疗效观察. 中国康复医学杂志, 2019, 34 (8): 941-944.

[20] 喻洪流. 假肢学. 北京: 人民卫生出版社, 2020.

[21] 周大伟, 王林, 方新, 等. 假肢装配工: 国家职业技能培训评价教材. 大连: 大连理工大学出版社, 2021.

[22] 朱波, 褚亚奇, 赵新刚. 假肢中的感知及其反馈技术研究进展. 生物医学工程学杂志, 2019, 36 (6): 1048-1054.

[23] 朱培坤，白金柱. 青少年特发性脊柱侧凸矫形器分类比较与数字智能技术的应用进展. 中国组织工程研究，2024，28（21）：3418-3423.

[24] CHUI K K. Orthotics and prosthetics in rehabilitation. 4rd ed. New York：Saunders，2019.

[25] DECKERS J P，VERMANDEL M，GELDHOF J，et al. Development and clinical evaluation of laser-sintered ankle foot orthoses. Plast Rubber Compos，2018，47（1）：42-46.

[26] HEALY A，FARMER S，PANDYAN A，et al. A systematic review of randomised controlled trials assessing effectiveness of prosthetic and orthotic interventions. PLoS One，2018，13（3）：e0192094.

[27] LAFFRANCHI M，BOCCARDO N，TRAVERSO S，et al. The Hannes hand prosthesis replicates the key biological properties of the human hand. Sci Robot，2020，5（46）：eabb0467.

[28] MCCABE J P，HENNIGER D，PERKINS J，et al. Feasibility and clinical experience of implementing a myoelectric upper limb orthosis in the rehabilitation of chronic stroke patients：a clinical case series report. PLoS One，2019，14（4）：e0215311.

[29] NEGRINI S，DONZELLI S，AULISA A G，et al. 2016 SOSORT Guidelines：orthopaedic and rehabilitation treatment of idiopathic scoliosis during growth. Scoliosis Spinal Disord，2018，13：3.

[30] OBROVAC K，RAOS P，GALETA T，et al. A new approach to the design of a CNC machine for making orthotic moulds. Tehn Vjesnik，2018，25（S2）：460-465.

[31] PRÖBSTING E，KANNENBERG A，ZACHARIAS B. Safety and walking ability of KAFO users with the C-Brace Orthotronic Mobility System，a new microprocessor stance and swing control orthosis. Prosthet Orthot Int，2017，41（1）：65-77.

[32] ROCON E，BELDA-LOIS J M，RUIZ A F，et al. Design and validation of a rehabilitation robotic exoskeleton for tremor assessment and suppression. IEEE Trans Neural Syst Rehabil Eng，2007，15：367-378.

[33] VAN ALSENOY K，RYU J H，GIRARD O. The effect of EVA and TPU custom foot orthoses on running economy，running mechanics，and comfort. Front Sports Act Living，2019，1：34.

[34] WOLF E J，CRUZ T H，EMONDI A A，et al. Advanced technologies for intuitive control and sensation of prosthetics. Biomed Eng Lett，2019，10（1）：119-128.

[35] YOO H J，LEE S，KIM J，et al. Development of 3D-printed myoelectric hand orthosis for patients with spinal cord injury. J Neuroeng Rehabil，2019，16（1）：162.

[36] ZHANG Y，LIANG J，XU N，et al. 3D-printed brace in the treatment of adolescent idiopathic scoliosis：a study protocol of a prospective randomised controlled trial. BMJ Open，2020，10（11）：e038373.

附录 常用量表简介

量表	简介
改良的 Ashworth 痉挛评定量表（modified Ashworth scales）	于 1987 年由 Bohannon 和 Smith 在 Ashworth 量表（Ashworth，1964）的基础上总结而成，是评定痉挛最常用的方法。该方法简便易行，不需任何仪器。评定时，检查者徒手牵拉痉挛肌肉并进行全关节活动范围内的被动运动，通过感觉到的阻力及其变化情况，将痉挛分为 0~4 级，共 5 个级别
Berg 平衡量表（Berg balance scales，BBS）	为综合性功能检查量表。它通过观察多种功能活动来评价患者重心主动转移的能力，对患者坐位、站立位下的动态、静态平衡进行全面检查。该量表是一个标准化的评定方法，已广泛应用于临床，显示出较好的信度、效度和敏感性，是目前国外临床上应用最多的平衡量表，常用于评定脑血管及脑损伤患者的平衡功能
Fugl-Meyer 平衡量表	是 Fugl-Meyer 评定量表的组成部分，由 Fugl-Meyer 等在 1975 年提出。该量表对偏瘫患者进行 7 个项目的检查，每个检查项目都分为 0~2 共 3 个级别并进行记分，最高分 14 分，最低分 0 分，分数越高，表示平衡功能越好
Barthel 指数（Barthel index，BI）	于 1965 年由 Dorother Barthel 及 Floorence Mahney 编制，用于测量个体基本生活能力，提供残疾严重程度评分。评定简单，可信度及敏感性高。共有 10 项内容，每项根据是否需要帮助和帮助的程度及所花时间长短决定给予 15、10、5 或 0 分，总分 100 分，得分越少表示依赖性越高
PULSES 评定量表	于 1957 年由 Moskowitz 和 Mclann 参考美国和加拿大征兵体检方法修订而成，是一种整体的功能评定方法。有 6 项内容，每项又分为 4 个功能等级，总分为 6 分（即 6 项均为 1 级）者功能最佳，24 分（即 6 项均为 4 级）者功能最差
Katz 指数	由 Katz 等制定的语义评定量表，是根据特定顺序进行的，复杂的功能首先丧失，简单的功能丧失较迟。Katz 日常生活活动能力测定内容包括进食、穿衣、大小便控制、用厕、自主洗澡、床椅转移等。将日常生活活动能力功能状态分为 A~G 共 7 个功能等级，A 级为完全自理，G 级为完全依赖
修订的 Kenny 自护量表（modified Kenny self-care scales）	由 Schoening 和 Kenny 护理研究所人员提出，后经过修订。Kenny 自护评定是一种经过标准化的躯体功能评定，分为床上运动、体位转移、移动、穿脱衣服、个人卫生和进食 6 个方面

量表	简介
功能独立性评定(functional indenpendence measure,FIM)量表	是 1987 年由美国纽约州功能评估研究中心的研究人员提出的,主要适用于基础性日常生活活动能力的评定。该量表分为 5 级 6 类 18 项,计分方法采用 7 分制,评定结果由 18 项总分相加,最高为 126 分,最低为 18 分,得分越高,表示功能独立性越好,依赖性越小
功能活动问卷(functional activities questionnaire,FAQ)	原用于研究社区老年人独立性和轻症老年性痴呆,后经过修订。FAQ 评定分值越高表明障得程度越重,正常标准为<5 分,≥5 分为异常。FAQ 项目较全面,在日常生活活动能力评定时提倡使用
快速残疾评定量表(rapid disability rating scales,RDRS)	于 1967 年由 Linn 提出,后经过修订。此表可用于住院和在社区中生活的患者,对老年患者尤为合适。RADS 项目包括:日常生活需要帮助程度;残疾程度;特殊问题程度 3 大项。总共有细项目 18 项,每项最高分 3 分。RDRS 最高分值为 4 分,分值越高表示残疾程度越重,完全正常为 0 分
温哥华瘢痕评估量表(Vancounver scar scales,VSS)	是目前国际上较为通用的瘢痕评定方法。该量表不需要借助特殊的设备,仅依靠测试者的肉眼观察,徒手触诊瘢痕,从色泽、血管、柔软性、厚度、疼痛和瘙痒 6 个方面进行测定,具有操作简单,内容较全面的特点。该量表在国外及我国香港地区广泛用于烧伤后增生性瘢痕的评估
视觉模拟量表(visual analogue scales,VAS)	是最常用的一种疼痛强度的单维度测量评估工具。量表主要由一条 100mm 的直线组成,该直线的一端表示"完全无痛",另一端表示"能够想象到的最剧烈的疼痛"或"疼痛到极点"等。患者会被要求在这条线上相应的位置作标记(用一个点或一个"×"等)以代表他们体会到的当时的疼痛强烈程度
改良 Barthel 指数(modified Barthel index,MBI)	于 1989 年由 Shah 等在 Barthel 指数的基础上改良而来,内容仍为 10 项,满分 100 分。MBI 的评分分值分为 5 个等级,不同的级别代表不同程度的独立能力水平,最低是 1 级,最高是 5 级,级数越高代表独立能力程度越高
简易精神状态检查(mini-mental state examination,MMSE)	由 Folstein 等编制,目前已有 100 多种语言版本,国内多参考张明园修订版本。用于评估认知功能的简易工具,可筛查痴呆患者,判断认知损伤的严重程度。总分 30 分,分数在 27～30 分为正常
蒙特利尔认知评估(Montreal cognitive assessment,MoCA)量表	由加拿大 Charles LeMoye 医院神经科临床研究中心 Nasreddine 等编制,可用于对轻度认知功能异常的快速筛查。该量表涉及不同认知领域的评定,包括注意与集中、执行功能、记忆、语言、视觉空间技能、抽象思维、计算和定向力
焦虑自评量表(self-rating anxiety scales,SAS)	于 1971 年由 Zung 编制。用于评价有焦虑症状的个体的主观感受,作为衡量焦虑状态的轻重程度及其在治疗中的变化依据。焦虑是心理咨询门诊常见的一种情绪障碍,近年来,SAS 已作为咨询门诊中了解焦虑症状的一种自评工具。该量表含有 20 个反映焦虑主观感受的项目,每个项目按症状出现的频度分为四级并进行评分,其中 15 个正向评分,5 个(带 * 号)反向评分

量表	简介
抑郁自评量表（self-rating depression scales，SDS）	于 1965 年由 Zung 编制。该量表不仅可以帮助诊断是否存在抑郁症状，还可以判定抑郁程度。因此，一方面可以用来作为辅助诊断工具，另一方面也可以用来观察在治疗过程中抑郁的病情变化，用来作为疗效的判定指标。指标为分数。将 20 个项目的各自得分相加，即得粗分
老年抑郁量表（geriatric depression scales，GDS）	于 1982 年由 Brink 等编制，是专用于老年人的抑郁筛查量表，能更敏感地检查老年抑郁患者特有的躯体症状。分数超过 11 分者应进行进一步检查
南安普敦手评定（Southampton hand assessment procedure，SHAP）	于 2002 年由 Colin Light、Paul Chappell 和 Peter Kyberd 在南安普敦大学开发。SHAP 最初用于评估上肢假肢的有效性，现在已应用于评估肌肉骨骼和神经系统状况。该评定由 6 个抽象对象和 14 个日常生活活动组成，是经过临床验证的手部功能测试方法
上肢功能评定（disablity of the arm，shoulder and hand，DASH）量表	是一项从患者角度对上肢功能进行评定的问卷量表。通过患者的自我评定了解患肢功能损害的程度。该量表分为两部分，共包含 30 项指标，每项指标各对应 5 个等级的分值，即毫无困难（1 分）、有点困难（2 分）、中等困难但能做到（3 分）、非常困难（4 分）、无法做到（5 分）
截肢和假肢体验量表（trinity amputation and prosthesis experience scales，TAPES）	由 Trinity College Dublin 编制，是一份自填问卷，包括心理社会适应、活动障碍和假肢满意度领域，每个领域有 3 个分量表
矫形器和假肢使用者量表 - 上肢功能状态（orthotics and prosthetics users' survey-up-extremity functional status，OPUS-UEFS）	有 5 个模块，可用于矫形器和假肢的质量评估，以确保活动中的进步可见，同时可评估患者功能阶段与生活质量的变化，以及评价患者对设备与服务的满意度
Jebsen 手功能测试（Jebsen-Taylor test of hand function，JTHF）	于 1969 年由 Jebsen-Taylor 提出的一项客观、标准化和多角度的手功能测试，主要用于评估手部日常生活能力，操作简单，简便易行，仅需 15 分钟便能完成双手的测试。该测试由 7 个测定手不同活动的计时测验组成，包括：①写一个短句子（书写文字）；②翻小卡片（模拟翻书）；③拾起和摆放细小物体（拾起小物品放入容器内）；④移动大而轻的空罐头瓶；⑤移动大而重的罐头瓶；⑥堆放棋子；⑦模拟进食。这 7 个测试可广泛评估日常的手功能，所以又称为 7 项手功能测试
肌电控制能力评定（assessment of capacity for myoelectric control，ACMC）	是为上肢假体设计的 30 项标准化临床评估。它测量假肢佩戴者在自行选择的双手功能任务执行期间假肢手运动的质量
上肢假肢功能指数（prosthetic upper extremity functional index，PUFI）	用于评估儿童在日常生活中实际使用假肢的程度，以及执行任务时使用和不使用假肢的相对容易程度和可感知的有用性
单侧肘下截肢患者测验（unilateral below elbow test，UBET）	用于评估假体佩戴者和非佩戴者的双手活动功能。根据手功能发育阶段（2～4 岁、5～7 岁、8～10 岁和 11～21 岁）定义四个年龄特定类别，分别选择了九项任务
新布朗斯维克大学假肢功能测试（University of New Brunswick test of prosthetic function，UNB）	旨在帮助治疗师对上肢缺失患者进行研究与康复。该测试包括一系列任务和适合年龄的日常生活活动，可用于确定截肢患者的功能水平和使用假肢的进展

量表	简介
上肢截肢活动评估（activities measure for upper limb amputees，AM-ULA）	是一种上肢截肢成年人活动性能测量方法。该评分系统包括任务完成程度、速度、运动质量、假肢使用技巧和独立性
诺丁汉健康量表（Nottingham health profile，NHP）	针对 16 岁以上人群，用来评估精神、社会和功能健康状态及生活质量，包含两部分，需要 10～15 分钟完成
简明健康调查表（short form 36 health survey，SF-36）	是一项包含 36 项内容，患者进行自我报告的调查量表
计时起立与行走测验（timed up and go test，TUGT）	是与平衡和跌倒风险相关的功能测量
功能性步行能力 L 测验（L-test of functional mobility，L-Test）	是一种基于性能的测量方法，可用于评估身体功能，包括动态平衡能力
6 分钟步行试验（6-minutes walk test，6MWT）	是用以评定慢性心力衰竭患者运动耐力的良好指标。要求患者在平直走廊尽可能快行走，测定 6 分钟的步行距离，若步行距离 <150m，表明为重度心功能不全；若步行距离 150～425m，则为中度心功能不全；若步行距离 426～550m，则为轻度心功能不全
截肢步行能力预测（amputee mobility predictor，AMP）	是一种快速且易于管理的评估工具，旨在测量使用假肢和不使用假肢的下肢截肢患者的功能状态
运动能力指数（locomotor capabilities index，LCI）	是一份有 14 项内容的问卷，专门用于测量下肢截肢患者的行走能力
截肢患者基础活动评分（basic amputee mobility score，BAMS）	用于评估粗大下肢截肢患者的四项基本活动能力
假肢评定问卷（prosthesis evaluation questionnaire，PEQ）	该问卷旨在提供更适合假肢佩戴者生活质量变化的功能结果测量。这是一份自我报告问卷，包含 54 个问题，分为 9 个分量表域。每个标度可以单独用于测量特定的领域
矫形器和假肢使用者量表-下肢功能状态（orthotics and prosthetics users' survey lower extremity functional status，OPUS-LEFS）	下肢功能状态有 5 个模块，可用于假肢与矫形器的质量评估以确保活动中的进步是可见的，同时评估患者功能阶段与生活质量的变化及评价患者对设备与服务的满意度
接受腔舒适度评分（socket comfort score，SCS）	是测试假肢佩戴者对接受腔舒适度评分的量表。记为 0～10 分，0 分代表最不舒适，10 分代表最舒适
上下肢运动功能评定（Fugl-Meyer 评定法）	瑞典学者 Fugl-Meyer 主要依据 Brunnstrom 的观点，设计了定量化的上下肢运动功能评定，并于 1975 年发表。评定包括肢体运动、平衡、感觉、关节活动度和疼痛五项，共 113 个项目，每个项目分为三级，分别记为 0 分、1 分、2 分，总分 226 分
功能性步行分级（functional ambulation category，FAC）评定	于 1986 年由 Holden 等发表，通过观察评估，主观评定不同疾病患者的步行功能并对其分级。适用于运动障碍患者。共分为 0～5 级，0 级表示无功能，5 级表示完全独立
日常生活活动（activity of daily living，ADL）评定	于 1969 年由 Lawton 和 Brody 编制，用于评定受试者的日常生活活动能力。日常生活活动能力分为两种：基本日常生活活动和工具性日常生活活动。基本日常生活活动指维持生存、生活所必需的最基本功能；工具性日常生活活动包括维持人独立生活所进行的更复杂和要求更多的活动。评测时长为 5～10 分钟

量表	简介
Lindmark 平衡量表（Lindmark balance scales）	主要根据完成动作的情况分为 0～3 分 4 个等级。主要动作包括自己坐、保护性反应、在帮助下站、独自站立、单脚站立（左脚、右脚）等 6 项测试。总分为 18 分，分数越高表明平衡能力越好
运动功能评估量表（motor assessment scales，MAS）	于 1992 年由 Dean 编制，用来测量卒中后患者运动功能损伤水平与日常运动能力。该评定简单，可重复性高。有 9 个评价动作，共有 7 个得分等级（0～6），得分越高，运动能力越好
矫形鞋实用性评价问卷（questionnaire for the usability evaluation of orthopedic shoes，QUE）	于 2002 年由 Louise Demers 设计定制，用来评估患者对设备和服务的满意度。可信度高，共包含 12 项测试
矫形鞋监测（monitor orthopedic shoes，MOS）	于 2009 年由 Jaap J Van Netten 设计定制，是一个用于衡量定制矫形鞋的简易问卷，可重复性高。问卷包含两个部分，可以从患者的角度衡量矫形鞋的实用性和可靠性
脊髓损伤步行指数（walking index for spinal cord injury，WISCI）	于 2000 年由 Ditunno JF Jr 编制，是一个衡量脊髓损伤患者步行时所需帮助类型和程度的量表。脊髓损伤步行指数是一个顺序量表，可用于从无法行走到独立行走的脊髓损伤患者，反映脊髓损伤程度与行走功能之间的关系
AOFAS 踝-后足评分量表（AOFAS ankle-hindfoot scales）	于 2020 年由 Ville T Ponkilainen 编制，用于评估足踝手术或足踝创伤的预后
贝克抑郁自评量表（Beck depression inventory，BDI）	是专门评测抑郁程度的量表。整个量表包括 21 组项目，每组有 4 句陈述，每句之前标有等级评分。可根据 1 周内的感觉，圈定最适合自己情况的句子对应的数字。全部 21 组都做完后，将各组圈定的分数相加，便得到总分。依据总分，判断是否有抑郁和抑郁的程度
自尊调查表（self-esteem inventory，SEI）	是衡量青少年和儿童如何看待和评价自己的多维工具，其中包括 80 项、各 4 分的评估内容。该工具的常见用途有识别问题（行为、情绪、调整、自尊）、确认推荐及规划解决问题的方法（目标、会议等）
Quebec 辅助技术使用者满意度评估 2.0（Quebec user evaluation of satisfaction with assistive technology 2.0，QUEST 2.0）	包含 12 个评估项目，用于评估患者对设备和服务的满意度。具有较高的信度和效度

中英文名词对照索引

56栓

康复技术规范化培训系列教材

假肢矫形技术
操作规范

人卫官网 www.pmph.com
人卫官方资讯发布平台

策划编辑 杜艳霞
责任编辑 杜艳霞
书籍设计 姚依帆

ISBN 978-7-117-36148-4

人卫APP
获取海量医学学习资源

定 价：98.00元